O. Benkert   H. Hippius   Psychiatrische Pharmakotherapie

AF156585

Springer

Berlin
Heidelberg
New York
Barcelona
Budapest
Hongkong
London
Mailand
Paris
Santa Clara
Singapur
Tokyo

O. Benkert   H. Hippius

Psychiatrische Pharmakotherapie

Unter Mitarbeit von
H. Wetzel und G. Gründer

6., korrigierte und überarbeitete Auflage

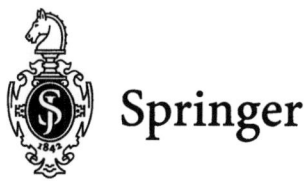 Springer

Prof. Dr. Otto Benkert
Psychiatrische Klinik der
Universität Mainz
Untere Zahlbacher Straße 8
55131 Mainz

Prof. Dr. Hanns Hippius
Psychiatrische Klinik der
Universität München
Nußbaumstraße 7
80336 München

Dr. Hermann Wetzel
Psychiatrische Klinik der
Universität Mainz
Untere Zahlbacher Straße 8
55131 Mainz

Dr. Gerhard Gründer
Psychiatrische Klinik der
Universität Mainz
Untere Zahlbacher Straße 8
55131 Mainz

Die Deutsche Bibliothek – CIP-Einheitsaufnahme
Benkert, Otto: Psychiatrische Pharmakotherapie: O. Benkert; H. Hippius. Unter Mitarb. von
H. Wetzel und G. Gründer. – 6., korr. und überarb. Aufl. – Berlin; Heidelberg; New York:
Springer, 1996
ISBN-13: 978-3-540-58149-9   e-ISBN-13: 978-3-642-79084-3
DOI: 10.1007/978-3-642-79084-3
NE: Hippius, Hanns:

Das Werk ist urheberrechtlich geschützt. Die dadurch begründeten Rechte, insbesondere die
der Übersetzung, des Nachdrucks, des Vortrags, der Entnahme von Abbildungen und Tabellen, der Funksendung, der Mikroverfilmung oder der Vervielfältigung auf anderen Wegen und der Speicherung in Datenverarbeitungsanlagen, bleiben, auch bei nur auszugsweiser
Verwertung, vorbehalten. Eine Vervielfältigung dieses Werkes oder von Teilen dieses Werkes
ist auch im Einzelfall nur in den Grenzen der gesetzlichen Bestimmungen des Urheberrechtsgesetzes der Bundesrepublik Deutschland vom 9. September 1965 in der jeweils geltenden
Fassung zulässig. Sie ist grundsätzlich vergütungspflichtig. Zuwiderhandlungen unterliegen
den Strafbestimmungen des Urheberrechtsgesetzes.

© Springer-Verlag Berlin Heidelberg 1996

Die Wiedergabe von Gebrauchsnamen, Handelsnamen, Warenbezeichnungen usw. in diesem Werk berechtigt auch ohne besondere Kennzeichnung nicht zu der Annahme, daß solche
Namen im Sinne der Warenzeichen- und Markenschutz-Gesetzgebung als frei zu betrachten
wären und daher von jedermann benutzt werden könnten.

Satz: RTS Wiesenbach
SPIN: 10131421   25/3134 – 5 4 3 2 1 0 – Gedruckt auf säurefreiem Papier

Vorwort zur 6. Auflage

Seit ihrem ersten Erscheinen im Jahre 1974 bemüht sich die "Psychiatrische Pharmakotherapie", ein zugleich fundierter und aktueller Ratgeber für die praktische Therapie mit Psychopharmaka zu sein.

Um diesem Anspruch zu genügen, mußte auch die 6. Auflage vollständig durchgesehen, erweitert und mit zahlreichen Änderungen versehen werden. Es galt, neue Ergebnisse der klinischen und präklinischen Forschung zu gewichten, in den von uns vorgegebenen strukturierenden Zusammenhang zu bringen und behutsam in den bewährten Katalog klinischer Empfehlungen einzuarbeiten. Als zentrales Problem erwies sich dabei, daß die klinische Forschung heute in hohem Maße von der präklinischen Grundlagenforschung dominiert wird, ohne daß es immer gelingt, deren vielfältige Impulse umzusetzen. Die Molekularpharmakologie ist die entscheidende Disziplin der Präklinik geworden. Die Charakterisierung und Sequenzierung der Rezeptorsubtypen müßte bald abgeschlossen sein. Forschungen zur Genexpression, besonders unter Antidepressiva, eröffnen völlig neue Perspektiven, nicht nur zum Wirkmechanismus der Psychopharmaka, sondern vielleicht auch zur Genese psychiatrischer Erkrankungen. Die Grundlagenforschung hat sich von der Rezeptorebene auf die Second-messenger- und Genexpressionsebene verlagert. Der Stoffwechsel und die isolierte Wirkung der biogenen Amine am Rezeptor, die in den letzten Jahrzehnten die Basis zur Hypothesengenerierung von Wirkprinzipien der Psychopharmaka bildeten, haben an Bedeutung verloren. Auch die Befunde in den präklinischen Kapiteln "Pharmakologie" und "Biochemie" haben ihren Stellenwert zu Lasten der Molekularbiologie eingebüßt. In den Kapiteln "Neurobiologische Grundlagen" werden jetzt die uns wichtig erscheinenden Ergebnisse zur Präklinik und Grundlagenforschung zusammengefaßt.

Die Einführung der Serotonin-Rückaufnahmehemmer hat der psychiatrischen Pharmakotherapie neue Impulse gegeben. Insbesondere ist durch das breite klinische Wirkspektrum dieser Substanzklasse deutlich geworden, daß die früher in der psychiatrischen Klassifikationsforschung übliche Fixierung auf nosologische Einheiten keine Gültigkeit mehr hat. Antidepressiva entfalten ihre Möglichkeiten von der Depression über Angststörungen bis hin zu Zwangs- und Eßstörungen. Neuroleptika werden nicht nur bei der Schizophrenie, sondern auch bei schweren Persönlichkeitsstörungen eingesetzt. Benzodiazepine wirken bei Angst- und Schlafstörungen, aber auch beim Stupor.

Der Weg aus der kategorialen Erstarrung führte über einen Ansatz, welcher die alten Nosologien durch ein Modell funktionaler Vernetzung ersetzte. Diese Betrachtungsweise scheint um so angemessener, als uns die Grundlagenforschung mit jedem ihrer Ergebnisse vor Augen führt, wie zahlreich und vielfältig die Funktionszusammenhänge allein auf der Rezeptor- und Second-messenger-Ebene angelegt sind. Diese Ergebnisse haben das Fach in den letzten Jahren wiederholt gezwungen, seine vereinfachenden Erklärungsmodelle zum Wirkmechanismus von Psychopharmaka und deren Wirkung bei psychischen Erkrankungen zu relativieren. Psychische Störungen sind heute als Veränderung eines komplexen dynamischen Systems der zentralnervösen Strukturen aufzufassen (Benkert 1990b).

Über die Entwicklung der Serotonin-Rückaufnahmehemmer hinaus gibt es allerdings noch keine Medikamente mit einem prinzipiell neuen Wirkungsansatz und befriedigender klinischer Wirkung, so daß wir im wesentlichen dieselben Psychopharmaka wie zur Zeit der ersten Auflage dieses Buches vor 20 Jahren verschreiben. Die Standardantidepressiva Amitriptylin und Imipramin oder das Basisneuroleptikum Haloperidol wurden nicht verdrängt. Selbst durch die Serotonin-Rückaufnahmehemmer und die beiden Neueinführungen seit der letzten Auflage, nämlich des Antidepressivums Venlafaxin und des Neuroleptikums Risperidon, konnten keine grundsätzlich neuen Akzente gesetzt werden. Clozapin bleibt immer noch der Meilenstein auf der Suche nach neuen atypischen Neuroleptika ohne extrapyramidalmotorische Nebenwirkungen. Es ist erstaunlich, daß trotz intensivster präklinischer Forschungen der Wirkmechanismus dieser Substanz nicht sicher geklärt werden konnte. Aus der klinischen Forschung werden zwar unter dem Acetylcholinesterase-Hemmstoff Tacrin bei einem Viertel der Patienten mit Alzheimer-Demenz erstmalig therapeutisch relevante Erfolge berichtet; die Nebenwirkungsrate ist allerdings unter Tacrin so hoch, daß – wenn das Präparat zugelassen werden sollte – eine überaus sorgsame Nutzen-Risiko-Abwägung bei jedem einzelnen Patienten stattfinden muß. Zur Wirksamkeit von Carbamazepin und der Valproinsäure sind in den letzten Jahren mehrere wichtige Arbeiten erschienen. Wir haben diese Ergebnisse in dem neuen Kapitel *Medikamente zur Phasenprophylaxe affektiver*

Psychosen und zur Behandlung manischer Syndrome ausführlich dargestellt.

Es ist uns bewußt, daß die inzwischen schon traditionelle Einteilung
der Psychopharmaka in die großen Gruppen Neuroleptika, Antidepressiva und Tranquilizer dem heutigen Wissensstand der Psychopharmakologie nicht mehr voll gerecht wird. Wir haben sie dennoch beibehalten, weil sie für die Gliederung des Stoffes noch immer das beste Ord-
nungssystem bietet. Eine neue, wirklich systematische Einteilung der
Psychopharmaka wird jedoch erst bei vollständiger Kenntnis des Wirkmechanismus möglich sein. Das Kapitel *Medikamente zur Phasenprophylaxe affektiver Psychosen und zur Behandlung manischer Syndrome*
wurde nicht nur wegen der neuen Befunde zu Carbamazepin und Valproinsäure erweitert, sondern auch, weil diese Substanzen (und zusätzlich die Lithiumsalze) bei der Manie eine sichere Wirkung zeigen. Es
spräche einiges dafür, auch die *Angststörungen* in einem eigenen Kapitel
zu behandeln. Da aber Antidepressiva immer noch die wichtigsten Psychopharmaka zur Angstbehandlung sind, haben wir die Angsttherapien
im wesentlichen im Kapitel Antidepressiva belassen. Auch die Therapie
der *Zwangsstörungen* wird unter diesem Abschnitt dargestellt. Die Serotonin-Rückaufnahmehemmer haben bei dieser Krankheit eine vorher
nie bekannte Behandlungsmöglichkeit eröffnet. Die vielfältigen medikamentösen Therapiekonzepte bei *Persönlichkeitsstörungen* wurden jetzt
in einem eigenen Kapitel zusammengezogen. Eine starke Erweiterung
erfuhr das Kapitel *Medikamente zur Behandlung von Entzugssyndromen
und Abhängigkeit*. Die Methadontherapie wird detailliert dargestellt und
die neuen Forschungsergebnisse, insbesondere zur Alkoholprophylaxe,
umrissen. Besonderheiten zur *Pharmakotherapie im Alter* sind jetzt in
den Kapiteln *Antidepressiva* und *Neuroleptika* in eigenen Abschnitten
vermerkt. Die Psychopharmakotherapie in der *Schwangerschaft* und in
der *Stillzeit* wurde in einem Kapitel zusammengefaßt. Dies gilt auch für
die Problematik der Verkehrstauglichkeit unter Psychopharmaka.
Schließlich haben wir in den Anhang eine Übersicht zu den *Wechselwirkungen* eingefügt. Wechselwirkungen sind allein schon aufgrund der
häufigen Polypragmasie im Verschreibungsverhalten bedeutsam geworden. Insbesondere beeinflussen neue Substanzen wie etwa die Serotonin-
Rückaufnahmehemmer auf unterschiedliche Weise metabolisierende
Enzymsysteme.

Diese Wechselwirkungen können im Prinzip erst dann genau beurteilt werden, wenn die *Plasmaspiegel* der Psychopharmaka jeweils bekannt sind. Dies gilt besonders für Antidepressiva. Die Plasmaspiegel
sind primär nicht notwendig, um ein "therapeutisches Fenster" zu er-

kennen, sondern um das *therapeutische Risiko* unter der Therapie zu minimieren. Es sollte heute eigentlich nicht mehr gefragt werden, ob Antidepressiva-Plasmaspiegel überhaupt bestimmt werden müssen, sondern vielmehr, warum Antidepressiva-Plasmaspiegel unter bestimmten Gegebenheiten, z.B. Kombinationstherapien, immer noch nicht zu den Routineuntersuchungen während einer jeden Therapie gehören. Da unsere Dosisrichtlinien häufig noch allein auf klinischer Erfahrung beruhen, können Plasmaspiegelbestimmungen eine wichtige Hilfestellung gerade bei Risikopatienten sein. Auch werden so die ca. 5% der "slow metabolizer" identifiziert, die selbst unter niedrigen Dosen überhöhte Plasmaspiegel entwickeln können.

Die Dosierungsempfehlungen haben uns vor Probleme gestellt. Wir haben Dosierungen favorisiert, für die in wissenschaftlichen Untersuchungen ein Wirksamkeitsnachweis erbracht worden ist. Es ist uns aber bewußt, daß in der Praxis oft niedrigere Dosen verschrieben werden. Da aber die Wirksamkeit dieser Dosierungen nicht zweifelsfrei nachgewiesen worden ist, muß immer auch bedacht werden, daß z.B. ein Therapieerfolg mit Dosen von unter 150 mg eines trizyklischen Antidepressivums auf einer Placebowirkung beruhen kann.

Zu den ernsten Problemen zählt, daß immer wieder Neueinführungen alsbald aus dem Markt gezogen werden müssen; jüngst war es Remoxiprid wegen aplastischer Anämien. Das Risiko, daß bei einer Neueinführung Komplikationen auftreten, ist niemals ausgeschlossen, weil manche unerwünschte Wirkung oft erst nach einer sehr langen klinischen Anwendung erkennbar ist. Aus diesem Grunde sollte u. E. ernsthaft erwogen werden, die Anforderungen an den Wirksamkeitsnachweis neuer Psychopharmaka vor ihrer Einführung weiter anzuheben, also z.B. nur noch überlegene und nicht lediglich gleichwirksame Präparate zuzulassen, damit das Risiko einer möglichen, erst sehr spät erkennbaren Komplikation auch in einem angemessenen Verhältnis zum Nutzen, nämlich einer besseren therapeutischen Wirkung im Vergleich zu bekannten Präparaten, steht. Um das Risiko an Komplikationen zu verringern, haben wir die Tabellen zu *Routineuntersuchungen* unter Antidepressiva und Neuroleptika dem aktuellen Wissensstand angepaßt. Dabei mußten wir in einigen Fällen sogar über die Empfehlungen der Herstellerfirmen hinausgehen. Dabei sind wir uns jedoch bewußt, daß die ökonomischen Zwänge, die das Gesundheitsstrukturgesetz gerade dem niedergelassenen Arzt auferlegt, der Umsetzung dieser medizinisch begründeten Empfehlungen oft entgegenstehen.

Pharmakopsychiatrische Forschung und empirische Forschung im Bereich der Psychopathologie und Klassifikation haben schon seit Beginn der Psychopharmaka-Ära vor 35 Jahren durch Erarbeitung gemeinsamer Fragestellungen zu wichtigen Fortschritten in unserem Fach geführt. Ein Einschnitt für beide Forschungsrichtungen war 1980 die Einführung des amerikanischen Klassifikationssystems DSM-III, besonders in seiner revidierten Form 1987, und die ICD 10, die sich an die DSM-III-R-Klassifikation anlehnt und die ICD 9 ersetzen wird. Das amerikanische Klassifikationssystem hat zu einer grundlegenden Änderung unserer Diagnosegewohnheiten geführt. Die Einführung von DSM-III-R ist gewiß nicht unumstritten, insbesondere deshalb, weil Revisionen auf Grund neuen empirischen Materials relativ schnell Konzepte, die sich gerade erst eingebürgert haben, wieder durch neue ersetzen. Auch ist es oft nur schwer einzusehen, warum traditionelle Diagnosen manchmal allein durch arbiträr anmutende Beschlüsse von Diagnosekomitees verworfen werden sollen. Überdies bereitet die Art der Terminologie – besonders in ihrer Übersetzung – der deutschen Psychiatrie Schwierigkeiten. Insgesamt sind aber die Vorteile, welche die Einführung der DSM-III-R sowohl in der Klassifikationsforschung als auch in der psychiatrischen Pharmakotherapie mit sich gebracht haben, derart eindrucksvoll, daß man sich nicht nur im wissenschaftlichen, sondern auch im klinischen Bereich immer mehr auf das neue System einzustellen beginnt. Das klassische triadische Diagnosesystem existiert nicht mehr.

Wir haben diejenigen Veränderungen in die 6. Auflage eingebracht, die entsprechend der neuesten Literatur für die psychiatrische Pharmakotherapie einen Fortschritt bedeuten und mit ersichtlichem Gewinn umgesetzt werden können. Die wichtigsten klinischen Prüfungen der letzten Jahre sind nach DSM-III-R-Kriterien durchgeführt worden, und auch die gesamte – auch hier zitierte – Literatur bezieht sich auf dieses amerikanische System. Aus diesem Grunde beziehen wir uns zumeist auf die DSM-III-R- und nicht primär auf die ICD-10-Klassifikation. Im übrigen unterscheiden sich beide Klassifikationen nur geringfügig voneinander. Sobald die ICD 10 endgültig verabschiedet und offiziell in der BRD eingeführt sein wird, werden wir auch diesen Grundriß vollständig auf das Diagnosensystem der WHO umstellen.

Um die Therapie mit Psychopharmaka zu optimieren, sind sie in einen *Gesamtbehandlungsplan* einzubetten. Wir haben versucht, den aktuellen Stand auch über wissenschaftlich begründete Psychotherapieverfahren mit einzubringen.

Die Fortschritte der neurobiologischen Grundlagenforschung und der psychiatrischen Pharmakotherapie hängen nicht nur von wissenschaftlichen Bedingungen ab. In breiten Kreisen der Bevölkerung und in den Medien stoßen Psychopharmaka auf Ablehnung. Die Wissenschaft hat diesem Stimmungsklima bislang zu wenig Aufmerksamkeit entgegengebracht. Wir sind deshalb den Gründen für die geringe Akzeptanz von Psychopharmaka in einer empirischen Untersuchung, der *Mainzer Studie*, nachgegangen (Benkert et al. 1995). Es wird großer Anstrengungen bedürfen, um die verständlichen *rationalen* Ängste über psychische Erkrankungen und über Psychopharmaka weiter zu analysieren und sie einer Lösung näherzubringen. Wie wir den *irrationalen* Ängsten in der Bevölkerung und ihrer Einstellung zu Psychopharmaka entgegentreten sollen, bleibt allerdings noch völlig unklar.

Wie in den Vorauflagen haben wir wieder einige Substanzen, die wir für entbehrlich halten, durch Kurzfassung und Kleindruck von den übrigen abgesetzt. Unsere bisherigen Qualifikationen wurden neu überprüft. Im Bereich der Benzodiazepin-Tranquilizer und -Hypnotika schien uns aufgrund der ähnlichen Pharmakodynamik und der kaum vorhandenen Wirkunterschiede eine sachlich gerechtfertigte Auswahl nicht möglich. Wir konnten uns auch nicht entschließen, die "Prodrug-Benzodiazepine" als entbehrlich zu klassifizieren, da deren spezielle pharmakokinetischen Eigenschaften von einigen Autoren als unter bestimmten Umständen besonders günstig beurteilt werden. Barbiturate und Meprobamat wurden nur noch aus historischen Gründen erwähnt. Neu entwickelte Psychopharmaka werden so lange ausführlich beschrieben, bis ausreichende Erfahrung über deren Nutzen im klinischen Alltag vorliegen. Auch sollten die Psychopharmaka, die nur in der *Schweiz* oder in *Österreich* auf dem Markt sind, gesondert besprochen werden; wir mußten darauf verzichten, um den Umfang des Grundrisses nicht über Gebühr zu erweitern. Ein Verzeichnis der in diesen beiden Ländern eingeführten Präparate findet sich am Schluß des Buches. Schließlich wurde das Layout modernisiert. Wir haben uns allerdings nicht dem Trend unterworfen, möglichst viele Wissensinhalte in Tabellen zu wiederholen. Unser Grundriß soll im allgemeinen Teil in kleinen und großen Abschnitten gelesen werden und im speziellen Teil als vollständiges Nachschlagewerk dienen, genau wie vor 20 Jahren.

Für die Ratschläge und Hilfe, die wir wieder von vielen Seiten erhalten haben, bedanken wir uns an dieser Stelle herzlich. Für ihre Unterstützung bei den Korrekturarbeiten danken wir Dr. Ch. Lange-Asschenfeldt und Dr. Th. Salamon.

Mainz und München, im Frühjahr 1995   O. Benkert und H. Hippius

Inhaltsverzeichnis

Allgemeine Grundlagen der psychiatrischen Pharmakotherapie

Psychopharmaka werden heute von Ärzten aller Fachdisziplinen verordnet. Ihrer sachkundigen Anwendung ist es zu verdanken, daß viele psychische Störungen bereits im ersten Schritt von Allgemeinärzten behandelt werden können. Dies gilt allerdings – anders als noch vor einigen Jahren – nurmehr für leichte psychische Erkrankungen und kurzfristige Behandlungszeiten. Der Wissensfortschritt ist in der psychiatrischen Pharmakotherapie so rasant und damit komplizierter geworden, daß die Therapie mit Psychopharmaka heute eher in die Hand des Spezialisten gehört. Die therapeutischen Möglichkeiten können auch nur dann voll ausgeschöpft werden, wenn der Arzt über gründliche Kenntnisse der psychiatrischen Krankheitslehre und der Anwendungsbereiche der Psychopharmaka verfügt und bereit ist, diese Kenntnisse dem neuesten Stand der Wissenschaft anzupassen.

Angesichts der schnellen wissenschaftlichen Entwicklung in unserem Fachgebiet erscheint es unmöglich, eine für lange Zeit gültige Systematik der psychiatrischen Pharmakotherapie zu entwerfen. Ein Grundriß wie dieser kann daher lediglich die Grundzüge des derzeitigen Entwicklungsstandes aufzeigen. Dabei sollen durch die Schilderung der Möglichkeiten und Grenzen der Psychopharmakatherapie auch Enttäuschungen und Gefahren vermieden werden, die ein unsachgemäßer Gebrauch der Psychopharmaka mit sich bringen kann.

Die enge Verflechtung psychischer und somatischer Abläufe bedingt es, daß bei sehr vielen im menschlichen Organismus wirkenden Pharmaka auch psychische Wirkungen auftreten. Seit durch die großen Erfolge der modernen psychiatrischen Pharmakotherapie das Gebiet der Pychopharmakologie in den Mittelpunkt wissenschaftlicher Interessen rückte, wurde man in zunehmendem Umfang darauf aufmerksam, daß bereits seit geraumer Zeit gebräuchliche Pharmaka häufig auch "*psychotrope Effekte*" haben. Letztlich können viele chemische Substanzen, werden sie nur in ausreichender Dosierung dem menschlichen Organismus einverleibt, neben mehr oder minder leicht faßbaren somatischen Wirkungen auch Wirkungen auf psychische Funktionen hervorrufen. Dennoch sollte man zur Gruppe der Psychopharmaka nur eine verhältnismäßig kleine Zahl von Substanzen rechnen.

Werden nach Applikation einer pharmakodynamisch neutralen Substanz psychische Wirkungen registriert, so handelt es sich um eine *Placebowirkung* (Hippius u. Überla 1986). Bei der Beurteilung psychischer Wirkungen von Pharmaka muß die Möglichkeit einer Placebowirkung immer berücksichtigt werden, gleichgültig, ob es sich um

- pharmakodynamisch völlig neutrale Substanzen,
- pharmakodynamisch wirksame Substanzen ohne gesicherte psychotrope Wirksamkeit oder um
- pharmakodynamisch wirksame Substanzen mit gesicherter psychotroper Wirksamkeit handelt.

In den beiden erstgenannten Fällen kann durch den Placeboeffekt bei einzelnen Individuen eine psychotrope Wirkung der betreffenden Pharmaka vorgetäuscht werden, im letzten Fall kann durch den Placeboeffekt das für das betreffende Pharmakon charakteristische psychotrope Wirkungsbild in qualitativer und quantitativer Hinsicht verzerrt und verfälscht werden. Die klinische psychopharmakologische Forschung muß daher bei der Untersuchung der psychotropen Wirkung eines Pharmakons stets danach trachten, den Placeboeffekt aus allen Beurteilungen weitestgehend zu eliminieren. Im Bemühen, die spezifischen Wirkungen von Psychopharmaka zu definieren, werden auch die Spontanbesserungen psychiatrischer Erkrankungen und die sehr häufig auftretenden zirkulären Verläufe so weit wie möglich miterfaßt.

Unter *Psychopharmakologie* kann in direkter Ausdeutung des Begriffs das spezielle Gebiet der Pharmakologie verstanden werden, das die pharmakologischen Kenntnisse aller Substanzen mit Wirkungen auf die Psyche, auf das Seelenleben (Erleben, Befinden, Verhalten), zusammenfaßt. So betrachtet wäre die Psychopharmakologie einer der ältesten Zweige der Pharmakologie, denn die Erforschung solcher Pharmaka war – ausgehend von den für kultische und religiöse Zwecke benutzten Drogen, von den die Stimmung beeinflussenden Genußmitteln (z. B. Alkohol), von den Schmerz- und Beruhigungsmitteln – seit jeher ein Schwerpunkt in der Entwicklung der Pharmakologie.

Als Wort findet sich der Ausdruck "Psychopharmakon" bereits im Mittelalter. 1548 gab Reinhardus Lorichius aus Hadamar (Hadamarius) unter dem Titel "Psychopharmacon, hoc est: medicina animae" eine Sammlung von Trost- und Sterbegebeten heraus (Roth 1964). Später wurde der Begriff in ganz verschiedenen Zusammenhängen gebraucht;

seine moderne Bedeutung bekam der Begriff jedoch erst nach der Entdeckung des ersten Pharmakons, das sich für die gezielte Therapie psychiatrischer Krankheitsbilder eignete. Wie die Beschreibung des therapeutischen Wirkungsspektrums des Chlorpromazins den Ausgangspunkt der modernen Psychopharmakologie markiert, so beruhten auch weitere wesentliche Entdeckungen der Psychopharmakologie auf klinischen Beobachtungen (z. B. das Erkennen der antidepressiven Wirksamkeit des Imipramins oder die Entdeckung der rezidivverhütenden Wirkung von Lithiumsalzen bei phasisch verlaufenden Psychosen).

Heute bezeichnet man als *Psychopharmaka* alle Substanzen, für die nach kurzfristiger oder langfristiger Verabreichung in methodisch einwandfreien Untersuchungen an Tieren und Menschen zweifelsfrei ein psychotroper Effekt nachgewiesen worden ist. Es muß außerdem gesichert sein, daß dieser psychotrope Effekt auf der Wirkung des Pharmakons selbst oder auf der Wirkung seiner Metaboliten auf Strukturen des Zentralnervensystems beruht (s. oben).

Aus dieser Definition der Psychopharmaka geht hervor, daß die Psychopharmakologie nicht als ein Spezialgebiet der Pharmakologie angesehen werden darf, sondern ein interdisziplinärer Wissenschaftszweig ist, der auf der Zusammenarbeit von Biochemikern, Pharmakologen, Neurophysiologen, Ethologen, Psychologen und Psychiatern basiert. Gelegentlich findet man als Synonyma für Psychopharmakologie die Begriffe Pharmakopsychologie und Pharmakopsychiatrie. In jüngster Zeit werden diese Begriffe nur noch als Unterbegriffe des Oberbegriffs Psychopharmakologie angewandt. Die *Pharmakopsychologie* (Lippert 1959) befaßt sich mit der Modifizierung normalpsychischer Abläufe durch Pharmaka. Ihr Begründer war am Ende des vergangenen Jahrhunderts Kraepelin mit seinen klassischen Arzneimittelstudien zur experimentellen Psychologie (Kraepelin 1892). Der Bereich der *Pharmakopsychiatrie* (Walther-Büel 1953) erstreckt sich nicht nur auf die Erforschung der für die Psychiatrie zu nutzenden therapeutischen Wirkungsqualitäten von Psychopharmaka ("Psychopharmakotherapie": Cornu 1963; "psychiatrische Pharmakotherapie"); auch die Manifestation psychischer Störungen durch Pharmaka – von den psychischen Nebenwirkungen von Arzneimitteln über alle Probleme der Arzneimittelsucht bis hin zu den symptomatischen Psychosen durch Pharmaka (sog. pharmakogene Psychosen) – ist Forschungsgegenstand der Pharmakopsychiatrie.

Die Psychopharmakologie ist heute ein eigenständiger wichtiger Forschungszweig der Neurowissenschaften geworden. Durch die Darstellung der klinischen Wirkung bekannter und neuer Psychopharmaka wird uns eine der wenigen Eintrittspforten zum Studium der funktionsweise im Gehirn ("window to the brain") geöffnet. Der Stellenwert der psychiatrischen Pharmakotherapie für die Aufklärung der Ätiologie und Pathogenese psychischer Erkrankungen ergibt sich aus der Forschungsstrategie, über Wirkmechanismen von Psychopharmaka indirekt Aufschluß über die neurobiologischen Grundlagen psychischer Störungen zu erhalten. Psychopharmaka sind so zu Instrumenten der psychiatrischen Grundlagenforschung geworden und haben z. B. zu der Noradrenalin- bzw. der Serotonin-Hypothese der Depression oder der Dopamin-Hypothese der Schizophrenie geführt. Eine Vertiefung unserer Kenntnisse ist künftig von Psychopharmaka mit neuen Wirkmechanismen und spezifischerem Wirkprofil und durch die Verbindung dieses Untersuchungsansatzes mit anderen Methoden, wie z. B. den bildgebenden Verfahren und der Molekularbiologie, zu erwarten. Es ist zu hoffen, daß durch die Intensivierung dieser Forschungsrichtung die Kluft zwischen Grundlagenforschung und klinischer Forschung verringert wird.

Die Entwicklung der Psychopharmakologie hat dazu geführt, daß für die ständig wachsende Zahl der Psychopharmaka verschiedene *Einteilungen* vorgeschlagen wurden. Diese Vorschläge stützen sich oft auf unterschiedliche Klassifikationskriterien (z. B. strukturchemische, biochemische, neurophysiologische, pharmakologische, klinisch-therapeutische). Zumindest die Gruppenbezeichnungen *Antidepressiva, Neuroleptika, Tranquilizer* und *Hypnotika* haben sich bislang bewährt. Jüngste Einteilungsversuche der WHO sind noch nicht abgeschlossen.

Wie schwierig das Vorgehen ist, neue Psychopharmaka oder auch alteingeführte Substanzen in diese Systematik einzuordnen, soll am Beispiel *Sulpirid* gezeigt werden. Sulpirid hat in geringer Dosierung zwar eine vergleichsweise schwache antipsychotische Wirkung, wird aber auch als Tranquilizer verordnet; außerdem besitzt es in gewissem Umfang auch antidepressive Wirkungsqualitäten und schließlich sogar die Eigenschaften eines "Stimulans". Berücksichtigt man diese Erfahrungen, dann ist es offenkundig, daß die Zuordnung neuer Psychopharmaka zu den klassischen Gruppen der Neuroleptika, Antidepressiva und Tranquilizern oft willkürlich erscheint. Wir haben uns bei der Zuordnung der Psychopharmaka nach der z. Z. wichtigsten Wirkungseigenschaft gerichtet.

In der Psychopharmakologie ist der *pharmakologische Tierversuch* wichtig. Der Pharmakologe steht bei der Untersuchung psychoaktiver Substanzen vor dem Problem, aus bestimmten Verhaltensmustern bei Tieren auf die psychische Aktivität eines Pharmakons beim Menschen Schlüsse ziehen zu müssen. Der pharmakologische Tierversuch hat eine hohe Stellung beim *Screening* der oft fast unübersehbar zahlreichen Variationen eines einmal als therapeutisch brauchbar erkannten Wirkungsprinzips gewonnen. Dabei kann es sich einerseits um chemisch mit der Ausgangssubstanz nahe verwandte Derivate handeln (z. B. alle Entwicklungen auf dem Gebiet der trizyklischen Psychopharmaka), oder es handelt sich andererseits um chemisch neuartige Strukturen, bei denen die Befunde pharmakologischer Routineuntersuchungen große Ähnlichkeit im Wirkungsbild mit bereits bekannten Psychopharmaka vermuten lassen (z. B. die Entdeckung der Butyrophenongruppe aufgrund der pharmakologischen Wirkungsähnlichkeit mit länger bekannten Neuroleptika). Allerdings hat sich aufgrund der vielfältigen Wirkungseigenschaften gerade der neuentwickelten Psychopharmaka der "Screeningwert" des pharmakologischen Tierversuches gegenüber früher verringert. Die *biochemischen* Eigenschaften einer neuen Substanz (z. B. Serotonin-Rückaufnahmehemmung) können heute bei der Frage einer Weiterentwicklung etwa eines potentiellen Antidepressivums bessere Entscheidungshilfen bieten. Auch werden neue Verhaltensmodelle entwickelt.

Große Bedeutung haben tierexperimentelle Befunde natürlich auch für die toxikologische Charakterisierung potentieller Psychopharmaka. Hier können die Resultate von Tierversuchen wichtige Hinweise auf das bei klinischer Anwendung zu erwartende Nebenwirkungsspektrum eines Psychopharmakons geben. Da die Psychopharmaka i. allg. nur nach langfristiger Anwendung ihre therapeutischen Wirkungen entfalten und oft sogar als Dauermedikation verordnet werden müssen, verdienen in diesem Zusammenhang v. a. die Befunde chronischer Tierversuche besondere Beachtung. Neben solchen Prüfungen der Toxizität gehören u. a. Untersuchungen über Verträglichkeit, Ausscheidungs- und Stoffwechselvorgänge zu Routinearbeiten im psychopharmakologischen Labor.

Durch die *neurobiologische Grundlagenforschung* und die *Molekularpharmokologie* konnten in den letzten Jahren unsere Kenntnisse über die molekularen Funktionsweisen des zentralen Nervensystems entscheidend erweitert und vertieft werden. Bei einer Reihe von Tierspezies und beim Menschen wurde eine Vielzahl für die Psychopharmakologie relevanter Gene kloniert.

Durch die Untersuchung von *Neurotransmitterrezeptoren* und deren Subtypen, von *Neurotransmitter-Transportern* sowie rezeptorgekoppelter *Ionenkanäle* ist es gelungen, die molekulare Wirkungsweise von Psychopharmaka aufzudecken. Große Fortschritte wurden auch auf der Ebene der den Rezeptoren nachgeschalteten *Signaltransduktionmechanismen* erzielt, indem die einzelnen Elemente dieser Kaskade, wie die ubiquitär verbreiteten G-Proteine, Phospholipasen und Phosphokinasen, und ihre Interaktion charakterisiert wurden. "Second messenger" wie cAMP, cGMP, Inositoltriphosphat, Diazylglyzerol und Kalzium und ihre Konzentrationsschwankungen lassen sich mittlerweile an lebenden Zellen und z. T. in Echtzeit (Kalzium) nach rezeptorvermittelter Stimulation verfolgen. Außerdem wurden *nukleäre Transkriptionsfaktoren* als "third messenger" erforscht, welche die Genexpression regulieren. Durch diese Forschungen konnte die Wirkungsweise von klinisch bedeutsamen Psychopharmaka und die durch sie auf molekularer Ebene verursachten Funktionsänderungen charakterisiert werden.

Der Tierversuch ist für viele Bereiche der *psychopharmakologischen Grundlagenforschung* unentbehrlich. Auf diesem Gebiet müssen sich die tierexperimentellen und die klinisch-pharmakologischen Untersuchungen wechselseitig ergänzen. Wenn dies auch auf keinem anderen Gebiet der Pharmakologie so notwendig wie auf dem Gebiet der Psychopharmakologie ist, so sind doch sowohl den Methoden der tierexperimentell arbeitenden klassischen Pharmakologie als auch den Methoden der klinischen Pharmakologie bei der Bearbeitung dieser Fragestellungen verhältnismäßig enge Grenzen gesetzt. Wie eng diese Grenzen sind, ergibt sich aus einer sehr geläufigen, in ihren Konsequenzen jedoch oft nicht ausreichend gewürdigten klinischen Beobachtung: Antidepressiva können die ihre Anwendung rechtfertigenden, d. h. ihre therapeutisch relevanten Wirkungen nur an depressiven Patienten, nicht aber an gesunden Menschen oder am Versuchstier entfalten. Der Tierversuch hat deswegen nur begrenzten Aussagewert, weil es erstens kaum valide tierexperimentelle Modelle der psychiatrischen Krankheiten gibt und weil zweitens im Tierversuch lediglich aus Verhaltensänderungen auf die psychische Wirksamkeit eines Pharmakons geschlossen werden kann. Bei klinisch-pharmakologischen Untersuchungen am Patienten entfallen diese beiden den Aussagewert von Tierversuchen erheblich begrenzenden Einwände. Doch hier zeigen sich andere Grenzen. Für die klinisch-pharmakologische Forschung gibt es bisher kaum Möglichkeiten, z. B. biochemische Abläufe nach der Applikation von Psychopharmaka am Hirngewebe zu untersuchen. Hier muß häufig wieder auf den Tierversuch zurückgegriffen werden; denn es ist ohne Frage notwendig, Aufschluß über die biochemischen Abläufe und Veränderungen im Gehirn zu bekommen, die durch Psychopharmaka bewirkt werden. So zeigen diese Beispiele, daß die enge Zusammenarbeit zwischen tierexperimentell und klinisch tätigen Pharmakologen eine unabdingbare Voraussetzung für die weitere psychopharmakologische Entwicklung ist.

Der *klinische Wirksamkeitsnachweis* eines neuentwickelten Psychopharmakons ist die Basis für die Anwendung in der Praxis. Die Prüfungsdurchführung regelt das Arzneimittelgesetz (AMG) (Bundesminister für Jugend, Familie, Frauen und Gesundheit 1995). Danach müssen neuzugelassene Arzneimittel für ein Indikationsgebiet eine *angemessene Wirksamkeit* zeigen. Eine Präzisierung der "Angemessenheit" der therapeutischen Wirksamkeit fehlt im AMG. Besonders bleibt unklar, ob sich die angemessene Wirksamkeit an der Überlegenheit gegenüber einer Placebomedikation oder an der Gleichwirksamkeit mit bereits eingeführten Standardreferenzsubstanzen bemißt. Auch der Umfang der notwendigen kontrollierten randomisierten Therapiestudien ist vom Gesetzgeber nicht geregelt.

Grundsätzlich können 2 Formen von Kontrollgruppen gewählt werden. Entweder wird ein Vergleich der Wirksamkeit des Prüfpräparates mit der von *Placebo* oder ein Vergleich der Wirksamkeit des Prüfpräparates mit der eines *Standardpsychopharmakons* (z. B. bei Depressionen Imipramin) durchgeführt. Dabei wird die Wirksamkeit des Standardpsychopharmakons unterstellt. In dem ersten Falle wird geprüft, ob das Prüfpräparat eine bessere Wirkung als das Placebo zeigt; im anderen Falle wird getestet, ob das Standardpsychopharmakon und das Prüfpräparat gleich wirksam sind oder ob beide unterschiedliche Wirkungen haben. Bei placebokontrollierten Studien kann der Stichprobenumfang in jeder Behandlungsgruppe mit ca. 20–30 Patienten relativ gering sein (es muß nur die Überlegenheit des Prüfpräparates gegen Placebo nachgewiesen werden; ein Standardpräparat sollte mitlaufen), da hier v. a. der sog. *Fehler erster Art* (Wahrscheinlichkeit für die teststatistische Verwerfung der Hypothese der Gleichwirksamkeit bei tatsächlich bestehender Gleichwirksamkeit beider Substanzen) berücksichtigt werden muß. Wenn dagegen das Prüfpräparat auf Gleichwirksamkeit z. B. gegen ein Standardpsychopharmakon geprüft wird, muß der sog. *Fehler zweiter Art* (Wahrscheinlichkeit des teststatistischen Verkennens eines tatsächlich bestehenden Unterschieds zwischen beiden Substanzen) kontrolliert werden. Für diese Untersuchungen werden, entsprechend den gewählten Schwellenwerten, zwischen 120 und 300 Patienten pro Patientengruppe gefordert. Das Problem liegt nun darin, daß die geforderten großen Stichprobenumfänge bei Psychopharmakaprüfungen kaum realisierbar sind. Vom wissenschaftlichen Standpunkt aus wären placebokontrollierte Studien überzeugender als Prüfungen gegen Referenzsubstanzen. Aber aufgrund ethischer Erwägungen sind solche Studien nur sehr schwer durchführbar. Placebo wird i. allg. in Psychopharmakastudien nur dann akzeptiert, wenn es für die Indikationsstellung keine allgemein anerkannte effektive Behandlung gibt oder die Wirkung der zur Verfügung stehenden Behandlung eher fraglich ist oder mit der Behandlung stärkere Nebenwirkungen verbunden sind (Benkert u. Maier 1990).

In den 80er Jahren hat sich in der psychiatrischen Pharmakotherapie ein entscheidender Wandel angekündigt: Die klinische Forschung kehrte sich immer mehr von vorgeschriebenen Klassifikationssystemen ab. Bis vor kurzem war die Klassifikationsforschung durch den Blickwinkel auf alte nosologische Konzepte so blockiert, daß für den Wirksamkeitsnachweis neuer Psychopharmaka die jeweilige Substanz nur jener Krankheit zugedacht wurde, die im weitesten Sinne zu Beginn der Psychopharmaka-Ära als Indikation bereits festgelegt worden war, also von Antidepressiva für Depressionen, von Neuroleptika für Schizophrenien und von Benzodiazepinen für Angsterkrankungen. Die Akzeptanz der Zielsyndrome konnte diese Fixierung nur unmaßgeblich lösen.

Eine Antwort auf dieses Problem ist die *funktionale Klassifikation* (Benkert 1990a). Sie findet eine Ausgangsbasis in der Einführung der DSM-III-Diagnosekriterien. Die funktionale Klassifikation führt zu einer Typologie, die sich im wesentlichen am Therapieerfolg orientiert. Sie ist kein diagnostisches Dogma, sondern ein variables Konstrukt, das sich den neuesten empirischen Befunden anpassen kann. Sie bildet kein geschlossenes, sondern ein offenes System. Die funktionale Klassifikation bildet keine Begriffe, die das Wesen der jeweiligen Krankheit erfassen, sondern ein Hilfskonzept, das die therapeutischen Möglichkeiten in eine praktische Ordnung bringt. Durch den Wandel und die Akzeptanz einer solchen funktionalen Klassifikation bahnten sich in der psychiatrischen Pharmakotherapie wichtige Entwicklungen an: Panikstörungen und auch andere Angsterkrankungen konnten mit trizyklischen Antidepressiva und MAO-Hemmern besser als früher behandelt werden; Zwangserkrankungen werden erfolgreich mit Serotonin-Rückaufnahmehemmern therapiert. Diese neuen Therapiemöglichkeiten sind durch Doppelblindstudien gut belegt. Noch nicht in diesem Ausmaß gesichert sind die Befunde zur Therapie von Persönlichkeitsstörungen mit Antidepressiva und Neuroleptika.

Ihren vollen Wert können Psychopharmaka endlich erst dann entfalten, wenn sie in einem *Gesamtbehandlungsplan*, der eine optimale Therapiestrategie für den Patienten beinhaltet, eingebettet sind. Es reicht heute nicht mehr aus, etwa in Langzeitstudien zur Prophylaxe eines Neuroleptikums nachzuweisen, daß allein die Episodenhäufigkeit verringert ist, sondern es ist ebenso abzusichern, daß die "Lebensqualität" des Patienten unter dem neuen Medikament verbessert wird. Die Forschung in der Pharmakotherapie geht seit langem über die eigentliche Prüfung von neuen Psychopharmaka hinaus; es gehört zu ihrem Selbstverständnis, daß sie Prüfungen zur Evaluation von Therapieverfahren in der Psychiatrie initiiert. Besonders in der letzten Zeit sind vergleichende Prüfungen zwischen Antidepressiva und psychologischen Therapieverfahren bei Depressionen und Angsterkrankungen bekannt geworden. Diese Studien haben zu beachtenswerten Ergebnissen geführt, die in diesem Grundriß wegen ihrer praktischen Relevanz z. T. detailliert wiedergegeben werden.

Angesichts der wirklich grundlegenden und umfassenden Erweiterung unseres präklinischen Wissens um die Wirkungsweise von Psychopharmaka muß es der klinisch tätige Psychiater als schmerzlich empfinden, wie wenig bisher von diesen Erkenntnissen in die Praxis umgesetzt werden konnte. Es ist sehr zu hoffen, daß sich in naher Zukunft auch Konsequenzen für die klinische Psychopharmakologie ergeben werden, die dann die Therapiemöglichkeiten wesentlich erweitern und zu besseren Behandlungsprinzipien führen können. Insgesamt zeigen die neurobiologischen und molekularpharmakologischen Untersuchungen überzeugend, daß die Psychopharmakologie nicht nur wegen ihrer therapeutischen Bedeutung, sondern auch aufgrund der Tatsache, daß an ihrem Leitfaden fruchtbare Hypothesen zur Ätiologie und Pathogenese psychischer Erkrankungen entwickelt wurden, zu einer der wichtigsten Teildisziplinen der Psychiatrie geworden ist.

I Antidepressiva

1 Definition und Einteilung

Die Entwicklung antidepressiver Substanzen begann mit der Beschreibung der therapeutischen Wirksamkeit des Imipramins bei depressiven Patienten. Der Schweizer Psychiater Kuhn hatte sich seit der Entdeckung des Chlorpromazins im Jahre 1957 mehrfach mit der klinischen Erprobung von potentiellen Psychopharmaka befaßt, weil er schon 1950 bei schwach hypnotisch wirkenden Antihistaminika eine therapeutische Wirksamkeit bei psychotischen Patienten zu erkennen glaubte (Kuhn 1957). Im Rahmen dieser Untersuchungen behandelte er Patienten mit unterschiedlichen psychiatrischen Krankheitsbildern mit Imipramin und beschrieb das Wirkungsspektrum der Substanz als "schwaches Chlorpromazin". Er engte seine Untersuchungen auf Patienten mit endogenen Depressionen ein. Die Ergebnisse dieser Untersuchungen veranlaßten ihn dann 1957 zu der Feststellung, Imipramin helle Verstimmungen auf und beseitige depressive Gehemmtheit. In der Folgezeit setzte sich für die Beschreibung von Substanzen mit einem imipraminähnlichen klinischen Wirkungsbild der Begriff *Thymoleptikum* durch, der allerdings heute nicht mehr benutzt wird.

Die Pharmaka der Gruppe der *trizyklischen Antidepressiva (TZA)* leiten sich vom Imipramin ab. Ihnen gemeinsam ist in der chemischen Struktur eine charakteristische Anordnung von 3 Ringen, die als "Trizyklus" bezeichnet wird (Abb. 1). Die Substanzen unterscheiden sich durch Veränderungen am Zentralring und/oder an der Seitenkette.

Die strukturchemischen Unterschiede zwischen den einzelnen Substanzen sind häufig nur gering. Es zeigt sich aber, daß bereits kleine Änderungen der chemischen Struktur an sich eng verwandter Verbindungen zu qualitativen Änderungen des pharmakologischen und klinischen Wirkungsbildes führen können. Diese Zusammenhänge sollen an einem Beispiel erläutert werden:

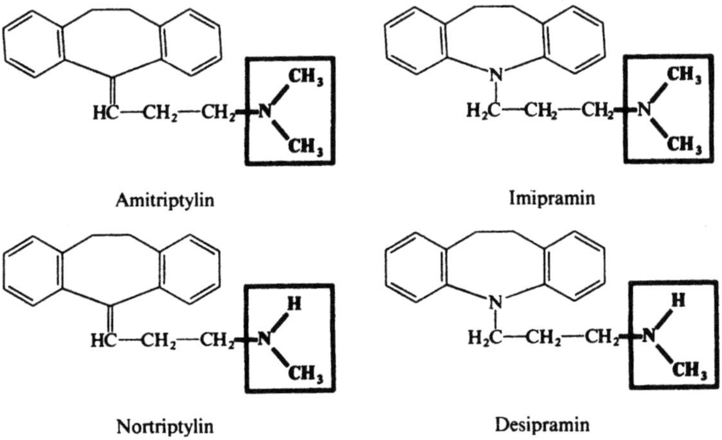

Amitriptylin

Imipramin

Nortriptylin

Desipramin

Abb. 1. Gegenüberstellung der desmythylierten Verbindung von Amitriptylin und Imipramin

Amitriptylin und *Imipramin* enthalten an der Seitenkette je 2 Methylgruppen. Von beiden Substanzen gibt es *Desmethylverbindungen*, die Monomethylderivate *Nortriptylin* und *Desipramin* (Abb. 1). Diese beiden desmethylierten Verbindungen entstehen in vivo durch den metabolischen Abbau der Ursprungssubstanzen (s. S. 59) und haben eine stärker ausgeprägte antriebssteigernde Wirkung als diese. Auch in biochemischer Hinsicht unterscheiden sich die desmethylierten Verbindungen von ihren Muttersubstanzen. So hat z. B. Desipramin eine stärkere noradrenalinpotenzierende Wirkung als Imipramin (s. S. 19 f.).

Die amerikanischen Psychiater Loomer, Saunders und Kline beschrieben 1957, daß sich auch der Monoaminoxidasehemmer (MAOH) Iproniazid, der bei der Entwicklung neuer Tuberkulostatika entdeckt wurde, zur Depressionsbehandlung eigne (Loomer et al. 1957). Iproniazid ist ein Hydrazinderivat und strukturchemisch nicht mit Imipramin verwandt. So waren 1957 ungefähr gleichzeitig 2 Wirkungsprinzipien für eine "antidepressive Therapie" bekanntgeworden.

Da bei der Neuentwicklung wirksamer MAOH immer wieder toxische Erscheinungen auftraten und das Nebenwirkungsrisiko höher als bei TZA eingeschätzt wurde, konnten sich in der Bundesrepublik MAOH nicht voll durchsetzen. Die MAOH erlebten aber immer wieder eine Renaissance, zuletzt durch die Beobachtung, daß sehr hohe Dosen bei therapieresistenten depressiven Patienten wirksam sein können. Auch durch positive Wirksamkeitsstudien mit MAOH bei der atypischen Depression und der Panikstörung wurde der Blick wieder mehr auf diese Pharmakagruppe gelenkt. Die reversiblen MAO-A-Hemmer müssen bei all diesen Indikationen ihre Wirksamkeit beweisen.

Zu den nichttrizyklischen Antidepressiva gehören *Mianserin, Trazodon, Viloxazin* und zuletzt *Venlafaxin*. Das neuentwickelte Antidepressivum Venlafaxin läßt sich weder nach strukturchemischen noch nach pharmakologischen Gesichtspunkten unter die bisher verfügbaren Substanzklassen subsumieren, da diese nichttrizyklische Substanz nicht nur ein potenter Serotonin-Rückaufnahmehemmer (SRI) ist, sondern auch die Rückaufnahme von Noradrenalin und – weniger stark – von Dopamin hemmt. Obwohl der Mechanismus der *Serotonin-Rückaufnahmehemmung* besonders bei dem TZA Clomipramin seit langem bekannt ist, haben erst die selektiven, nichttrizyklischen Serotonin-Rückaufnahmehemmer (SSRI) wie Fluoxetin, Fluvoxamin und Paroxetin der Substanzgruppe mit ihrem einheitlichen Wirkmechanismus einen großen Bekanntheitsgrad verschafft.

Wir haben in dieser Auflage den Begriff "Antidepressiva" aus historischen Gründen beibehalten. Es wird deutlich, daß diese Substanzgruppe nicht nur bei Depressionen, sondern auch bei anderen psychiatrischen Erkrankungen – Beispiele sind generalisierte Angststörung, Panikstörung, Zwangsstörung, phobische Störungen, Eßstörungen, Schmerzsyndrome – wirksam sind. Eine weitere Schwierigkeit wird bei der Einteilung der Antidepressiva evident: Konnten sie früher allein nach strukturchemischen Gesichtspunkten gegliedert werden, werden die Untergruppen heute wesentlich auch durch biochemisch-pharmakologische Eigenschaften definiert. Eine befriedigende Systematik wird erst dann vorgelegt werden können, wenn der Wirkmechanismus aller Antidepressiva besser bekannt ist.

2 Neurobiologische Grundlagen

2.1 Pharmakologische Tiermodelle

Im Einleitungskapitel dieses Grundrisses wurde auf die prinzipielle Schwierigkeit hingewiesen, aus Verhaltensänderungen bei Tieren Rückschlüsse auf die psychische Wirksamkeit eines Pharmakons ziehen zu müssen. Früher wurde angenommen, daß alle Antidepressiva ein ähnliches pharmakologisches Wirkungsprofil haben müßten. Heute weiß man zwar, daß gerade die neuentwickelten Antidepressiva sehr unterschiedliche pharmakologische Eigenschaften besitzen, aber letztlich ist der Mechanismus der antidepressiven *Wirksamkeit* eines Antidepressivums bei einem depressiven Patienten noch immer nicht geklärt. So ist es verständlich, daß es auch heute noch *kein* zufriedenstellendes *Tiermodell* der Depression gibt.

Pharmakologische Prüfmodelle für das "Screening" potentieller Antidepressiva:

1. Im Tierversuch ist nach Verabfolgung von TZA *eine Hemmung der Spontanaktivität* zu beobachten die – im Unterschied zu den Neuroleptika – bei den TZA jedoch nicht mit einer Senkung, sondern mit einer *Steigerung der Erregbarkeit* einhergeht. Eine längerfristige Beobachtung der Versuchstiere zeigt außerdem, daß der initialen Senkung der Spontanaktivität ein *aktivitätssteigernder Effekt* zeitlich nachfolgt.

2. TZA heben im Tierversuch verschiedene Reserpinwirkungen auf (*Reserpinantagonismus*). So werden typische Reserpinwirkungen, wie Katalepsie, Hypotonie, Ptosis, Potenzierung der Ethanol- und Barbituratwirkung, abgeschwächt oder aufgehoben.

3. TZA bewirken eine Potenzierung von verschiedenen *Katecholaminwirkungen* (Verstärkung der noradrenalinbedingten Blutdrucksteigerung, Nickhautkontraktion). Diese Wirkung kommt durch die Konzentrationszunahme von Noradrenalin (NA) am Rezeptor durch Hemmung des Rücktransports des NA durch TZA zustande.

4. Lange Zeit hindurch galt es als erwiesen, daß das entscheidende pharmakologische Kriterium für die Eignung eines Pharmakons als therapeutisch wirksames Antidepressivum dessen *zentral-anticholinerge Wirkung* sei. Es wurden sogar einige Zusammenhänge zwischen der Intensität der anticholinergen Wirkung und der Ausprägung der klinisch-therapeutischen Wirkungsintensität postuliert. Durch systematische Vergleichsuntersuchungen verschiedener Antidepressiva konnte diese Annahme jedoch nicht bestätigt werden, zumal es Antidepressiva gibt, die im Tierversuch keine anticholinerge Wirkung mehr entfalten (Mianserin, Trazodon, Venlafaxin; SSRI).

Die Tierversuche zur Überprüfung der antidepressiven Wirksamkeit neuer Substanzen gehen von einem pharmakologischen Ansatzpunkt aus. Häufig lassen die beschriebenen Screeningverfahren nur beschränkte Aussagen über voraussichtliche biochemische und pharmakologische Effekte oder Beeinflussungen bestimmter Neuronensysteme zu; dabei ist es aber immer noch ungeklärt, ob einer neuen Substanz mit einiger Sicherheit eine antidepressive Wirkung zukommt (Willner 1984). Auch wird die Zahl der pharmakologischen Screeningtests immer wieder erweitert (z. B. 5-HTP-Potenzierungstest, der Rückschlüsse auf die Beeinflussung der Serotoninrezeptoren erlaubt), um möglichst doch dem Ziel der frühzeitigen Erkennung einer antidepressiv wirksamen Substanz näherzukommen.

Verhaltenstheoretisch orientierte Tiermodelle beziehen Umweltfaktoren und ihre mögliche Bedeutung für die Auslösung depressiver Syndrome in den Test ein. Sollen diese Tiermodelle relevant und valide sein, müssen durch sie bereits bekannte klinisch wirksame von unwirksamen Substanzen unterschieden werden können; weiterhin soll auch hinsichtlich der nötigen Dosierung und des Zeitverlaufs der Pharmakonwirkung eine gewisse Vergleichbarkeit zum Krankheitsbild beim Menschen bestehen. Folgende 4 Tiermodelle (Petty u. Sherman 1983) haben eine besondere Bedeutung gewonnen:

Im *Separationsmodell* werden junge Affen sozial isoliert, indem sie von ihren Eltern oder Altersgenossen getrennt werden. Nach einem anfänglichen Stadium des Protests, der durch Erregung, Schlaflosigkeit und Schreien gekennzeichnet ist, tritt eine Phase der "Verzweiflung" ein, in der soziales Rückzugsverhalten, Aktivitätsverlust und Veränderungen der Körperhaltung beobachtet werden. Dieses Verhaltensmuster wird durch Imipramin, Desipramin, Elektrokrampf und MAOH, allerdings auch durch Alkohol, Diazepam und Opiate aufgehoben. In dieser Unspezifität liegt ein Mangel des Modells.

Im *Behavioral-despair-Test* müssen Ratten oder Mäuse in einem kleinen wassergefüllten Zylinder schwimmen. Nach einem anfänglichen Versuch zu entkommen nehmen die Tiere eine unbewegliche Haltung ein, so daß nur noch die Nasenspitze über die Wasseroberfläche hervorragt. Die in der immobilen "Verzweiflungshaltung" verbrachte Zeit wird durch viele TZA, MAOH, andere Antidepressiva, Elektrokrampf und REM-Schlafphasenentzug vermindert; es besteht zwischen der klinischen Wirksamkeit dieser Behandlungsverfahren und dem Verhalten im Tiermodell eine enge Korrelation. Allerdings haben 2 Antidepressiva (Clomipramin, Trazodon) im Test keine Wirkung. Durch den Behavioral-despair-Test können zwar Antidepressiva von Neuroleptika und Tranquilizern unterschieden werden, doch wird die Immobilitätsdauer auch von einigen Antihistaminika und Anticholinergika verkürzt.

In einem anderen Tiermodell (*chronischer Streß*) werden Ratten 21 Tage lang unterschiedlichen Stressoren, wie Elektrokrampf, Eintauchen in kaltes Wasser, Hunger, Durst oder Isolation, ausgesetzt. Danach zeigen die Tiere ein vermindertes Explorationsverhalten, das durch TZA, MAOH und Elektrokrampf wieder gesteigert werden kann.

Im Test der *gelernten Hilflosigkeit* ("learned helplessness") werden die Versuchstiere aversiven, für sie unkontrollierbaren und nicht vermeidbaren Stimuli unterworfen. Sollen die Tiere später Aufgaben bewältigen, auf die sie durch eigene Verhaltensreaktionen Einfluß ausüben könnten, sind sie dazu nicht mehr in der Lage, weil sie gelernt haben, Ereignisse und Situationen nicht mehr beeinflussen zu können. Diese Hilflosigkeit kann durch TZA, MAOH, andere Antidepressiva und Elektrokrampf aufgehoben werden, während Neuroleptika, Tranquilizer, andere Sedativa und Stimulanzien wirkungslos bleiben.

Allgemein muß beim Screening von Antidepressiva die *zeitliche Abfolge* des Auftretens von pharmakologischen Wirkungsqualitäten beachtet werden. Es ist möglich, daß durchaus gegensinnige Effekte aufeinanderfolgen (*Phasenregel*). Weiterhin ist bei der Beobachtung der einzelnen Wirkungsqualitäten eines neuen Antidepressivums die *Dosisabhängigkeit* zu berücksichtigen. Nach niedrigen Dosen eines Antidepressivums kann ein bestimmter Effekt auftreten, der sich nach höheren Dosen in sein Gegenteil verkehrt (*Dosisregel*). In den letzten Jahren wurden immer häufiger auch chronische Versuche durchgeführt. Nur in solchen Experimenten können Akut- und Langzeiteffekte der Antidepressiva untersucht oder Fragen über das Einsetzen der antidepressiven Wirkung (Wirkungslatenz) gelöst werden.

Mianserin zeichnet sich im Tierversuch durch fehlenden Reserpinantagonismus aus. Es kommt zu keiner Amphetaminpotenzierung (wie bei den TZA). *Trazodon* ähnelt in seinen tierpharmakologischen Eigenschaften dem Mianserin. *Viloxazin* schließlich zeigt einen Reserpinantagonismus bei fehlender Amphetaminpotenzierung.

Für die *Monoaminoxidasehemmer* sind im Tierversuch in erster Linie 3 pharmakologische Wirkungsqualitäten charakteristisch:

1. Unter MAOH kommt es durch die Hemmung des Metabolismus der Monoamine zu einer starken Konzentrationserhöhung dieser Transmittersubstanzen im Gehirn.
2. Es kommt, ebenso wie bei den TZA, nach MAOH zu einem Reserpinantagonismus.
3. Die Wirkungen von zugeführten exogenen Aminen und deren Vorstufen werden durch MAOH intensiviert. Eine Vorbehandlung mit MAOH senkt im Tierversuch die Tyraminschwellendosis für Krampfanfälle und für eine Blutdruckerhöhung (sog. *Tyramin-Potenzierung*). Durch zusätzliche Gabe von NA-Rückaufnahmehemmern kann im Tierversuch der tyramininduzierte Pressoreffekt verhindert werden. Auch die Wirkungen von Tryptophan und Tryptamin werden durch MAOH verstärkt; zu einer entsprechenden Potenzierung der Effekte von Adrenalin und NA kommt es nur in einem geringeren Ausmaß.

Sowohl für den Reserpinantagonismus als auch für die Tyramin-Potenzierung scheint in erster Linie eine Hemmung der MAO vom A-Subtyp maßgeblich zu sein.

2.2 Biochemie

Synthese und Abbau der Neurotransmitter Noradrenalin und Serotonin

Die *Katecholamine* Noradrenalin (NA) und Dopamin (DA) und das *Indolamin* Serotonin (5-HT) haben im ZNS die Funktion synaptischer Transmitter. Noradrenalin (NA) entsteht in noradrenergen Neuronen aus der Aminosäure Tyrosin, die durch die Tyrosinhydroxylase (TH) zu L-DOPA hydroxyliert wird (s. Abb. 2). Diese Umwandlung ist der geschwindigkeitsbestimmende Schritt der NA-Synthese. L-DOPA wird anschließend durch die DOPA-Decarboxylase (AADC) zu DA decarboxyliert. *Dopamin* wird nach seiner Aufnahme in die synaptischen Vesikel durch die DA-β-Hydroxylase (DH) zu *Noradrenalin* umgewandelt und in intraneuronalen Speicherorganellen bis zu seiner Freisetzung in den synaptischen Spalt gespeichert. NA und DA werden aber auch indirekt pharmakogen, z. B. durch Amphetamin, freigesetzt. Die Katecholaminbiosynthese wird durch einen negativen Rückkopplungsmechanismus gesteuert, wobei die Aktivität der

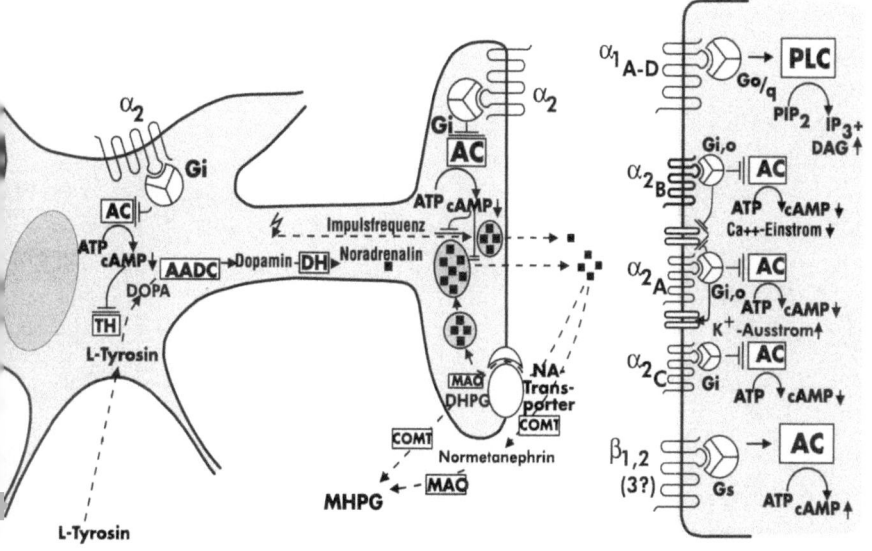

Abb. 2. Noradrenerges Neuron und Synapse (Erklärung s. Text)

Tyrosinhydroxylase über am Zelleib befindliche α_2-Autorezeptoren gehemmt wird.

Die *biologische Inaktivierung* von NA erfolgt in erster Linie durch einen aktiven Rücktransport durch die präsynaptische Membran des Neurons (*"Reuptake"*). Der Hauptteil des wiederaufgenommenen NA wird durch die MAO desaminiert und über einen Zwischenschritt, der eine Aldehydreduktase involviert, zu 3,4-Dihydroxyphenylglykol (DHPG) abgebaut, das durch die COMT zu MHPG weitermetabolisiert wird. Eine weitere, im ZNS quantitativ jedoch nicht so bedeutende Inaktivierung ist die extraneuronale Metabolisierung durch die COMT zu Normetanephrin und weiter durch die MAO zu MHPG (Abb. 2).

Serotonin entsteht aus der Aminosäure Tryptophan, die durch die Tryptophanhydroxylase (TRPH) zu 5-HTP hydroxyliert wird (Abb. 3). Dieser Schritt ist geschwindigkeitsbestimmend für die 5-HT-Biosynthese; anders als bei der Synthese von NA ist die Synthese des Serotonins hauptsächlich von der Konzentration des Substrates Tryptophan abhängig. Das Enzym ist in vivo nicht saturiert, so daß sich durch einen Tryptophanüberschuß die 5-HT-Konzentration deutlich erhöhen läßt. 5-HTP wird anschließend zu Serotonin decarboxyliert.

Der *Abbau* von Serotonin erfolgt nach Rückaufnahme in die präsynaptische Terminale durch den 5-HT-Transporter durch die MAO und eine Aldehyddehy-

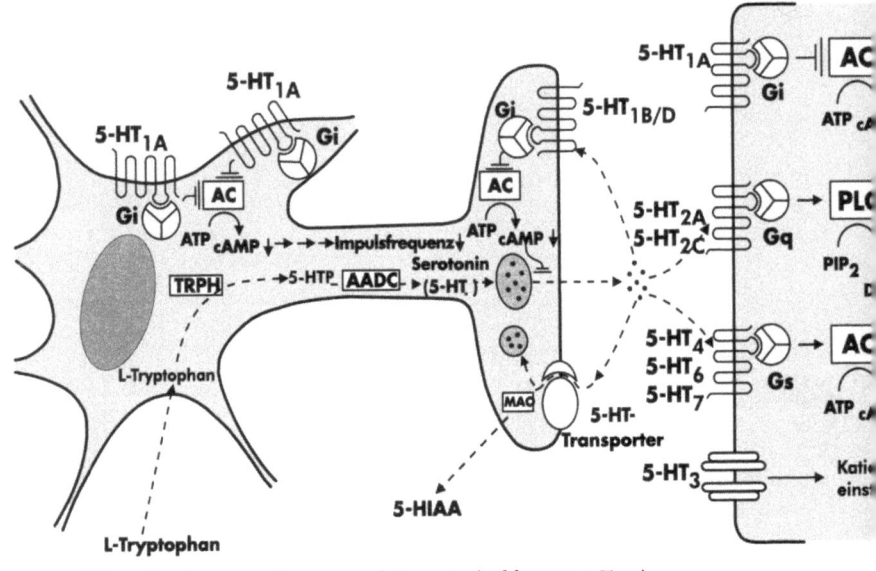

Abb. 3. Serotonerges Neuron und Synapse (Erklärung s. Text)

drogenase. Das Stoffwechselendprodukt ist dann die 5-Hydroxyindolessigsäure (5-HIAA).

2.3 Molekularpharmakologie

2.3.1 NA- und 5-HT-Rezeptoren und nachgeschaltete Signaltransduktion

NA erregt postsynaptische Rezeptoren, vorwiegend vom α_1- und β_1-Typ (s. Abb. 2). Die Stimulation von β-Rezeptoren führt zur Aktivierung von sog. G-Proteinen. Diese guanidylnukleotidabhängigen regulatorischen Proteine sind aus 3 Untereinheiten (α, β und γ) zusammengesetzt; sie übertragen die Wirkung vom Rezeptor auf nachgeschaltete Systeme im Zellinneren. Im Falle der β-Rezeptoren bedingen stimulatorische α_s-Untereinheiten eine Aktivitätssteigerung der *Adenylylzyklase*, die ATP in cAMP umwandelt und dadurch über Proteinkinasen und Phosphorylierungsreaktionen eine Kaskade weiterer Wirkungen in Gang setzt. α_1-Rezeptoren sind an andere G-Proteine, G_o und G_q, gekoppelt. Hierdurch kommt es bei Erregung von α_1-Rezeptoren zur Aktivierung der Phospholipase C, was die Bildung intrazellulärer "Second messenger" wie Inositoltrisphosphat (IP3) und Diazylglyzerin (DAG) zur Folge hat (Abb. 2). NA erregt jedoch auch präsynaptische α_2-Rezeptoren, die über einen durch ein inhibitorisches G_i-Protein vermittelten cAMP-abhängigen negativen Feedbackmechanismus die weitere NA-Ausschüttung bei nachfolgenden Nervenimpulsen hemmen.

Die Verhältnisse in serotonergen Neuronen sind analog zu denen in noradrenergen Synapsen zu sehen: auch hier hemmen präsynaptische Serotoninrezeptoren vom 5-HT$_{1D}$-Typ durch einen negativen Feedbackmechanismus die weitere Serotoninausschüttung. Im Unterschied zur noradrenergen Synapse wurde bisher keine Endprodukthemmung der Tryptophanhydroxylase nachgewiesen. Durch Aktivierung somatodendritischer Autorezeptoren vom 5-HT$_{1A}$-Typ wird die Impulsfrequenz serotonerger Neuronen gehemmt. Auf der Zellmembran des postsynaptischen Zielneurons findet sich eine ganze Reihe von verschiedenen Serotoninrezeptoren (Abb. 3). Während 5-HT$_{1A}$-Rezeptoren über ein G_i-Protein inhibitorisch an die Adenylylzyklase gekoppelt sind und die cAMP-Konzentration senken, wird durch 5-HT$_{2A}$/c-Rezeptoren über G_q-Proteine die Phospholipase C aktiviert. Die 5-HT$_{4/6/7}$-Rezeptoren stimulieren über ein G_s-Protein die Adenylylzyklase und dadurch die cAMP-Bildung. Die Aktivierung ionenkanal-gekoppelter 5-HT$_3$-Rezeptoren bewirkt einen Kationeneinstrom in das postsynaptische Neuron.

Vermutlich sind auch *dopaminerge Systeme* für depressive Erkrankungen und die Wirkungen von Antidepressiva von Bedeutung (s. S. 26). Der DA-Stoffwechsel wird im Neuroleptikakapitel besprochen.

2.3.2 Akute Effekte von Antidepressiva auf neuronale Funktionen

Die neurochemischen Wirkungen der Antidepressiva unterscheiden sich bei *akuter* und *längerfristiger Anwendung*. Bei längerfristiger Gabe kommt es hauptsächlich zu Veränderungen der Empfindlichkeit von prä- und postsynaptischen Rezeptoren und Signaltransduktionsmechanismen.
Zu den *akuten Wirkungen* antidepressiver Substanzen zählen:

Hemmung des neuronalen Wiederaufnahmemechanismus für NA, DA und Serotonin

Zu den *NA-Rückaufnahmehemmern* zählen die meisten Antidepressiva (Richelson u. Pfennig 1984); keine nennenswerte NA-Rückaufnahmehemmung zeigen *Trimipramin, Mianserin* und *Trazodon* sowie die SSRI *Fluvoxamin, Fluoxetin* und *Paroxetin*. Sekundäre Amine unter den TZA hemmen die NA-Rückaufnahme in höherem Ausmaß als die tertiären Amine. *Clomipramin* hemmt – ganz im Gegensatz zu seinem aktiven Metaboliten Desmethylclomipramin – die 5-HT-Rückaufnahme deutlich stärker als die NA-Aufnahme. Zu den stärksten NA-Aufnahmehemmern gehören *Desipramin, Maprotilin* und *Nortriptylin*.

Die *5-HT-Rückaufnahme* wird am stärksten von den SSRI *Paroxetin, Fluoxetin* und *Fluvoxamin* gehemmt; unter den TZA hat *Clomipramin* die stärkste Wirkung.

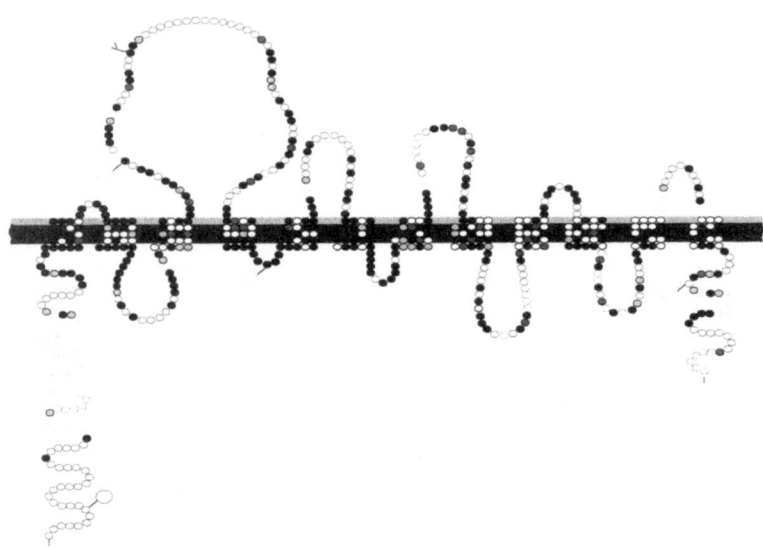

Abb. 4. Aufbau des 5-HT-Transporters. Diejenigen Aminosäuren, die der 5-HT-, der DA- und/oder der NA-Transporter gemeinsam haben, sind besonders gekennzeichnet. Homologie zum: ● Dopamin-Transporter,   Noradrenalin-Transporter, ● Dopamin- und Noradrenalin-Transporter

Imipramin und *Amitriptylin* hemmen die 5-HT-Rückaufnahme in einem mittelstarken Maß. Die Antidepressiva *Trimipramin, Maprotilin, Mianserin* und *Viloxazin* beeinflussen die 5-HT-Rückaufnahme nicht.

Als molekulare Angriffspunkte der TZA und SSRI konnten Transporterproteine für die NA- und 5-HT-Rückaufnahme mittels Klonierung charakterisiert werden (Blakely et al. 1991, Hoffman et al. 1991, Pacholczyk et al. 1991). Die NA- und 5-HT-Transporter gehören zu einer Familie von Proteinen mit 12 transmembranären Domänen und einer großen extrazellulären Schleife mit Phosphorylierungs- und Glykosylierungsstellen, zu der auch der DA-Transporter zählt. Die Transporter -Proteine weisen untereinander – besonders bei den transmembranären Domänen – eine hohe Homologie auf (s. Abb. 4). Die durch Radioligandenbindungsstudien nachgewiesenen *Bindungsstellen* für *Imipramin* und *Desipramin* markieren den NA- bzw. 5-HT-Transporter. Die Imipramin-Bindungsstellen wurden sowohl im Gehirn als auch auf Thrombozyten, die selbst Serotonin aktiv aufnehmen können, nachgewiesen. Nach chronischer Gabe von Antidepressiva, Elektrokrampf und REM-Schlafentzug kommt es zu einer zahlenmäßigen Verminderung der Imipraminbindungsstellen.

Freisetzung monoaminerger Überträgerstoffe aus synaptischen Speichervesikeln

Amphetamin setzt NA und DA aus den synaptischen Speichervesikeln frei und hemmt die neuronale Rückaufnahme dieser Transmittersubstanzen; *Fenfluramin* hat dieselben Wirkungen an serotonergen Neuronen. Eine antidepressive Wirkung ist für beide Pharmaka *nicht* nachgewiesen worden.

Inhibition der MAO

Das wichtigste Enzym für den Abbau monoaminerger Neurotransmitter ist die *Monoaminoxidase*, die in der äußeren Membran der Mitochondrien lokalisiert ist. Das Enzym katalysiert die oxidative Desaminierung primärer, sekundärer und tertiärer Amine. Es können 2 Enzymunterformen unterschieden werden: *Typ A* mit Substratspezifität für NA, Adrenalin und 5-HT und *Typ B* mit Substratspezifität für Phenylethylamin. Dopamin ist, ebenso wie Tyramin, ein Substrat sowohl für die MAO-A als auch für die MAO-B. Diese MAO-Subtypen können durch Hemmstoffe selektiv *blockiert* werden: Typ A durch *Clorgylin*, Typ B durch *Selegilin* (Synonym: L-Deprenyl), geringer auch durch *Pargylin* und *Tranylcypromin*. (±)-Tranylcypromin ist ein nichtselektiver MAO-Inhibitor, das (+)-Stereoisomer des Tranylcypromins hemmt relativ selektiv die MAO-B. Je nach Spezies und Gewebe sind 80% der MAO-Aktivität vom B-Typ, diese wird hauptsächlich mit extraneuronalen Zellen wie Astrozyten/Astroglia in Verbindung gebracht. Jedoch findet sich die MAO-B auch in den serotonergen Zellkörpern im Bereich des Nucleus raphe, wohingegen in den serotonergen Nervenendigungen offenbar die MAO-A vorherrscht. In den noradrenergen Zellen des Locus coeruleus und anderer Hirnstammregionen ist ausschließlich MAO-A enthalten (Youdim u. Finberg 1991). Im Striatum beträgt der MAO-A-Anteil ca. 60% der Gesamt-MAO-Aktivität. Für die antidepressive Wirkung eines Hemmstoffes scheint daher v. a. seine Fähigkeit zur MAO-A-Inhibition wichtig zu sein.

Selektive und reversible MAOH vom Typ A wie *Moclobemid* besitzen gegenüber irreversiblen nichtselektiven Substanzen mehrere Vorteile im Hinblick auf Nebenwirkungen, wie hypertensive Krisen. Wegen des kompetitiven Hemmechanismus kann mit der Nahrung aufgenommenes Tyramin reversible MAOH aus der Bindung an die MAO verdrängen, die dadurch für die Inaktivierung von Tyramin frei wird. Außerdem kann das Tyramin bei selektiver MAO-A-Hemmung z. T. noch über die MAO-B abgebaut werden. Reversible MAOH gehen, anders als irreversible MAOH, mit dem Enzym, d. h. dessen aktivem Zentrum oder Co-Faktor, keine kovalente Bindung ein. Daher steht nach Absetzen reversibler MAOH innerhalb weniger Tage (im Falle von Moclobemid innerhalb eines Tages) wieder die volle MAO-A-Aktivität zur Desaminierung von biogenen Aminen zur Verfügung. Dies bringt klinisch den Vorteil mit sich, daß die Patienten keine tyraminarme Diät mehr einhalten müssen und sich die bisher übliche Latenzzeit bei einer Gabe von TZA nach reversiblen MAOH oder vor operativen Eingriffen deutlich verkürzt. In höheren Dosen verlieren jedoch auch selektive MAOH ihre Spezifität.

Blockade von Neurotransmitterrezeptoren

Antidepressiva können verschiedene Neurotransmitterrezeptoren blockieren (Richelson u. Nelson 1984). Viele Antidepressiva, z. B. *Doxepin, Amitriptylin, Trimipramin, Mianserin* und *Maprotilin*, sind starke *Histamin-H_1-Rezeptorantagonisten*; in dieser Wirkungseigenschaft wird die Ursache für die starken sedativen und zentralen dämpfenden Nebenwirkungen dieser Antidepressiva gesehen.

Die *anticholinergen* Nebenwirkungen vieler TZA, die durch eine Blockade muskarinischer Azetylcholinrezeptoren zustande kommen, sind besonders stark bei *Amitriptylin, Clomipramin, Trimipramin, Doxepin* und etwas geringer bei *Nortriptylin* und *Imipramin* ausgeprägt. *SSRI, Mianserin* und *Trazodon* zeigen deutlich geringere oder fehlende anticholinerge Eigenschaften.

Ausgeprägte α_1-*antagonistische Wirkungen* haben *Amitriptylin, Doxepin, Trimipramin* und *Mianserin*, etwas geringer auch *Clomipramin, Trazodon, Nortriptylin, Imipramin* und *Maprotilin*. Diese Eigenschaft wird mit den sedativen und blutdrucksenkenden Nebenwirkungen der Substanzen in Verbindung gebracht. Eine präsynaptische α_2-*rezeptorblockierende Wirkung* besitzt *Mianserin*, wodurch über die Hemmung des negativen Feedbackmechanismus die NA-Freisetzung erhöht wird. Auch *Trazodon* besitzt geringe α_2-adrenolytische Eigenschaften.

Mianserin hat auch eine *serotoninantagonistische Wirkung*. Es hemmt mit hoher Affinität die 5-HT_{2A}- und 5-HT_{2C}-Rezeptoren, in deutlich geringerem Ausmaß auch die 5-HT_3-Rezeptoren. Daneben haben auch Amitriptylin, Trazodon, Doxepin und Clomipramin eine antiserotonerge Wirkung, die mit anxiolytischen und sedierenden Eigenschaften in Zusammenhang gebracht wird. Durch Untersuchungen mit dem selektiven 5-HT_2-Antagonisten Ritanserin wurde nachgewiesen, daß offenbar durch Blockade von 5-HT_2-Rezeptoren neben anxiolytischen auch stimmungsaufhellende Wirkungen erzielt werden können (Awouters et al. 1988). Möglicherweise zeichnet sich hier eine neue Gruppe anxiolytisch-antidepressiv wirksamer Substanzen ab, zu denen dann aufgrund fehlender Wirkungen auf Rückaufnahmemechanismen auch Mianserin zu zählen wäre. Darüber hinaus befinden sich derzeit 5-HT_{1A}-Agonisten (s. S. 291) in Entwicklung, die neben anxiolytischen möglicherweise auch antidepressive Effekte zeigen.

DA-Rezeptoren werden lediglich durch *Trimipramin* und *Clomipramin* schwach antagonisiert. *Sulpirid*, ein Neuroleptikum aus der Gruppe der Benzamide, hat in niedriger Dosierung vermutlich auch eine antidepressive Wirkung. Dieser Effekt kann darauf zurückgeführt werden, daß Sulpirid in niedriger Dosierung vorzugsweise präsynaptische DA-Rezeptoren blockiert und durch Hemmung eines negativen Rückkopplungsmechanismus die DA-Konzentration im synaptischen Spalt erhöht (s. S. 169).

Antidepressiva blockieren offenbar hauptsächlich diejenigen Neurotransmitterrezeptoren, die über ein G_q-Protein an die Phospholipase C und damit an den *Phosphatidylinositolstoffwechsel* als Signaltransduktionssystem gekoppelt sind.

2.3.3 Chronische Effekte von Antidepressiva auf neuronale Funktionen

Die obengenannten *akuten* pharmakologischen Wirkungen treten unmittelbar oder kurz nach Verabreichung einzelner Dosen von Antidepressiva auf. Zu einer klinischen Besserung der depressiven Symptomatik kommt es zumeist erst nach 14tägiger Behandlungsdauer. Aus diesem Grund wurden zunehmend die Auswirkungen einer *längerfristigen* Antidepressivaapplikation erforscht.

Adaptative Sensitivitätsveränderungen auf Rezeptor- und Signaltransduktionsebene

Die *Empfindlichkeit* (*"sensitivity"*) von Rezeptoren ist keine statische, sondern eine dynamische Größe und wird durch Pharmaka auf vielfältige Weise beeinflußt. Die Ansprechbarkeit von Rezeptoren kann über ihre Zahl, d. h. die Rezeptorendichte auf einer biologischen Membran, über die Rezeptoraffinität zum Neurotransmitter und über die Koppelung an Signaltransduktionssysteme reguliert werden. Wenn die Transmitterkonzentration im synaptischen Spalt über längere Zeit erhöht ist, nimmt kompensatorisch die Rezeptordichte und dadurch die durch sie vermittelte physiologische Wirkung ab; werden die Rezeptoren durch spezifische Antagonisten blockiert, erfolgt durch Zunahme der Rezeptorenzahl die Einstellung eines neuen Gleichgewichts. Die Affinität der Rezeptoren wird dabei nicht verändert. Neben Modifikationen der Rezeptorenpopulation sind auch kompensatorische Einwirkungen auf der Ebene der Second-messenger und der Signaltransduktionssysteme, z. B. Änderungen der G_s-Protein-Expression mit veränderter Ansprechbarkeit der Adenylylzyklase, bekannt.

Noradrenerges System

Nach mehrwöchiger Gabe von *TZA* kommt es zu einer Verminderung der Zahl postsynaptischer β_1-Rezeptoren (*"β-down-regulation"*) (Abb. 5). Den gleichen Effekt haben *MAOH*, *Elektrokrampf* und *REM-Schlafentzug*, während *Mianserin*, *Viloxazin* und einige SSRI keine Änderung bewirken. Alle Antidepressiva (mit der Ausnahme weniger SSRI) – aber auch z. B. Chlorpromazin oder Östradiol – vermindern jedoch die *Sensitivität der NA-empfindlichen Adenylylzyklase*; dies ist ein Hinweis dafür, daß die β-Rezeptordichte und die Aktivität der Adenylylzyklase unabhängig voneinander reguliert werden können.

Durch molekularbiologische Untersuchungen lassen sich 3 verschiedene β-Adrenozeptoren unterscheiden, wobei im Unterschied zu den seit über 20 Jahren bekannten β_1- und β_2-Subtypen die funktionelle Bedeutung des β_3-Adrenozeptors im Gehirn noch nicht hinreichend bekannt ist. β-Adrenozeptoren gehören zur Familie der an G-Proteine gekoppelten Rezeptoren und weisen daher – wie auch die DA-Rezeptoren (s. S. 172) – eine einheitliche Struktur mit 7 transmembranären Domänen und je 3 extra- und intrazellulären Schleifen auf (O'Dowd et al. 1989). Die "β-down-regulation" geschieht offenbar in mehreren Schritten (Lefkowitz u. Caron 1988). Zunächst wird der β-Adrenozeptor von einer zytosolischen Rezeptorkinase phosphoryliert und vom G-Protein abgekoppelt. Anschließend erfolgt eine

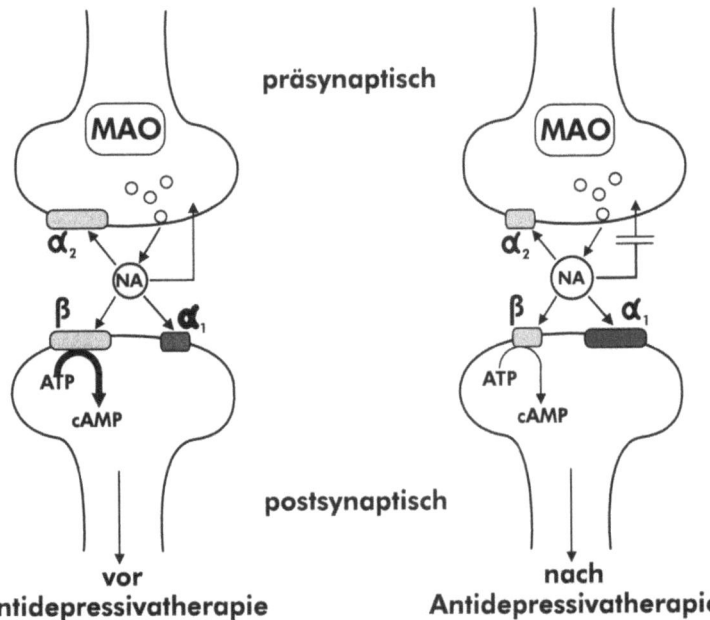

Abb. 5. Schematische Darstellung einer noradrenergen Nervenendigung. Durch trizyklische und einige andere Antidepressiva wird die Wiederaufnahme von NA in die präsynaptischen Nervenendigungen und damit die Inaktivierung des Transmitters gehemmt. Wenn längere Zeit eine erhöhte Verfügbarkeit von NA im synaptischen Spalt und an den prä- und postsynaptischen Rezeptoren besteht, kommt es kompensatorisch zu einer verminderten Empfindlichkeit sowohl der präsynaptischen α_2-Rezeptoren, die über einen negativen Rückkopplungsmechanismus die weitere NA-Freisetzung hemmen, als auch der postsynaptischen β_1-Rezeptoren, die über die Adenylylzyklase die postsynaptische Reizantwort vermitteln. Postsynaptische α_1-Rezeptorsysteme entwickeln eine funktionelle Supersensitivität. Das entstandene neue Transmitter-Rezeptor-Gleichgewicht ist vermutlich mit einer Verbesserung der noradrenergen Übertragung an den Synapsen verbunden.

Sequestrierung des phosphorylierten Rezeptors in das Zytosol, wo die Rezeptoren z. T. in Vesikel integriert werden. Nach Dephosphorylierung wird offenbar ein Teil der β-Rezeptoren in einer Art Recycling wieder in die Zellmembran integriert. Zusätzlich kommt es nach chronischer Antidepressiva-Gabe zu einer Abnahme der mRNA-Konzentrationen für $β_1$-Rezeptoren (Hosada u. Duman 1993). Die Transkription des β-Adrenozeptor-Gens wird offenbar durch die cAMP-Spiegel über cAMP-bindende DNA-Sequenzen im Sinne eines negativen Feedbackmechanismus reguliert (Hadcock u. Malbon 1988). Dabei sind auch die Phosphokinase C und die Phospholipase A2 involviert (Manji et al. 1991a). – Am Beispiel kortikaler Neuronen konnte gezeigt werden, daß die "β-down-regulation" sich tatsächlich funktionell in einer Sensitivitätsminderung gegenüber NA auswirkt (Olpe u. Schellenberg 1980). Es kann aber z. Z. nicht entschieden werden, ob die dargestellten Empfindlichkeitsveränderungen an den Rezeptoren tatsächlich auf einen physiologisch relevanten Wirkungsmechanismus der Antidepressiva hinweisen; bei den geschilderten Ergebnissen könnte es sich auch um ein Epiphänomen von untergeordneter Bedeutung handeln.

Antidepressiva verringern die Sensitivität der Adenylylzyklase unabhängig von etwaigen spezifischen Wirkungen auf die NA- oder 5-HT-Rückaufnahmehemmung. Außerdem ist hervorzuheben, daß sich noradrenerge und serotonerge Neuronensysteme offenbar wechselseitig in ihrer Aktivität modulieren und daß die durch Antidepressiva induzierte "β-down-regulation" nach der Zerstörung serotonerger Neuronen oder einer Hemmung der 5-HT-Biosynthese ausbleibt, während andererseits die Verminderung von 5-HT-Rezeptoren durch Ausschaltung noradrenerger Nervenzellen verhindert werden kann (Sulser 1984). Vor diesem Hintergrund betrachtet, erscheint die Selektivität der Blockade neuronaler Rückaufnahmemechanismen weniger bedeutsam.

Die Wirkung einer längerfristigen Antidepressivaapplikation auf α-*Rezeptoren* ist weniger klar als ihre Wirkung auf β-Rezeptoren. Rezeptorbindungsstudien zur $α_1$-Rezeptordichte erbrachten widersprüchliche Ergebnisse. Meistens konnten sowohl nach TZA als auch nach MAOH und Elektrokrampf keine Veränderungen der Rezeptorenzahl, gelegentlich eine Vermehrung nachgewiesen werden. Andererseits lassen Tierverhaltensstudien und elektrophysiologische Experimente eine Überempfindlichkeit der $α_1$-Rezeptoren im ZNS erkennen. Dabei muß berücksichtigt werden, daß Rezeptorbindungsstudien nicht die physiologische Antwortbereitschaft eines Systems messen, sondern nur Aussagen über Zahl und Affinität einer bestimmten Rezeptorenpopulation zulassen. Über die Veränderungen der $α_2$-Rezeptoren nach TZA und anderen Antidepressiva sowie MAOH und Elektrokrampf liegen ebenfalls unterschiedliche Ergebnisse vor.

Es ist nur z. T. geklärt, wie sich diese Empfindlichkeitsänderungen auf prä- oder postsynaptische Membranrezeptoren beziehen. Zur Zeit wird die Hypothese favorisiert, daß es – insbesondere unter MAOH und NA-Rückaufnahmehemmern, nicht unter SRI – zu einer Verminderung der Empfindlichkeit der präsynaptischen $α_2$-Rezeptoren kommt. Die Abnahme der die NA-Freisetzung regulierenden $α_2$-Rezeptoren kann zur Erklärung des Wirkungsmechanismus der Antidepressiva beitrag, da hierdurch die Verfügbarkeit von NA im synaptischen Spalt gesteigert werden kann. Nach *Mianserin* werden keine subsensitiven, sondern teilweise supersensitive präsynaptische α_2-Rezeptoren festgestellt. Dieser Effekt könnte mit der α_2-antagonistischen Eigenschaft von Mianserin zusammenhängen, die schließlich einer α_2-Rezeptorenverminderung entgegenwirkt. Mianserin blockiert den physiologischen negativen Feedbackmechanismus und führt dadurch zu einer vermehrten NA-Ausschüttung. Einschränkend muß angemerkt werden, daß z. Z. mindestens 4 Subtypen von α_1-Rezeptoren und 3 Untertypen von α_2-Rezeptoren bekannt sind, wobei unklar ist, ob und wie diese Rezeptorsubtypen differentiell unter chronischer Antidepressivaapplikation reguliert werden.

Dopaminerges System

Auch das dopaminerge System könnte für die antidepressive Wirkung einiger Antidepressiva eine Bedeutung haben. Wiederholte Gaben von *Desipramin* führen zu supersensitiven postsynaptischen D_2- und D_3-Rezeptoren im mesolimbischen System (s. S. 175 f.). *Elektrokrampf* ruft eine Empfindlichkeitssteigerung postsynaptischer D_1-Rezeptoren hervor; hierzu sind jedoch funktionsfähige noradrenerge Neuronensysteme nötig. An somatodendritischen DA-Rezeptoren – also auf den Zellkörpern und Dendriten dopaminerger Neuronen lokalisierten Autorezeptoren, über deren Stimulation die Neuronenaktivität vermindert werden kann – zeigte sich nach *Imipramin und Elektrokrampf* eine fortschreitende Sensitivitätsminderung (Chiodo u. Antelman 1980).

Serotonerges System

An den Serotoninrezeptoren konnte – entsprechend den Befunden an den noradrenergen α_1-Rezeptoren – eine (funktionell) gesteigerte Empfindlichkeit nach Gabe von *TZA* und *Elektrokrampf* nachgewiesen werden, z. B. an postsynaptischen 5-HT_{1A}- und 5-HT_{2A}/c-Rezeptoren. Unter *SRI* und *MAOH*, nicht aber unter TZA und Elektrokrampf wird eine Desensitivierung der somatodendritischen 5-HT_{1A}-Rezeptoren beobachtet; unter SRI kommt es auch zu einer verminderten Ansprechbarkeit der terminalen 5-HT_{1D}-Autorezeptoren (Blier u. de Montigny 1994). MAOH führen außerdem zu einer Desensitivierung von präsynaptischen α_2-Rezeptoren an serotonergen Nervenendigungen. In Rezeptorbindungsstudien ändert sich die 5-HT_1-Rezeptorendichte nach *TZA* und einigen *anderen Antidepressiva* sowie *Elektrokrampf* nicht, während *MAOH* in Gegenwart ausreichender Serotoninkonzentrationen und SSRI die 5-HT_1-Rezeptoren zahlenmäßig vermindern. Die 5-HT_2-Rezeptorenzahl geht sowohl nach Applikation von *TZA* und anderen *Antidepressiva* als auch nach *MAOH* (Ausnahme: Selegilin) zurück, während *Elektrokrampf* zu einer Zunahme der 5-HT_2-Rezeptoren führt. Diese im Tierversuch gefundenen Effekte sind offenbar bei verschiedenen Rattenstämmen unterschiedlich ausgeprägt; Rezeptordichte und korrespondierende mRNA-Konzentrationen verändern sich nicht immer gleichsinnig (Burnet et al. 1994). Unter NA-Rückaufnahmehemmern wurden Veränderungen der 5-HT_2-Rezeptorenzahl nicht konsistent beobachtet, wie andererseits SSRI nicht immer zu einer Verminderung der β-Rezeptorendichte führen. Unter 5-HT$_2$-*Antagonisten* wurde paradoxerweise ebenfalls eine Reduktion der 5-HT$_2$-Rezeptoren beobachtet. Im Nettoeffekt führen die beschriebenen adaptativen Veränderungen zu einer unterschiedlich ausgeprägten Verstärkung der serotonergen Neurotransmission.

Andere Neurotransmitter-Systeme

Muskarinische *Azetylcholinrezeptoren* und *Histaminrezeptoren* zeigen keine Veränderung nach Elektrokrampf und Gabe einer Vielzahl von Antidepressiva. Bisher ungeklärt ist, warum es nach Antidepressiva zu einer Zunahme von GABA-B-Rezeptoren kommt, während für Benzodiazepin-Bindungsstellen eine Abnahme berichtet wird (Suranyi-Cadotte et al. 1990). Unter Imipramin wurden außerdem adaptative Veränderungen an der Glycin-Bindungsstelle des NMDA-Rezeptors beobachtet (Nowak et al., 1993).

Adaptative Veränderungen auf G-Protein-, Second-messenger- und Genexpressionsebene

Unter längerfristiger Antidepressiva-Gabe kommt es offenbar zu für verschiedene Substanzen bzw. Wirkprinzipien unterschiedlichen Veränderungen der G-Protein-Aktivität. Dabei wird differentiell die Expression der α-Untereinheit der G-Proteine moduliert, die für deren Funktion entscheidende Bedeutung hat. Antidepressiva wie TZA und MAOH führen möglicherweise selektiv zu einer verminderten Ansprechbarkeit der stimulatorischen G$_s$-Proteine, während Lithium, Carbamazepin und Elektrokrampf auch andere G-Proteine wie G$_i$ oder G$_0$ herabregulieren (Avissar u. Schreiber 1992). Ein intaktes noradrenerges System ist für die desensitivierende Wirkung von Antidepressiva auf die G$_s$-Funktion notwendig. Über die Verminderung der stimulatorischen α$_s$-Untereinheit in verschiedenen Hirnregionen hinaus wurde auch über eine veränderte mRNA-Konzentrationen für α$_i$ (Verminderung unter TZA und dem MAO-A-Hemmer Clorgylin) und α$_0$ (Zunahme unter TZA) berichtet (Lesch u. Manji 1992). Die mRNA-Spiegel für den 5-HT-Transporter werden durch Antidepressiva herunterreguliert (Lesch et al. 1993). Neuere Untersuchungen weisen auch auf einen Einfluß von TZA auf die Expression von Transkriptionsfaktoren wie z. B. c-fos hin, die als nukleäre "third messenger" die neuronale Genexpression regulieren können (Duncan et al. 1993). Außerdem führen Antidepressiva zu einer Translokation der cAMP-abhängigen Proteinkinase vom Zytosol in den Zellkern (Nestler et al. 1989) und zu einer Verringerung der Exprssion der Tyrosinhydroxylase in noradrenergen Neuronen (Nestler et al., 1992).

Durch chronische Antidepressiva-Gabe kann die Synthese verschiedener nukleärer Transkriptionsfaktoren verändert werden, u. a. auch die Expression von Steroidrezeptoren, die zur Superfamilie der „Zinkfinger"-Transkriptionsfaktoren gehören. Unter TZA wie Amitriptylin und SSRI wie Fluoxetin steigt die mRNA für Glukokortikoid- und Mineralokortikoid-Rezeptoren im Hippokampus an (Pepion et al., 1989, Seckl et al., 1992). Da bei depressiven Patienten häufig eine Überaktivität der Hypothalamus-Hypophysen-Nebennierenrinden-Achse mit gesteigerter

Cortisolausschüttung nachweisbar ist, wurde vermutet, daß ein Wirkmechanismus von Antidepressiva in der durch die Erhöhung der Kortikosteroid-Rezeptoren bedingten Normalisierung von Feedback-Mechanismen liegen könnte (Barden et al., 1995).

Zusammenfassend führt also die längerfristige Gabe von TZA, MAOH, anderen Antidepressiva, wiederholtem Elektrokrampf und REM-Schlafentzug zu vielfältigen Adaptationsprozessen auf der Ebene der Neurotransmitterrezeptoren. Konsistent nachgewiesene Wirkungen sind die Subsensivität postsynaptischer β_1-Rezeptoren, die Herabregulation von G_s-Proteinen und die verminderte Ansprechbarkeit der an sie gekoppelten Adenylylzyklase. Die Empfindlichkeit der α_1-Rezeptoren wird erhöht, die der α_2-Rezeptoren vermindert, ohne daß sich dies jedoch in Rezeptorbindungsstudien eindeutig nachweisen ließe. Dieser Adaptationsprozeß an der adrenergen Synapse ist in Abb. 4 vereinfacht dargestellt. Darüber hinaus kommt es nach Gabe vieler Antidepressiva, insbesondere SRI, zu einer reduzierten Ansprechbarkeit von präsynaptischen 5-HT_{1A}-Rezeptoren und zu einer gesteigerten Empfindlichkeit von postsynaptischen 5-HT_{1A}- und 5-HT_2-gekoppelten Reizantworten bei zahlenmäßiger Verminderung der 5-HT_2-Rezeptoren.

2.3.4 Antidepressiva und Neuromodulatoren

Es ist möglich, daß auch *Neuromodulatoren*, also z. B. Peptidüberträgersubstanzen, die die physiologische Antwortbereitschaft von Neurotransmitterrezeptorensystemen regulieren, beim Wirkungsmechanismus der Antidepressiva eine Bedeutung haben. Als Neuromodulatoren für serotonerge Synapsen werden TRH und Substanz P, für noradrenerge Nervenzellen Somatostatin und Enkephaline angesehen (Costa 1982, Leonard 1984).

2.4 Katecholamin- und Serotonin-Hypothese der Depression

Um 1960 beobachteten mehrere Arbeitsgruppen, daß die Behandlung von Hochdruckkranken mit Reserpin dosisabhängig bei etwa 5–10% der Patienten zu einer depressiven Verstimmung führte. Die Erforschung des Wirkungsmechanismus dieses Pharmakons ergab, daß es bei Tieren nach Gabe von Reserpin allmählich zu einer Senkung der Konzentration von NA, 5-HT und DA durch Entleerung synaptischer Vesikel im Gehirn kommt, wodurch diese nicht mehr vor dem Zugriff metabolisierender Enzyme geschützt sind. Weiterhin konnte schon damals gezeigt werden, daß die bekannten TZA und MAOH die Konzentration der Neurotransmitter NA und 5-HT durch die o. g. Mechanismen erhöhen und Reserpinwirkungen antagonisieren. Diese Befunde veranlaßten Schildkraut 1965, die *Katecholamin-Hypothese* der Depression zu postulieren, wonach dieser Krankheit ein Transmittermangel an noradrenergen Synapsen zugrunde liegt.

Coppen formulierte dann 1967 analog die *Serotonin-Hypothese* der Depression. Überlegungen und Untersuchungen über Zusammenhänge zwischen Störungen des Azetylcholinstoffwechsels und der Depression, die durch die Feststellung der anticholinergen Nebenwirkungen vieler TZA noch belebt worden waren (Janowsky et al. 1972), verloren an Bedeutung. Eine *Azetylcholin-Hypothese* der Depression ist überdies deswegen wenig begründet, weil auch Substanzen ohne anticholinerge Eigenschaften (SSRI, Mianserin, Trazodon, Venlafaxin) eine antidepressive Wirkung haben.

2.5 Antidepressiva und REM-Suppression

Eine weitere, relativ spezifische Wirkung der Antidepressiva ist die *Suppression* der *REM-Schlafphasen* auch beim Menschen (Ausnahme: Trimipramin). Die übrigen Schlafstadien werden durch Antidepressiva weniger beeinflußt. Ob es sich bei diesem Befund um ein physiologisch bedeutsames Wirkprinzip der Antidepressiva oder eher um eine Begleitwirkung handelt, ist bisher nicht geklärt (Vogel 1983). Es ist jedoch bekannt, daß cholinerge, noradrenerge und serotonerge Systeme die Schlafarchitektur und insbesondere die REM-Schlafphasen beeinflussen.

2.6 Aminpräkursoren

Zu den *Aminpräkursoren* gehören Tyrosin und L-DOPA als Vorstufen von DA und NA und L-Tryptophan sowie L-5-Hydroxytryptophan (Oxitriptan) als Vorstufen von Serotonin (s. Abb. 3). Die therapeutische Strategie bei der Verabreichung von Aminpräkursoren bei der Depression liegt in der Behebung eines möglichen Monoamindefizits an noradrenergen und serotonergen Synapsen. Eine analoge Hypothese konnte beim *Morbus Parkinson* durch erfolgreiche Behandlung mit L-DOPA gestützt werden. Obwohl die Tyrosinhydroxylase nur zu ca. 75% gesättigt ist und damit die Katecholaminsynthese durch Tyrosingaben gesteigert werden könnte, hat die Applikation von noradrenergen Aminvorstufen bei depressiven Patienten bisher keinen eindeutigen Hinweis für eine therapeutische Besserung ergeben. Die Tryptophanhydroxylase ist unter normalen Verhältnissen nicht mit ihrem Substrat gesättigt, so daß die Serotoninsynthese durch Erhöhung der L-Tryptophankonzentration im Gehirn gesteigert werden kann. 5-HT selbst durchdringt nicht die Blut-Hirn-Schranke. Da frühere, dann aber nicht befriedigend reproduzierbare Befunde dafür sprachen, daß durch Substitution von 5-HTP und L-Tryptophan bei depressiven Patienten evtl. eine therapeutische Besserung herbeigeführt werden könnte, wurden in den letzten Jahren vermehrt Untersuchungen in Angriff genommen, die mögliche antidepressive

Wirkung beider Substanzen zu prüfen. Ein überzeugender Wirksamkeitsnachweis konnte aber bisher nicht erbracht werden.

Es ist anzunehmen, daß Tryptophan (und auch Tyrosin) die Konzentration ihrer jeweiligen Transmitter spezifischer als die der intermediären Vorstufen erhöhen. Dabei muß aber darauf hingewiesen werden, daß Tryptophan die Katecholaminkonzentration im Gehirn – wahrscheinlich durch Konkurrenz mit Tyrosin um die Aufnahme ins Gehirn – senkt. Durch die Einwirkung der Tryptophanpyrrolase in der Leber, die den Indolring aufsprengt, werden nur 3% des oral aufgenommenen L-Tryptophans in Serotonin umgewandelt, davon natürlich nur ein Teil im Gehirn. 5-HTP selbst erhöht zwar die Serotoninsynthese, wird jedoch auch in katecholaminerge Neurone aufgenommen, verdrängt nach seiner Decarboxylierung das NA aus den präsynaptischen Vesikeln und kann so die noradrenerge Übertragung vermindern. Die Darstellung dieser Befunde soll darauf aufmerksam machen, daß – ganz abgesehen von dem fehlenden Wirksamkeitsnachweis der Aminpräkursoren und den ungenügenden positiven Hinweisen für die Bestätigung der Serotonin-Hypothese – schon allein die ungeklärten physiologischen Grundlagen zur spezifischen Serotoninerhöhung im Gehirn nach Gabe von 5-HTP und Tryptophan die Verordnung von Aminpräkursoren als Antidepressiva problematisch erscheinen lassen.

Ende 1989 wurde erstmals über das Auftreten eines sog. *Eosinophilie-Myalgie-Syndroms (EMS)* im Zusammenhang mit der Einnahme L-Tryptophan-haltiger Arzneimittel berichtet. Dabei handelt es sich um ein sich meist über mehrere Wochen entwickelndes schweres Krankheitsbild mit z. T. schwersten Myalgien und Arthralgien. Weltweit wurden inzwischen weit mehr als 1000 Fälle von EMS gemeldet; in mehreren Fällen führte die Krankheit zum Tode. L-Tryptophan ist derzeit im Handel nicht erhältlich; Oxitriptan wurde lediglich für einige nichtpsychiatrische Indikationen wieder zugelassen.

3 Klinik

3.1 Indikationen

In der psychiatrischen Pharmakotherapie hat sich das Vorgehen bewährt, den üblichen Bezugsrahmen der klassischen Psychiatrie, die nosologische Klassifikation, zugunsten des voraussetzungsfreien Bezugsrahmens der *Zielsymptome* zu verlassen. Als Zielsymptome ("target symptoms") wurden von Freyhan (1957) die durch ein bestimmtes Psychopharmakon beeinflußbaren psychopathologischen Symptome bezeichnet. Es wird versucht, für jedes Psychopharmakon die Gesamtheit der Zielsymptome (oder Zielsyndrome), das sog. Wirkungsspektrum, genauer zu beschreiben.

Es hat sich allerdings gezeigt, daß ein spezifisches Wirkungsspektrum für die einzelnen Psychopharmaka und besonders für die Antidepressiva nicht endgültig festzulegen ist. Neue klinische Prüfungen mit altbewährten Antidepressiva und die Überprüfung neuer Indikationsfelder auch gerade mit den neuentwickelten Antidepressiva geben Hinweise dafür, daß Antidepressiva nicht nur bei den verschiedenen Subtypen depressiver Syndrome, sondern auch bei generalisierter Angststörung, Panikstörung, Zwangsstörung, phobischen Störungen u. a. psychiatrischen Erkrankungen wirken können.

Zur Festlegung differentieller Indikationen der verschiedenen Antidepressiva müssen im einzelnen Fall sowohl die Zielsymptome als auch die nosologische Zugehörigkeit des zu behandelnden Syndroms berücksichtigt werden. Dabei zeigt die moderne empirische Klassifikationsforschung allerdings, wie fließend die früher als unumstößlich geltenden nosologischen Konzepte heute geworden sind.

3.1.1 Depression

Der notwendige Übergang von ICD 9 zu ICD 10 und von DSM-III-R zu DSM-IV erzwingt in den nächsten Jahren ein erhebliches diagnostisches Umdenken gerade im Bereich der Depression. Eine pragmatische Festlegung von Indikationen für Antidepressiva ist aber erforderlich. Deshalb haben wir im speziellen Teil die beiden wichtigsten Zielsyndrome, das *agitiert-ängstlich-depressive Syndrom* und das *gehemmt-depressive Syndrom,* ausgewählt. Diese beiden Syndrome sind allerdings durch Validitätskriterien nicht abgesichert. Am sichersten lassen sich Antidepressiva mit mehr oder weniger stark ausgeprägten *sedierenden* Nebenwirkungen erkennen (Tabelle 1).

Während man früher z. B. Imipramin und MAOH nur bei gehemmt-depressiven Patienten einsetzte, kennt man heute gerade den angstlösenden Effekt beider Antidepressiva. Die aktivierende Wirkungskomponente von MAOH bei schwer gehemmt-depressiven Patienten wird von einigen Autoren sogar in Frage gestellt. Imipramin hat in höherer Dosierung zumindest für die ersten Behandlungstage einen sedierenden Effekt. Amitriptylin wirkt auch gut bei gehemmt-depressiven Patienten. SSRI haben zwar zu Beginn einer Behandlung eine aktivierende Wirkung, können aber bei beiden Syndromtypen eingesetzt werden.

Beim *melancholischen Typus* einer Major Depression (DSM-III-R; schwere depressive Episode nach ICD 10; früher endogene Depression) werden sowohl bei der uni- als auch bei der bipolaren Verlaufsform

Tabelle 1. Zielsyndrome für Antidepressiva. Die Zuordnung ist nur als grobe Richtschnur aufzufassen; (s. auch Text)

Antidepressiva ohne oder mit kaum sedierender Komponente für *gehemmt-depressive Syndrome*	Antidepressiva mit sedierender Komponente für *agitiert-ängstlich-depressive Syndrome*
Tranylcypromin	Doxepin
Moclobemid	Amitriptylin
Fluoxetin	Amitriptylinoxid
Fluvoxamin	Trimipramin
Paroxetin	Mianserin
Venlafaxin	Trazodon
Viloxazin	Maprotilin
Desipramin	
Nortriptylin	
Imipramin*	
Clomipramin*	
Dibenzepin*	

* Diese Antidepressiva können auch eine sedierende Wirkung haben.

zuerst TZA gewählt. Bei *leichten Depressionen*, die auch ambulant behandelt werden können, werden als Ersttherapie wegen der geringen Nebenwirkungsrate häufig nichttrizyklische Antidepressiva vorgezogen. Die bevorzugte Verordnung nichttrizyklischer Antidepressiva bei leichteren Depressionen ist aber wissenschaftlich nicht begründet; sie empfiehlt sich v. a. bei Patienten, bei denen aufgrund anamnestischer Angaben und zusätzlicher Untersuchungsbefunde mit vermehrten Nebenwirkungen unter TZA gerechnet werden muß. Weitere Erfahrungen über die Wirkung von SSRI und Moclobemid bei schweren im Vergleich zu leichten Depressionen müssen noch gesammelt werden; dies gilt auch für die Indikation von Antidepressiva bei der dysthymen Störung (früher: depressive Neurose).

Studien mit Antidepressiva aus verschiedenen Substanzklassen sind nötig, um deren Wirksamkeit bei der neuen diagnostischen Kategorie *rezidivierende kurze Depression* (DSM-IV: recurrent brief depression) zu evaluieren (Angst u. Ernst 1993). Erste Ergebnisse deuten darauf hin, daß zumindest SSRI wie Fluoxetin bei dieser Störung unwirksam sind (Montgomery et al. 1994).

Wenn körperliche Störungen bei Nichtauffinden körperlicher Ursachen ganz im Vordergrund des Beschwerdebildes stehen und psychische Beschwerden nur im Hintergrund bei gezielter Exploration erkennbar sind, wurde früher oft von einer *larvierten Depression* gesprochen (in ICD 10 bezeichnet der Begriff noch eine unscharf definierte Restkategorie depressiver Erkrankungen). Diese Bezeichnung wollte darauf aufmerksam machen, daß sich die für die Diagnostik einer Depression entscheidende psychische Symptomatik hinter der Larve der körperlichen Störungen verstecken und dadurch Schwierigkeiten in der diagnostischen Einordnung der körperlichen Störungen bereiten kann. Störungen, bei denen körperliche Symptome das Beschwerdebild prägen, ohne daß sie körperlich begründbar sind, werden heute als *somatoforme Störungen* zusammengefaßt. Diese decken sich aber nur zum kleineren Teil mit der früheren "larvierten Depression". In Fällen, in denen sich neben den körperlichen Beschwerden auch Angst oder Depression erkennbar machen oder der Verdacht besteht, daß sie sich dahinter verbergen, ist ein Therapieversuch mit einem Antidepressivum gerechtfertigt.

Bei der *psychotischen (wahnhaften)* Depression ist die Kombination eines TZA mit einem *Neuroleptikum* jeder der beiden Einzelkomponenten überlegen (Spiker et al. 1985). Bei der psychotischen Depression sollte daher zusätzlich zum Antidepressivum eine niedrige bis mittelhohe Dosis eines Neuroleptikums (z. B. Haloperidol oder Benperidol) gegeben werden.

Besondere Sorgfalt bei der Anwendung von Psychopharmaka ist geboten, wenn es sich um ein *depressives Syndrom* bei einer *schizophrenen Psychose* handelt. Zuerst muß die Frage geklärt werden, ob es sich womöglich um eine *pharmakogene Depression* nach langfristiger Therapie mit Neuroleptika (s. aber auch S. 206) handelt. In einem solchen Fall müßte in erster Linie die neuroleptische Therapie reduziert werden (Cave: Rückfallrisiko). Wenn dies nicht möglich ist, muß ggf. mit einem Antidepressivum kombiniert werden.

Antidepressiva können in vorsichtiger Dosierung auch zur Behandlung der Antriebsdefizite bei Restsymptomen nach schizophrenen Schüben eingesetzt werden. Vorsicht ist bei der Therapie mit Antidepressiva bei Schizophrenie deswegen geboten, weil im Zusammenhang mit der antriebssteigernden Wirkung der Antidepressiva floride schizophrene Symptome provoziert werden können. Um diese *Symptomprovokation* möglichst zu vermeiden, sollte die medikamentöse Kompensation chronischer Antriebsstörungen bzw. depressiver Verstimmungen bei schizophrenen Patienten mit Antidepressiva sehr vorsichtig eingeleitet werden. Allerdings fehlt bisher der Nachweis, daß es sich bei akut auftretenden schizophrenen Symptomen unter Antidepressiva nicht auch um Exazerbationen der Grunderkrankung handeln könnte. Auch nach Abklingen eines im Rahmen einer Schizophrenie aufgetretenen depressiven Syndroms kann eine längerfristige Erhaltungstherapie mit einem Antidepressivum sinnvoll sein. In einer neuen Studie erwies sich Imipramin (mittlere Tagesdosis 233 mg) gegenüber Placebo hinsichtlich der Häufigkeit des Wiederauftretens depressiver Syndrome signifikant überlegen, ohne vermehrt Rückfälle in die Psychose zu provozieren (Siris et al. 1994).

Als *Zusatztherapie* bei Angst und Unruhe oder ausgeprägten Schlafstörungen kann *vorübergehend* zusätzlich ein Benzodiazepin (z. B. Diazepam 5–20 mg), ggf. später ein Neuroleptikum mit sedierender Wirkung, z. B. Pipamperon, eingesetzt werden.

Zur Therapie einer *atypischen Depression* werden MAOH empfohlen (Liebowitz et al. 1984, Quitkin et al. 1990). Hierbei handelt es sich um ein depressives Syndrom mit erhaltener affektiver Modulationsfähigkeit bzw. reaktiver Stimmungslabilität und mindestens 2 weiteren der folgenden 4 Symptome: Hyperphagie/vermehrter Appetit, vermehrter Schlaf, Empfindlichkeit gegenüber Zurückweisung und ausgeprägtes körperliches Schweregefühl. Während etwa 80% der Patienten mit einer atypischen Depression sich unter MAOH deutlich besserten, war dies nur bei 50% der mit einem TZA behandelten Patienten der Fall.

Therapieprädiktoren

Als potentielle *Prädiktoren* für einen Therapieerfolg auf bestimmte Antidepressiva sind verschiedene Variablen, wie Diagnose, Verlauf, psychopathologischer Querschnittsbefund und neurobiologische Parameter, untersucht worden (Joyce u. Paykel 1989). Für ein Ansprechen auf *TZA* wurden folgende Prädiktoren genannt: unauffällige prämorbide Persönlichkeitsstruktur, langsamer Krankheitsbeginn, psychomotorische Hemmung, Freudlosigkeit, Interesseverlust und Symptome i. S. e. "endogenen" bzw. melancholischen Prägnanztyps. Allerdings konnte kürzlich belegt werden, daß TZA auch bei chronisch verlaufenden Depressionen wie der dysthymen Störung in 60% der Fälle zu einer Symptomremission führen (Kocsis et al. 1988). Positive Prädiktoren für *MAOH* stellen depressive Syndrome mit Angst oder Panikattacken sowie ein früheres Ansprechen auf MAOH dar. Es wird aber auch berichtet, daß MAOH bei depressiven Frauen mit Panikattacken besser wirken als TZA; bei depressiven Männern mit Panikattacken sollen TZA gegenüber MAOH Vorteile aufweisen (Davidson u. Pelton 1986). Darüber hinaus sind MAOH den TZA bei der sog. *atypischen Depression* überlegen (s. oben). – Untersuchungen über die Bedeutung neurobiologischer Parameter für die Therapieprädiktion haben bisher noch nicht zu praxisrelevanten Ergebnissen geführt; auch die prädiktive Valenz der o. g. psychopathologischen und diagnostischen Parameter wird nicht einheitlich gesehen.

Antidepressivatherapie im Alter

Depressive Syndrome sind die häufigsten psychischen Störungen im höheren Lebensalter. Häufig sind sie mit körperlichen Erkrankungen assoziiert oder entwickeln sich im Rahmen dementieller Prozesse. Gelegentlich ist ein depressives Syndrom erstes Anzeichen einer beginnenden Alzheimer-Demenz, in anderen Fällen ist die depressive "Pseudo-Demenz" nicht von einem echten dementiellen Abbauprozeß zu unterscheiden. Die Vielzahl der häufig von älteren Patienten wegen anderer Erkrankungen eingenommenen Medikamente muß immer zu der Überlegung Anlaß geben, ob eine Depression möglicherweise medikamenteninduziert ist.

Der alte Patient ist aufgrund pharmakodynamischer und -kinetischer Besonderheiten sowohl für die erwünschten (therapeutischen) als auch für die unerwünschten Wirkungen der Psychopharmakotherapie besonders empfänglich. Mit dem Alter einhergehende Veränderungen von Hirnmorphologie und -stoffwechsel sowie veränderte Dichten und Sensitivitäten von Neurotransmitterrezeptoren sind wichtige *pharmakodynamische* Faktoren, die die Reaktion des alten Patienten auf Psychopharmaka bestimmen. Veränderungen der Pharmakokinetik (s. S. 60 f.) von Antidepressiva führen in der Summe dazu, daß beim alten Patienten in aller Regel *gleiche Dosierungen und Dosierungsintervalle zu höheren Steady-state-Plasmaspiegeln* als beim jüngeren Patienten führen. Da demzufolge in der Regel geringere Dosen gegeben bzw. längere Dosierungsintervalle gewählt werden müssen, verlängert sich das Zeitintervall bis zum Erreichen des Steady-state. Dies kann wiederum eine längere Latenz bis zum Wirkungseintritt zur Folge haben. Gerade beim alten Patienten darf daher ein Therapieversuch nicht frühzeitig wegen vermeintlicher Wirkungslosigkeit abgebrochen werden. Die Tatsache, daß ältere Patienten auch auf Plasmaspiegel, die im jüngeren Alter in der Regel gut toleriert werden, empfindlicher, d. h. mit mehr unerwünschten Wirkungen, reagieren, muß (neben der im Einzelfall verminderten Eiweißbindung, s. S. 61) auf mit dem Alter einhergehende (pharmakodynamische) Veränderungen der Sensitivität des Gehirns zurückgeführt werden. Ob die Sensitivität für die therapeutischen Wirkungen in gleichem Umfang zunimmt wie die für die sedierenden, anticholinergen, extrapyramidalmotorischen oder orthostatischen Effekte, ist gegenwärtig unklar.

Bei der Behandlung depressiver Syndrome (Übersicht bei Salzman 1993) mit *TZA* ist das im Alter erhöhte Nebenwirkungsrisiko besonders zu beachten. Vor Behandlungsbeginn muß immer ein EKG angefertigt werden.

Niedrige Anfangsdosen sollten nur langsam und in kleinen Schritten gesteigert werden. Um im Einzelfall nicht überschaubare Interaktionen zu vermeiden, sollten Begleitmedikationen nur im unbedingt notwendigen Umfang verordnet werden. Regelmäßige Plasmaspiegelkontrollen vermindern das Risiko toxischer Plasmakonzentrationen. Dabei ist jedoch zu berücksichtigen, daß bei Patienten mit eingeschränkter Nierenfunktion die wahrscheinlich kardiotoxischen nierengängigen Hydroxy-Metaboliten im Plasma auf toxische Werte ansteigen können, selbst wenn die Plasmakonzentration der Muttersubstanz im nichttoxischen Bereich liegt. Dies unterstreicht die Notwendigkeit regelmäßiger EKG-Kontrollen und des Vergleiches mit dem Ausgangsbefund auch bei jenen älteren Patienten, bei denen keine kardialen Erkrankungen bekannt sind.

Ein besonderes Risiko bei der Therapie mit TZA stellen deren anticholinerge Wirkungen dar. Neben den peripheren (Mundtrockenheit, Akkommodationsstörungen, Obstipation, Harnverhalt) sind hier die zentralen anticholinergen Effekte besonders bedrohlich; Desorientierung und Verwirrtheitszustände bis zum voll ausgebildeten, lebensbedrohlichen Delir sind möglich. Es ist auch zu bedenken, daß kognitive und mnestische Defizite durch anticholinerge Substanzen weiter verstärkt werden können. Bei Patienten mit Alzheimer-Demenz, die zusätzlich an einem depressiven Syndrom leiden, sollte auf anticholinerge Antidepressiva ganz verzichtet werden, da hier vermutlich ein Defizit der cholinergen Neurotransmission besteht.

Die sekundären Amine *Desipramin* und *Nortriptylin* sind bei alten Patienten wegen ihres günstigeren Nebenwirkungsprofils allen anderen TZA, insbesondere auch ihren Muttersubstanzen Imipramin und Amitriptylin, vorzuziehen. Unter Nortriptylin tritt seltener als unter anderen TZA eine orthostatische Hypotonie auf, die besonderer Beachtung bedarf, weil bei alten Menschen, die mit Antidepressiva behandelt werden, das Risiko, sich bei einem Sturz eine Schenkelhalsfraktur zuzuziehen, erhöht ist. Desipramin hat gegenüber Nortriptylin den Vorzug noch geringerer anticholinerger Wirkungen; die fehlende Sedierung schränkt den Einsatz der Substanz jedoch häufig ein.

Auch die Anwendung von *MAOH* wird im Alter häufig durch eine orthostatische Hypotonie belastet. Wegen der Notwendigkeit, eine Diät einzuhalten, wird im ambulanten Bereich auf die Verordnung von Tranylcypromin oft verzichtet, insbesondere dann, wenn an der Compliance des Patienten gezweifelt werden muß oder diätetische Restriktionen nicht durch Angehörige überwacht werden können. Nicht selten schränken schwerwiegende Interaktionen mit anderen im Alter häufig verordneten Medikamenten die Anwendung von MAOH in der Geronto-psychiatrie weiter ein.

Eine Alternative zu den TZA stellen aufgrund ihres günstigen Neben-wirkungsprofils die *SSRI* insbesondere bei der Behandlung depressiver Syndrome älterer Menschen dar. Allerdings zeigte sich in einer Studie bei älteren Patienten mit einer Depression und Linksherzinsuffizienz, Überleitungs- oder ventrikulären Rhythmusstörungen Nortriptylin dem Fluoxetin überlegen (Roose et al. 1994). Fluvoxamin und Paroxetin ha-ben gegenüber Fluoxetin den Vorteil der kürzeren Halbwertszeit, phar-makologisch aktive Metaboliten werden nicht gebildet. Demgegenüber kann im Falle von Fluoxetin mit seinem extrem lange wirksamen aktiven Metaboliten Norfluoxetin die Eliminationshalbwertszeit auf mehrere Wochen verlängert sein, was v. a. bei Auftreten von Toxizitätszeichen von Nachteil ist. Auch die Therapie mit SSRI sollte bei alten Patienten mit reduzierter Dosis (z. B. 25 mg Fluvoxamin, 10 mg Paroxetin) begon-nen werden.

Weitgehend fehlende anticholinerge Nebenwirkungen begünstigen auch die Antidepressiva *Mianserin, Trazodon, Venlafaxin* und *Viloxa-zin*. Allerdings muß sowohl unter Mianserin als auch unter Trazodon gelegentlich schon bei niedrigen Dosierungen mit einer orthostatischen Hypotonie gerechnet werden. Die unter beiden Substanzen auftretende Sedierung kann erwünscht sein.

Bei Patienten mit schwerer oder psychotischer Depression muß auch die EKB mit in die differentialtherapeutischen Erwägungen einbezogen werden, da die Risiken dieser Behandlung häufig geringer sind als die einer Pharmakotherapie (s. S. 47).

3.1.2 Panikstörung

Bei *Panikattacken* bzw. der *Panikstörung* haben Antidepressiva eine the-rapeutische Wirkung. Panikattacken sind rezidivierende paroxysmal auf-tretende Angstzustände mit vegetativen Begleitsyndromen wie Herzklop-fen, Atemnot und Schwindel.

Panikstörung und Agoraphobie haben in DSM-III-R und ICD 10 gegensätzliche diagnostische Priorität. Während ICD 10 die Panikstörung der Agoraphobie (und auch der sozialen und spezifischen Phobie) diagnostisch nachordnet und daher die Diagnose "Panikstörung" nur gestellt werden darf, wenn weder eine Agora-phobie noch eine soziale oder spezifische Phobie vorliegt, räumt DSM-III-R der Panikstörung diagnostische Priorität ein.

Antidepressiva sind offenbar dann besonders wirksam, wenn Panikattacken mit einer Agoraphobie einhergehen; ihr therapeutischer Effekt ist – gezeigt an einer umfangreichen Studie – bei ausgeprägtem Vermeidungsverhalten am größten (Maier et al. 1991a); allerdings sind auch gegensätzliche Ergebnisse berichtet worden (Pollack et al. 1994). Patienten mit Panikstörung, bei denen zusätzlich eine Persönlichkeitsstörung besteht, sprechen auf eine Pharmakotherapie (wie auch auf eine kognitive Therapie) schlechter an (Black et al. 1994). Bei der Indikation Panikstörung sind unter den TZA Imipramin und Clomipramin am besten geprüft. Positive Erfahrungen liegen auch für Desipramin, Nortriptylin und Trazodon vor. Als den TZA Imipramin und Clomipramin mindestens gleichwertig müssen in dieser Indikation die MAOH betrachtet werden, deren breitere Anwendbarkeit bisher jedoch durch die Notwendigkeit einer tyraminfreien Diät eingeschränkt wurde. Die Ergebnisse mit dem reversiblen MAOH Moclobemid bei der Panikstörung sind noch nicht aussagekräftig. Eine Alternative sind die SSRI, mit denen in den letzten Jahren positive Erfahrungen bei dieser Indikation gemacht wurden. Benzodiazepine wie Alprazolam sind zwar den TZA ebenbürtig, bergen aber ein Abhängigkeitsrisiko in sich (s. u.). β-Blocker oder Depotneuroleptika können derzeit für die Therapie der Panikstörung nicht empfohlen werden.

Der Patient sollte auf die Wirklatenz bei der Therapie mit Antidepressiva aufmerksam gemacht und auf Nebenwirkungen vorbereitet werden. Bei *schweren* Panikstörungen kann eine *überlappende* Therapie mit Benzodiazepinen – bis zum Eintritt der Wirkung des Antidepressivums – akzeptiert, teilweise auch empfohlen werden (ähnliches Vorgehen bei der Depression, s. S. 45 f.). Bei Sistieren der Panikattacken sollten die Benzodiazepine dann schrittweise abgesetzt werden. In einem Vergleich zwischen Imipramin und Alprazolam hat sich gezeigt, daß in der mit Alprazolam behandelten Gruppe weniger Behandlungsabbrüche und ein rascherer Wirkungseintritt zu verzeichnen waren. Nach 8 Wochen waren beide Substanzen in der Wirksamkeit vergleichbar (Cross-National Collaborative Panic Study, 1992). Auch die Akzeptanz einer 6monatigen Erhaltungstherapie ist bei mit Alprazolam behandelten Patienten größer als bei mit Imipramin behandelten (Schweizer et al. 1993). Allerdings haben Patienten mit Panikstörung, die über mehrere Monate Alprazolam einnehmen, erhebliche Absetzschwierigkeiten; oftmals ist ein vollständiges Absetzen der Medikation gar nicht möglich (Rickels et al. 1993). Wegen des Abhängigkeitsrisikos und dieser Absetzschwierigkeiten ist eine Dauertherapie mit Benzodiazepinen nur bei besonderer Indikation zu empfehlen.

Um die Nebenwirkungsrate bei Beginn der Antidepressivatherapie zu minimieren und damit die Compliance zu erhöhen, sollte die Aufdosierung bei der Panikstörung sehr langsam erfolgen; eine suffiziente Wirkung ist anschließend von Tagesdosen von 150–200 mg Imipramin zu erwarten (Mavissakalian u. Perel 1995). Eine weitere Dosissteigerung ist – ggf. unter Kontrolle der Plasmaspiegel – möglich (s. S. 68). Es gibt jedoch Hinweise, daß auch niedrigere Dosierungen (50–100 mg Imipramin) wirksam sein können. Zur *akuten Behandlung* der Panikstörung mit Benzodiazepinen s. S. 298.

Richtlinien für die notwendige *Behandlungsdauer* existieren derzeit noch nicht. Die Behandlung sollte jedoch nicht zu früh beendet werden; es wurde gezeigt, daß das Rückfallrisiko bei Absetzen von Imipramin nach 6 Monaten Behandlungsdauer gegenüber dem Absetzen nach 18monatiger Behandlung deutlich erhöht ist (Mavissakalian u. Perel 1992). Die Erhaltungstherapie kann wahrscheinlich mit reduzierter Dosis durchgeführt werden. Bei Wiederauftreten von Panikattacken ist der Patient erneut auf die niedrigste noch wirksame Dosis einzustellen. Begleitend sollte nach Möglichkeit versucht werden, *verhaltenstherapeutische Maßnahmen*, die unter den psychologischen Therapiemaßnahmen am besten geprüft sind (Übersicht in Barlow 1988; Therapiemanual s. Margraf u. Schneider 1990), einzuleiten, besonders wenn die Pharmakotherapie in den ersten Wochen zu keinem befriedigenden Erfolg geführt hat oder wenn eine Erhaltungstherapie nicht toleriert wird.

3.1.3 Generalisierte Angststörung

Von der Panikstörung wird die *generalisierte Angststörung* (früher: Angstneurose) als nosologische Entität abgegrenzt. Sie ist charakterisiert durch unrealistische oder übertriebene Angst und Besorgnis über Lebensumstände. Symptomatologisch stehen motorische Spannung, vegetative Übererregbarkeit sowie Hypervigilanz und erhöhte Aufmerksamkeit im Vordergrund.

In der ursprünglichen Konzeption von Klein (1964) waren Angsterkrankungen auf der Basis differentieller Wirkspektren von TZA und Benzodiazepinen unterteilt worden. Nach einer *pharmacological dissection* sollte Imipramin zwar eine therapeutische Wirkung bei der Prophylaxe von Panikattacken, nicht aber bei der generalisierten Angststörung haben, während für Benzodiazepine die umgekehrte Annahme gelten sollte. Das Kriterium eines unterschiedlichen Therapieerfolges kann jedoch zur Unterteilung heute nicht mehr herangezogen werden. Zum einen konnte die Wirksamkeit von Benzodiazepinen wie Alprazolam oder Lorazepam – allerdings in vergleichsweise hohen Dosen – bei der Panikstörung nachgewiesen werden (Buller u. Benkert 1990), zum anderen konnte gezeigt werden, daß Imipramin auch bei Angsterkrankungen ohne Panikattacken oder phobischen Symptomen, eben der generalisierten Angststörung, wirkt und Chlordiazepoxid oder Diazepam nach längerer Behandlungsdauer sogar überlegen war (Kahn et al. 1986, Rickels et al. 1993). Die durchschnittliche Imipramin-Dosis in diesen Studien lag bei 125–150 mg/Tag.

Bei einer generalisierten Angststörung kann auf dieser empirischen Grundlage eine medikamentöse Therapie mit Imipramin empfohlen werden. Es ist ein ähnliches Dosierungsschema wie bei der Depressionsbehandlung (s. S. 88) anzuwenden. Benzodiazepine können *vorübergehend* gegeben werden (s. S. 299). Neuroleptika sind *nicht* indiziert (s. S. 338).

Häufig werden *leichte* generalisierte Angststörungen auch ohne Medikation nur psychotherapeutisch behandelt. Die Effizienz dieses Therapievorgehens ist bisher aber nicht unter einheitlich strengen methodischen Kriterien nachgewiesen, wie dies bei der Wirkung von Psychopharmaka der Fall ist. Am besten ist die Wirkung von kognitiver Verhaltenstherapie belegt (Durham et al. 1994).

3.1.4 Zwangsstörung

In den letzten Jahren konnte überzeugend belegt werden, daß SRI bei der *Zwangsstörung* eine therapeutische Wirkung haben, unabhängig von einer gleichzeitig bestehenden depressiven Symptomatik. Am besten ist die therapeutische Wirkung für Clomipramin belegt; es ist das Mittel der ersten Wahl bei Zwangsstörungen. Auch Fluvoxamin und Fluoxetin sowie Paroxetin sind bei Zwangsstörungen wirksam (Greist et al. 1995).
Der therapeutische Effekt setzt bei der Behandlung von Zwangsstörungen in der Regel später ein als bei der Depression oder der Panikstörung und zeigt sich nicht selten erst nach einer Therapiedauer von 2–3 Monaten. Zudem liegen die für eine Besserung notwendigen Dosen höher als bei Depressionen (Dosierungen s. jeweils im spez. Teil). Als Erhaltungstherapie zur Symptomsuppression sind wahrscheinlich etwas niedrigere Dosen ausreichend; eine Dosisreduktion sollte jedoch nur langsam und vorsichtig vorgenommen werden. Nach erfolgreicher Therapie wurden bei abruptem Absetzen der Medikation nach einigen Monaten sehr hohe Rückfallsraten beobachtet (Pato et al. 1988). Offenbar kann durch eine zusätzliche Verhaltenstherapie (insbesondere bei *Zwangshandlungen*) und ein langsames Ausschleichen der Medikation die Rezidivquote niedriger gehalten werden (Fontaine u. Chouinard 1989). Die Pharmakotherapie sollte über mindestens 18 Monate nach

Besserung fortgeführt werden, bevor langsam ein Absetzversuch vorgenommen werden kann. Aufgrund der Chronizität der Erkrankung ist aber möglicherweise bei vielen Patienten langfristig eine Erhaltungstherapie notwendig.

Generell ist bei Zwangsstörungen eine Kombination aus einem SRI und Verhaltenstherapie, besonders bei Therapieresistenz, ratsam.

Bei Zwangsstörungen läßt sich auch unter Clomipramin nur gelegentlich eine *vollständige* Symptomremission erzielen. Durchschnittlich wurde bei etwa zwei Dritteln der behandelten Patienten eine 30- bis 60%ige Symptomreduktion, oft erst nach 5–10 Wochen Behandlungsdauer, beobachtet.

3.1.5 Phobische Störungen

Agoraphobien i. e. S. sind häufig mit Panikattacken verbunden; die psychopharmakologische Behandlung sollte dann mit Imipramin erfolgen (zum differentiellen Therapieansprechen bei Panikstörung u. Agoraphobie s. auch S. 38). Patienten, die an einer *Agoraphobie ohne Panikattacken* leiden, können zusätzlich zur Verhaltenstherapie mit Imipramin behandelt werden, wenngleich die bisherigen Untersuchungsergebnisse widersprüchlich sind; es wird sowohl über einen positiven (Mavissakalian et al. 1983, Telch et al. 1985) als auch über einen fehlenden Effekt (Cohen et al. 1984, Marks et al. 1983) einer Imipramin-Begleittherapie berichtet.

Patienten, die an einer *einfachen Phobie* (DSM-III-R; "spezifische Phobie" nach ICD 10) leiden, sollten in erster Linie verhaltenstherapeutisch behandelt werden. Für die *soziale Phobie* zeichnen sich neben psychotherapeutischen Maßnahmen auch pharmakotherapeutische Therapiemöglichkeiten ab, da MAOH bei der sog. generalisierten Form dieses Krankheitsbildes zu einer deutlichen Besserung führen, während bei umschriebenen, auf bestimmte Situationen bezogenen Formen wie Redeangst auch β-Adrenozeptorantagonisten wie Atenolol einen Effekt haben können (Liebowitz et al. 1988).

3.1.6 Persönlichkeitsstörungen

Antidepressiva werden auch zur Behandlung von Persönlichkeitsstörungen angewendet (s. Kap. X).

3.1.7 Eßstörungen

Bei Eßstörungen können Antidepressiva indiziert sein, insbesondere dann, wenn gleichzeitig ein depressives Syndrom vorliegt.

Bei der *Anorexia nervosa* wurden vielfältige pharmakotherapeutische Versuche unternommen; Leitlinien für die Pharmakotherapie sind bisher jedoch nicht deutlich geworden (Übersicht in Fichter 1993). Untersuchungen mit Amitriptylin oder Clomipramin haben keinen überzeugenden Therapieeffekt nachweisen können. Über Erfahrungen mit SSRI bei der Anorexie liegen bisher nur wenige Berichte vor. Dennoch erscheint im Einzelfall ein Versuch mit Antidepressiva in den für die Depressionsbehandlung üblichen Dosen gerechtfertigt.

Im Unterschied zur Anorexie konnten bei der *Bulimie* mit TZA, SSRI und MAOH Behandlungserfolge nachgewiesen werden. Die breitesten Erfahrungen liegen mit Fluoxetin vor. In 2 großen placebokontrollierten Studien konnte die Überlegenheit von Fluoxetin gegenüber Placebo hinsichtlich der Reduzierung von Eßattacken und assoziierten Verhaltensmustern nachgewiesen werden (Fluoxetine Bulimia Nervosa Collaborative Study Group 1992, Goldbloom u. Olmsted 1993). Mit der Normalisierung des pathologischen Eßverhaltens geht häufig auch eine Besserung einer begleitenden depressiven Symptomatik einher. Andererseits ist Fluoxetin auch wirksam, wenn zu Beginn der Behandlung kein depressives Syndrom vorliegt. 60 mg Fluoxetin täglich sind besser wirksam als 20 mg. Fluoxetin hat bei übergewichtigen bulimischen Patienten gegenüber TZA den Vorteil, keine pharmakologisch bedingte Gewichtszunahme hervorzurufen. Auch MAOH sind bei der Bulimie wirksam (Walsh et al. 1988); allerdings liegen keine kontrollierten Studien mit den in Deutschland verfügbaren MAOH Tranylcypromin und Moclobemid bei bulimischen Patienten vor. Tranylcypromin muß darüber hinaus gerade bei dieser Patientengruppe mit einer gewissen Zurückhaltung angewandt werden, da einerseits die Notwendigkeit einer tyraminarmen Diät mit verhaltenstherapeutischen Instruktionen gegensinnig interferieren und andererseits die erforderliche Disziplin hinsichtlich der Diät von bulimischen Patienten nicht erwartet werden kann. Unter den TZA gibt es Hinweise für eine Wirksamkeit von Imipramin, Desipramin und Amitriptylin; auch Trazodon soll einen mäßigen antibulimischen Effekt haben. In einer neueren Studie konnte gezeigt werden, daß die Rückfallraten nach Absetzen einer Pharmakotherapie mit einem TZA (Desipramin) durch eine längere Behandlungsdauer (24 gegenüber 16 Wochen) oder durch Kombination mit einer kognitiven Verhaltenstherapie verringert werden können (Agras et al. 1992). Eine gleichzeitig vorhandene Persönlichkeitsstörung – insbesondere Borderline-Persönlichkeitsstörung – beeinflußt die Prognose negativ. Richtlinien für eine notwendige Behandlungsdauer existieren bisher nicht, da Verlaufsuntersuchungen mit großen Patientenzahlen über ausreichend lange Zeiträume fehlen.

In den bisherigen Studien konnte bei ca. 75% der Patienten eine Abnahme der Eßattacken um 50% nachgewiesen werden; bei 25% der Patienten sistierten die Attacken völlig. Es wird vermutet, daß unzureichende Therapieeffekte mit einer schlechten Compliance und/oder einer mangelhaften Resorption der Antidepressiva aufgrund induzierten Erbrechens zusammenhängen könnten; daher empfehlen sich besonders bei Patienten mit Bulimie Plasmaspiegelkontrollen. Grundsätzlich ist eine Kombination von Pharmakotherapie und Verhaltenstherapie, besonders bei Therapieresistenz, sinnvoll.

3.1.8 Schmerzsyndrome

Eine weitere Indikation für Antidepressiva ergibt sich für die Behandlung *chronischer Schmerzzustände*, wobei die Ätiologie der Schmerzbeschwerden nur eine untergeordnete Rolle spielt (Philipp u. Fickinger 1992). Durch Gabe von Antidepressiva kann die Dosis gleichzeitig verabreichter Analgetika geringer gehalten und die Anwendung von Opiaten länger hinausgezögert werden. Von Vorteil ist ferner, daß unter Antidepressiva keine Abhängigkeitsentwicklung oder Toleranzphänomene beobachtet werden.

Zum "analgetischen" Wirkungsmechanismus der Antidepressiva existieren konkurrierende Hypothesen. Einerseits wird eine direkte analgetische Wirkung bzw. Potenzierung enkephalinerger analgetischer Wirkungen über absteigende schmerzhemmende Bahnen, die über den serotonergen Nucleus raphe verlaufen, angenommen (Mense 1983). Auch schmerzmodulierende noradrenerge Bahnen scheinen eine Rolle zu spielen. Auf der anderen Seite wird vermutet, daß Antidepressiva aufgrund ihrer stimmungsaufhellenden und teilweise sedierenden Eigenschaften einer schmerzbedingten reaktiven Depression entgegenwirken, und damit das Schmerzerleben beeinflussen. Außerdem scheint bei Angstzuständen und Depression die Schmerzschwelle erniedrigt zu sein (Walsh 1983). Schließlich wird von manchen Autoren ein chronisches Schmerzsyndrom ohne entsprechenden organpathologischen Befund als eine Variante einer depressiven Erkrankung angesehen (Blumer u. Heilbronn 1982). Für einen genuinen antinozizeptiven Effekt der Antidepressiva spricht, daß analgetische Wirkungen in der Regel schon nach wenigen Tagen (d. h. nicht mit der bei der antidepressiven Wirkung typischen Wirklatenz) und außerdem bei im Vergleich zur antidepressiven Therapie meist um die Hälfte niedrigeren Dosen zu verzeichnen sind. Außerdem konnte in einigen Studien eine schmerzlösende ohne begleitende antidepressive Wirkung und ein antinozizeptiver Effekt auch bei nichtdepressiven Patienten nachgewiesen werden (France et al. 1984).

Zur Schmerzbehandlung werden hauptsächlich TZA wie Amitriptylin, Clomipramin, Imipramin, Trimipramin und Doxepin in einer durchschnittlichen Dosierung von 75 mg täglich, vereinzelt auch MAOH, eingesetzt. Am besten gesichert erscheint der schmerzhemmende Effekt bei Clomipramin. Eine analgetische Wirkung haben vermutlich alle Antidepressiva, unabhängig von der Stärke der Serotonin- oder Noradrenalin-Rückaufnahmehemmung. Auch für Trazodon und Trimipramin sind schmerzhemmende Effekte berichtet worden, Maprotilin und Mianserin wirken im Tierversuch ebenfalls antinozizeptiv.

Antidepressiva können zur Schmerzbehandlung im Einzelfall bei Bedarf mit niedrigen Dosen von Neuroleptika kombiniert werden, z. B. Levomepromazin (25–75 mg), Chlorprothixen und Thioridazin (30–100 mg) oder Haloperidol (1,5–3 mg). Der Wert von Neuroleptika in der Schmerzbehandlung ist jedoch umstritten (Philipp u. Fickinger 1992).

Die Indikationsgebiete der Antidepressiva umfassen Schmerzzustände bei Krebserkrankungen, rheumatoider Arthritis, Kopfschmerzen, Rückenschmerzen, Lumbalgien, Lumboischialgien, diabetischer Neuropathie, postherpetischen Neuralgien, Phantomschmerzen, atypischen Gesichtsschmerzen und Trigeminus- sowie Glossopharyngeusneuralgien.

Bei der Trigeminus- und Glossopharyngeusneuralgie wird jedoch vornehmlich Carbamazepin, gelegentlich in Kombination mit anderen Antiepileptika, Antidepressiva oder Neuroleptika, eingesetzt; bei postherpetischen Neuralgien manchmal Amantadin, bei Phantomschmerzen und Kausalgien gelegentlich Propranolol mit Erfolg verordnet. Gerade bei neuralgiformen Schmerzbeschwerden soll die zusätzliche Gabe von Neuroleptika zu Antidepressiva von Nutzen sein (Walsh 1983), während i. allg. die Kombinationstherapie keine höhere Erfolgsquote aufzuweisen scheint als die Behandlung mit einem Antidepressivum allein. Antidepressiva wie Amitriptylin, Doxepin und Imipramin (durchschnittliche Dosis 50–100 mg) eignen sich auch zur Therapie von psychogenen oder *Spannungskopfschmerzen*.

3.1.9 Entzugssyndrome

Antidepressiva können auch bei der Behandlung von Entzugssyndromen und Abhängigkeit Anwendung finden (s. S. 438).

3.1.10 Schlafstörungen

Wenn Schlafstörungen ein Symptom einer Depression sind, werden sie im Rahmen der Depressionstherapie mitbehandelt. Hinweise zur Therapie isolierter Schlafstörungen mit Antidepressiva s. S. 369.

3.2 Weitere Medikamente und somatische Therapieverfahren zur Depressionsbehandlung

3.2.1 Neuroleptika

Von einigen *Neuroleptika* wird zwar eine *antidepressive Wirkung* in niedriger Dosierung beschrieben (s. S. 191), befriedigende empirische Untersuchungen fehlen dazu aber. Da jedoch auch unter niedrig dosierten Neuroleptika extrapyramidalmotorische Nebenwirkungen auftreten können, sollte immer zunächst eine Behandlung mit Antidepressiva erfolgen. Gänzlich fehlt die wissenschaftliche Grundlage für eine Behandlung mit *Depotneuroleptika* bei depressiven Patienten (s. auch Neuroleptika als Tranquilizer, S. 337). Neuroleptika sind daher bei Depressionen nicht empfehlenswert.

Eine Ausnahme bildet das Benzamid *Sulpirid.* Es gibt über die antidepressive Wirkung von Sulpirid in niedriger Dosierung v. a. bei gehemmt-depressiven Patienten eine Vielzahl von Berichten (Benkert u. Holsboer 1984); es fehlen aber Doppelblindstudien, so daß Sulpirid nur bedingt als Antidepressivum empfohlen werden kann.

Zur Behandlung der *wahnhaften Depression* mit Neuroleptika s. S. 33.

3.2.2 Benzodiazepine

Bei der Diskussion um die Verordnung von Benzodiazepinen bei depressiven Patienten müssen *zwei* Fragestellungen auseinandergehalten werden: Einmal ist es unbestritten, daß Benzodiazepine allein oder auch in Kombination mit einem Antidepressivum bei depressiven Patienten die Angst akut lösen können. Eine solche Angstlösung kann besonders wichtig sein, wenn die Depression mit Suizidalität, starker Unruhe, Angst oder Panikattacken einhergeht. Wenn bei solchen Patienten kein besonderes Abhängigkeitsrisiko besteht, kann vorübergehend ein Benzodiazepin (z. B. Diazepam 5–20 mg) zusätzlich zum Antidepressivum verordnet werden. Benzodiazepine, die für diese Indikation eingesetzt worden sind, sollten nach 14 Tagen, spätestens aber nach 4–6 Wochen ausschleichend wieder abgesetzt werden, damit eine Abhängigkeitsentwicklung nicht auftreten kann. Wenn diese Richtlinien streng eingehalten werden, ist nicht einzusehen, daß Patienten zur akuten Linderung eine hochwirksame Medikation vorenthalten werden soll. Der zweite Themenbereich bezieht sich auf die Frage, ob Benzodiazepinen eine primäre antidepressive Wirkung zugeschrieben werden kann. Ein solcher Nachweis ist unter Zugrundelegung von strengen Prüfrichtlinien bisher nur bei leichten Depressionen und insgesamt nur unzureichend erbracht worden.

Bei vielen stark gehemmt-depressiven Patienten und bei Patienten mit depressivem Stupor mit Mutismus hat eine einmalige, ggf. auch mehrmalige orale und i.v.-Gabe von *Lorazepam* eine stupor- und mutismuslösende Wirkung und kann bei katatonen Syndromen eine wichtige differentialdiagnostische Hilfe leisten (Wetzel et al. 1988). Ob auch andere Benzodiazepine eine ähnliche Wirkkomponente haben, wird noch überprüft.

Es werden immer noch *feste Kombinationen* von einem Antidepressivum und einem Benzodiazepin verschrieben. Zumeist ist der Anteil des Antidepressivums in festen Kombinationen zu gering, außerdem können langwirksame Benzodiazepinderivate und deren aktive Metaboliten zu unerwünschten *Kumulationsphänomenen* führen. Schließlich kann der Benzodiazepinanteil zur Abhängigkeit führen. Deshalb sollten feste Kombinationen nicht empfohlen werden.

3.2.3 Hormone

Es wurde beobachtet, daß *Trijodthyronin* (T_3) die antidepressive Wirkung von Imipramin bei euthyreoten depressiven Frauen steigern kann (Goodwin et al. 1982). Allerdings konnten diese Ergebnisse in einer weiteren kontrollierten Studie nicht mehr nachgewiesen werden (Gitlin et al. 1987), so daß eine T_3-Zusatztherapie bei depressiven Patienten nur bedingt, ggf. bei Therapieresistenz, empfohlen werden kann.

Auch der *Östrogensubstitution* wurde ein antidepressiver Effekt zugeschrieben. Es bleibt aber umstritten, ob die Kombination von Antidepressiva mit Östrogenen, über vereinzelt berichtete Behandlungserfolge hinausgehend (Holsboer et al. 1985), zu einer Potenzierung der therapeutischen Wirkung führen kann.

3.2.4 Elektrokrampfbehandlung

Die Elektrokrampftherapie hat den Vorteil, daß der Behandlungserfolg häufig *schneller* als bei der Pharmakotherapie mit Antidepressiva eintritt. Indiziert ist diese Therapie bei psychotischer Depression, schwerer gehemmter Depression (auch verbunden mit Suizidalität) und schwerer therapieresistenter Depression. Die Gefahren bei der Elektrokrampftherapie liegen in dem Anästhesierisiko und dem vorübergehenden Auftreten von Verwirrtheit und kognitiv-mnestischen Störungen. Die Nebenwirkungen können durch die Anwendung der unilateralen Elektrokrampfbehandlung vermindert werden. Die Elektrokrampfbehandlung sollte *nur* in der Klinik angewandt werden. Sie kann auch unter einer Pharmakotherapie mit Antidepressiva, die mit dem Anästhesisten abgesprochen wird, durchgeführt werden. In früheren Untersuchungen wurden Remissionsraten bis zu 50% bei Patienten mit Therapieresistenz auf Antidepressiva beschrieben.

3.2.5 Schlafentzug

Der Schlafentzug kann eine antidepressive Pharmakotherapie unterstützen (Kuhs u. Tölle 1991). Die Patienten werden die ganze Nacht hindurch oder nur während der zweiten Nachthälfte unter der Aufsicht von geschultem Pflegepersonal in der Klinik wachgehalten (1 x, eher 2 x/Woche). Schlafentzug in Gruppen mit gemeinsamer Beschäftigung erleichtert das Wachbleiben. Wichtig dabei ist, daß während der Schlafentzugsnacht auch nicht eine vorübergehende Schlafperiode eintritt. Ein therapeutischer Erfolg, der meistens einen Tag lang anhält, ist bei mehr als der Hälfte der Patienten, bei denen ein Schlafentzug vorgenommen wird, zu beobachten.

3.2.6 Lichttherapie

Die Wirksamkeit dieses Behandlungsverfahrens nachzuweisen ist aus methodischen Gründen sehr schwierig. Untersuchungen zur Therapieevaluation gehen auf mehrere Einzelfallbeschreibungen und wenige Vergleichsstudien zurück. Eine Lichttherapie kann als Routinetherapie allenfalls bei einer gesicherten saisonalen Depression empfohlen werden (Kasper et al. 1988). Allerdings sind auch bei dieser Indikation negative Studienergebnisse bezüglich der therapeutischen (Eastman et al. 1992) oder der prophylaktischen Wirkung (Meesters et al. 1994) bekanntgeworden.

3.3 Antidepressiva und Psychotherapie bei depressiven Störungen

Die empirische Validierung der Wirksamkeit verschiedener Psychotherapieformen bei der Depression ist in den letzten 15 Jahren vor allem in den
USA vorangetrieben worden, wobei die strengen methodischen Anforderungen an Psychopharmaka-Prüfungen als Richtlinien dienten. Auf die
komplexe Problematik des Wirksamkeitsnachweises und die Wahl adäquater Kontrollbedingungen, wie sie etwa eine Placebo-Vergleichsgrup-
pe bei einer Medikamentenprüfung darstellt, kann hier nicht eingegangen
werden.

Verschiedene psychotherapeutische Maßnahmen sind in kontrollierten Studien auf ihre Wirksamkeit bei der Depression untersucht worden
(Übersicht bei Beckham 1990). Besondere Beachtung haben dabei neben
anderen verhaltenstherapeutisch orientierten Verfahren die kognitive
Verhaltenstherapie (Beck et al. 1979) und die interpersonale Psychotherapie (Klerman et al. 1984) gefunden, deren Wirksamkeit in einer Reihe
von Vergleichsuntersuchungen auch gegenüber einer Antidepressiva-
Medikation nachgewiesen werden konnte. Einschränkend muß hinzuge-
fügt werden, daß es sich dabei in der Regel um ambulante Patienten
handelte, deren Depression nicht im Verlauf einer bipolaren affektiven
Erkrankung auftrat und auch nicht die Melancholie-Kriterien erfüllte –
diese Patienten litten also nicht an einer "schweren" Depression.

In einer umfangreichen Studie wurden bei ambulanten Patienten mit
einer Major Depression die kognitive Verhaltenstherapie und die interpersonale Psychotherapie mit der Standardtherapie einer Imipramin-
Medikation sowie einer Placebo-Gabe (beide Gruppen mit geringen supportiven Maßnahmen) verglichen (Elkin et al. 1989). Bei der Globalana-
lyse der Daten zeigte sich, daß Imipramin besser abschnitt als Placebo,
während die beiden Psychotherapieformen zwischen den beiden pharmakologischen Behandlungsmodalitäten lagen. Wurde die Patientenpo-
pulation nach dem Grad der durch die Depression bedingten psychischen Behinderung geschichtet, ergab sich bei den mittelgradig und
schwer depressiven Patienten eine deutliche Überlegenheit von Imipramin gegenüber Placebo. Die Ergebnisse der beiden Psychotherapieformen lagen bei mittelgradig und schwer ausgeprägter Depression erneut
zwischen der Verummedikation und Placebo, wobei sich im Vergleich
zur kognitiven Verhaltenstherapie Vorteile für die interpersonale Psychotherapie ergaben. Bei den leicht depressiven Patienten fand sich kein
Unterschied zwischen den beiden Psychotherapieformen und Imipramin; auch eine Placebo-Gabe erwies sich hier in Verbindung mit geringen supportiven Maßnahmen als wirksam. – Diese Ergebnisse lassen

sich wegen der Komplexität der Evaluationsproblematik (z. B. Stichprobenumfang, Diagnose, Schweregrad, Behandlungsdauer, Dosierung der Medikation) nicht ohne weiteres generalisieren; sie unterstreichen aber, daß wohl nur bei leichten Depressionen von einer Gleichwertigkeit von Psychotherapie und Antidepressiva-Behandlung ausgegangen werden kann und daß bei schwereren Depressionsformen auf eine Pharmakotherapie nicht verzichtet werden sollte.

Bei Untersuchungen, in denen Psychotherapie und Pharmakotherapie in der Akutbehandlung zusammen bei depressiven Patienten angewandt wurden, ergaben sich für die Kombination nur leichte kurzfristige Vorteile gegenüber den jeweiligen Monotherapien (Conte et al. 1986). Allerdings handelte es sich zumeist wiederum um ausgewählte Studienpopulationen – in der Regel ambulante Patienten mit einer unipolaren Depression –, was Schlußfolgerungen im Hinblick auf andere Depressionsformen erschwert.

Wichtig sind Studien über die Bedeutung einer Psychotherapie für den weiteren Krankheitsverlauf bei Depressionen. Bei einer Untersuchung über die Frage, inwieweit eine während der *akuten* Episode einer Depression durchgeführte Verhaltenstherapie *nach* Absetzen der Behandlungsmaßnahmen und der Medikation bei Remission vor einem erneuten Rückfall bzw. Rezidiv schützt (Simons et al. 1986), zeigte sich, daß innerhalb eines Jahres bei den zuvor mit Verhaltenstherapie behandelten Patienten signifikant seltener Rezidive auftraten. Ähnliche Befunde wurden mit der interpersonalen Psychotherapie erhoben (Kupfer u. Frank 1987).

In einer Studie zur Wirksamkeit der interpersonalen Psychotherapie in der *Langzeitbehandlung* und Rezidivverhütung bei unipolaren Depressionen (Frank et al. 1990b) zeigte sich Imipramin in der Rezidivprophylaxe der interpersonalen Psychotherapie überlegen, während diese wiederum deutlich besser als Placebo abschnitt; die Kombination Imipramin und niederfrequente interpersonale Psychotherapie wies jedoch – insbesondere während des ersten Behandlungsjahres – Vorteile gegenüber einer Antidepressiva-Monotherapie auf.

Für die *Praxis* ergibt sich aus diesen Untersuchungen die wichtige Konsequenz, daß zwar psychotherapeutische Maßnahmen in Verbindung mit einer Antidepressiva-Medikation in der Akuttherapie häufig kaum zu einer zusätzlichen Besserung führen, jedoch bei unipolaren Depressionen im weiteren Krankheitsverlauf – zusammen mit einer Antidepressiva-Erhaltungstherapie oder -Rezidivprophylaxe – einen *verbesserten Schutz vor Rückfällen und Rezidiven* bewirken können.

3.4 Gesamtbehandlungsplan der Depression

Im vorhergehenden Abschnitt sind empirische Arbeiten, die *spezifische* Psychotherapieverfahren in Zusammenhang mit einer Antidepressivatherapie vergleichen, dargestellt worden. Auf die Praxis sind die Ergebnisse nicht nur wegen der schwierigen Interpretierbarkeit, sondern auch wegen der noch seltenen Möglichkeit einer kompetenten Anwendung dieser spezifischen Psychotherapieformen schwer übertragbar. Dagegen sind psychotherapeutische Maßnahmen im *weiteren Sinne* von jedem Arzt anwendbar. Die *psychotherapeutische Aufgabe* des Arztes liegt nun darin, dem Patienten entsprechend dem Schweregrad der Erkrankung bei der Lebensgestaltung Hilfen zu geben und ihm in der Zeit der ausklingenden Depression zu zeigen, wie neue Freiräume erlebt werden können. Bei Patienten mit einer chronifizierten Depression oder rezidivierenden Episoden im Rahmen einer affektiven Erkrankung kann diese psychotherapeutische Führung neben der Pharmakotherapie eine langjährige Aufgabe sein. Die Medikamenteneinnahme ist in der Psychiatrie immer noch mit Vorurteilen behaftet; diese abzubauen und den Patienten zur Einnahme – evtl. auch zu einer mehrjährigen Langzeitmedikation – zu motivieren ist eine wichtige ärztliche Aufgabe. Auf der anderen Seite gibt es viele Patienten, die *nach* einer Depression oder einer anderen psychischen Störung den berechtigten Wunsch äußern, ihr Leben wieder eigenständig, ohne Psychopharmaka und ohne psychotherapeutische Führung, zu gestalten.

In früheren Auflagen dieses Buches wurde an dieser Stelle ein Gesamtbehandlungsplan als Grundprinzip der Depressionsbehandlung in einem Schema dargestellt. Dieses Schema beruhte auf der klassischen psychiatrischen Vorstellung der Verursachung depressiver Syndrome im Einzelfall durch psychogene, endogene oder organische Faktoren. Da dieses triadische System in empirischen Untersuchungen nicht hinreichend bewiesen werden konnte und nosologische Konzepte nicht in jedem Fall die therapeutischen Überlegungen bestimmen, haben wir uns in dieser Auflage an das pragmatischere DSM-III-R-Konzept (bzw. das fast identische ICD-10-Konzept) angelehnt. Eher selbstverständlich ist, daß bei körperlich begründbaren Depressionen, bei denen nachweisbare körperliche Krankheiten, die direkt oder indirekt das Gehirn in Mitleidenschaft ziehen und eine Depression auslösen bzw. mit einer Begleitdepression einhergehen können, die Behandlung des Grundleidens im Vordergrund steht. Es ist z. Z. noch schwierig, eine Gewichtung der Pharmakotherapie und der psychotherapeutischen Verfahren in einem solchen Gesamtbehandlungsplan bei den verschiedenen Diagnosen vorzunehmen (Tabelle 2).

Tabelle 2. Gesamtbehandlungsplan depressiver Syndrome (nach DSM-III-R): +, ++, +++: Gewichtung der Therapieempfehlung. Die Zuordnung einzelner Therapiebestandteile und -kombinationen zu den jeweiligen Diagnosen ist bisher nicht im einzelnen empirisch durch kontrollierte Studien belegbar

	Anti-depressiva	Psychothera-peutische Verfahren	Zusätzliche Behandlungs-schwerpunkte
I. Anpassungsstörung mit depressiver Verstimmung	+	+++	ggf. kurzfristig Benzodiazepine
II. Dysthyme Störung (depressive Neurose)	++	+++	
III. Major Depression[a] A) Schweregrad			
leicht	++	++	
mittel	+++	++	ggf. Schlafentzug; ggf. Benzodiazepine
schwer			
– ohne psychotische Merkmale	+++	+	ggf. Benzodiazepine (max. 6 Wochen); ggf. Schlafentzug
– mit psychotischen Merkmalen	+++	+	Neuroleptika, ggf. Benzodiazepine; alternativ Elektro-krampftherapie
B) Melancholischer Typus einer Major Depression	+++	+	ggf. Benzodiazepine (max. 6 Wochen); ggf. Schlafentzug
C) Saisonal abhängige Verlaufsform einer Major Depression	+	+	ggf. Lichttherapie, Schlafentzug
IV. Organisch bedingte affektive Störung, depressiv	++	+	internistische und/ oder neurologische Therapie

[a] In DSM-III-R kann für eine Major Depression auf verschiedenen Beurteilungsachsen eine Schweregradeinteilung (A) bzw. eine zusätzliche Subtypisierung in einen melancholischen Typus (B) oder eine saisonal abhängige Verlaufsform (C) vorgenommen werden.

3.5 Unerwünschte Wirkungen

Für den Kliniker ist neben der Kenntnis der erwünschten therapeutischen Wirkungen von Antidepressiva auch die der therapeutisch *unerwünschten Wirkungen* (Begleitwirkungen, Nebenwirkungen) wichtig. Stehen bei der Behandlung mit den chemisch verwandten Neuroleptika extrapyramidalmotorische Symptome als Nebenwirkungen im Vordergrund, so sind v. a. bei TZA die *vegetativen Nebenwirkungen* vorherrschend. Die klinische Charakteristik der vegetativen Nebenwirkungen hängt ab von den biochemisch-pharmakologischen Eigenschaften einer Substanz und von dem Wechsel und dem Zusammenspiel zwischen den vielfältigen zentralen und peripheren vegetativen Effekten unterschiedlichster Art (z. B. anticholinerge, antihistaminerge, adrenolytische, noradrenalinpotenzierende, spasmolytische Effekte). Das erklärt auch, daß die vegetativen Irritationsphänomene oft von Patient zu Patient unterschiedlich und sogar entgegengesetzt ausgeprägt sein können: Blutdrucksenkung oder Blutdrucksteigerung (selten), Bradykardie oder Tachykardie, Mundtrockenheit oder Hypersalivation, Obstipation oder Diarrhö, Hypothermie oder Fieber, Schwitzen oder Anhidrosis, Hitzewallungen oder Frösteln, Hautrötung oder Blässe, Müdigkeit oder Schlafstörungen, Polyurie oder Miktionsstörungen, Miosis oder Mydriasis. Auch Übelkeit und Erbrechen, Akkommodationsstörungen, Palpitationen und stenokardische Beschwerden, Kopfschmerzen und Schwindel kommen vor. Diese unterschiedlichen vegetativen Störungen manifestieren sich bevorzugt zu Behandlungsbeginn. Bei langfristiger Therapie bilden sie sich meistens weitgehend zurück (Ausnahme: orthostatische Regulationsstörungen). Jede dieser Begleitwirkungen kann auch isoliert auftreten. Selten sind die vegetativen Nebenwirkungen so stark, daß sie zu einem Absetzen oder einer Reduktion der Antidepressiva zwingen.

Falls unter einem TZA ausgeprägte *anticholinerge Nebenwirkungen* wie Blasenentleerungsstörungen bis hin zum Harnverhalt oder eine starke Obstipation auftreten und ein Absetzen oder Umstellen der Medikation nicht möglich ist, kann der cholinerge Agonist *Carbachol* (Doryl; Dosierung 1–4 mg p. o.) bzw. der lang wirksame periphere Azetylcholinesterasehemmer *Distigmin* (Ubretid; Dosierung 2,5–5 mg p. o.) unter Beachtung der Kontraindikationen für Cholinergika (Asthma bronchiale, Thyreotoxikose, Ulkusleiden, Herzinsuffizienz, Myokardinfarkt, Myotonie, Parkinson-Syndrom) zur Behebung dieser unerwünschten Begleitwirkungen verabreicht werden. Viele der hier genannten Begleitwirkungen treten unter den nichttrizyklischen Antidepressiva und MAOH seltener auf.

Unter der Therapie mit Antidepressiva kann es zu *kardiovaskulären Störungen* kommen. Am wichtigsten ist die *orthostatische Hypotonie*. Bei internistisch gesunden Patienten soll sie unter Imipramin mit einer Häufigkeit von 8% auftreten, wohingegen Patienten mit einer Herzinsuffizienz zu 50% betroffen sein sollen. Eine orthostatische Hypotonie kann besonders bei älteren Patienten zu Stürzen mit komplizierten Folgen führen. Unter *Nortriptylin* ist die orthostatische Dysregulation geringer (nur 5% der Patienten, die unter Imipramin diese Nebenwirkung zeigten, entwickelten sie auch unter Nortriptylin), sonst kommt sie bei allen TZA vor (Roose et al. 1986). Die wichtigste kardiale Wirkung der TZA ist die *Verlangsamung der Überleitung* im Herzen (Hemmung der Erregungsleitung im His-Purkinje-System). Aus diesem Grund dürfen bei *vorher bestehenden Überleitungsstörungen* (Links- und Rechtsschenkelblock und AV-Block 3. Grades) TZA i. allg. nicht gegeben werden. Bei AV-Block 1. und 2. Grades sollte vor Gabe von TZA ein Kardiologe hinzugezogen werden. Falls Antidepressiva dann gegeben werden, sind häufige EKG-Kontrollen notwendig. Bei normalen EKG-Befunden sind ernste kardiale Nebenwirkungen unter TZA nicht zu erwarten. Überleitungsstörungen werden zumeist bei akuten Vergiftungen gesehen. EKG-Veränderungen (Repolarisationsstörungen, meist T-Abflachungen oder T-Negativierungen, seltener ST-Senkungen, und leichtere Rhythmusstörungen, z. B. Sinustachykardien oder vereinzelte ventrikuläre Extrasystolen) zwingen nicht zu einem Absetzen von TZA. Unter TZA sind auch bei therapeutischen Plasmakonzentrationen gelegentlich Verlängerungen der PQ- und der QRS-Intervalle im EKG zu beobachten. Diese Veränderungen finden sich jedoch häufiger bei erhöhten Plasmaspiegeln. TZA (besonders wurde die Wirkung von Imipramin geprüft) haben eine *antiarrhythmische Wirkung* (chinidinähnliche Wirkung). Deshalb sollen zu TZA keine chinidinähnlichen Antiarrhythmika gegeben werden, da sonst die ventrikuläre Erregungsleitung im Herzen zusätzlich beeinflußt wird. Die kardiovaskulären Wirkungen der *nichttrizyklischen Antidepressiva* sind insgesamt geringer als die der TZA. Dies trifft insbesondere auf die SSRI zu. *Maprotilin* ähnelt in bezug auf die kardiovaskulären Nebenwirkungen weitgehend den TZA. *Trazodon* hemmt zwar nicht die Erregungsleitung am Herzen, ruft jedoch – besonders bei Einnahme auf nüchternen Magen – orthostatische Hypotonien hervor. Auch bei *Mianserin* und insbesondere irreversiblen MAOH wie *Tranylcypromin* sind orthostatische Hypotonien zu verzeichnen.

Eine *EKG-Ableitung* sollte *vor Beginn* einer Behandlung mit Antidepressiva vorliegen, auch dann, wenn kein Verdacht auf eine kardiovaskuläre Störung besteht. Dabei muß daran gedacht werden, daß im höheren Lebensalter – unabhängig von der Gabe von Antidepressiva – die Häufigkeit der EKG-Veränderungen zunimmt. Bei fehlenden EKG-Veränderungen, fehlenden kardiovaskulären Störungen und Patienten unter 60 Jahren sind Kontroll-EKG-Ableitungen während der Therapie, bis auf eine Ableitung unter stabilen Steady-state Bedingungen nach 1 Monat, nicht notwendig; bei vorher bestehenden EKG-Veränderungen sind Kontrollen entsprechend des pathologischen Ausgangsbefundes häufiger durchzuführen. Bei Anwendung von TZA ist zu bedenken, daß ältere Patienten gerade auf die anticholinergen Wirkungen dieser Substanzklasse empfindlich reagieren; bei Patienten über 60 Jahren sollte daher – auch bei unauffälligem Ausgangsbefund – das EKG halbjährlich kontrolliert werden um evtl. gefährliche Überleitungsstörungen zu erkennen (s. auch S. 62 f).

Bei der Therapie besonders mit TZA kommen *Tachykardien* (120–160 Schläge/min) vor, die mitunter eine Reduktion oder Absetzen des Medikamentes erfordern. Bei länger anhaltender Tachykardie und einer notwendigen Behandlung können β-Rezeptorenblocker zusätzlich verordnet werden (zu Anwendungsbeschränkungen s. S. 335). Bei *orthostatischen Regulationsstörungen*, Blutdrucksenkungen und reflektorischer Tachykardie kann zusätzlich Dihydroergotamin (Dihydergot) in einer Dosis von 4–6 mg täglich gegeben werden.

Nur unter *toxischen Dosen* (Plasmaspiegel!) kann eine *Arrhythmie* auftreten, die sofortiges Absetzen notwendig macht (in therapeutischen Dosen haben TZA eine antiarrhythmische Wirkung (s. oben)). Eine bestehende Herzinsuffizienz sollte möglichst behoben sein, sie stellt aber keine Kontraindikation für eine Therapie mit Antidepressiva dar. Die Einleitung der antidepressiven Medikation wird dann langsamer erfolgen. Bei Patienten mit einer Linksherzinsuffizienz können jedoch vermehrt orthostatische Regulationsstörungen auftreten. Therapeutisch können dann auch nichttrizyklische Antidepressiva gewählt werden, die wahrscheinlich geringere kardiovaskuläre Nebenwirkungen haben (s. aber die Studie Roose et al. 1994, in der Nortriptylin Fluoxetin vorgezogen wird, s. S. 37).

Gelegentlich kann unter der antidepressiven Therapie *Tremor* und (nach hohen Dosierungen) sehr selten eine rigorartige *Muskeltonuserhöhung* auftreten. Die Ursache für das Entstehen dieser Nebenwirkungen ist noch nicht geklärt. Es wird eine extrapyramidale und eine vegetative Genese diskutiert.

Für *SSRI* ist relativ einheitlich ein spezifisches Nebenwirkungsspektrum beschrieben worden, das aus Übelkeit, Brechreiz, gastrointestinalen Störungen (Diarrhö, aber auch Obstipation), Kopfschmerzen und –

besonders initial – innerer Unruhe besteht. Unter Fluoxetin und Paroxetin werden gelegentlich extrapyramidalmotorische Nebenwirkungen (Dyskinesien, Akathisie) beobachtet; hiermit muß v. a. bei vorbestehendem M. Parkinson bzw. bei Komedikation mit Neuroleptika gerechnet werden. Das Nebenwirkungsprofil von *Venlafaxin* ähnelt jenem der SSRI.
Allergische Reaktionen können unter allen Antidepressiva auftreten.
Endokrine Begleitwirkungen werden nicht nur während einer Neuroleptikabehandlung, sondern in geringerem Ausmaße auch unter einer Therapie mit Antidepressiva (TZA, weniger auch SSRI) beobachtet. Sehr selten treten Gynäkomastie und Anschwellen des Hodens beim Mann, Brustvergrößerung und Galaktorrhö bei der Frau auf. Das sexuelle Verlangen kann verringert (sehr selten gesteigert) sein; die Erektionsfähigkeit ist – vermutlich aufgrund der anticholinergen Wirkung der TZA – häufig herabgesetzt. Unter SSRI kommt es dagegen vorwiegend zu Verzögerungen von Ejakulation und Orgasmus. Die Glukosetoleranz, und damit die Blutzuckerwerte, können sich unter einer Therapie mit Antidepressiva verändern, so daß bei Diabetikern häufigere Blutzuckerkontrollen nötig werden können. Bei Diabetikern, die mit Insulin oder Sulfonylharnstoffen behandelt werden, können bei Behandlung mit MAOH Hypoglykämien auftreten. Gewichtszunahmen kommen unter trizyklischen und nichttrizyklischen Antidepressiva vor (Frank et al. 1990a) und stehen möglicherweise in einem Zusammenhang mit der antihistaminischen Wirkkomponente. Unter Fluoxetin kann es bei hohen Dosierungen zur Gewichtsabnahme kommen. Sehr selten tritt unter TZA und SSRI eine Hyponatriämie, verursacht durch eine gesteigerte ADH-Sekretion, auf.
Komplikationen sind schwere *Kollapszustände, paralytischer Ileus, Harnsperren,* die sehr seltene *Agranulozytose* und die o. g. *Arrhythmie.* Das Auftreten einer Komplikation erfordert das sofortige Absetzen der Antidepressiva. Bei *Harnsperre* hat sich die i.m.- oder s.c.-Injektion des Cholinergikums *Carbachol* (Doryl; 0,25 mg = 1 Amp.) bewährt (cave Asthma bronchiale, Hyperthyreose, Koronarinsuffizienz, dekompensierte Herzinsuffizienz, Bradykardie!).
Auch zerebrale *Krampfanfälle* können unter der Behandlung mit TZA vorkommen. Zerebrale Vorschädigungen scheinen für das Auftreten dieser Anfälle zu disponieren. Begünstigende Faktoren für das Auftreten der Krampfanfälle sind Behandlungsbeginn mit hohen Dosen, schneller Dosisanstieg und schlagartiges Absetzen hoher Dosen.
Bei schlagartigem Absetzen langfristig gegebener *Antidepressiva* können selten *Absetzerscheinungen* mit Unruhe, Schweißausbrüchen, Nausea, Erbrechen und Schlafstörungen die Folge sein. Daher sollen Antidepressiva ausschleichend abgesetzt werden.

An *psychischen* *Nebenwirkungen* kommen in den ersten Behandlungstagen akut einsetzende delirante Syndrome unter Antidepressiva mit anticholinerger Wirkkomponente vor; auch deren Manifestation wird durch schnelle Dosissteigerung begünstigt. Wenn depressive Patienten mit einer bipolaren affektiven Erkrankung mit Antidepressiva behandelt werden, ist ein "Umkippen" in eine manische Phase möglich. Häufig sind auch hypomane Nachschwankungen unter oder nach Beendigung einer antidepressiven Therapie; auch plötzliches Absetzen kann in seltenen Fällen zur Entwicklung einer hypomanen Nachschwankung oder Manie führen (Dilsaver u. Greden 1984). Ob schließlich Antidepressiva schizophrene Episoden auslösen können, bleibt unklar (s. S. 33 f.).

Ein *häufiges* *Umkippen* ("*rapid* *cycling*") mit Phasenverkürzung soll unter TZA gelegentlich – und zwar hauptsächlich bei Frauen – induziert werden (Oppenheim 1982). Auch bei gleichzeitig bestehender Lithiummedikation soll eine Therapie mit TZA das Umkippen in eine manische Phase erleichtern und dann kurz aufeinanderfolgende manisch-depressive Zyklen induzieren können (Wehr u. Goodwin 1979). Zu Therapiemöglichkeiten des Rapid-cycling-Phänomens s. S. 133.

Besondere Beachtung muß die *Abschätzung* *der* *Suizidalität* unter einer antidepressiven Therapie finden. Werden *gehemmt-depressive* Patienten mit Antidepressiva behandelt, so wird zunächst oft nur eine Antriebssteigerung unter der medikamentösen Therapie beobachtet, ohne daß es gleichzeitig zu einer Stimmungsaufhellung käme. Eine solch ungleiche Wirkung auf Antrieb und Stimmung kann eine starke Suizidgefahr bedeuten. Wenn auch nur das geringste Suizidrisiko besteht, sollte in den ersten 5–10 Behandlungstagen die antidepressive Therapie mit einem Tranquilizer (z. B. Diazepam 4mal 2,5–10 mg) kombiniert werden. Bei schon bestehender Suizidalität oder bei hochgradig *agitiert-ängstlich-depressiven* Patienten sind prinzipiell antriebssteigernde bzw. nichtsedierende Antidepressiva (s. S. 31) nicht indiziert; wenn im Einzelfall auf sie zurückgegriffen werden muß, so muß eine ausreichende Sedierung, z. B. durch Benzodiazepine, gewährleistet sein.

Zur Therapie der *Überdosierungen* s. K. XIV. S. 469.

3.6 Kontraindikationen

Als Kontraindikationen müssen für Antidepressiva mit anticholinerger Begleitwirkung *Störungen* *der* *Harnentleerung,* *Engwinkelglaukom,* *Pylorusstenose* und *Prostatahypertrophie* genannt werden. Harnverhalten und Pylorusstenose sind absolute Kontraindikationen. Wenn bei einer bestehenden Prostatahypertrophie bei einem depressiven Patienten eine antidepressive Behandlung notwendig ist, müssen fortlaufend urologische Kontrollen durchgeführt werden. Dann ist ein Antidepressivum mit sehr geringer oder fehlender anticholinerger Wirkung (z. B. Mianserin, Trazodon, SSRI) indiziert. Unter *Maprotilin* können wahrscheinlich häufiger als unter anderen Antidepressiva *Krampfanfälle* auftreten. Bei bestehenden *Überleitungsstörungen* im EKG dürfen i. allg. keine TZA gegeben werden (s. S. 53).

Unter den Glaukomformen gilt lediglich noch das Engwinkelglaukom (Winkelblockglaukom) als strenge Kontraindikation für anticholinerg wirksame Antidepressiva. Beim Offenwinkelglaukom (Glaucoma chronicum simplex) dürfen diese Substanzen gegeben werden (Kaskel 1977). Im Zweifelsfall muß ein Augenarzt konsultiert werden. Vor Beginn einer Behandlung muß bekannt sein, ob eine eigene oder eine familiäre Glaukomanamnese besteht.

Weitere Kontraindikationen ergeben sich aus der Berücksichtigung der medikamentösen Vorbehandlung und möglichen Kombinations- und Wechselwirkungen. So ist es an sich selbstverständlich, daß Antidepressiva *nicht* bei *Alkohol-* und *Schlafmittelvergiftungen* gegeben werden dürfen. Bei *Überempfindlichkeiten* wird ein Antidepressivum einer anderen chemischen Strukturklasse gewählt.

Zur Verordnung von *Antidepressiva* in *Schwangerschaft* und *Stillzeit* s. Kap. XII.

3.7 Pharmakokinetik und Wechselwirkungen

Wechselwirkungen zwischen Medikamenten – hier besonders Antidepressiva – spielen in der Psychopharmakologie eine wichtige Rolle. Antidepressiva werden häufig mit anderen psychotropen Substanzen kombiniert, was zu Veränderungen der Pharmakokinetik führen kann.

Die Kenntnisse über Medikamenteninteraktionen erweitern sich ständig. Besonders die Wechselwirkungen der neueren Antidepressiva aus der Gruppe der *SSRI* mit anderen psychoaktiven Substanzen bedürfen erhöhter Aufmerksamkeit (s. Anhang *Psychopharmaka-Wechselwirkungen*, S. 507 und auch *Spezieller Teil*). SRI dürfen nicht mit *MAO-Hemmern* kombiniert werden, auch nicht mit Moclobemid. Nach der Einnahme eines SRI muß vor der Verordnung eines MAO-Hemmers eine von der Eliminationshalbwertszeit der SRI bzw. ihrer aktiven Metaboliten abhängige Karenzzeit eingehalten werden, die je nach Substanz 1–5 Wochen beträgt. Nach Absetzen eines irreversiblen MAO-Hemmers

wird meist ein 14-Tage-Intervall zur Verordnung eines SRI als ausreichend angesehen. Wegen Nichtbeachtung dieser Vorsichtsmaßnahmen
ist es in einigen Fällen zu einem potentiell letal endenden zentralen
Serotonin-Syndrom gekommen. Dieses ist gekennzeichnet durch zentrale Erregung bis zur Bewußtseinstrübung, einen erhöhten Muskeltonus,
Myoklonien und Zittern. Auch unter einer Kombination des reversiblen
MAO-Hemmers *Moclobemid* mit SSRI wurden mehrere, überwiegend
tödlich endende Fälle eines Serotonin-Syndroms beschrieben. Allerdings
waren in den beschriebenen Fällen überwiegend sehr hohe bzw. Überdosen eingenommen worden. Zum Auftreten eines Serotonin-Syndroms
kann es auch bei Kombination eines MAO-Hemmers mit *Tryptophan*
kommen. Ähnliche Syndrome sind – wenn auch in schwächerer Ausprägung – bei Kombination von SRI mit Tryptophan beobachtet worden.
Auf dem gemeinsamen serotonergen Angriffspunkt von SRI und *Lithium* beruht möglicherweise auch die gelegentlich berichtete erhöhte
Toxizität bei der Kombination beider Substanzen. Neben pharmakodynamischen spielen bei dieser Interaktion auch pharmakokinetische
Gründe eine Rolle; nach Zugabe eines SSRI, insbesondere Fluoxetin, bei
einer Lithiumtherapie wurde bei einigen Patienten über den Anstieg
vorher stabiler Lithiumspiegel auf toxische Werte berichtet. Sollte – z. B.
bei therapieresistenten depressiven Patienten – die Kombination von
Lithium mit einem SRI notwendig sein, so ist, insbesondere zu Anfang
der Therapie, der Lithiumspiegel engmaschig zu kontrollieren. Pharmakokinetische Gründe sind es auch, die nach Zugabe eines SRI zu einem
Anstieg vorher stabiler Spiegel von *TZA* führen, während für die Zunahme extrapyramidalmotorischer Nebenwirkungen unter einer vorbestehenden *Neuroleptikatherapie* sowohl pharmakokinetische als auch -dy-
namische Gründe diskutiert werden. Zu weiteren Wechselwirkungen mit
SRI s. S. 507
Irreversible MAOH wie Tranylcypromin sollen mindestens 2 Wochen
vor einer *Operation* abgesetzt werden; insbesondere bei Kombination
mit Pethidin (Dolantin) und Dextromethorphan ist es zu gefährlichen
Narkosezwischenfällen gekommen. Neuere Opiate wie Fentanyl sollen
auch in Kombination mit Tranylcypromin unbedenklich sein. Reversible
MAOH wie Moclobemid sollen auch unmittelbar präoperativ gegeben
werden können, wenn bei der Anästhesie auf Pethidin und indirekte
Sympathikomimetika verzichtet wird (Hill et al. 1992).
Aufgrund einer *Enzyminduktion* und einer dadurch stärkeren Metabolisierung kann es zu konsekutiv erniedrigten Plasmakonzentrationen
von TZA kommen, u. a. nach *Phenobarbital, Nikotin, Alkohol, oralen
Kontrazeptiva* und anderen *Östrogenpräparaten*. Die Kombination von

Antidepressiva mit *Sedativa* (auch *Alkohol*) kann zu Sedierung und Benommenheit bis hin zum Koma führen. Nach *Neuroleptika* kann es zu einer *Enzymhemmung* mit Anstieg der Plasmakonzentration der Antidepressiva kommen. Dieser Anstieg kann ein Grund dafür sein, daß unter zusätzlicher Gabe von Neuroleptika bei einer Antidepressivabasistherapie immer wieder einmal eine plötzliche Besserung beobachtet wird; er kann aber auch Ursache für ein verstärktes Auftreten von Nebenwirkungen sein. Eine langsamere Metabolisierung findet bei älteren Menschen statt, so daß i. allg. im höheren Lebensalter geringere Dosen von Antidepressiva benötigt werden. Zwischen Antidepressiva und Benzodiazepin-Tranquilizern kommt es wahrscheinlich nicht zu pharmakokinetischen Wechselwirkungen (Ausnahme: Fluoxetin s. S. 98 f.).

Bei zusätzlicher Verordnung von blutdrucksenkenden Mitteln kann es bei einer Antidepressiva-Basistherapie zu einer verstärkten hypotonen Wirkung kommen. *Clonidin, Guanethidin* und guanethidinähnliche blutdrucksenkende Mittel sollen nicht mit Antidepressiva kombiniert werden, da sich ihre blutdrucksenkende Wirkung abschwächt. Die Kombination von Antidepressiva und *Sympathikomimetika* (z. B. Amphetamine, Ephedrin, Isoproterenol, Methylphenidat, Noradrenalin, Amine in Lokalanästhetikapräparationen) kann zu hypertensiven Krisen führen. TZA sollen nicht mit *Antiarrhythmika* vom Chinidintyp kombiniert werden. Die Kombination von TZA und *Anticholinergika* kann zu Erregungszuständen bis hin zu deliranten Syndromen (auch Glaukomgefahr!) führen. Unter der Kombination von TZA und *Neuroleptika mit anticholinerger Wirkung* können die gleichen Komplikationen auftreten. *Zu vermeiden* ist daher eine Kombination aus TZA, Neuroleptika mit anticholinerger Wirkung und schließlich Anticholinergika (z. B. Amitriptylin, Perazin und Biperiden).

TZA sind gut fettlösliche Substanzen und werden nach oraler Applikation so gut wie vollständig aus dem Magen-Darm-Trakt resorbiert. Sie werden anschließend, noch bevor sie ihre eigentlichen Wirkorte im Gehirn erreichen, mit großer interindividueller Variabilität in der Leber metabolisiert (sog. First-pass-Effekt). Wichtige Metabolisierungsschritte sind v. a. die oxidative N-Demethylierung und die aliphatische oder aromatische Ringhydroxylierung, kaum von Bedeutung ist die N-Oxidation (Bickel 1980). Hydroxylierte Metaboliten werden anschließend glukuronidiert. Da mehrere Abbauprozesse gleichzeitig oder hintereinander stattfinden können, kommt es zum Auftreten von sog. "Kombinationsmetaboliten".

Durch N-Demethylierung *tertiärer Amine*, wie *Amitriptylin, Imipramin* und *Clomipramin*, entstehen die *sekundären Amine Nortriptylin, Desipramin* und *Desmethylclomipramin*. Amitriptylinoxid wird rasch zu Amitriptylin und Nortriptylin umgewandelt.

Auch die Hydroxymetaboliten der TZA scheinen pharmakologisch aktiv zu sein und die Blut-Hirn-Schranke in gewissem Maß passieren zu können. Die N-Oxidmetaboliten werden rasch wieder in die entsprechende Muttersubstanz zurückverwandelt. Im Gegensatz zum Imipraminoxid (Bickel 1980) scheint Amitriptylinoxid die Blut-Hirn-Schranke passieren zu können (Melzacka u. Danek 1983).

Die sekundären Amine hemmen die NA-Wiederaufnahme deutlich stärker als die Serotonin-Rückaufnahme. Tertiäre Amine zeigen im Vergleich zu den sekundären Aminen eine höhere Affinität zu verschiedenen Neurotransmitterrezeptoren, wie z. B. α_1-, H_1- und mACh-Rezeptoren. Den sekundären Aminen wird eine vergleichsweise stärkere psychomotorische Aktivierung zugeschrieben, während tertiäre Amine eher dämpfend wirken, was hauptsächlich mit ihren ausgeprägten antihistaminischen Eigenschaften zusammenhängen dürfte. Die Halbwertszeit der sekundären Amine ist in der Regel fast doppelt so lang wie die der tertiären Analogsubstanzen (s. *Spezieller Teil*).

Mianserin wird hauptsächlich zu Hydroxy- und Desmethylmetaboliten abgebaut, die vermutlich im Gegensatz zu Mianserin-N-Oxid beide pharmakologisch aktiv sind. *Maprotilin* wird demethyliert, an mehreren Molekülpositionen hydroxyliert und teilweise O-methyliert und oxidativ desaminiert.

Trazodon wird teilweise zu einem Serotoninagonisten, dem m-Chlorphenylpiperazin, abgebaut. Die Metabolisierung von *Fluvoxamin* erfolgt durch oxidative Demethylierung der aliphatischen Methoxygruppe und oxidative Elimination der primären Aminogruppe. Pharmakologisch aktive Metaboliten werden nicht gebildet. Dagegen wird *Fluoxetin* zum pharmakologisch ebenfalls als SRI wirksamen Norfluoxetin demethyliert, das bei einer Halbwertszeit von 4–15 Tagen nur sehr langsam eliminiert wird. Dies führt dazu, daß Muttersubstanz und aktiver Metabolit im Körper kumulieren und Steady-state-Konzentrationen erst sehr spät erreicht werden. *Paroxetin* wird nach rascher Resorption und ausgeprägtem First-pass-Metabolismus mit einer Halbwertszeit von ca. 15–20 h aus dem Körper ausgeschieden, wobei pharmakologisch aktive Metaboliten kaum gebildet werden.

Moclobemid wird extensiv und komplex metabolisiert. Weniger als 1% einer Dosis werden unverändert im Urin ausgeschieden. Oxidationsreaktionen in der Leber, wie aromatische Hydroxylierung, oxidative Desaminierung, Morpholin-N-Oxidation und insbesondere Morpholin-C-Oxidation, spielen die wichtigste Rolle. Pharmakologisch aktive Metaboliten sind beim Menschen nicht von Bedeutung.

Venlafaxin unterliegt einem extensiven First-pass-Metabolismus in der Leber. Der pharmakologisch ähnlich wie die Muttersubstanz wirkende Hauptmetabolit ist O-Desmethylvenlafaxin. Die Ausscheidung erfolgt überwiegend renal; nur etwa 4% einer oral aufgenommenen Dosis werden als unverändertes Venlafaxin ausgeschieden, O-Desmethylvenlafaxin wird unverändert oder an Glukuronsäure gekoppelt eliminiert.

Besondere Bedeutung bekommen pharmakokinetische Überlegungen bei der Behandlung der *Depression im Alter*. Die meisten der pharmakokinetischen Einflußgrößen (Resorption, Verteilung im Körper, Grad der Bindung an Plasmaeiweiße, Ausmaß des hepatischen Metabolismus, hepatische und/oder renale Elimination) sind beim alten Menschen in klinisch relevantem Ausmaß verändert (Abernethy 1992). Da viele ältere Patienten zudem wegen internistischer und anderer Erkrankungen häufig mehrere zusätzliche Medikamente einnehmen, spielen auch Medikamentenwechselwirkungen in der Gerontopsychiatrie eine besondere Rolle. Die Absorption der fast immer oral zugeführten Medikamente ist beim alten Patienten gegenüber dem jungen Menschen nicht relevant verzögert. Allerdings muß bei der Gabe anticholinerg wirksamer Substanzen berücksichtigt werden, daß diese die Darmmotilität vermindern und so die Resorption verzögern können. Mit der Zunahme des Körperfetts im Alter nimmt auch das Verteilungsvolumen für die meisten (fettlöslichen) Psychopharmaka zu (Ausnahme: Lithium). Da das Verteilungsvolumen proportional zur Eliminationshalbwertszeit ist, steigt diese an. Die Zunahme des Verteilungsvolumens spielt insbesondere eine Rolle bei der akuten Medikamentengabe, bei chronischer Einnahme ist sie weniger relevant. Die Abnahme von Plasmaeiweißen, insbesondere Albumin, im Alter führt zu einer Zunahme der ungebundenen, wirksamen Medikamentenfraktion; dies gilt insbesondere für hauptsächlich an Albumin gebundene Medikamente wie Neuroleptika und Benzodiazepine. Besonders gefährdet sind mangelernährte Patienten. Demgegenüber kann die Eiweißbindung von an das α_1-saure Glykoprotein gebundenen Substanzen, wie TZA, sogar ansteigen, da dessen Plasmakonzentration als unspezifischer Entzündungsmarker im höheren Lebensalter häufig zunimmt. Die Verminderung des hepatischen Blutflusses im Alter führt zu einer ebenso deutlichen Abnahme des hepatischen First-pass-Metabolismus; dadurch können die Plasmaspiegel all jener Substanzen ansteigen, die normalerweise einem ausgeprägten First-pass-Effekt unterliegen (fast alle Neuroleptika und Antidepressiva; Triazolam). Darüber hinaus nimmt die Biotransformation im hepatischen Cytochrom-P-450-System mit dem Alter ab, was bei Substanzen mit lang wirksamen aktiven Metaboliten (Diazepam, Chlordiazepoxid) zu einer Zunahme der Eliminationshalbwertszeit auf das 2- bis 3fache der am jungen Patienten gemessenen Werte führen kann. Der endgültige Abbau zu unwirksamen Metaboliten durch Glukuronidierung, Azetylierung oder Sulfonierung ist durch den Altersprozeß nicht relevant beeinträchtigt. Demgegenüber spielt die Abnahme des renalen Blutflusses und der glomerulären Filtrationsrate, wie sie insbesondere bei häufigen Alterskrankheiten wie Herzinsuffizienz, Diabetes mellitus oder Hypertonus zu beobachten sind, bei vorwiegend renal eliminierten Substanzen eine erhebliche Rolle. Insbesondere die Eliminationshalbwertszeit des ausschließlich renal ausgeschiedenen Lithiums kann sich beträchtlich verlängern, aber auch die Konzentrationen der (möglicherweise kardiotoxischen) Hydroxy-Metaboliten von TZA können ansteigen. Der renale Blutfluß kann sich bei Komedikation mit einem β-Blocker weiter vermindern.

3.8 Routineuntersuchungen und -hinweise

Routineuntersuchungen sind unter allen Antidepressiva notwendig, weil es in seltenen Fällen zu einer *Blutzellschädigung* und zu einer vorübergenden *Nieren- und Leberfunktionsstörung* kommen kann. Unter nichttrizyklischen Antidepressiva sind Agranulozytosen nur in wenigen Fällen beschrieben worden (*s. Spezieller Teil*: Mianserin); *regelmäßige Blutbildkontrollen* sind daher bei Anwendung von MAOH, SSRI sowie Trazodon, Venlafaxin und Viloxazin nicht im gleichen Umfang wie bei Behandlung mit TZA erforderlich. Obwohl das Risiko einer Blutzellschädigung unter Antidepressiva sehr viel geringer als unter Neuroleptika ist, sollten dennoch die in Tabelle 3 empfohlenen Routineuntersuchungen durchgeführt werden. Über die in Tabelle 3 empfohlenen Routineuntersuchungen hinaus sollten Kontrollen immer dann durchgeführt werden, wenn Ausgangs- oder unter der Behandlung erhobene Befunde pathologisch ausfallen. Dies gilt sowohl für Laboruntersuchungen als auch EKG- und EEG-Ableitungen. Grundsätzlich muß sich die Notwendigkeit von Kontrolluntersuchungen an den individuellen Erfordernissen des Einzelfalles orientieren. Vor Beginn einer medikamentösen Therapie müssen internistische Erkrankungen bekannt und eine Schwangerschaft (s. Kap. XII) ausgeschlossen sein.

Blutdruck und Puls müssen – insbesondere bei TZA und irreversiblen MAOH – wegen der möglichen *orthostatischen Hypotonie* regelmäßig im Stehen und im Liegen überprüft werden. Die notwendigen *EKG-Ableitungen* sind auf S. 53 f. begründet. Die *Nieren- und Leberfunktionen* sind regelmäßig zu überprüfen. Das *EEG* sollte vor Beginn der Behandlung bekannt sein, unabhängig von der Behandlung mit Antidepressiva. Findet sich hier ein pathologischer Befund, muß das EEG unter einer Antidepressivatherapie regelmäßig kontrolliert werden; dies gilt besonders dann, wenn ein Anfallsleiden in der Anamnese bekannt ist. Bei Normalisierung des Befundes können die Untersuchungsintervalle später wieder verlängert werden. Darüber hinaus wäre es wünschenswert, wenn bei jeder antidepressiven Pharmakotherapie mindestens eine EEG-Kontrolle durchgeführt würde, nachdem sich Steady-state-Plasmakonzentrationen eingestellt haben (d. h. in der Regel nach spätestens 4 Wochen). Bei Behandlung mit potentiell neurotoxischen Medikamentenkombinationen sind ggf. auch häufigere Kontrollen notwendig.

Da es bei längerfristiger Behandlung mit anticholinerg wirksamen TZA gehäuft zu Zahnkaries und Mundschleimhautveränderungen kommen soll, sind ggf. *zahnärztliche* Kontrolluntersuchungen in Erwägung zu ziehen.

Tabelle 3. Empfehlungen für Routineuntersuchungen unter Antidepressiva (X = Anzahl der Kontrollen). Der empfohlene Umfang der notwendigen Routinekontrollen ist bisher nicht im einzelnen empirisch abgesichert (s. auch Text)

	Vorher	1	2	3	4	5	6	Viertel-jährlich	Halb-jährlich
		\multicolumn{7}{c}{Monate}						
Blutbild (trizyklische Antidepressiva)	X	XX	XX	XX	X	X	X	X	
Blutbild (andere Antidepressiva, außer Mianserin[a])	X	X					X		X
RR/Puls	X	X	X	X	X	X	X	X	
Harnstoff/ Kreatinin	X			X			X		X
GOT, GPT, γ-GT (trizyklische Antidepressiva)	X	X	X	X			X	X	
GOT, GPT, γ-GT (andere Antidepressiva)	X	X					X		X
EKG (trizyklische Antidepressiva)	X	X					X[b]		X[b]
EKG (andere Antidepressiva)	X	X							
EEG	X	X							

[a] Für Mianserin empfehlen die Hersteller in den ersten Behandlungsmonaten wöchentliche Blutbildkontrollen.
[b] Kontrolle bei allen Patienten über 60 Jahren.

Vor der Behandlung mit einem Antidepressivum oder einem anderen Psychopharmakon muß der Patient auf mögliche Begleitwirkungen unter Einnahme der Medikation hingewiesen werden. Gegebenenfalls muß die jedem Medikament beiliegende Gebrauchsinformation erklärt werden. Zur Frage der Fahrtauglichkeit unter Antidepressiva s. Kap. XIII.

3.9 Antidepressiva-Plasmakonzentrationen

Die Möglichkeit, Plasmakonzentrationen von mehreren Antidepressiva messen zu können, ist eine Bereicherung in der psychiatrischen Pharmakotherapie. Die Kenntnis von Antidepressiva-Plasmakonzentrationen gestattet eine möglichst optimale Dosisanpassung, um die therapeutische Wirkung zu verbessern, Nebenwirkungen zu vermeiden und Medikamenten-Interaktionen zu kontrollieren (Task Force on the Use of Laboratory Tests in Psychiatry 1985, Preskorn 1993). "Therapeutische" Plasmaspiegel umfassen also neben der Beurteilung der antidepressiven Wirksamkeit vornehmlich die Abschätzung *therapeutischer Risiken*.

Die Forschungen über die Beziehung zwischen Plasmakonzentration und therapeutischer Wirksamkeit gingen von der Beobachtung aus, daß Antidepressiva nicht bei allen depressiven Patienten wirksam sind. Am Beispiel von Amitriptylin, Desipramin, Imipramin und Nortriptylin konnte gezeigt werden, daß bei Verabreichung der *gleichen* Dosis bei verschiedenen Patienten interindividuell starke Schwankungen in den Plasmakonzentrationen um den Faktor 10–30 auftraten. Patienten über 60 Jahre weisen unter derselben Amitriptylin-Dosis etwa doppelt so hohe Spiegel auf wie Patienten unter 40 Jahren. Am Beispiel des Nortriptylin konnte darüber hinaus gezeigt werden, daß bei alten Patienten mehr Hydroxymetaboliten gebildet werden als bei jüngeren.

In Untersuchungen über den Zusammenhang zwischen der *therapeutischen Wirkung* und den *Plasmakonzentrationen* eines Antidepressivums wurden folgende Ergebnisse gefunden:

1. eine *untere Schwellenkonzentration* für die therapeutische Wirkung i. S. e. *linearen* Zusammenhangs, wobei mit zunehmender Plasmakonzentration die antidepressive Wirkung zunimmt und durch das Auftreten von Nebenwirkungen die obere Grenze des vermuteten therapeutischen Bereiches bestimmt wird;
2. eine *untere* und *obere Schwellenkonzentration* für die therapeutische Wirkung i. S. e. *kurvilinearen* Zusammenhangs, d. h., in einem mittleren Plasmakonzentrationsbereich wird eine optimale Wirkung gese-

hen, während bei sehr niedrigen oder sehr hohen Werten der antidepressive Effekt geringer ist (*therapeutisches Fenster*);
3. schließlich gibt es auch *keinen* Zusammenhang zwischen therapeutischer Wirkung und Plasmakonzentration.

Bei SSRI besteht in der Regel keine Plasmakonzentrations-Wirkungs-Be-
ziehung (Preskorn 1993). Für viele TZA ist die Frage eines Zusammenhangs zwischen therapeutischer Wirkung und bestimmten Plasmakonzentrationen noch *nicht* zweifelsfrei geklärt.

Zum einen ist die interindividuelle Variabilität der Antidepressiva-Plasmakonzentrationen sehr groß, zum anderen werden pharmakologisch wirksame Metaboliten wie die Hydroxyderivate der TZA häufig nicht mitbestimmt. Nimmt man
überdies als indirekten Wirkmechanismus von Antidepressiva adaptive Rezep-
torsensitivitätsänderungen an, wäre eine direkte Beziehung zu Plasmakonzentrationen ohnehin nur schwerlich nachweisbar.

Für die klinische Praxis ist von Bedeutung, daß trotz vielfach widersprüchlicher Befunde bei einigen TZA in einem "optimalen" Plasmakonzentrationsbereich die Wahrscheinlichkeit eines therapeutischen Effektes
auf das 2- bis 4fache gesteigert ist (Perry et al. 1987, 1994). Für *Nortriptylin*
ließ sich in den meisten Untersuchungen eine *kurvilineare* Beziehung
zwischen Plasmakonzentration und antidepressiver Wirkung aufstellen
("*therapeutisches Fenster*"). Bei Nortriptylin-Plasmakonzentrationen zwischen 60 und 150 ng/ml findet sich eine Response-Rate von 66% im Vergleich zu 26% außerhalb dieses Bereichs. (Zwischen den *Nortriptylinne-
benwirkungen* und den Plasmakonzentrationen besteht jedoch ein *linearer* Zusammenhang.)

In bezug auf andere TZA ist die Datenlage weniger eindeutig. Für
Desipramin wurde ein *linearer* Zusammenhang zwischen Wirkung und
Plasmakonzentrationen mit einem unteren Schwellenwert von ca. 120 ng/ml
berichtet. Für *Imipramin* ergaben sich – abhängig von der Methode der
statistischen Analyse – zwischen der Plasmakonzentration und der klinischen Wirksamkeit sowohl Hinweise für eine lineare (untere Schwellenkonzentration für die Summe aus Imipramin und Desipramin: ca.
240 ng/ml) als auch für eine kurvilineare Beziehung ("optimaler" Bereich
für die Summe aus Imipramin und Desipramin: 175–350 ng/ml). Innerhalb des vorgeschlagenen "therapeutischen" Bereichs liegt die Response-
Quote bei 67%, außerhalb bei 39%. Für *Amitriptylin* (einschließlich seines
Metaboliten Nortriptylin) werden Plasmakonzentrationen in einem Bereich von 95–140 ng/ml empfohlen (Ansprech-Quote innerhalb dieses
Bereichs 50% versus 30% außerhalb dieser Grenzwerte). Von anderen
Autoren wurden jedoch höhere "optimale" Plasmakonzentrationsberei-

che von ca. 125–220 ng/ml für die Summe aus Amitriptylin und Nortriptylin gefunden (Breyer-Pfaff et al. 1989, Boyer u. Lake 1987). Es ist empfohlen worden, bei Patienten, die mit einem der o. g. TZA behandelt werden, zumindest einmal unter Steady-state-Bedingungen die Plasmakonzentrationen bestimmen zu lassen (Preskorn 1993).

Bei der *Panikstörung* werden für die Summe aus Imipramin und Desipramin Werte von 100–140 ng/ml empfohlen (Mavissakalian u. Perel 1995).

Im Gegensatz zur antidepressiven Wirksamkeit besteht bei vielen Antidepressiva zwischen der Plasmakonzentration und der Häufigkeit bzw. Stärke der Nebenwirkungen eine positive Korrelation. Bei Amitriptylin, Imipramin und Desipramin sollen ZNS-Nebenwirkungen mit z. T. deliranter Symptomatik bei Patienten mit Plasmakonzentrationen über 300 ng/ml in 33% der Fälle und bei Plasmaspiegeln über 450 ng/ml bei 67% der Patienten aufgetreten sein, während sie bei Werten unter 300 ng/ml nur in 3% der Fälle beobachtet wurden. Bei unauffälligem Vorbefund soll sich unter Plasmakonzentrationen über 350 ng/ml in ca. 70% der Fälle ein AV-Block I. Grades entwickeln. Bei Patienten mit Krampfanfällen unter TZA wurden retrospektiv im Mittel Plasmaspiegel von ca. 750 ng/ml gemessen (Preskorn 1993).

Es wird weiterhin angenommen, daß etwa 4–7% der Bevölkerung aufgrund eines genetischen Polymorphismus Antidepressiva nur sehr langsam metabolisieren (*slow metabolizers*). Antidepressiva-Standarddosen können bei diesen Patienten zu toxischen Plasmaspiegeln und Therapie-Nonresponse führen.

Verschiedene Psychopharmaka und andere Medikamente können mit dem Metabolismus von Antidepressiva interferieren. Von besonderer praktischer Bedeutung ist, daß unter Neuroleptika und Cimetidin Antidepressiva-Plasmaspiegel ansteigen und unter Carbamazepin und Barbituraten absinken können. Unter einer Zugabe von SSRI können die Plasmakonzentrationen von TZA aufgrund einer Demethylierungshemmung ansteigen (s. Medikamentenwechselwirkungen).

Ein Monitoring von Antidepressiva-Plasmakonzentrationen kann unter folgenden Zielvorstellungen vorgenommen werden:

1. *Verbesserung der Compliance*: Die Compliance kann durch Plasmaspiegelbestimmungen verbessert werden. Das ist bei Patienten, die nur ungern oder wegen depressionsbedingter kognitiver Störungen nur unzuverlässig ihre Medikamente einnehmen, wichtig.

2. *Kontrolle von Nebenwirkungen*: Wenn unter der Therapie mit Antidepressiva Nebenwirkungen beobachtet werden und die Plasmakonzentrationen hoch (z. B. über 350 ng/ml) liegen, können die Nebenwirkungen häufig durch Senkung der Dosis, und damit der Plasmakonzentration, vermindert bzw. behoben werden.

3. *Routinemonitoring bei bestimmten Patientenpopulationen*: Wenn bei Routineuntersuchungen – z. B. bei alten Patienten – die Plasmakonzentrationen von TZA auch ohne Nebenwirkungen sehr hoch sind (über 450 ng/ml), ist dieser Wert als Hinweis für ein erhöhtes Risiko von ZNS-Nebenwirkungen anzusehen. Auch können bei Kombinationstherapien Medikamenteninteraktionen aufgedeckt und so Nebenwirkungen vermieden werden.

4. *Verbesserung der Therapie-Response*: Wenn Patienten nach einem Zeitraum von 2–4 Wochen auf ein Antidepressivum nicht ansprechen, kann eine Ursache dafür in einer zu niedrigen Plasmakonzentration liegen. Liegen die Plasmaspiegel für eines der o. g. TZA niedriger als die untere Schwellenkonzentration, sollte bei gesicherter Compliance die Dosis unter wöchentlicher Kontrolle der Plasmakonzentration erhöht werden. Bei einem Nonresponder mit Plasmakonzentrationen im empfohlenen Bereich wäre nach 4wöchiger Behandlungsdauer zu überlegen, ob auf ein anderes Antidepressivum gewechselt oder eine Potenzierung, z. B. mit Lithium, vorgenommen werden soll. Allerdings muß betont werden, daß auch das Erreichen empfohlener Plasmaspiegel keine Garantie für eine Therapie-Response darstellt.

3.10 Dosierung

Allgemeine Dosisregeln sind nur schwer aufzustellen, weil insbesondere die neuen Antidepressiva in jeweils verschiedenen Dosishöhen verabreicht werden; sie sind im *Speziellen Teil* angegeben. Vor allem bei ambulanten Patienten ist es empfehlenswert, in den ersten 3 Tagen mit einer niedrigen Dosis die Therapie zu beginnen. Am 4. Tag werden dann die

Antidepressiva auf die Erhaltungsdosis umgesetzt. Falls beispielsweise sedierende Nebenwirkungen erwünscht sind, können entsprechend wirkende Antidepressiva auch schneller aufdosiert werden. TZA werden bei uns in der Regel in einer Dosis von 150 mg verordnet. In den USA werden durchaus doppelt so hohe Dosierungen (z. B. Imipramin 300 mg täglich) gegeben. Dagegen werden in der *ambulanten Therapie* von niedergelassenen Ärzten gerne auch sehr *niedrige Dosierungen* verordnet. Bei ambulanten Patienten fehlen noch befriedigende Wirksamkeitsvergleiche zwischen niedrigen und hohen Dosen. Es gibt auch noch keine wissenschaftliche Begründung für die häufige Gepflogenheit, leichte Depressionen eher mit geringen Dosen zu behandeln. Schließlich ist daran zu denken, daß die Rate der Placebo-Responder bei leichten Depressionen sehr hoch ist.

Eine klinische Besserung der depressiven Symptomatik unter der Therapie mit einem Antidepressivum setzt im allgemeinen frühestens nach 14 Tagen ein, manchmal auch erst nach 4 Wochen, wobei Voraussetzung ist, daß die Zieldosis auch ca. 14 Tage eingenommen wurde. Die Dosis zur Akutbehandlung bis zum Auftreten der Therapie-Response sollte nach der Einschleichphase in den ersten Wochen konstant gehalten werden, wenn nicht neu auftretende Nebenwirkungen bzw. sehr hohe oder sehr niedrige Plasmakonzentrationen (s. S. 64 f.) eine Dosisadaption erfordern. Die nach der Akutbehandlung notwendige Erhaltungstherapie wird im nächsten Abschnitt beschrieben. Mögliche Dosiserhöhungen bei Nichtansprechen des Antidepressivums nach einem Zeitraum von ca. 4–6 Wochen werden im Kapitel "Therapieresistenz" dargestellt.

Die Dosierungsvorgaben für Fluvoxamin, Fluoxetin und Paroxetin unterscheiden sich von denen der TZA (s. *Spezieller Teil*). Klinische Erfahrungen sprechen dafür, daß bei der Depression nicht nur für Fluoxetin niedrige Dosen wirksam sind (20 mg täglich), sondern auch für Fluvoxamin (100 mg) und für Paroxetin (20 mg).

Bei *Panikstörungen* sollte mit einer niedrigeren Dosis (z. B. Imipramin 25 mg/Tag) begonnen werden (s. S. 39). Die Dosis kann dann langsam bis zur Symptomreduktion gesteigert werden; häufig reichen bei Panikstörungen insgesamt niedrigere Dosen als bei der Depressionsbehandlung aus. Bei gleichzeitig bestehender depressiver Symptomatik kann die Dosis schneller erhöht werden. Zwangsstörungen werden im oberen Dosisbereich behandelt (z. B. Clomipramin 225 mg).

Bei *älteren Patienten* und bei *Patienten mit Risikofaktoren* in bezug auf Nebenwirkungen der Antidepressiva muß eine geringere Dosis gewählt werden. Auch sollte bei älteren Patienten eine langsamere Dosissteigerung vorgenommen werden.

Intramuskuläre Injektionen können zwar zur initialen Beruhigung bei agitiert-ängstlich-depressiven Patienten und bei hochgradiger Suizidalität gegeben werden; auf diese Applikationsform sollte aber nur dann zurückgegriffen werden, wenn der Patient in Ausnahmefällen eine orale Einnahme verweigert. *Einmalige intravenöse Injektionen* sollten wegen der nicht immer abschätzbaren Nebenwirkungsrisiken vermieden werden.

Die Antidepressiva werden meistens über den Tag verteilt 3mal gegeben. Die pharmakokinetischen Daten rechtfertigen aber bei den meisten Antidepressiva eine *Dosisverteilung* auf morgens und abends oder sogar auf eine einzige Dosis. Allerdings können dann evtl. verstärkt Nebenwirkungen auftreten. Fluoxetin und Paroxetin können in einer Einzeldosis morgens verordnet werden. Bei ausgeprägten *Schlafstörungen* wird bei sedierenden Antidepressiva die größere Dosismenge am Abend gegeben (in der Klinik um 21 Uhr). Antriebssteigernde Antidepressiva sollten nicht spät abends (möglichst nicht nach 17 Uhr) verabreicht werden. Erst wenn die Möglichkeit der Dosisverteilung bei depressiven Patienten mit Schlafstörungen ohne Erfolg erprobt ist, kann abends, um die Schlafstörungen zu beheben, zusätzlich ein Benzodiazepin-Hypnotikum oder ein Neuroleptikum mit schlafanstoßender Wirkung (z. B. Pipamperon) verschrieben werden.

3.11 Behandlungsdauer

Bei der medikamentösen Therapie der Depression können 3 Phasen unterschieden werden: die Akuttherapie, die Erhaltungstherapie und die Rezidivprophylaxe. Nach Besserung unter einer 4–6wöchigen Akuttherapie sollte die Medikation noch über mindestens ca. 6 Monate als Erhaltungstherapie zur Symptomsuppression fortgesetzt werden. Wird das Antidepressivum schon zum Zeitpunkt der Remission abgesetzt, besteht vor allem in den darauffolgenden 8 Wochen ein hohes Rückfallrisiko (Prien u. Kupfer 1986). Eine Erhaltungstherapie ist auch dann indiziert, wenn eine Lithiumprophylaxe eingeleitet werden soll, weil der volle prophylaktische Effekt des Lithiums frühestens nach 6 Monaten einsetzt.

Eine langfristige Behandlung mit Antidepressiva zur *Rezidivprophylaxe* weiterer depressiver Episoden kann nur bei der unipolaren Depression empfohlen werden, da bei der bipolaren Form durch eine Antidepressiva-Behandlung kein Schutz vor manischen Phasen gegeben bzw. in seltenen Fällen die Auslösung einer Manie durch Antidepressiva möglich ist.

Bei Patienten, die an der mindestens dritten Phase einer unipolaren Depression erkrankt waren und deren letzte Vorepisode nicht mehr als 2,5 Jahre zurücklag, hatte eine Imipramin-Monotherapie einen sehr deutlichen rezidivprophylakti-schen Effekt, der im ersten Jahr des 3jährigen Beobachtungszeitraumes durch eine niederfrequente interpersonale Psychotherapie noch gesteigert werden konnte (Frank et al. 1990b). Auch bei Patienten mit einer unipolaren Depression und mindestens einer Vorphase waren unter Imipramin über einen Zweijahres-zeitraum weniger Rezidive zu verzeichnen als unter Placebo (Prien et al. 1984).

Zur *Dosis* bei einer Erhaltungs- oder rezidivprophylaktischen Therapie mit Antidepressiva besteht noch keine allgemeine Übereinkunft.

Bei einem retrospektiven Dosisvergleich der angeführten Studien (Frank et al. 1990b, Prien et al. 1984) blieben bei einer Imipramin-Durchschnittsdosis von 137 mg/Tag ca. 50% der Patienten über 2 Jahre rezidivfrei, bei einer höheren Dosierung von 208 mg/Tag hingegen über 80%. Aus diesen Daten ließe sich als Dosisempfeh-lung ableiten, daß Antidepressiva in der Erhaltungs- oder rezidivprophylakti-schen Therapie *nicht* niedriger dosiert werden sollten als zur Akutbehandlung.

3.12 Therapieresistenz

Trotz adäquater Therapie ist bei einem knappen Drittel aller mit einem Antidepressivum behandelten Patienten kein zufriedenstellender Thera-pieerfolg zu verzeichnen. Ein Nichtansprechen auf Antidepressiva muß dann angenommen werden, wenn unter Behandlung mit einem Antide-pressivum in einer *ausreichenden Dosierung* über *mindestens 4, besser 6 Wochen* keine oder nur eine ungenügende Besserung der Symptomatik zu verzeichnen ist. Von einer *Therapieresistenz* ist dann auszugehen, wenn 2 Antidepressiva über 4–6 Wochen in ausreichender Dosierung wirkungs-los waren. Nach unzureichendem Therapieerfolg ist folgendes Vorgehen – jetzt immer unter Einschaltung eines Nervenarztes/Psychiaters – zu erwägen:

1. *Erhöhung der Dosis*: Der häufigste Grund für eine ausbleibende Besse-rung unter Antidepressiva-Behandlung ist vermutlich eine zu geringe Dosis. 30–80% der Patienten, die auf ein Antidepressivum nicht anspra-chen, hatten eine zu niedrige Dosis erhalten; 50% besserten sich unter einer höheren Dosis (Quitkin 1985). In Doppelblindstudien mit Imipra-min oder Desipramin war jeweils eine Dosis von 300 mg der üblichen Standarddosierung von 150 mg täglich überlegen. Die Dosis von TZA wie z. B. Amitriptylin oder Imipramin sollte daher – falls keine besonde-ren Nebenwirkungen auftreten – auf Werte bis zu 300 mg erhöht werden

(Ausnahmen: Nortriptylin, Maprotilin; s. *Spezieller Teil*). Auch sollte die *Plasmakonzentration* des Antidepressivums bei fehlenden Anzeichen einer antidepressiven Wirkung schon nach 2 Wochen Behandlungsdauer bestimmt werden (s. S. 64).

Unter Kontrolle der Plasmakonzentrationen können notfalls auch höhere Dosen als 300 mg/Tag verabreicht werden. Bei einer Hochdosisbehandlung mit TZA sollten auch EKG und EEG häufiger kontrolliert werden.

2. *Übergang auf ein anderes Antidepressivum*: Da sich bisher keines der neuen Antidepressiva den klassischen trizyklischen Standardsubstanzen in ihrer Wirksamkeit als überlegen erwiesen hat, sollte nach erfolgloser Gabe eines nichttrizyklischen Antidepressivums auf Substanzen wie Amitriptylin oder Imipramin gewechselt werden. Bei Nichtansprechen auf ein ausreichend dosiertes TZA empfiehlt es sich in erster Linie, auf einen MAOH überzugehen (Nolen et al. 1988b). Ein Wechsel von einem gemischt die Noradrenalin- und die Serotonin-Rückaufnahme hemmenden Antidepressivum auf einen selektiven Noradrenalin- oder Serotonin-Rückaufnahmehemmer erscheint hingegen weniger aussichtsreich (Nolen et al. 1988a).

3. *Kombination zweier Antidepressiva mit unterschiedlichen Wirkungsprofilen*: Häufig kann bei Nichtansprechen auf ein TZA durch Hinzugabe eines MAOH ein Therapieerfolg erzielt werden. Hierbei ist jedoch die Kombination von z. B. Clomipramin, Fluoxetin, Fluvoxamin, Paroxetin oder Venlafaxin mit einem MAOH kontraindiziert (s. S. 57 f.). Auch sollten die zusätzliche Verordnung von TZA zu einer vorbestehenden MAOH-Therapie und die Kombination von antriebssteigernden Antidepressiva mit MAOH vermieden werden (s. S. 58). Bewährt hatte sich bisher die Kombination von Amitriptylin in einer Dosierung von 100–150 mg mit Tranylcypromin in einer langsam ansteigenden Dosis von 20 mg, in Ausnahmefällen auch bis zu 40 mg. Auch eine Kombination von TZA mit Moclobemid ist möglich. Unter einer MAOH-Kombination empfiehlt sich eine sorgfältige Kreislaufkontrolle und eine Bestimmung der Plasmakonzentrationen der meßbaren TZA.

In der Vergangenheit wurde häufig die Kombination Maprotilin und Clomipramin empfohlen, obwohl der Nachweis eines Wirkungsvorteils einer solchen Kombinationsbehandlung gegenüber einer Monotherapie bisher nicht erbracht worden ist. Auch ist die theoretische Begründung "unterschiedlicher" Wirkungsprofile (Verabreichung je eines spezifischen Noradrenalin- und Serotonin-Rückaufnahmehemmers) fragwürdig, da der Metabolit von Clomipramin, Desmethylclomipramin, ohnehin hauptsächlich den Noradrenalin-Rücktransport hemmt. Überdies sind unerwünschte Nebenwirkungen unter der beschriebenen Kombinationstherapie häufig.

4. *Kombination eines Antidepressivums mit Lithium*: In den letzten Jahren konnte die therapeutische Wirksamkeit einer Lithiumzugabe zu Antidepressiva weiter belegt werden (Schöpf 1989). Positive Effekte wurden sowohl bei uni- und bipolaren Störungen als auch bei der wahnhaften Depression beschrieben. Erfahrungen zu einer Kombinationstherapie liegen mit TZA, MAOH und Fluvoxamin vor. Lithium wird von Anfang an in einer Erhaltungsdosis von 20–30 mmol/l, z. B. 800–1200 mg Lithiumcarbonat, zusätzlich verordnet. Angestrebt werden in der Regel Lithium-Plasmakonzentrationen von 0,6–0,8 mmol/l (wie bei der Phasenprophylaxe, s. S. 148); bei alten Patienten sind evtl. schon Plasmaspiegel von 0,4 mmol/l ausreichend. Bei etwa 20% aller Patienten soll innerhalb von 2 Wochen eine deutliche Besserung eintreten. Von einem Mißerfolg sollte nicht vor Ablauf einer 3wöchigen Kombinationsbehandlung gesprochen werden. (Zur möglicherweise erhöhten Nebenwirkungsrate bei Kombination von SSRI und Lithium s. S. 58).

5. *Antidepressiva-Tropfinfusion*: Eine i.v.-Gabe eines Antidepressivums kann in der Klinik über einen Zeitraum von 10–15 Tagen durchgeführt werden. Ob es durch die parenterale Applikation (teilweise Umgehung des First-pass-Effektes in der Leber) zu einem schnelleren Anfluten des Medikamentes im Zentralnervensystem und dadurch zu einem rascheren Wirkungseintritt kommt, ist bisher nicht gesichert. In mehreren Vergleichsstudien konnte gezeigt werden, daß eine Tropfinfusion einer oralen Gabe in ihrer Wirksamkeit *nicht* überlegen ist. Die intensivere Zuwendung des Pflegepersonals spielt vermutlich eine wichtige psychologische Rolle bei dem vermuteten schnelleren Wirkungseintritt. Eine Tropfinfusion sollte immer erst nach Feststellung der Wirkungslosigkeit eines oralen Antidepressivums gegeben werden.

6. *Kombination eines Antidepressivums mit Schlafentzügen*: Schlafentzüge können bei Therapieresistenz den Behandlungsverlauf unter einer antidepressiven Basismedikation (oder Kombination) günstig beeinflussen (Kuhs u. Tölle 1991; s. auch S. 47).

7. *Kombination mit Psychostimulanzien*: Von Psychostimulanzien (s. Kap. VII) gibt es positive Einzelfallbeschreibungen bei therapieresistenten depressiven Patienten, wobei zumeist Methylphenidat oder D-Amphetamin mit TZA oder sogar MAOH kombiniert wurden (Kindler et al. 1994). Außer einer Verstärkung des antidepressiven Effekts sind jedoch auch vermehrte Nebenwirkungen bis hin zur hypertensiven Krise möglich (s. S. 504 und 510). Das Abhängigkeitsrisiko soll bei dieser Gruppe gering sein.

8. *Elektrokrampftherapie* (s. S. 47)

Trizyklische Antidepressiva (TZA)

1 Amitriptylin

Amineurin (Hexal)
oral: Tbl.   – 10 mg (20, 50, 100 Tbl.)
             Tbl.   – 25 mg (20, 50, 100 Tbl.)
             Tbl.   – 50 mg (20, 50, 100 Tbl.)
             Kps.   – 25 mg (20, 50, 100 Kps.) **(Amineurin retard)**
             Kps.   – 50 mg (20, 50, 100 Kps.) **(Amineurin retard)**
             Kps.   – 75 mg (20, 50, 100 Kps.) **(Amineurin retard)**

Amitriptylin Desitin (Desitin)
Oral: Kps.   – 25 mg (20, 50, 100 Kps.) **Amitriptylin 25 retard**
             Kps.   – 50 mg (20, 50, 100 Kps.) **Amitriptylin 50 retard**
             Kps.   – 75 mg (20, 50, 100 Kps.) **Amitriptylin 75 retard**

Amitriptylin-neuraxpharm (Neuraxpharm)
oral: Drg.   – 10 mg (20, 50, 100 Drg.)
             Drg.   – 25 mg (20, 50, 100 Drg.)
             Drg.   – 50 mg (20, 50, 100 Drg.)
             Tbl.   – 100 mg (20, 50, 100 Tbl.)
             Lsg.   – 40 mg = 20 Trpf. = 1 ml **(20, 50 ml)**

Laroxyl (Roche)
oral: Drg.   – 10 mg (50, 100 Drg.)
             Drg.   – 25 mg (50, 100 Drg.)
parenteral: Amp.   – 50 mg/2 ml (5 Amp.)

Novoprotect (Wyeth)
oral: Tbl.   – 10 mg (20, 50, 100 Tbl.)
             Tbl.   – 25 mg (20, 50, 100 Tbl.)
             Kps.   – 25 mg (20, 50, 100 Kps.) **(Novoprotect 25 retard)**
             Kps.   – 75 mg (20, 50, 100 Kps.) **(Novoprotect 75 retard)**

Saroten (Tropon)
oral: Tbl.   – 10 mg (20, 50, 100 Tbl.)
             Tbl.   – 25 mg (20, 50, 100 Tbl.)
             Kps.   – 25 mg (20, 50, 100 Kps.) **(Saroten retard)**
             Kps.   – 50 mg (20, 50, 100 Kps.) **(Saroten retard)**
             Kps.   – 75 mg (20, 50, 100 Kps.) **(Saroten retard)**
parenteral: Amp.   – 50 mg/2 ml (5 Amp.)

Kombinationspräparate

Limbatril (Roche)
oral: Kps.   – 12,5 mg Amitriptylin + 5 mg Chlordiazepoxid
                    (20, 50, 100 Kps.)
         Tbl.   – 12,5 mg Amitriptylin + 5 mg Chlordiazepoxid
                    (20, 50, 100 Tbl.) (Limbatril Tabs)
         Kps.   – 25 mg Amitriptylin + 10 mg Chlordiazepoxid
                    (20, 50, 100 Kps.) (Limbatril F)

Longopax (Essex Pharma)
oral: Drg.   – 10 mg Amitriptylin + 2 mg Perphenazin
                    (20 Drg.) (Longopax mite)
         Drg.   – 25 mg Amitriptylin + 2 mg Perphenazin **(20 Drg.)**

1.1 Chemie

5-[3-Dimethylamino-propyliden]-10,11-dihydro-5H-dibenzo[a,d]cyclo-
heptatrien Dibenzocycloheptadienderivat; trizyklisches Antidepressivum.

1.2 Eigenschaften

Amitriptylin ist ein seit über 30 Jahren bewährtes Standardantidepressivum; es hat neben der depressionslösenden eine dämpfende Wirkung. Amitriptylin hemmt etwa gleich stark die Noradrenalin- und Serotonin-Rückaufnahme, während der pharmakologisch aktive Metabolit
Nortriptylin bevorzugt die Noradrenalin-Rückaufnahme inhibiert. Die
anticholinerge und antihistaminische Komponente ist beim Amitriptylin
stark ausgeprägt. Die Halbwertszeit liegt bei ca. 15 h, die des Hauptmetaboliten Nortriptylin bei etwa 30 h.

1.3 Indikationen

Agitiert-ängstliche Depressionen. Amitriptylin ist ein hochwirksames Antidepressivum, bei dem die depressionslösende Wirkung mit einem ausgeprägten, rasch einsetzenden Dämpfungseffekt verbunden ist. Die sedierende Komponente kann auch bei Suizidalität genutzt werden. Wenn der Dämpfungseffekt nicht ausreicht, muß vorübergehend mit einem Tranquilizer kombiniert werden. Wenn Depressionen mit Schlafstörungen verknüpft sind, ist es bei der Anwendung von Amitriptylin weit seltener als z. B. bei Imipramin notwendig, zusätzlich ein Schlafmittel zu verordnen. Zur Beseitigung der Schlafstörungen hat sich auch die Dosisverteilung (ein Drittel morgens, zwei Drittel abends) bewährt.

Bei *Schlafstörungen* ohne begleitende depressive Symptomatik kann vor der Verordnung von Benzodiazepinhypnotika alternativ ein Versuch mit einer geringen Dosis Amitriptylin (z. B. 25–75 mg) gemacht werden (s. S. 368). Bei Einschlafstörungen sollte nicht die Retardform gegeben werden.

Bei *Enuresis* soll Amitriptylin ähnlich wie Imipramin eine gute therapeutische Wirkung haben.

Auf *Kombinationspräparate* sollte auch bei der ambulanten Verordnung *verzichtet* werden. Auch geringe Dosen von Benzodiazepinen können bei längerfristiger Verordnung zur *Abhängigkeit* führen (s. S. 46 und 303). Im übrigen wird das Antidepressivum bei fixen Wirkstoffkombinationen in aller Regel unterdosiert.

1.4 Dosierung

Orale Therapie: In den ersten 3 Tagen mit 2mal 25 bis 3mal 25 mg täglich beginnen, dann Erhaltungsdosis 3mal 50 mg oder 2mal 75 mg täglich; bei älteren Patienten kann die halbe Dosis oft ausreichend sein. In der Klinik ist eine Erhöhung bei oraler Medikation bis auf 300 mg täglich möglich. Bei Schlafstörungen hat sich eine Erhöhung der Abenddosis bewährt.

Parenterale Therapie: Als *Tropfinfusion* (Laroxyl, Saroten) 25–100 mg in 500 ml Infusionslösung in aufsteigender Dosierung (3–7 Tage über mindestens 90 min bei einer Tropfgeschwindigkeit von 1,5 ml/min; dann Übergang auf orale Medikation). I.m.-Injektion ist möglich.

1.5 Nebenwirkungen

Vegetative Symptome (z. B. Müdigkeit, Schwindel, Mundtrockenheit, Akkommodationsstörungen) sind unter der Amitriptylintherapie häufig. Vorsicht ist bei älteren Patienten geboten, bei denen Herz-Kreislauf-Beschwerden bekannt sind (s. S. 53). Delirante Syndrome können unter sehr rascher Dosissteigerung vorkommen; insbesondere sind sie dann provozierbar, wenn Amitriptylin mit Psychopharmaka verordnet wird, die ebenfalls eine anticholinerge Komponente besitzen (s. S. 59). Routineuntersuchungen und -hinweise s. *Allgemeiner Teil.*

1.6 Kontraindikationen

Akute Alkohol-, Schlafmittel-, Analgetika- und Psychopharmakaintoxikationen. Harnverhalten und Engwinkelglaukom.

Relative Kontraindikationen: Prostatahypertrophie, schwere Leber- und Nierenschäden, erhöhte Krampfbereitschaft, kardiale Vorschädigung. Eine Kombination mit MAOH sollte nur in der Klinik und sehr vorsichtig durchgeführt werden. (s. S. 106 und 110).

2 Amitriptylinoxid

Equilibrin (Rhône-Poulenc Rorer)
oral: Tbl.   - 30 mg (20, 50, 100 Tbl.)
           Tbl.   - 60 mg (20, 50, 100 Tbl.)
           Tbl.   - 90 mg (20, 50, 100 Tbl.) **(Equilibrin 90 Tabs)**
           Tbl.   - 120 mg (20, 50, 100 Tbl.) **(Equilibrin 120 Tabs)**

2.1 Chemie

3-[10,11-Dihydro-5H-dibenzo[a,d]-cycloheptatrien-5-yliden]-N,N-dimethyl-1-propylamin-N-oxid; Dibenzocycloheptadienderivat; trizyklisches Antidepressivum.

2.2 Eigenschaften

Amitriptylinoxid wird zu Amitriptylin und Nortriptylin metabolisiert. Die Halbwertszeit der Substanz liegt bei etwa 2 h. Obwohl Amitriptylinoxid offenbar die Blut-Hirn-Schranke passieren kann, ist vermutlich der eigentliche Wirkstoff Amitriptylin bzw. Nortriptylin. In tierpharmakologischen Untersuchungen konnten zwar im Vergleich zu Amitriptylin gleich starke *zentrale* anticholinerge Wirkungen festgestellt werden, die *peripheren* anticholinergen Wirkungen waren aber geringer. Die Ursache hierfür liegt offenbar darin, daß bei Gabe von Amitriptylinoxid im Vergleich zur Applikation von Amitriptylin gleich hohe zentrale Amitriptylinkonzentrationen bei niedrigeren Serumspiegeln von Amitriptylin bzw. Nortriptylin erreicht werden. Anticholinerge und kardiovaskuläre Nebenwirkungen sollen daher nach Amitriptylinoxid in geringerer Anzahl und Ausprägung auftreten als nach Amitriptylin.

2.3 Indikationen

Agitiert-ängstliche Depressionen. Amitriptylinoxid hat dasselbe Wirkungsprofil wie Amitriptylin. Zu Beginn der Therapie ist eine sedierende Wirkung zu beobachten.

2.4 Dosierung

Ambulant einschleichender Beginn bis auf eine Tagesdosis von 180 mg. In der Klinik ist eine Dosissteigerung auf 300 mg, in Ausnahmefällen auch höher, möglich. Dosisverteilung wie bei Amitriptylin.

2.5 Nebenwirkungen

Vegetative Nebenwirkungen sollen unter Amitriptylinoxid geringer als unter Amitriptylin sein. Routineuntersuchungen und -hinweise s. *Allgemeiner Teil.*

2.6 Kontraindikationen

Akute Alkohol-, Schlafmittel-, Analgetika- und Psychopharmakaintoxikationen. Harnverhalten und Engwinkelglaukom.

Relative Kontraindikationen: Prostatahypertrophie, schwere Leber- und Nierenschäden, erhöhte Krampfbereitschaft, kardiale Vorschädigung. Eine Kombination mit MAOH sollte nur in der Klinik und sehr vorsichtig durchgeführt werden. (s. S. 106 f und 110 f).

3 Clomipramin

Anafranil (Geigy)

oral:	Drg.	– 10 mg (20, 50, 100 Drg.)
	Drg.	– 25 mg (20, 50, 100 Drg.)
	Tbl.	– 75 mg (20, 50, 100 Tbl.) **(Anafranil retard)**
parenteral:	Amp.	– 25 mg/2 ml (10, 100 Amp.)

Hydiphen (Arzneimittelwerk Dresden)

oral:	Drg.	– 25 mg (50 Drg.)
parenteral:	Amp.	– 25 mg/2 ml (10 Amp.)

3.1 Chemie

3-Chlor-5-[3-dimethylamino-propyl]-10,11-dihydro-5   H-dibenz[b,f]azepin; Dibenzazepinderivat; trizyklisches Antidepressivum; Clomipramin = Chlorimipramin.

3.2 Eigenschaften

Clomipramin ist das 3-Chlorderivat von Imipramin. Clomipramin ist ein starker, aber nicht spezifischer SRI. Der aktive Metabolit Desmethylclomipramin hemmt v. a. die Noradrenalin-Rückaufnahme. Daneben existieren Hydroxymetaboliten von Clomipramin und Desmethylclomipramin, die ebenfalls pharmakologisch aktiv sind. Die Eliminationshalbwertszeit von Clomipramin beträgt ca. 35 h, die von Desmethylclomipramin liegt bei etwa 50 h.

3.3 Indikationen

Clomipramin kann sowohl bei *gehemmt-depressiven Syndromen* als auch bei Depressionen mit Angstzuständen oder *leichter* Agitiertheit gegeben werden. Clomipramin muß bei depressiven Patienten, bei denen Angst und Schlafstörungen Leitsymptome sind, ggf. mit sedierenden Medikamenten, z. B. Benzodiazepinen, kombiniert werden, da die Substanz selbst keine sedierende Wirkung hat.

Bei *Zwangsstörungen* erwies sich Clomipramin gegenüber Placebo als überlegen und stellt daher die psychopharmakologische Behandlungsmaßnahme der Wahl bei diesem Krankheitsbild dar. Die Wirkung setzt bei Zwangssymptomen häufig später als bei der Depression oder der Panikstörung ein und zeigt sich nicht selten erst nach einer Therapiedauer von 2–3 Monaten; sie ist unabhängig vom antidepressiven Effekt (s. auch S. 41).

Bei Patienten mit *Panikstörung* mit oder ohne Agoraphobie hat sich Clomipramin ebenfalls als wirksam erwiesen. In der Regel tritt ein Therapieerfolg nach ca. 3 Wochen ein.

Darüber hinaus kann Clomipramin auch bei einer *Kataplexie* im Rahmen einer *Narkolepsie* und bei *chronischen Schmerzzuständen* gegeben werden.

3.4 Dosierung

Orale Therapie: In den ersten 3 Tagen mit 2mal 25 mg bis 3mal 25 mg täglich beginnen; Erhaltungsdosis bei depressiven Syndromen 3mal 50 mg. Erhöhung auf 3mal 75 mg täglich ist möglich; bei älteren Patienten wird eine niedrigere Dosis gewählt. Es existiert eine Retardform mit 75 mg.

Bei *Zwangsstörungen* sind zunächst oft höhere Dosen (bis 300 mg) notwendig, die nach Ansprechen langsam auf die übliche Erhaltungsdosis reduziert werden können.

Bei *Panikstörungen* sollte mit sehr niedrigen Dosen (10–25 mg/Tag) begonnen werden, da bei Therapiebeginn auftretende Nebenwirkungen zuweilen als Verschlechterung verkannt werden. Im allgemeinen sind antidepressiv wirksame Dosen für einen Therapieerfolg ausreichend. Einige Hinweise deuten aber auch auf eine Wirksamkeit von niedrigeren Dosierungen (50–100 mg täglich) hin, insbesondere bei einer längerfristigen Erhaltungstherapie.

Zur Behandlung einer *Kataplexie* werden Dosen zwischen 25 und 75 mg täglich empfohlen.

Parenterale Therapie: Als *Tropfinfusion* 25–75 mg in 250–500 ml Infusionslösung in aufsteigender Dosierung über 90–180 min; eine Steigerung bis 150 mg täglich ist möglich. Nach Besserung Übergang auf orale Medikation. I.m.-Injektion ist möglich.

3.5 Nebenwirkungen

Die Nebenwirkungen sind ähnlich wie beim Imipramin. Besonders bei der Infusionstherapie ist eine Blutdrucksenkung möglich. Von einer Infusionstherapie sollte bei Thrombosegefahr Abstand genommen werden. Krampfanfälle treten in Dosen bis 250 mg/Tag bei ca. 0,5%, bei Dosen von 300 mg und mehr bei ca. 2% der behandelten Patienten auf.

3.6 Kontraindikationen

Akute Alkohol-, Schlafmittel-, Analgetika- und Psychopharmaka-Intoxikation. Harnverhalt und Engwinkelglaukom. Kombination mit MAOH. *Aus Sicherheitsgründen sollte sowohl vor als auch nach der Behandlung mit Clomipramin ein Abstand von 2 Wochen zur Verordnung eines MAOH eingehalten werden.* Nach Absetzen des reversiblen MAOH Moclobemid sollte ein Wechsel auf Clomipramin am übernächsten Tag möglich sein. Clomipramin darf nicht mit tryptophanhaltigen Arzneimitteln kombiniert werden.

Relative Kontraindikationen: Suizidalität (bei bestehender Suizidalität kann auf Clomipramin zurückgegriffen werden, wenn eine vorübergehende Kombination mit Benzodiazepinen, auch in höheren Dosen, akzeptiert werden kann), Prostatahypertrophie, schwere Leber- und Nierenschäden, erhöhte Krampfbereitschaft, kardiale Vorschädigung.

4 Desipramin

Pertofran (Geigy)
oral: Drg.   - 25 mg (20, 50, 100 Drg.)

Petylyl (Arzneimittelwerk Dresden)
oral: Drg.   - 25 mg (50 Drg.)

4.1 Chemie

5-[3-Methylamino-propyl]-10,11-dihydro-5 H-dibenz[b,f]azepin; Dibenzazepinderivat; trizyklisches Antidepressivum; Desipramin = Desmethyl-
imipramin = Desimipramin.

4.2 Eigenschaften

Desipramin ist der desmethylierte Hauptmetabolit von Imipramin. Desipramin hat geringere anticholinerge Eigenschaften als Imipramin; es ist
ein starker, relativ spezifischer Noradrenalin-Rückaufnahmehemmer.
Klinisch ist die antriebssteigernde Wirkung stark ausgeprägt (Biochemie
der desmethylierten Verbindungen s. *Allgemeiner Teil*, S. 12). Die Halbwertszeit beträgt um 20 h und ist im Alter erhöht.

4.3 Indikationen

Gehemmt-depressive Syndrome. Die antriebssteigernde Wirkung ist stärker als beim Imipramin. Zur möglichen Anwendung von Desipramin bei
Kokain-Abhängigkeit s. S. 438.

4.4 Dosierung

In den ersten 3 Tagen mit 3mal 25 mg täglich oral beginnen. Erhaltungsdosis i. allg. 3mal 50 mg täglich, bei älteren Patienten geringer; Höchstdosis 200–250 mg täglich. Bei gleichzeitig bestehenden Schlafstörungen soll
Desipramin nicht spätabends verordnet werden.

4.5 Nebenwirkungen

Vegetative Symptome treten in etwas geringerem Ausmaß als unter der
Behandlung mit Imipramin auf. Zu Beginn der Behandlung können Erregungszustände und Schlafstörungen vorkommen. Routineuntersuchungen und -hinweise s. *Allgemeiner Teil.*

4.6 Kontraindikationen

Akute Alkohol-, Schlafmittel-, Analgetika- und Psychopharmaka-Intoxikationen. Kombination mit MAOH. Harnverhalten und Engwinkelglaukom.

Relative Kontraindikationen: Suizidalität (bei bestehender Suizidalität
kann auf Desipramin zurückgegriffen werden, wenn eine vorübergehende
Kombination mit Benzodiazepinen, auch in höheren Dosen, akzeptiert
werden kann), Prostatahypertrophie, schwere Leber- und Nierenschäden,
erhöhte Krampfbereitschaft, kardiale Vorschädigung.

5 Dibenzepin

Noveril (Wander Pharma)
oral:	Drg.	– 40 mg (50, 100 Drg.) **(Noveril mite)**
	Drg.	– 80 mg (50, 100 Drg.)
	Tbl.	– 240 mg (20, 50, 100 Tbl.) **(Noveril retard)**
parenteral:	Amp.	– 120 mg/6 ml (10 Amp.)

5.1 Chemie

5-Methyl-10-[2-dimethylamino-ethyl]-10,11-dihydro-11-oxo-5H-dibenzo
[b,e] [1,4]diazepin; Dibenzodiazepinderivat; trizyklisches Antidepressivum.

5.2 Eigenschaften

Die pharmakologischen Eigenschaften des Dibenzepins ähneln bis auf die
geringer ausgeprägten anticholinergen Eigenschaften denen des Imipramins. Die Metabolisierung erfolgt über N-Demethylierungen an verschiedenen Molekülpositionen. Dibenzepin hat eine Halbwertszeit von ca. 4 h,
die Halbwertszeit der Retardform soll das 2- bis 3fache betragen.

5.3 Indikationen

Depressive Syndrome, auch bei gehemmten Depressionen. Dibenzepin hat
eine stärker antriebssteigernde als sedierende Wirkung. Die antriebssteigernde Komponente ist allerdings geringer als beim Imipramin. Dibenzepin ist wegen geringerer Nebenwirkungen gut für die ambulante Therapie
und für die Behandlung älterer Patienten geeignet.

5.4 Dosierung

Orale Therapie: Die Dosis liegt höher als bei den übrigen TZA. Wegen der
geringeren Nebenwirkungen kann gleich mit einer höheren Dosis begonnen werden: ambulant 240 mg täglich, in der Klinik bis 2mal 240 mg
täglich. Höchstdosis: 720 mg täglich. Bei gleichzeitig bestehenden Schlafstörungen sollte die letzte Dosis nicht spätabends verabreicht werden.
(Allerdings wird gelegentlich nach Dibenzepin eine schlaffördernde Wirkung beobachtet).

Parenterale Therapie: Als *Tropfinfusion* werden in 500 ml Infusionslösung am 1. Tag 120 mg (= 1 Amp.), am 2. Tag 240 mg, ab 3. Tag 360 mg gegeben. Infusionszeit ca. 3 h. Nach Besserung umsetzen auf orale Medikation. I.m.-Injektion ist möglich.

5.5 Nebenwirkungen

Vegetative Symptome kommen vor, sind aber deutlich geringer als beim Imipramin. Routineuntersuchungen und -hinweise s. *Allgemeiner Teil.*

5.6 Kontraindikationen

Akute Alkohol-, Schlafmittel-, Analgetika- und Psychopharmaka-Intoxikationen. Harnverhalten und Engwinkelglaukom.

Relative Kontraindikationen: Suizidalität (bei bestehender Suizidalität kann auf Dibenzepin zurückgegriffen werden, wenn eine vorübergehende Kombination mit Benzodiazepinen, auch in höheren Dosen, akzeptiert werden kann), Prostatahypertrophie, schwere Leber- und Nierenschäden, erhöhte Krampfbereitschaft, kardiale Vorschädigung. Eine Kombination mit MAOH sollte nur in der Klinik sehr vorsichtig durchgeführt werden (s. S. 106 und 110).

6 Dosulepin

Idom (Boots Pharma)

oral: Kps.   – 25 mg (50 Kps.) (**Idom mite**)
           Drg.   – 75 mg (20, 50 Drg.)

Dosulepin ist ein sedierendes TZA. Die Vielzahl der im Handel befindlichen Antidepressiva macht Dosulepin für die psychiatrische Pharmakotherapie *entbehrlich.*

Dosierung: Nach einschleichendem Beginn Steigerung bis auf eine durchschnittliche Tagesdosis von 150 mg. Tageshöchstdosis 225 mg, unter klinischen Bedingungen auch mehr. Es empfiehlt sich, die Hauptdosis am Abend zu geben.

7 Doxepin

Aponal (Boehringer Mannheim)
oral: Drg.   – 5 mg (20, 50, 100 Drg.)
               Drg.   – 10 mg (20, 50, 100 Drg.)
               Drg.   – 25 mg (20, 50, 100 Drg.)
               Tbl.   – 50 mg (20, 50, 100 Tbl.)
               Tbl.   – 75 mg (20, 50 Tbl.)
               Tbl.   – 100 mg (20, 50 Tbl.)
               Trpf.   – 10 mg = 20 Trpf. = 1 ml (30, 90 ml)
parenteral: Amp.   – 25 mg/2 ml (5 Amp.)
Doxepin-neuraxpharm (Neuraxpharm)
oral: Tbl.   – 25 mg (20, 50, 100 Tbl.)
               Tbl.   – 50 mg (20, 50, 100 Tbl.)
               Tbl.   – 100 mg (20, 50, 100 Tbl.)

Sinquan (Pfizer)
oral: Kps.   – 10 mg (20, 50, 100 Kps.)
               Kps.   – 25 mg (20, 50, 100 Kps.)
               Kps.   – 50 mg (20, 50, 100 Kps.)

7.1 Chemie

11-[3-Dimethylamino-propyliden]-6,11-dihydro-dibenz[b,e]oxepin;
Dibenzoxepinderivat; trizyklisches Antidepressivum.

7.2 Eigenschaften

Doxepin ist neben Amitriptylin der wichtigste Vertreter der Antidepressiva mit dämpfender Wirkung. Auch pharmakologisch ähnelt Doxepin dem Amitriptylin; die sedierende Wirkung ist im Tierversuch stärker ausgeprägt. Im biochemischen Wirkungsprofil ist besonders die starke histaminantagonistische Wirkung hervorzuheben. Doxepin hemmt die

Noradrenalin-Rückaufnahme etwas stärker als die Rückaufnahme des Serotonins. Die Halbwertszeit von Doxepin beträgt 15- 20 h, die des aktiven Metaboliten Desmethyldoxepin das 2- bis 4fache.

7.3 Indikationen

Agitiert-ängstlich-depressive Syndrome. Es kommt nach oraler Medikation zu einer deutlichen Sedierung. Die Sedierung soll nach i.m.-Injektion stärker sein. Mittels einer etwas höheren Dosis ist die entsprechende Sedierung aber auch durch orale Medikation zu erreichen, so daß auf i.m.- oder i.v.-Injektion in der psychiatrischen Pharmakotherapie verzichtet werden kann.

Eine weitere Indikation für Doxepin hat sich bei der Behandlung der *Entzugssyndrome* nach Alkohol und anderen suchterzeugenden Substanzen (s. S. 307) sowie bei *Schlafstörungen* (s. S. 368) ergeben.

7.4 Dosierung

Orale Therapie: Einschleichend mit 3mal 25 mg täglich beginnen. Erhaltungsdosis 3mal 50 mg bis 3mal 75 mg täglich, bei älteren Patienten geringere Dosis. Höchstdosis 300 mg täglich. Bei Entzugssyndromen ist häufig die Höchstdosis notwendig (z. B. 3mal 50 mg bis 6mal 50 mg in den ersten 3 Tagen, dann langsame Reduktion).

Parenterale Therapie: Als *Tropfinfusion* werden in steigender Dosierung bis 150 mg täglich in einer Infusionslösung appliziert. Nach Besserung in absteigender Dosierung Umstellung auf orale Medikation; i.m.-Injektion ist möglich.

7.5 Nebenwirkungen

Anticholinerge Begleitwirkungen (Mundtrockenheit, Akkommodationsstörungen, Obstipation etc.) treten besonders bei höherer Dosierung häufiger auf. Der Kreislauf muß besonders bei initial höherer Dosierung sorgfältig überprüft werden. Initiale Müdigkeit ist häufig. Routineuntersuchungen und -hinweise s. *Allgemeiner Teil.*

7.6 Kontraindikationen

Akute Alkohol-, Schlafmittel-, Analgetika- und Psychopharmakaintoxikationen. Harnverhalten und Engwinkelglaukom.

Relative Kontraindikationen: Prostatahypertrophie, schwere Leber- und Nierenschäden, erhöhte Krampfbereitschaft, kardiale Vorschädigung. Eine Kombination mit MAOH sollte nur in der Klinik und sehr vorsichtig durchgeführt werden. (s. S. 106 f und 110 f).

8 Imipramin

Imipramin-neurax (Neuraxpharm)
oral:	Drg.	– 10 mg (20, 50, 100 Drg.)
	Drg.	– 25 mg (20, 50, 100 Drg.)
	Saft	– 5 mg = 1 ml (100 ml)

Pryleugan (Arzneimittelwerk Dresden)
oral:	Drg.	– 10 mg (20, 50 Drg.)
	Drg.	– 25 mg (20, 50 Drg.)

Tofranil (Geigy)
oral:	Drg.	– 10 mg (20, 50, 100 Drg.) **(Tofranil mite)**
	Drg.	– 25 mg (20, 50, 100 Drg.)
	Drg.	– 50 mg (20, 50, 100 Tbl.)
parenteral:	Amp.	– 25 mg/2 ml (10 Amp.)

8.1 Chemie

N-[3-Dimethylamino-propyl]-iminodibenzyl; Dibenzazepinderivat; trizyklisches Antidepressivum.

8.2 Eigenschaften

Seit der Entdeckung der antidepressiven Wirkung des Imipramins 1957 ist dieses Pharmakon eines der wichtigsten Antidepressiva geblieben. Es hat sich als Standardantidepressivum in der Therapieforschung bei der Untersuchung der Wirksamkeit neuer Antidepressiva bewährt. Imipramin hat neben der depressionslösenden Wirkung eine leicht aktivierende Eigenschaft, so daß das Indikationsgebiet weit gesteckt ist. Die Substanz hemmt die Noradrenalin-Rückaufnahme etwas stärker als den Serotonin-Rücktransport. Die Halbwertszeit von Imipramin liegt mit ca. 15 h im mittleren Bereich, die des Hauptmetaboliten Desipramin, der relativ spezifisch die Noradrenalin-Rückaufnahme inhibiert, liegt etwas höher.

8.3 Indikationen

Gehemmt-depressive Syndrome und depressive Syndrome, bei denen Agitation kein Leitsymptom ist. Besondere Vorsicht ist immer zu Beginn einer Therapie mit Imipramin bei stark gehemmt-depressiven Patienten geboten, weil es zunächst nur zu einer Antriebssteigerung kommen kann, ohne daß gleichzeitig die Stimmung aufgehellt wird. Eine derart ungleiche Wirkung auf Antrieb und Stimmung kann das Suizidrisiko erhöhen. Es sollte dann in den ersten 5–10 Behandlungstagen Imipramin mit einem Tranquilizer kombiniert werden.

Imipramin kann auch bei der *Panikstörung* und bei der *generalisierten Angststörung* gegeben werden.

Bei *Bulimie* ist ein Therapieversuch mit Imipramin gerechtfertigt. Weitere spezielle Indikationen stellen *Enuresis* und *Kataplexie* bei Narkolepsie und chronische Schmerzsyndrome dar.

8.4 Dosierung

Orale Therapie: In den ersten 3 Tagen 2mal 25 mg bis 3mal 25 mg täglich; Erhaltungsdosis 3mal 50 mg täglich; Erhöhung auf 3mal 75 mg, evtl. 3mal 100 mg täglich ist möglich. Bei älteren Patienten kann die ausreichende Dosis niedriger liegen.

Da bei Therapiebeginn auftretende Nebenwirkungen zuweilen als Verschlechterung verkannt werden, sollte bei *Panikstörungen* mit sehr niedrigen Dosen (20–25 mg täglich) begonnen werden, i. allg. sind antidepressiv wirksame Dosen für einen Therapieerfolg ausreichend. Einige

Hinweise deuten auf eine Wirksamkeit auch von niedrigeren Dosierungen (50–100 mg täglich).

Bei *Enuresis*: Beginn mit 10 mg täglich; dann Erhaltungsdosis bei 5-bis 7jährigen Kindern: 20 mg täglich, bei 8- bis 14jährigen Kindern: 50 mg täglich.

Bei einer kataplektischen Symptomatik im Rahmen einer *Narkolepsie*: 25–100 mg täglich oral (s. auch S. 396).

Parenterale Therapie: I.m.-Injektionen sind möglich. Sie sollten nur beim *depressiven Stupor* angewandt werden; ein Versuch mit Lorazepam (s. S. 186 f.) sollte aber vorangehen. Beginn mit 3mal 1 Amp. i.m. täglich, dann tägliche Steigerung um 1 Amp. (bis 8 Amp.). Danach wieder tägliche Reduktion um 1 Amp., die jeweils durch 50 mg in Dragée-Form ersetzt wird. Schließlich Übergang auf die übliche orale Erhaltungsdosis.

8.5 Nebenwirkungen

In den ersten Behandlungstagen können Nebenwirkungen, die auf die anticholinergen Eigenschaften zurückzuführen sind, auftreten: Trockenheit der Schleimhäute, Akkommodationsstörungen, Obstipation, Harnverhalten. Auch Blutdrucksenkung, Tachykardie, Schwindel und Kopfschmerzen werden zu Beginn beobachtet. Innere Unruhe und Schlafstörungen sind seltene Nebenwirkungen, Schweißausbrüche kommen vor. Routineuntersuchungen und -hinweise s. *Allgemeiner Teil.*

8.6 Kontraindikationen

Akute Alkohol-, Schlafmittel-, Analgetika- und Psychopharmaka-Intoxikationen. Harnverhalt und Engwinkelglaukom.

Relative Kontraindikationen: Suizidalität (bei bestehender Suizidalität kann auf Imipramin zurückgegriffen werden, wenn eine vorübergehende Kombination mit Benzodiazepinen, auch in höheren Dosen, akzeptiert werden kann), Prostatahypertrophie, schwere Leber- und Nierenschäden, erhöhte Krampfbereitschaft, kardiale Vorschädigung.

Eine Kombination mit MAOH sollte nur in der Klinik *sehr vorsichtig* durchgeführt werden (s. S. 106 f und 110 f).

9 Lofepramin

Gamonil (Merck)
oral:	Tbl.	– 35 mg (50, 100 Tbl.)
	Tbl.	– 70 mg (20, 50, 100 Tbl.)

Lofepramin ist ein TZA, das mit einer Eliminationshalbwertszeit von nur 1,6 h zum vermutlich eigentlich wirksamen Metaboliten Desipramin abgebaut wird. Die Vielzahl der im Handel befindlichen und neu entwickelten Antidepressiva macht Lofepramin für die psychiatrische Pharmakotherapie *entbehrlich*.

Dosierung: Anfangs- und Erhaltungsdosis 2mal 70 bzw. 4mal 35 mg täglich oral; evtl. Erhöhung auf 210 mg, ggf. auch darüber. Bei älteren Patienten geringere Dosis.

10 Maprotilin

Aneural (Wyeth)
oral:	Tbl.	– 10 mg (20, 50, 100 Tbl.)
	Tbl.	– 25 mg (20, 50, 100 Tbl.)
	Tbl.	– 50 mg (20, 50, 100 Tbl.)
	Tbl.	– 75 mg (20, 50, 100 Tbl.)

Deprilept (Promonta)
oral:	Tbl.	– 10 mg (20, 50, 100 Tbl.)
	Tbl.	– 25 mg (20, 50, 100 Tbl.)
	Tbl.	– 50 mg (20, 50, 100 Tbl.)
	Tbl.	– 75 mg (20, 50, 100 Tbl.)

Kanopan (Nordmark)
oral:	Tbl.	– 75 mg (20, 50, 100 Tbl.)

Ludiomil (Geigy)
oral:	Tbl.	– 10 mg (20, 50, 100 Tbl.)
	Tbl.	– 25 mg (20, 50, 100 Tbl.)
	Tbl.	– 50 mg (20, 50, 100 Tbl.)
	Tbl.	– 75 mg (20, 50, 100 Tbl.)
parenteral:	Amp.	– 25 mg/5 ml (10 Amp.)

Mapro-Gry (Gry)
oral:	Tbl.	– 25 mg (20, 50, 100 Tbl.)
	Tbl.	– 50 mg (20, 50, 100 Tbl.)
	Tbl.	– 75 mg (20, 50, 100 Tbl.)

Maprolu (Hexal)
oral:	Tbl.	– 10 mg (20, 50, 100 Tbl.)
	Tbl.	– 25 mg (20, 50, 100 Tbl.)
	Tbl.	– 50 mg (20, 50, 100 Tbl.)
	Tbl.	– 75 mg (20, 50, 100 Tbl.)
parenteral:	Amp.	– 25 mg/5 ml (10 Amp.)

Mapro-Tablinen (Sanorania)
oral:	Tbl.	– 25 mg (20, 50, 100 Tbl.)
	Tbl.	– 50 mg (20, 50, 100 Tbl.)
	Tbl.	– 75 mg (20, 50, 100 Tbl.)

Maprotilin-neuraxpharm (Neuraxpharm)
oral:	Tbl.	– 25 mg (20, 50, 100 Tbl.)
	Tbl.	– 50 mg (20, 50, 100 Tbl.)
	Tbl.	– 75 mg (20, 50, 100 Tbl.)
parenteral:	Amp.	– 25 mg/2 ml (5 Amp.)

Maprotilin HCl-ratiopharm (Ratiopharm)
oral:	Tbl.	– 25 mg (20, 50, 100 Tbl.)
	Tbl.	– 50 mg (20, 50, 100 Tbl.)
	Tbl.	– 75 mg (20, 50, 100 Tbl.)

Mirpan (Dolorgiet)
oral:	Tbl.	– 25 mg (20, 50, 100 Tbl.)
	Tbl.	– 50 mg (20, 50, 100 Tbl.)
	Tbl.	– 75 mg (20, 50, 100 Tbl.)

Psymion (Desitin)
oral:	Tbl.	– 25 mg (20, 50, 100 Tbl.)
	Tbl.	– 50 mg (20, 50, 100 Tbl.)
	Tbl.	– 75 mg (20, 50, 100 Tbl.)

10.1 Chemie

H₂C—CH₂—CH₂—N⟨H/CH₃⟩

N-Methyl-{3-[9,10-ethano-dihydroanthracenyl-(9)]}-propylamin;
Dibenzocyclooctadienderivat; tetrazyklisches Antidepressivum.

10.2 Eigenschaften

Maprotilin war die erste sog. tetrazyklische Verbindung, die als Antidepressivum angewandt wurde. Die Substanz hat aber noch eine – auch strukturchemisch – sehr enge Verwandtschaft zu den TZA und wird deshalb in dieser Gruppe aufgeführt. Biochemisch sind die relativ selektive Hemmung des Noradrenalin-Rücktransportes und die antihistaminische Wirkungskomponente wichtig. Maprotilin ist etwas weniger anticholinerg wirksam als TZA. Die Substanz hat eine lange Eliminationshalbwertszeit (40–50 h).

10.3 Indikationen

Depressive Syndrome: Die zu Beginn einer Behandlung oft eintretende Müdigkeit erlaubt den Einsatz von Maprotilin auch bei ängstlich-agitierten Depressionen.

10.4 Dosierung

Orale Therapie: Beginn mit 3mal 25 mg täglich oder 1mal 75 mg abends; Erhaltungsdosis 1mal 75 mg bis 2mal 75 mg (oder 3mal 50 mg) täglich; auch höhere Dosen werden häufig gut vertragen, doch steigt dann das Krampfrisiko. Bei älteren Patienten geringere Dosis.

Parenterale Therapie: Als *Tropfinfusion* 3–6 Amp. (75–150 mg) in 500 ml Infusionslösung. Infusionsdauer 2–3 h; später Übergang auf orale Medikation.

10.5 Nebenwirkungen

Insgesamt sind die Nebenwirkungen unter Maprotilin etwas geringer als unter den TZA. Anticholinerge Nebenwirkungen, besonders trockener Mund, werden jedoch häufig beschrieben und sind v. a. bei höheren Dosen vermehrt zu beobachten. Die kardiovaskulären Nebenwirkungen von Maprotilin sind nur unwesentlich geringer als die der trizyklischen Substanzen. Vorübergehende Schwindelgefühle kommen vor. Zu Beginn einer Behandlung kann stärkere Müdigkeit auftreten. Die Krampfpotenzierung ist unter Maprotilin dosisabhängig höher als unter den anderen Antidepressiva; auch allergische Hautreaktionen sollen häufiger auftreten. Routineuntersuchungen und -hinweise s. *Allgemeiner Teil*.

10.6 Kontraindikationen

Akute Alkohol-, Schlafmittel-, Analgetika- und Psychopharmakaintoxikationen. Harnverhalten und Engwinkelglaukom.

Relative Kontraindikationen. Prostatahypertrophie, schwere Leber- und Nierenschäden, erhöhte Krampfbereitschaft, kardiale Vorschädigung. Eine Kombination mit MAOH sollte nur in der Klinik und sehr vorsichtig durchgeführt werden. (s. S. 106 f und 110 f).

11 Nortriptylin

Nortrilen (Tropon)
oral:　　Drg.　　– 10 mg (20, 50 Drg.)
　　　　　Drg.　　– 25 mg (20, 50, 100 Drg.)

11.1 Chemie

3-(10,11-Dihydro-5H-dibenzo[a,d]cyclohepten-5-yliden)-N-methylpropylamin; Dibenzocycloheptadienderivat; trizyklisches Antidepressivum.

11.2 Eigenschaften

Als desmethylierte Verbindung hat Nortriptylin eine stärkere antriebssteigernde Wirkung als die Muttersubstanz Amitriptylin. Nortriptylin
hemmt die Noradrenalin-Rückaufnahme sehr viel stärker als den Serotonin-Rücktransport. Die Halbwertszeit des Nortriptylins liegt bei 30 h
und länger. Im Vergleich zu den übrigen TZA sind orthostatische Dysregulationen unter Nortriptylin in ihrem Ausmaß sehr viel geringer.

11.3 Indikationen

Gehemmt-depressive Syndrome. Nortriptylin hat ein ähnliches Wirkungsspektrum wie Desipramin. Patienten, die zu orthostatischen Dysregulationen neigen, sollten bei der Wahl eines TZA Nortriptylin erhalten.

11.4 Dosierung

In den ersten 3 Tagen mit 3mal 10 mg bis 3mal 25 mg täglich oral beginnen. Erhaltungsdosis 150 mg. Höchstdosis 300 mg täglich oral. Bei älteren
Patienten werden geringere Dosen benötigt.

11.5 Nebenwirkungen

Vegetative Symptome treten in geringerem Ausmaß als unter Amitriptylin auf. Routineuntersuchungen und -hinweise s. *Allgemeiner Teil.*

11.6 Kontraindikationen

Akute Alkohol-, Schlafmittel-, Analgetika- und Psychopharmaka-Intoxikationen. Harnverhalt und Engwinkelglaukom. Kombination mit MAOH.

Relative Kontraindikationen: Suizidalität (bei bestehender Suizidalität
kann auf Nortriptylin zurückgegriffen werden, wenn eine vorübergehende Kombination mit Benzodiazepinen, auch in höheren Dosen, akzeptiert
werden kann), Prostatahypertrophie, schwere Leber- und Nierenschäden,
erhöhte Krampfbereitschaft, kardiale Vorschädigung.

12 Trimipramin

Herphonal (Arzneimittelwerk Dresden)
oral: Drg.   – 25 mg (20, 50 Drg.)

Stangyl (Rhône-Poulenc)
oral: Tbl.   – 25 mg (20, 50, 100 Tbl.)
              Tbl.   – 100 mg (20, 50, 100 Tbl.) **(Stangyl Tabs)**
              Trpf.   – 40 mg = 40 Trpf. = 1 ml (30, 60 ml)
parenteral: Amp.   – 25 mg/2 ml (5 Amp.)

Trimipramin-neuraxpharm (Neuraxpharm)
oral: Tbl.   – 25 mg (20, 50, 100 Tbl.)

12.1 Chemie

5-[3-Dimethylamino-2-methyl-propyl]-10,11-dihydro-5 H-dibenz[b,f]-azepin;
Dibenzazepinderivat; trizyklisches Antidepressivum.

12.2 Eigenschaften

Trimipramin hat aufgrund der Histamin-Rezeptorblockade eine stark sedierende Wirkung, die vermutlich mit der verzweigten Seitenkette des
Moleküls in Zusammenhang steht. Auch hat die Substanz einen schwachen anti-dopaminergen Effekt. Die Noradrenalin- oder Serotonin-Rückaufnahme werden nicht wesentlich beeinflußt. Trimipramin gehört zu
den wenigen Antidepressiva, unter denen es nicht zu einer REM-Schlaf-
Reduktion kommt. Trimipramin ähnelt im Wirkungsspektrum Amitriptylin, soll jedoch etwas weniger anticholinerg wirken. Die Substanz hat
eine Eliminationshalbwertszeit von ca. 13 h.

12.3 Indikationen

Ängstlich-agitiert-depressive Syndrome: Auch bei Schlafstörungen und *chronischen Schmerzsyndromen* kann Trimipramin eingesetzt werden.

In einer offenen Studie wurde auch eine antipsychotische Wirksamkeit von Trimipramin berichtet (Eikmeier et al. 1991). Da kontrollierte Studien nicht vorliegen, kann die Substanz bei dieser Indikation vorerst aber nicht zur breiteren klinischen Anwendung empfohlen werden.

12.4 Dosierung

Orale Therapie: Einschleichend mit 3mal 25 mg täglich beginnen. Erhaltungsdosis 3mal 50 bis 3mal 75 mg, Höchstdosis 400 mg täglich oral; bei älteren Patienten geringere Dosis. Es können Tabletten und Tropfen appliziert werden.

Parenterale Therapie: Tropfinfusionen und i.m.-Injektionen sind möglich.

12.5 Nebenwirkungen

Die Nebenwirkungen sind ähnlich wie beim Amitriptylin, im Ausmaß aber weniger intensiv ausgeprägt. Routineuntersuchungen und -hinweise s. *Allgemeiner Teil.*

12.6 Kontraindikationen

Akute Alkohol-, Schlafmittel-, Analgetika- und Psychopharmakaintoxikationen. Harnverhalten und Engwinkelglaukom.

Relative Kontraindikationen: Prostatahypertrophie, schwere Leber- und Nierenschäden, erhöhte Krampfbereitschaft, kardiale Vorschädigung. Eine Kombination mit MAOH sollte nur in der Klinik und sehr vorsichtig durchgeführt werden. (s. S. 106 f und 110 f).

Selektive Serotonin-Rückaufnahmehemmer (SSRI)

13 Fluoxetin

Fluctin (Lilly)
oral: Kps.   – 20 mg (20, 50, 100 Kps.)
             Lsg.   – 4 mg = 1 ml (70 ml)

13.1 Chemie

(±)-N-methyl-3-phenyl-3-[(a,a,a-trifluoro-p-tolyl)-oxy]-propylamin;
Propylaminderivat.

13.2 Eigenschaften

Fluoxetin hemmt ebenso wie sein Hauptmetabolit Norfluoxetin selektiv die Serotonin-Rückaufnahme. Andere Transmittersysteme bleiben unbeeinflußt. Fluoxetin hat keine anticholinergen Eigenschaften und keine sedierende Wirkung.

Nach Gabe einer Einmaldosis werden 6–8 h später die höchsten Plasmakonzentrationen gemessen; die Bioverfügbarkeit liegt bei 85%. Nach Einmalgabe beträgt die Eliminationshalbwertszeit 1–4 Tage; sie steigt nach mehrmaliger Gabe auf 2–7 Tage an. Der aktive Metabolit Norfluoxetin wird mit einer Halbwertszeit von 4–15 Tagen eliminiert. Wegen der langen Eliminationshalbwertszeit wird ein Steady-state erst nach einigen Wochen erreicht.

Unter sehr hohen Dosen, die in der Regel über den therapeutischen Dosierungen liegen, wurde eine Gewichtsreduktion beobachtet.

13.3 Indikationen

Depressive Syndrome. Unter Fluoxetin kommt es – wie auch unter anderen SSRI – häufiger zu einer Antriebssteigerung. Fluoxetin muß bei depressiven Patienten, bei denen Angst und Schlafstörungen Leitsymptome sind, oft mit sedierenden Medikamenten, z. B. Benzodiazepinen, kombiniert werden, da die Substanz selbst keine sedierende Wirkung hat.
     Zur Indikation bei *Zwangsstörungen* s. S. 40. Darüber hinaus ist Fluoxetin auch beim *prämenstruellen Syndrom* wirksam (Steiner et al., 1995).

13.4 Dosierung

In der *antidepressiven* Therapie sind 20 mg in einer morgendlichen Einzeldosis meist ausreichend. Empfohlene Dosis bei *Zwangsstörungen*: 60 mg/Tag. Tageshöchstdosis 80 mg; unter diesen hohen Dosierungen ist jedoch mit einem deutlichen Anstieg der Nebenwirkungshäufigkeit zu rechnen. Bei Einschränkung der Leber- oder Nierenfunktion ist es – neben der Dosisreduktion – möglich, Fluoxetin jeden 2. Tag zu verordnen.

13.5 Nebenwirkungen

Besonders in der Anfangsphase der Behandlung sind Appetitlosigkeit und Übelkeit, gelegentlich bis hin zu Erbrechen, häufig. Unruhe-, Angst- und Erregungszustände sowie Schlafstörungen sind ebenso wie Kopfschmerzen vor allem bei höheren Dosierungen nicht selten. Bei *Diabetikern* sind häufigere Blutzuckerkontrollen notwendig, da bei diesen Patienten nach Gabe von Fluoxetin eine Hypoglykämie beschrieben wurde, die nach Absetzen in eine Hyperglykämie umschlagen kann. Selten wurden Vorhofrhythmusstörungen beobachtet.
     Bei Patienten mit Leberschädigung ist wegen des verzögerten Metabolismus eine Dosisanpassung anzuraten. Bei Patienten mit vorbestehendem M. Parkinson wurde in Einzelfällen eine Zunahme der extrapyramidalmotorischen Symptomatik bei Behandlung mit Fluoxetin beobachtet.
     Erhöhter Aufmerksamkeit bedürfen *Wechselwirkungen* von Fluoxetin mit anderen psychotropen Substanzen (s. auch S. 57). So können bei Kombination von Fluoxetin mit TZA deren vorher stabile Plasmaspiegel sehr deutlich (auf etwa das 2- bis 4fache) ansteigen. Die Plasmaspiegel

von Diazepam – möglicherweise auch von anderen Benzodiazepinen – können sich wegen verzögerter Elimination erhöhen. Ebenso kann es zu verstärkten extrapyramidalmotorischen Nebenwirkungen nach Neuroleptika kommen. Bei Kombination mit Lithium kann die Toxizität beider Substanzen gesteigert sein; sollte diese Kombination verordnet werden (z. B. bei therapieresistenten Depressionen), so sind engmaschige Kontrollen des Lithiumspiegels besonders zu Beginn der Behandlung nötig. Der anxiolytische Effekt von Buspiron kann abgeschwächt bzw. aufgehoben werden.

Routineuntersuchungen und -hinweise s. *Allgemeiner Teil.*

Fluoxetin muß bei Auftreten *allergischer Hautausschläge* abgesetzt werden, da solche gelegentlich im Rahmen schwerer systemischer Reaktionen mit Beteiligung von Lunge, Niere oder Leber vorkommen können; diese treten selten auch ohne Hautbeteiligung auf.

13.6 Kontraindikationen

Kombination mit MAOH. Der Hersteller empfiehlt, MAOH 14 Tage vor der Behandlung mit Fluoxetin abzusetzen, nach Absetzen von Fluoxetin sollten wegen der langen Halbwertszeit des Metaboliten Norfluoxetin 5 Wochen verstreichen, bevor ein MAOH verordnet werden kann. Nach Absetzen des reversiblen MAOH Moclobemid sollte ein Wechsel auf Fluoxetin am übernächsten Tag möglich sein. Fluoxetin darf nicht mit tryptophanhaltigen Arzneimitteln kombiniert werden (s. auch S. 58).

Akute Alkohol-, Schlafmittel-, Analgetika- und Psychopharmakaintoxikation.

Relative Kontraindikationen: Suizidalität (bei bestehender Suizidalität kann auf Fluoxetin zurückgegriffen werden, wenn eine vorübergehende Kombination mit Benzodiazepinen, auch in höheren Dosen, akzeptiert werden kann). Vermutungen, nach denen die Behandlung mit Fluoxetin zur Suizidalität führen bzw. diese verstärken könne, konnten in einer Metaanalyse der mit Fluoxetin bei depressiven Patienten durchgeführten kontrollierten Studien unwahrscheinlich gemacht werden (Beasley et al. 1991). Schwere Leber- und Nierenschäden, erhöhte Krampfbereitschaft.

Da Fluoxetin keine anticholinergen Eigenschaften hat, bestehen für Engwinkelglaukom und Prostatahypertrophie keine Kontraindikationen.

14 Fluvoxamin

Fevarin (Duphar)
oral: Tbl.   – 50 mg (20, 50, 100 Tbl.)
             Tbl.   – 100 mg (20, 50 Tbl.)

14.1 Chemie

$$F_3C-\bigcirc-C-CH_2-CH_2-CH_2-CH_2-O-CH_3$$

$$\underset{\underset{O-CH_2-CH_2-NH_2}{|}}{\overset{\|}{N}}$$

5-Methoxy-4-trifluormethyl-Valerophenon-O-[2-aminoethyl]-oxim.

14.2 Eigenschaften

Fluvoxamin ist ein monozyklisches Antidepressivum, das eine relativ spezifische Serotonin-Rückaufnahmehemmung entfaltet und keine anticholinergen Eigenschaften hat. Klinisch hat Fluvoxamin keine sedierende Wirkung. Eine Gewichtszunahme soll nicht auftreten.

Die Halbwertszeit der Substanz beträgt etwa 20 h. Pharmakologisch aktive Metaboliten werden nicht gebildet.

14.3 Indikationen

Depressive Syndrome. Unter Fluvoxamin kommt es – wie auch unter anderen SSRI – häufiger zu einer Antriebssteigerung. Fluvoxamin muß bei depressiven Patienten, bei denen Angst und Schlafstörungen Leitsymptome sind, oft mit sedierenden Medikamenten, z. B. Benzodiazepinen, kombiniert werden, da die Substanz selbst keine sedierende Wirkung hat.

Eine weitere Indikation für Fluvoxamin sind *Zwangsstörungen*. Hinweise auf eine Wirksamkeit gibt es auch bei der *Panikstörung* und bei der *Bulimie*.

14.4 Dosierung

Beginn mit 50 mg täglich für 4 Tage. Erhaltungsdosis 100–200 mg täglich. Ob auch niedrigere Dosen antidepressiv wirksam sind, kann noch nicht abschließend beurteilt werden. Zur Behandlung von Zwangsstörungen sind wahrscheinlich höhere Dosierungen ca. 250 mg/Tag notwendig. Höchstdosis 300 mg.

14.5 Nebenwirkungen

Anticholinerge und kardiovaskuläre Nebenwirkungen treten in der Regel nicht auf. Häufig sind in den ersten beiden Wochen gastrointestinale Beschwerden, besonders Appetitlosigkeit und Übelkeit, gelegentlich bis hin zum Erbrechen. Nicht selten sind Kopfschmerzen. Unter der Gabe von Fluvoxamin können innere Unruhe, Angst- und Erregungszustände sowie Schlafstörungen auftreten.

Unter Fluvoxamin kommt es zu einer Erhöhung der Serumspiegel von Propranolol und Warfarin und der Plasmaspiegel von TZA, weshalb bei diesen Medikamenten ggf. eine Dosisanpassung vorgenommen werden sollte.

Routineuntersuchungen und -hinweise s. *Allgemeiner Teil*.

14.6 Kontraindikationen

Kombination mit MAOH. Aus Sicherheitsgründen sollte *sowohl vor als auch nach* der Behandlung mit Fluvoxamin ein Abstand von 2 Wochen zur Verordnung eines MAOH eingehalten werden (Fluvoxamin hat eine kürzere Eliminationshalbwertszeit als Fluoxetin, s. S. 97). Nach Absetzen des reversiblen MAOH Moclobemid sollte ein Wechsel auf Fluvoxamin am übernächsten Tag möglich sein. Ebenso darf Fluvoxamin nicht mit tryptophanhaltigen Arzneimitteln kombiniert werden (s. auch S. 58).

Akute Alkohol-, Schlafmittel-, Analgetika- und Psychopharmaka-Intoxikation.

Da Fluvoxamin keine anticholinergen Eigenschaften hat, bestehen für Engwinkelglaukom und Prostatahypertrophie keine Kontraindikationen.

Relative Kontraindikationen: Suizidalität (bei bestehender Suizidalität kann auf Fluvoxamin zurückgegriffen werden, wenn eine vorübergehende Kombination mit Benzodiazepinen, auch in höheren Dosen, akzeptiert werden kann). Schwere Leber- und Nierenschäden, erhöhte Krampfbereitschaft.

15 Paroxetin

Seroxat (SmithKline Beecham)
oral: Tbl.   – 20 mg (20, 50, 100 Tbl.)

Tagonis (Janssen)
oral: Tbl.   – 20 mg (20, 50, 100 Tbl.)

15.1 Chemie

(-)-trans-4-(4'-Fluorophenyl)-3-(3',4'-methylendioxyphenoxymethyl)-piperidin.

15.2 Eigenschaften

Paroxetin hemmt selektiv die Serotonin-Rückaufnahme. Daneben hat Paroxetin eine sehr schwache anticholinerge Potenz, die etwa 15mal schwächer ausgeprägt als bei Amitriptylin ist; andere Transmittersysteme bleiben weitgehend unbeeinflußt. Eine Sedierung tritt unter der Behandlung mit Paroxetin nicht auf. Die Substanz unterliegt nach rascher Resorption einem hohen First-pass-Metabolismus; nach Einmalgabe beträgt die Eliminationshalbwertszeit von Paroxetin etwa 16 h (8–30 h); sie steigt nach mehrmaliger Gabe leicht auf etwa 18 h (12–44 h) an. Die Metaboliten sind nicht biologisch aktiv.

15.3 Indikationen

Depressive Syndrome. Unter Paroxetin kommt es – wie auch unter anderen SSRI – häufiger zu einer Antriebssteigerung. Paroxetin muß bei depressiven Patienten, bei denen Angst und Schlafstörungen Leitsymptome sind, oft mit sedierenden Medikamenten, z. B. Benzodiazepinen, kombiniert werden, da die Substanz selbst keine sedierende Wirkung hat.

Neuere Untersuchungen sprechen dafür, daß Paroxetin, ähnlich wie andere SSRI, insbesondere in höherer Dosierung bei der Behandlung von *Zwangsstörungen* wirksam ist. Auch bei der *Panikstörung* scheint Paroxetin wirksam zu sein. Darüber hinaus gibt es Hinweise für eine Wirksamkeit auch beim *prämenstruellen Syndrom*.

15.4 Dosierung

Niedrigste wirksame Dosis und Erhaltungsdosis ist 20 mg in einer morgendlichen Einzelgabe. Zur Behandlung von Zwangsstörungen sind wahrscheinlich höhere Dosen erforderlich. Höchstdosis ist 50 mg, bei älteren Patienten 40 mg. Bei schweren Leber- und Nierenfunktionsstörungen ist eine Dosisanpassung erforderlich.

15.5 Nebenwirkungen

Anticholinerge und kardiovaskuläre Nebenwirkungen treten in der Regel nicht auf. Besonders in der Anfangsphase der Behandlung können Appetitlosigkeit und Übelkeit, selten auch Erbrechen, auftreten. Unruhe-, Angst- und Erregungszustände sowie Schlafstörungen kommen vor allem bei höheren Dosierungen gelegentlich vor.

Bei Kombination mit Cimetidin können die Paroxetinplasmaspiegel ansteigen, sie können bei Gabe enzyminduzierender Substanzen wie Phenytoin oder Phenobarbital abfallen. Die Absorption von Digoxin kann gehemmt, die von Warfarin gesteigert werden, was zu entsprechend häufigerem Monitoring von Digoxinspiegel bzw. Gerinnungsparametern Anlaß geben sollte.

15.6 Kontraindikationen

Kombination mit MAOH. Wie auch für andere SRI gilt, daß sicherheitshalber *sowohl vor als auch nach* der Behandlung mit Paroxetin ein Abstand von 2 Wochen zur Verordnung eines MAOH eingehalten werden sollte (Paroxetin hat eine kürzere Eliminationshalbwertszeit als Fluoxetin, s. auch S. 97). Ebenso darf Paroxetin nicht mit tryptophanhaltigen Arzneimitteln kombiniert werden (s. auch S. 58).

Akute Alkohol-, Schlafmittel-, Analgetika- und Psychopharmakaintoxikation.

Da Paroxetin nur geringe anticholinerge Eigenschaften hat, bestehen für Engwinkelglaukom und Prostatahypertrophie nur sehr relative Kontraindikationen.

Weitere relative Kontraindikationen: Suizidalität (bei bestehender Suizidalität kann auf Paroxetin zurückgegriffen werden, wenn eine vorübergehende Kombination mit Benzodiazepinen, auch in höheren Dosen, akzeptiert werden kann). Schwere Leber- und Nierenschäden, erhöhte Krampfbereitschaft.

Monoaminoxidasehemmer

16 Moclobemid

Aurorix (Roche)
oral: Tbl.   – 150 mg (20, 50, 100 Tbl.)

16.1 Chemie

p-Chloro-N-[2-morpholinoethyl]benzamid;   substituiertes   Benzamid;
Monoaminoxidasehemmer.

16.2 Eigenschaften

Moclobemid, ein Benzamid-Derivat, ist ein kurzwirksamer selektiver *reversibler* Hemmstoff der MAO vom A-Typ. Der Reuptake von biogenen Aminen wird nicht gehemmt. Rezeptoren für Neurotransmitter – auch Dopaminrezeptoren – werden nicht antagonisiert. Nach Absetzen von Moclobemid klingt die MAO-Hemmung innerhalb von 24 h nach der letzten Dosis vollständig ab – im Gegensatz zu irreversiblen MAOH, bei denen dieser Prozeß 7–10 Tage dauert. Die Substanz hat keine sedierenden Eigenschaften.

Moclobemid besitzt gegenüber den irreversiblen nichtselektiven MAOH Vorteile im Hinblick auf bisher gefürchtete Nebenwirkungen wie hypertensive Krisen nach Einnahme von tyraminhaltigen Nahrungsmitteln. Wegen seines kompetitiven Hemmechanismus kann mit der Nahrung aufgenommenes Tyramin Moclobemid aus der Bindung an die MAO-A verdrängen, die dadurch für die Inaktivierung von Tyramin frei wird. Außerdem kann das Tyramin z. T. noch über die MAO-B abgebaut werden. Moclobemid geht, anders als irreversible MAOH, mit dem Enzym bzw. dessen aktivem Zentrum keine kovalente Bindung ein. Daher steht nach Absetzen der Substanz innerhalb von 24 h wieder die volle MAO-A-Aktivität zur Desaminierung von biogenen Aminen zur Verfügung. Dies bringt klinisch den Vorteil mit sich, daß die Patienten keine tyraminarme Diät mehr befolgen müssen und die bisher übliche Latenzzeit bei einer Gabe von TZA nach Moclobemid oder vor operativen Eingriffen sehr wahrscheinlich nicht mehr eingehalten zu werden braucht.

Aufgrund eines First-pass-Effektes in der Leber erreichen bei Therapiebeginn ungefähr 50–80% einer Moclobemid-Einzeldosis den systemischen Kreislauf in unveränderter Form. Bei einer Mehrfachdosierung kommt es – vermutlich durch Hemmung des Moclobemid-Abbaus durch ein metabolisches Zwischen- oder Endprodukt – im Laufe einer Woche zu einer verbesserten Bioverfügbarkeit von ca. 80%. Steady-state-Konzentrationen werden deshalb erst nach einer einwöchigen Therapie erreicht. Moclobemid wird extensiv und komplex metabolisiert. Weniger als 1% einer Dosis werden unverändert im Urin ausgeschieden. Die Eliminationshalbwertszeit von Moclobemid ist kurz; sie liegt bei nur ca. 1–3 h. Pharmakologisch aktive Metaboliten sind beim Menschen nur in sehr geringen Mengen nachweisbar.

16.3 Indikationen

Depressive Syndrome. Untersuchungen mit *irreversiblen* MAOH ergaben, daß diese Substanzen vorzugsweise auch bei depressiven Syndromen mit Angst, atypischen vegetativen Symptomen und hysteriformen Verhaltensweisen – und nicht nur bei gehemmt-depressiven Syndromen – eine therapeutische Wirkung zeigen.

Aufgrund der nur geringen vegetativen und insbesondere anticholinergen und kardiovaskulären Nebenwirkungen ist Moclobemid zur Behandlung depressiver Syndrome bei alten Patienten gut geeignet.

Es ist noch nicht gesichert, ob *reversible* MAOH bei *Panik-* und *Zwangsstörungen,* bei der *atypischen Depression* sowie bei der *sozialen Phobie* die gleiche Wirksamkeit wie irreversible MAOH entfalten. Ausreichende Studien zur Wirksamkeit von Moclobemid bei diesen Krankheitsbildern stehen bislang noch aus.

16.4 Dosierung

300–600 mg pro Tag. Initial 300–450 mg Moclobemid täglich in 2–3 Einzeldosen; danach kann schnell auf 600 mg täglich gesteigert werden.
Eine altersabhängige Anpassung der Dosis oder eine Dosisverringerung bei reduzierter Nierenfunktion erscheint nicht notwendig. Bei Patienten mit einer schweren chronischen *Leberinsuffizienz* ist jedoch eine Dosisanpassung notwendig, da der First-pass-Effekt merklich reduziert, die maximale Plasmakonzentration auf das 3fache erhöht und die Eliminationshalbwertszeit auf das 2- bis 3fache verlängert ist. Unter Cimetidin wurde eine bis auf 25% reduzierte Clearance beobachtet, weshalb dann die Moclobemid-Dosis zumindest halbiert werden sollte.

16.5 Nebenwirkungen

Die Nebenwirkungen sind gering. Gelegentlich können leichte Übelkeit, selten Schlafstörungen, Angst, Mundtrockenheit oder Verdauungsbeschwerden auftreten. Im Vergleich zu TZA rief Moclobemid deutlich weniger vegetative bzw. anticholinerge Nebenwirkungen wie Mundtrockenheit, Schwindel, Obstipation, Schwitzen, Tremor und Akkommodationsstörungen hervor. Lediglich Schlafstörungen wurden unter Moclobemid etwas häufiger beobachtet.
Ohne daß eine tyraminarme Diät eingehalten wurde, kam es in Dosen bis 600 mg/Tag bei keinem der bisher mit Moclobemid behandelten Patienten zu einer hypertensiven Krise. Die unter irreversiblen MAOH üblichen strengen Diätrestriktionen für eine tyraminarme Kost brauchen unter Moclobemid nicht eingehalten zu werden.

Tyramin-Mengen von 100–150 mg pro Mahlzeit rufen unter therapeutischen Moclobemid-Dosierungen (450–600 mg/Tag) noch keine klinisch relevanten Blutdruckerhöhungen hervor. Speisen mit höherem Tyramin-Gehalt sollten jedoch sicherheitshalber vermieden werden, weil das Risiko unerwünschter tyramininduzierter Blutdruckanstiege unter Moclobemid zwar als gering anzusehen, aber nicht gänzlich ausgeschlossen ist. Vorsicht ist daher nach wie vor bei sehr tyraminreichen Nahrungsmitteln wie bestimmten Käsesorten (Cheddar, Stilton) und konzentrierten Hefeextrakten anzuraten. (100 g Cheddar enthalten 10–100 mg Tyramin, 100 g Stilton ca. 50 mg Tyramin.)

Eine Kombination von TZA mit Moclobemid ist nach ersten Einzelfallbeobachtungen möglich. Da umfangreiche Erfahrungen und kontrollierte Untersuchungen hierzu jedoch noch nicht vorliegen, sollten die Empfehlungen zur Kombinationsbehandlung von irreversiblen MAOH mit TZA (s. S. 110 f.) vorläufig auch für Moclobemid gelten. Es wurde über mehrere, überwiegend tödlich endende Fälle eines Serotonin-Syndroms unter einer Kombination von Moclobemid mit Clomipramin bzw. Citalopram – bei allerdings meist sehr hohen bzw. Überdosen – berichtet.

Bei der Umstellung auf ein anderes Antidepressivum braucht aufgrund der kurzen biologischen Wirkdauer von Moclobemid keine Karenzzeit eingehalten zu werden. Eine Substitution durch TZA wurde nach ersten Erfahrungen ohne unerwünschte Nebenwirkungen toleriert. Auch ein Wechsel auf SRI scheint am übernächsten Tag nach Absetzen von Moclobemid möglich. Soll Moclobemid nach Absetzen eines SRI gegeben werden, ist im Fall von Clomipramin, Fluvoxamin und Paroxetin eine Karenzzeit von mindestens 2 Wochen einzuhalten, nach Absetzen von Venlafaxin wird wegen dessen kurzer Halbwertszeit eine Woche für ausreichend gehalten. Bei Fluoxetin verlängert sich diese Karenzzeit aufgrund der langen Halbwertszeit der Muttersubstanz und des pharmakologisch aktiven Metaboliten auf 5 Wochen.

Unter Moclobemid kann die Wirkung von Ibuprofen und von Opiaten verstärkt sein.

16.6 Kontraindikationen

Akute Alkohol-, Schlafmittel-, Analgetika- und Psychopharmaka-Intoxikationen. Akute Verwirrtheitszustände. Überempfindlichkeit gegen das Präparat. MAOH können bei Patienten mit Phäochromozytom oder Thyreotoxikose tyraminunabhängig hypertensive Krisen auslösen.

Da Moclobemid keine anticholinergen Eigenschaften hat, bestehen für Engwinkelglaukom und Prostatahypertrophie keine Kontraindikationen.

Relative Kontraindikationen: Suizidalität (bei bestehender Suizidalität kann auf Moclobemid zurückgegriffen werden, wenn eine vorübergehende Kombination mit Benzodiazepinen, auch in höheren Dosen, akzeptiert werden kann). Erhöhte Krampfbereitschaft.

17 Tranylcypromin

Jatrosom N (Procter & Gamble Pharmaceuticals)
oral: Drg.   – 10 mg (20, 50, 100 Drg.)

Parnate (Procter & Gamble Pharmaceuticals)
oral: Tbl.   5 mg (50 Tbl.)

17.1 Chemie

trans-D,L-2-Phenylcyclopropylamin; Cyclopropylaminderivat; Monoaminoxidasehemmer.

17.2 Eigenschaften

Tranylcypromin ist ein irreversibler nichtselektiver MAOH. Tranylcypromin hat eine starke chemische Strukturähnlichkeit mit Amphetamin
(Amphetamin hemmt aber nicht vornehmlich die Monoaminoxidase)
und existiert in 2 stereoisomeren Formen, wobei das (+)-Tranylcypromin
hauptsächlich die MAO vom B-Typ hemmt, das (-)-Tranylcypromin dagegen vornehmlich die Rückaufnahme und Freisetzung biogener Amine
beeinflußt.
    Die antriebsstimulierende Wirkung kann beim Tranylcypromin noch
intensiver als beim Desipramin oder beim Imipramin ausgeprägt sein.
Biochemie und Pharmakologie, auch die Trennung der MAO in Typ A
und B, werden im *Allgemeinen Teil* besprochen. Tranylcypromin hat
zwar nur eine Halbwertszeit von ca. 1,5–3 h, doch ist die biologische
Wirkungsdauer erheblich länger, da die Substanz als *irreversibler*
MAOH mit dem Enzym in der Nähe des aktiven Zentrums eine feste
kovalente Bindung eingeht, das Abklingen der MAO-Inhibition also von
der Neusyntheserate des Enzyms abhängig ist.

17.3 Indikationen

Depressive Syndrome. Früher wurde Tranylcypromin i. allg. nur in Kombination mit Trifluoperazin, sowohl ambulant als auch in der Klinik, empfohlen. In den letzten Jahren hat sich gezeigt, daß Tranylcypromin auch ohne Kombination mit dem Neuroleptikum ohne vermehrtes Risiko gegeben werden kann. MAOH haben in einigen Fällen eine gute antidepressive Wirkung, wo vorher TZA oder andere Antidepressiva versagt haben (s. Therapieresistenz, S. 70).

Bei *Therapieresistenz* und Kombination mit anderen Antidepressiva sind reversible MAOH wahrscheinlich mit weniger Risiko behaftet und deshalb den irreversiblen MAOH vorzuziehen. Diese Empfehlung bedarf jedoch in den nächsten Jahren der intensiven Prüfung.

Bei *atypischen Depressionen,* also depressiven Syndromen u. a. mit Angst oder atypischen vegetativen Symptomen (s. S. 34), haben MAOH oft eine gute therapeutische Wirkung; dies gilt auch für Panikstörungen. Diese Indikationen relativieren die frühere Gepflogenheit, MAOH nur bei gehemmt-depressiven Syndromen zu verordnen. Darüber hinaus wird über positive Effekte von MAOH bei Patienten mit *Zwangsstörungen* und *sozialer Phobie* berichtet.

Der Wirkungseintritt nach MAOH ist sehr unterschiedlich, der gewünschte Effekt tritt dosisabhängig innerhalb weniger Tage, aber auch erst nach 10–20 Tagen ein.

17.4 Dosierung

Einschleichend mit 5 mg, später bis 20 mg. In der Klinik sind Dosen bis 40 mg, selten bis 60 mg möglich. Unter engmaschigen Kontrollen sind jedoch – insbesondere bei therapieresistenten Patienten (Amsterdam et al. 1980) – auch höhere Dosen gegeben und relativ gut toleriert worden. Letzte Verordnung nicht spätabends. Bei älteren Patienten geringere Dosis.

17.5 Nebenwirkungen

Zu Beginn der Therapie können Erregungssteigerungen, Unruhezustände mit Schlafstörungen, Tremor und Hyperhidrosis auftreten. Es ist auch möglich, daß Unruhezustände mit plötzlicher Apathie abwechseln. Krampfanfälle wurden nach MAOH selten beobachtet. Häufigste Neben-

wirkungen sind orthostatische Hypotonie, Schwindel und Kopfschmerzen. Möglich sind hypertone Blutdruckkrisen!
Weiterhin treten Palpitationen und Übelkeit auf. In Einzelfällen sind Gewichtsänderungen, Opstipation und Diarrhöe sowie Leuko- bzw. Thrombozytopenien, Ödeme und ein Syndrom der inadäquaten ADH-Sekretion (SIADH), außerdem sexuelle Funktionsstörungen und Kälteschauer beobachtet worden. Ausnahmefälle sind Verwirrtheit, Halluzinationen und Krampfanfälle.

Die Ursache der antihypertensiven Wirkung der MAOH ist bis jetzt noch nicht endgültig geklärt. Es wurde vermutet, daß die Wirkung auf Ganglienblockade oder auf der Wirkung eines "falschen Transmitters", der durch MAOH entstanden ist, beruht. Eine weitere Hypothese erklärt den antihypertensiven Effekt der MAOH folgendermaßen: Die Biosynthese des Noradrenalins wird durch einen Feedbackmechanismus geregelt, indem das durch die MAO-Hemmung vermehrt zur Verfügung stehende Noradrenalin selbst die Tyrosinhydroxylase hemmt. Durch MAOH könnte also die Noradrenalinbiosynthese reduziert werden; die Folge wäre eine Blutdrucksenkung.
Am gefährlichsten sind hypertensive Blutdruckkrisen, die nach Einnahme stark aminhaltiger Nahrungsmittel (besonders Tyramin) auftreten können. Die Amine werden wegen der Anreicherung der MAOH in der Leber nicht metabolisiert und führen, vermutlich über eine Freisetzung von Noradrenalin an den Nervenendigungen, zu einer hypertensiven Reaktion.

Bei auftretender Hypotonie unter der Behandlung mit Tranylcypromin eignet sich, sofern ein Kreislaufmittel benötigt wird, am besten *Dihydroergotamin* (z. B. Dihydergot) in einer Dosierung von 4–6 mg täglich.

Im Fall eines durch Überdosierung oder Intoxikation hervorgerufenen bedrohlichen *Blutdruckabfalls* kann unter *sorgfältigen Blutdruckkontrollen* Noradrenalin (Arterenol) s.c., i.m. oder i.v., evtl. als Dauertropfinfusion, verabreicht werden. Bei der paradoxen *hypertonischen Blutdruckkrise* ist meist ein Absetzen von Tranylcypromin ausreichend. Der Blutdruck normalisiert sich dann gewöhnlich innerhalb von einigen Stunden. Bei sehr schweren Blutdruckkrisen hat sich die langsame i.v.-Injektion von *Phentolamin* (Regitin) bis zu 5 mg bewährt.
Routineuntersuchungen und -hinweise s. *Allgemeiner Teil.*

17.6 Kontraindikationen

Kombination mit SSRI, Clomipramin und Venlafaxin dürfen *nicht* erfolgen (Gefahr eines zentralen Serotinin-Syndroms, s. auch S. 57). Die Gabe von TZA *nach* MAOH ohne die eingehaltene Übergangszeit ist kontraindiziert. Die umgekehrte Reihenfolge (TZA *vor* MAOH) stellt ein geringeres Risiko dar. Bei einer nachfolgenden Therapie mit Neuroleptika besteht höchstens bei Verordnung von Phenothiazinderivaten ein leicht erhöhtes Risiko. Weitere Kontraindikationen sind schwere Leber- und Nierenschäden und erhöhte Krampfbereitschaft. Da Tranylcypromin keine anticholinergen Eigenschaften hat, bestehen für Engwinkelglaukom und Prostatahypertrophie keine Kontraindikationen.

Relative Kontraindikation: Suizidalität (bei bestehender Suizidalität kann auf Tranylcypromin zurückgegriffen werden, wenn eine vorübergehende Kombination mit Benzodiazepinen, auch in höheren Dosen, akzeptiert werden kann).

Gleichzeitiger Genuß von *tyraminhaltigen Nahrungsmitteln* kann zu schwersten Blutdruckkrisen führen.

Während einer Behandlung mit Tranylcypromin dürfen folgende Nahrungsmittel und Getränke nicht eingenommen werden (entsprechende Diätrichtlinien sind bei der Herstellerfirma erhältlich): *Käse* (besonders reifer, alter Käse; Frischkäse ist erlaubt), *Fischhalbkonserven* wie z. B. *Salzheringe, Hefeextrakte und -hydrolysate; Saubohnen, gealtertes Fleisch* oder *Fleischextrakte* (Frischfleisch ist erlaubt), Salami, fermentierte Würste, Geflügelleber, Schokolade, saure Sahne und Joghurt (große Portionen), verdorbene oder getrocknete Früchte wie verdorbene Bananen, Feigen oder Rosinen. Einen hohen Tyramin-Gehalt können Nahrungsmittel haben, die nicht frisch sind oder nicht frisch zubereitet aus der Tiefkühltruhe oder einer soeben geöffneten Konservendose stammen. Nach neueren Untersuchungen enthalten die meisten Alkoholika nur geringe Mengen Tyramin; wie bei jeder Psychopharmakabehandlung sollte der Patient jedoch auch bei der Behandlung mit MAOH zur Alkoholkarenz angehalten werden.

Bei der Behandlung mit Tranylcypromin sollte es zur Regel werden, daß möglichst keine Zusatzmedikation verordnet wird. Unverträglichkeiten mit folgenden Substanzen sind beschrieben worden: opiatartige Narkoanalgetika (insbesondere Pethidin; Wirkungsverstärkung der Opiate durch Hemmung von deren Metabolismus), Suxamethonium (verlängerte Muskelrelaxation bzw. Apnoe durch Hemmung der Pseudocholinesterase), Barbiturate (Wirkungsverstärkung durch Hemmung des Metabolismus), Amphetamin, Ephedrin, L-DOPA, vasokonstriktorische Sympathikomimetika (jeweils pharmakodynamische Wirkungsverstärkung), Anticholinergika (Wirkungsverstärkung durch Hemmung des Metabolismus), Insulin und orale Antidiabetika (Möglichkeit von Hypoglykämien), Reserpin. Aufgrund des blutdrucksenkenden Effekts von MAOH kann die Wirkung von Antihypertensiva bzw. Diuretika verstärkt sein (Ausnahme: Guanethidin und Methyldopa, deren Wirkung durch MAOH aufgehoben wird). Vorsicht auch bei chininhaltigen Präparaten.

Besonders müssen die Patienten auch vor einer *Selbstmedikation gewarnt* werden. Vor der Verordnung eines anderen Antidepressivums soll eine Übergangszeit von 14 Tagen eingehalten werden (s. aber therapieresistente Depression S. 71). MAOH können bei Patienten mit Phäochromozytom oder Thyreotoxikose tyraminunabhängig hypertensive Krisen auslösen.

Andere Antidepressiva

18 Mianserin

Mianserin-neuraxpharm (Neuraxpharm)
oral: Tbl.   – 10 mg (20, 50, 100 Tbl.)
             Tbl.   – 30 mg (20, 50, 100 Tbl.)

Prisma (Thiemann)
oral: Tbl.   – 30 mg (20, 50, 100 Tbl.)

Tolvin (Organon)
oral: Tbl.   – 10 mg (20, 50, 100 Tbl.)
             Tbl.   – 30 mg (20, 50, 100 Tbl.)
             Tbl.   – 60 mg (20, 50, 100 Tbl.)

Mianserin Desitin (Desitin)
Oral: Tbl.   – 10 mg (20, 50, 100 Tbl.)
             Tbl.   – 30 mg (20, 50, 100 Tbl.)

18.1 Chemie

1,2,3,4,10,14-bHexahydro-2-methyl-dibenzo[c,f]pyrazino-(1,2-a)-azepin;
Dipyrazinoazepinderivat; tetrazyklisches Antidepressivum.

18.2 Eigenschaften

Mianserin ist eine tetrazyklische Verbindung. Die Substanz hat ausgeprägte 5-HT2-antagonistische und antihistaminische Eigenschaften, auf die die anxiolytisch-sedierenden Wirkungen der Substanz zurückgeführt werden. An präsynaptischen Rezeptoren hat Mianserin eine α_2-blockierende Wirkung. Die nur in geringem Maße auftretenden vegetativen Nebenwirkungen werden auf die weitgehend fehlende anticholinerge Komponente von Mianserin zurückgeführt. Mianserin hat eine Halbwertszeit von ca. 17 h; es entstehen 2 vermutlich pharmakologisch aktive Metaboliten.

18.3 Indikationen

Depressive Syndrome und insbesondere auch ängstlich-agitierte Depressionen. Die Patienten sollen über die mögliche initiale Müdigkeit aufgeklärt werden.

Bei Engwinkelglaukompatienten mit depressiver Symptomatik kann unter sorgfältiger augenärztlicher Kontrolle Mianserin verordnet werden. Die weitgehend fehlenden anticholinergen Eigenschaften erlauben unter regelmäßiger Überwachung auch einen Einsatz von Mianserin bei depressiven Patienten mit Prostatahypertrophie.

18.4 Dosierung

Beginn mit 3mal 10 mg täglich oral. Bei einer ambulanten Behandlung älterer Patienten kann mit einer niedrigeren Dosis begonnen werden. Erhaltungsdosis 60–120 mg täglich oral, Hauptdosis abends. Höchstdosis 180 mg.

18.5 Nebenwirkungen

In den ersten Behandlungstagen tritt häufig Müdigkeit, auch schon nach sehr geringen Dosen, auf. Vegetative Symptome werden nur selten beobachtet, kardiale Nebenwirkungen sind kaum zu erwarten; allerdings muß auf orthostatische Dysregulationen geachtet werden. *Von den Herstellern werden wöchentliche Kontrollen des weißen Blutbildes in den ersten Behandlungsmonaten empfohlen.* Durch diese Empfehlung wird die routinemäßige Anwendbarkeit von Mianserin eingeschränkt (vgl. auch Nutzen-Risiko-Abwägung bei Clozapin). Der Patient muß über Frühsymptome der Agranulozytose bzw. Knochenmarksdepression aufgeklärt werden (s. S. 211). Unter Mianserin kann die Glukosetoleranz verändert sein, weswegen bei Patienten mit Diabetes mellitus häufiger die Blutzuckerspiegel kontrolliert werden sollten. Routineuntersuchungen und -hinweise s. *Allgemeiner Teil*.

18.6 Kontraindikationen

Akute Alkohol-, Schlafmittel-, Analgetika- und Psychopharmaka-Intoxikationen.
Relative Kontraindikationen: Schwere Leber- und Nierenschäden. Patienten mit Krampfneigung müssen sehr sorgfältig beobachtet werden; auch Patienten mit einem Engwinkelglaukom oder mit einer Prostatahypertrophie sollten sicherheitshalber überwacht werden, obwohl anticholinerge Nebenwirkungen kaum zu erwarten sind. Eine Kombination mit MAOH sollte nur in der Klinik sehr vorsichtig durchgeführt werden (s. S. 106 f und 110 f).

19 Trazodon

Thombran (Thomae)
oral: Kps.   – 25 mg (20, 50 Kps.) (**Thombran mite**)
               Kps.   – 50 mg (20, 50 Kps.)
               Tbl.   – 100 mg (20, 50, 100 Tbl.) (**Thombran Tabs**)
parenteral: Amp.   – 50 mg/5 ml (10 Amp.)

19.1 Chemie

2-[3(4-m-Chlorphenyl)-1-piperazinyl]-propyl-s-triazolo[4,3-a]pyridin-3-(2H)-on; Triazolopyridinderivat; nichttrizyklisches Antidepressivum.

19.2 Eigenschaften

Das biochemische und pharmakologische Wirkungsprofil von Trazodon unterscheidet sich wesentlich von dem der TZA: Trazodon zeigt eine selektive, aber nur mäßig ausgeprägte Hemmung des Serotonin-Rücktransports. Wie Mianserin antagonisiert Trazodon 5-HT_2-Rezeptoren, womit die anxiolytisch-sedierende Wirkung zusammenhängen dürfte. Außerdem wirkt die Substanz α_1-, deutlich geringer α_2-blockierend. Trazodon hat *keine* anticholinerge Wirkung. Die Halbwertszeit ist niedrig (~5 h); der Metabolit mCPP wirkt als Serotoninagonist.

19.3 Indikationen

Patienten mit *ängstlich-depressiven Syndromen* können mit Trazodon behandelt werden.

Die fehlende anticholinerge Wirkung läßt eine geringe Nebenwirkungsquote erwarten, so daß auch depressive Patienten mit einem Engwinkelglaukom oder mit einer Prostatahypertrophie oder mit vorherrschend vegetativen und körperlichen Störungen mit dem Präparat behandelt werden können.

19.4 Dosierung

Orale Therapie: In den ersten Tagen 100 mg, nach einer Woche auf 200–400 mg täglich Erhaltungsdosis steigern; bei älteren Patienten Erhaltungsdosis 100–200 mg täglich. Höchstdosis in der Klinik 600 mg täglich. Einnahme jeweils nach dem Essen.

Parenterale Therapie: Als *Tropfinfusion* 2–4 Amp. (100–200 mg) in 250 ml physiologischer Kochsalzlösung. Tropfgeschwindigkeit: 40 Trpf./min. Bei Patienten mit orthostatischer Dysregulation mit 10–25 mg (1/4–1/2 Amp.) beginnen.

19.5 Nebenwirkungen

Unter Trazodon ist mehrfach *Priapismus* beobachtet worden. Die Patienten müssen auf diese ernste Komplikation hingewiesen werden, damit sie im *akuten Notfall sofort* den Urologen aufsuchen (s. S. 445).

Zu Beginn der Behandlung tritt häufig Müdigkeit auf. Kopfschmerzen und Schwindel sind, wie auch unter TZA, beschrieben worden. Nicht selten treten unter Trazodon, besonders bei Einnahme auf nüchternen Magen, orthostatische Hypotonien auf. Sehr selten sind Krampfanfälle (bisher nur bei Krampfanamnese) und bei einigen wenigen Patienten auch eine arrhythmogene Wirkung beschrieben worden. Routineuntersuchungen und -hinweise s. *Allgemeiner Teil.*

19.6 Kontraindikationen

Akute Alkohol-, Schlafmittel-, Analgetika- und Psychopharmaka-Intoxikationen.
Relative Kontraindikationen: Schwere Leber- und Nierenschäden, erhöhte Krampfbereitschaft. Kombination mit MAOH. Da Trazodon keine anticholinergen Eigenschaften hat, bestehen für Engwinkelglaukom und Prostatahypertrophie keine Kontraindikationen. Vorsicht bei kardialer Vorschädigung (insbesondere Herzinsuffizienz).

20 Venlafaxin

Trevilor (Wyeth)
oral: Tbl.   – 37,5 mg (20, 50, 100 Tbl.)
             Tbl.   – 50 mg (20, 50, 100 Tbl.)

20.1 Chemie:

(±)-1-{α-[(Dimethylamino)methyl]-4-methoxybenzyl}cyclohexanol;
Phenethylaminderivat.

20.2 Eigenschaften

Venlafaxin ist ein neuentwickeltes Antidepressivum, das strukturchemisch keine Verwandtschaft mit den bisher verfügbaren Antidepressiva hat. Die Substanz ist ein potenter Noradrenalin- und v. a. Serotonin-Rückaufnahmehemmer, daneben wird auch die Dopamin-Rückaufnahme mäßig gehemmt. Venlafaxin hat keine Affinität zu Azetylcholin-, Histamin- oder α_1-adrenergen Rezeptoren. Eine Sedierung tritt unter Venlafaxin nicht auf.

Venlafaxin unterliegt nach rascher Resorption einem ausgeprägten First-pass-Metabolismus in der Leber. Der aktive Hauptmetabolit O-Desmethylvenlafaxin hat ein ähnliches pharmakologisches Profil wie die Muttersubstanz. Die Eliminationshalbwertszeit von Venlafaxin liegt bei 5 h, die von O-Desmethylvenlafaxin bei 11 h. Die Elimination erfolgt überwiegend renal. Bei Leber- und Nierenfunktionsstörungen kann die Eliminationshalbwertszeit erheblich ansteigen.

In klinischen Prüfungen ergaben sich Hinweise für einen rascheren Wirkungseintritt von Venlafaxin, wenn initial sehr schnell auf hohe Dosen gesteigert wurde, was durch die i. allg. gute Verträglichkeit der Substanz begünstigt wird. Die Befunde zum raschen Wirkungseintritt müssen noch abgesichert werden.

20.3 Indikationen

Depressive Syndrome. Unter Venlafaxin kommt es – wie auch unter SRI – häufiger zu einer Antriebssteigerung.

Erfahrungen mit Venlafaxin bei anderen Indikationen liegen bisher nicht vor.

20.4 Dosierung

Empfohlene Anfangsdosis ist 75 mg täglich in 2 Einzeldosen; stationär kann auch mit 150 mg täglich in 3 Einzelgaben begonnen werden. Rasche Dosissteigerung bis zur empfohlenen Höchstdosis von 375 mg täglich ist möglich. Bei schweren Leber- und Nierenfunktionsstörungen ist eine Dosisanpassung erforderlich.

20.5 Nebenwirkungen

Anticholinerge und kardiovaskuläre Nebenwirkungen treten in der Regel nicht auf. Besonders zu Beginn der Behandlung können Appetitlosigkeit und Übelkeit, selten bis zum Erbrechen, auftreten. Schwindel, Schlafstörungen und Unruhe sind die häufigsten Nebenwirkungen von seiten des ZNS. Auf sexuelle Funktionsstörungen muß wie bei den SSRI geachtet werden. Bei 4% der in klinischen Studien mit Venlafaxin behandelten Patienten traten Hautausschläge auf. Blutdruckanstiege wurden unter Venlafaxin überwiegend bei Dosierungen über 200 mg täglich beobachtet (Noradrenalin-Rückaufnahmehemmer!). Insbesondere in der Anfangsphase der Behandlung ist daher bei höheren Dosierungen der Blutdruck häufiger zu kontrollieren.

20.6 Kontraindikationen

Kombination mit MAOH. Aus Sicherheitsgründen sollte *nach* Behandlung mit Venlafaxin ein Abstand von einer Woche zur Verordnung eines MAOH eingehalten werden. Nach Absetzen von Tranylcypromin muß eine Karenzzeit von 2 Wochen eingehalten werden, bevor mit der Behandlung mit Venlafaxin begonnen wird; nach Absetzen des reversiblen MAOH Moclobemid sollte ein Wechsel auf Venlafaxin am übernächsten Tag möglich sein. Ebenso sollte Venlafaxin nicht mit tryptophanhaltigen Arzneimitteln kombiniert werden (s. auch S. 58).

Akute Alkohol-, Schlafmittel-, Analgetika- und Psychopharmaka-Intoxikation. Bekannte Überempfindlichkeit gegen Venlafaxin. Da Venlafaxin keine anticholinergen Eigenschaften hat, bestehen für Engwinkelglaukom und Prostatahypertrophie keine Kontraindikationen.

Relative Kontraindikationen: Suizidalität (bei bestehender Suizidalität kann auf Venlafaxin zurückgegriffen werden, wenn eine vorübergehende Kombination mit Benzodiazepinen, auch in höheren Dosen, akzeptiert werden kann); schwere Leber- und Nierenschäden, erhöhte Krampfbereitschaft. Vorsicht bei kardialer Vorschädigung.

21 Viloxazin

Vivalan (Zeneca)
oral: Tbl. – 100 mg (20, 50, 100 Tbl.)
parenteral: Amp. – 100 mg/5 ml (10 Amp.)

21.1 Chemie

2-[(o-Ethoxy-phenoxy)methyl]-morpholin; nichttrizyklisches Antidepressivum.

21.2 Eigenschaften

Viloxazin unterscheidet sich strukturchemisch von den tri- und tetrazyklischen Antidepressiva. Im biochemischen Wirkungsprofil zeigt es eine leichte Noradrenalin-Rückaufnahmehemmung; die Substanz hat keine anticholinergen oder antihistaminischen Eigenschaften. Klinisch hat Viloxazin eine leichte antriebssteigernde Wirkung. Die Halbwertszeit von Viloxazin ist kurz und beträgt nur 2–5 h.

21.3 Indikationen

Depressive Syndrome, besonders bei *gehemmten Depressionen*. Vom klinischen Wirkungsprofil her scheint Viloxazin dem Desipramin ähnlich zu sein, es hat keine sedierende, sondern eher eine antriebssteigernde Komponente.

21.4 Dosierung

Orale Therapie: Einschleichend mit 100 mg, dann 2mal 100 mg morgens und mittags beginnend; mittlere Dosis 3mal 100 mg; bei älteren Patienten wird eine geringere Dosis gewählt. Eine Erhöhung auf 500 mg täglich ist möglich. Viloxazin sollte nicht spätabends verordnet werden.

Parenterale Therapie: Als *Tropfinfusion* initial 1 Amp. (100 mg) in 250–500 ml physiologischer Kochsalzlösung über 2–3 h, täglich um 1 Amp. bis zur Erhaltungsdosis von 3–4 Amp. pro Tag steigern.

21.5 Nebenwirkungen

Nebenwirkungen kommen aufgrund der fehlenden anticholinergen Eigenschaft seltener vor. Herz-Kreislauf-Nebenwirkungen sind wesentlich seltener als bei TZA. Zu Beginn können Magen- und Darmbeschwerden mit *Übelkeit* und *Erbrechen* auftreten (diese Nebenwirkungen treten häufiger bei hohen Dosen auf). Auch migräneartige Kopfschmerzen sind beschrieben worden. Bei gleichzeitiger Einnahme von Phenytoin oder Carbamazepin kann wegen Erhöhung der Plasmaspiegel eine Dosisverminderung des Antikonvulsivums notwendig sein.

21.6 Kontraindikationen

Ängstlich-agitiert-depressive Syndrome. Akute Alkohol-, Schlafmittel-, Analgetika- und Psychopharmaka-Intoxikationen. Kombination mit MAOH.
Relative Kontraindikationen: Suizidalität (bei bestehender Suizidalität kann auf Viloxazin zurückgegriffen werden, wenn eine vorübergehende Kombination mit Benzodiazepinen, auch in höheren Dosen, akzeptiert werden kann). Schwere Leber- und Nierenschäden. Da Viloxazin keine anticholinergen Eigenschaften hat, bestehen für Engwinkelglaukom und Prostatahypertrophie keine Kontraindikationen.

II Medikamente zur Phasenprophylaxe affektiver Psychosen und zur Behandlung manischer Syndrome

Allgemeiner Teil

1 Definition und Einteilung

Die *Lithiumprophylaxe* gehört zu den entscheidenden Fortschritten in der Behandlung affektiver Psychosen. Lithiumsalze vermögen bei langfristiger Anwendung nicht nur depressive und manische Phasen, sondern auch die phasenhaften Manifestationen schizoaffektiver Psychosen zu kupieren oder zumindest in ihrer Intensität abzuschwächen. Die Intervalle zwischen den einzelnen Phasen werden unter Lithiummedikation anfangs länger, bis der Rezidivschutz um so deutlicher hervortritt, je länger Lithium zuverlässig eingenommen wird.

Lithium ist ein einwertiges Metall aus der Gruppe der Alkalimetalle. Es kommt in der Natur nicht frei vor, sondern nur als Salz in Mineralien, Mineralwasser, Seewasser, Pflanzen und Tiergeweben. Auch in den meisten menschlichen Geweben finden sich Spuren von Lithium; eine physiologische Funktion ist aber nicht bekannt.

Schon im 5. Jahrhundert n. Chr. soll Caelius Aurelianus lithiumhaltiges Mineralwasser gegen verschiedene körperliche und seelische Störungen angewandt haben. Im 19. und frühen 20. Jahrhundert wurden Nierensteine, rheumatische Beschwerden und Gicht mit Lithiumionen behandelt. In der inneren Medizin wird Lithium gelegentlich zur Behandlung hämatologischer Erkrankungen und zur Therapie (jodinduzierter) thyreotoxischer Krisen, in der Neurologie beim Cluster-Kopfschmerz verwendet.

Im Jahre 1949 berichtete erstmalig der australische Psychiater CADE über die antimanische Wirkung von Lithiumsalzen. Ab 1960 wurde dann die prophylaktische Wirkung von Lithium systematisch untersucht.

Die *phasenverhütende* Wirkung der Lithiumsalze steht heute bei *bipolaren* manisch-depressiven Erkrankungen außer Zweifel; bei *unipolaren* Depressionen ist sie den TZA gleichzusetzen (Prien et al. 1984). Unstrittig ist die *antimanische* Wirkung der Lithiumsalze. Über eine **antidepressive** Wirkung von Lithium wird zwar in mehreren kleineren Studien bei Depression im Rahmen einer bipolaren Störung berichtet, sie ist aber weder bei der unipolaren Depression noch bei einer Depression im Rahmen einer bipolaren Störung gesichert (vgl. Souza u. Goodwin 1991). Es gibt Hinweise, daß bei *Therapieresistenz* unter der Behandlung mit Antidepressiva eine zusätzliche Lithiumgabe eine potenzierende therapeutische Wirkung hat (s. S. 72). Eine prophylaktische Wirkung der Lithiumsalze ist bei *schizoaffektiven* Störungen weniger gut belegt, zudem ist sie wahrscheinlich weniger effektiv als bei bipolaren affektiven Störungen (Greil et al. 1994).

Da einerseits 20–40% der therapeutisch oder prophylaktisch mit Lithium behandelten Patienten keine oder nur eine unzureichende Wirkung zeigen, andererseits die Behandlung nicht selten wegen schwerer Nebenwirkungen abgebrochen werden muß oder Kontraindikationen gegen eine Lithiumbehandlung bestehen, wurde nach Alternativen zur Lithiumbehandlung affektiver Psychosen gesucht. Neben den in der Behandlung manischer Syndrome seit langem etablierten Neuroleptika finden bei dieser Indikation wie auch bei der Phasenprophylaxe affektiver Psychosen *Antikonvulsiva* immer breitere klinische Anwendung.

Neuroleptika haben ihren festen Platz in der Behandlung *manischer Syndrome*. Insbesondere bei schweren Manien mit ausgeprägter psychomotorischer Erregtheit und/oder aggressivem Verhalten kann initial auf Neuroleptika nicht verzichtet werden, um die Zeit bis zum Wirkungseintritt der wahrscheinlich spezifischer antimanisch wirkenden Lithiumsalze und Antikonvulsiva zu überbrücken. Klinische Erfahrungen weisen zwar darauf hin, daß *Depotneuroleptika* eine *phasenprophylaktische* Wirkung haben können, ein hinreichender Nachweis ist aber bisher nicht erbracht. Eine Indikation für Neuroleptika könnte bei rezidivierenden manischen Episoden oder bei schizoaffektiven Psychosen liegen, bei denen eine Alternative oder Ergänzung zur Lithiummedikation gefunden werden muß.

Als Alternativen zur Lithiumbehandlung wurden in den letzten Jahren die *Antikonvulsiva Carbamazepin und Valproinsäure* systematisch untersucht. Beide Substanzen haben eine therapeutische Wirkung bei der Manie und eine phasenprophylaktische Wirkung bei bipolaren Störungen, wobei in beiden Fällen die antimanische Wirkung besser belegt zu sein scheint. Eine therapeutische Wirkung bei der Depression konnte bisher weder für Carbamazepin noch für Valproinsäure eindeutig nachgewiesen werden. Demgegenüber konnte gezeigt werden, daß bei nur geringer oder fehlender therapeutischer Wirksamkeit von Lithiumsalzen gerade bei "rapid cycling" eine zusätzliche bzw. die alleinige Gabe von

Carbamazepin oder Valproinsäure die Phasenprophylaxe verbessern kann. Darüber hinaus ist Carbamazepin bei der Phasenprophylaxe schizoaffektiver Psychosen Lithium möglicherweise überlegen (Greil et al. 1994).
Carbamazepin ist vom BfArM zur Prophylaxe manisch-depressiver Episoden zugelassen, wenn eine Lithium-Therapie versagt hat bzw. wenn unter Lithium schnelle Phasenwechsel auftreten und wenn eine Kontraindikation gegen Lithium besteht. Valproinsäure ist bei einer psychiatrischen Indikation bisher *nicht* zugelassen.
Es gibt begründete Hinweise, daß Lithium und Carbamazepin nosologieübergreifend *aggressive Verhaltensweisen* und *impulsiven Kontrollverlust* günstig beeinflussen. Es konnte gezeigt werden, daß Lithium das Suizidrisiko bei rezidivprophylaktisch behandelten Patienten mit affektiven Psychosen reduziert (Thies-Flechtner et al. 1994). Zur Wirkung von Carbamazepin bei Alkoholentzugssyndromen und beim Benzodiazepinentzug s. S. 403 f.

Carbamazepin ist seit langem als Medikament zur Behandlung zerebraler Anfallsleiden und paroxysmaler Schmerzsyndrome bekannt. Über die phasenprophylaktische und antimanische Wirkung des Carbamazepins bei bipolaren Störungen haben japanische Autoren erstmals Anfang der 70er Jahre berichtet; in zahlreichen Untersuchungen konnten diese Befunde inzwischen bestätigt werden (Emrich et al. 1984, Greil et al. 1994, Post 1982).

Valproinsäure findet seit Jahrzehnten als Antikonvulsivum Anwendung, bei der Behandlung von Absencen und Impulsiv-Petit-mal ist die Substanz Medikament der ersten Wahl. Seine stimmungsstabilisierende Wirkung wurde erstmals 1966 beschrieben. Zahlreiche in den letzten Jahren – insbesondere zur antimanischen Wirkung – durchgeführte Studien konnten diese Beobachtung stützen (Bowden et al. 1994, Solomon et al. 1995).

2 Neurobiologische Grundlagen

2.1 Molekularpharmakologie

2.1.1 Lithium

Wirkung auf Signaltransduktionssysteme

Die Hypothesen zum Wirkungsmechanismus von Lithium heben im wesentlichen auf die durch Lithium veränderbare Signaltransduktion von Nervenzellen ab. Bisher kann jedoch noch nicht befriedigend erklärt werden, warum die phasenprophylaktische Wirkung von Lithium mit einer etwa halbjährigen Verzögerung eintritt.

Das Lithiumion ist chemisch mit dem Natrium- und Kaliumion verwandt. Durch therapeutische Lithiumkonzentrationen können Kalziumionenströme und kalziumabhängige Membranleitfähigkeiten von Nervenzellen über eine Erhöhung der intrazellulären Kalziumkonzentration beeinflußt werden, wobei die kalziumbedingte Hyperpolarisation eine Verminderung der Zellaktivität nach sich zieht (Aldenhoff u. Lux 1984).

Lithiumionen setzen die Stimulierbarkeit hormon- und neurotransmitterabhängiger *Adenylylzyklasen* in verschiedenen Geweben herab, wobei sie offenbar die durch Magnesium beeinflußbare Kopplung von Rezeptoren und G-Proteinen hemmen (Avissar et al. 1988). Dadurch wird auch die cAMP-abhängige Phosphorylierung von Proteinen inhibiert. Darüber hinaus wird die Genexpression von α_s- und α_i-Untereinheiten der G-Proteine reduziert. Das Ausmaß der lithiuminduzierten Hemmung ist in verschiedenen Hirnregionen unterschiedlich ausgeprägt (Belmaker 1984), wobei besonders auf die Bedeutung der serotonergen Neurotransmission im Hippokampus hingewiesen worden ist (Wood u. Goodwin 1987). Lithium kann hierbei in einem komplexen funktionalen Zusammenspiel regionalspezifisch Neurotransmitterwirkungen sowohl verstärken als auch abschwächen, je nachdem, ob die Rezeptorkopplung an ein stimulatorisches oder inhibitorisches G-Protein gehemmt wird und ob diese Inhibition prä- oder postsynaptisch erfolgt. Auch die durch TSH in der Schilddrüse und durch ADH in den Nieren aktivierten Adenylylzyklasen werden schon bei therapeutischen Lithiumkonzentrationen inhibiert, was die unter Lithium beobachteten Nebenwirkungen wie Struma und Polyurie miterklären könnte. Ein weiterer Angriffspunkt der Lithiumionen könnte im *Phosphatidylinositol(PI)-Stoffwechsel* liegen, und zwar in der durch Lithium vermittelten Hemmung des Enzyms Inositolphosphat-Phosphatase (Abb. 5).

Eine Vielzahl von Überträgerstoffen ist an das Phosphatidylinositol-System als "Second messenger" gekoppelt (Berridge et al. 1989, Berridge u. Irvine 1989). Hierzu zählen z. B. NA (α_1-Rezeptor), Azetylcholin (M_1-, M_3- und M_5-Rezeptoren als Untertypen muskarinischer ACh-Rezeptoren), Histamin (H_1-Rezeptor), Serotonin ($5\text{-}HT_{2A/C}$-Rezeptor), TRH und ADH. Durch Bindung des Überträgerstoffes an

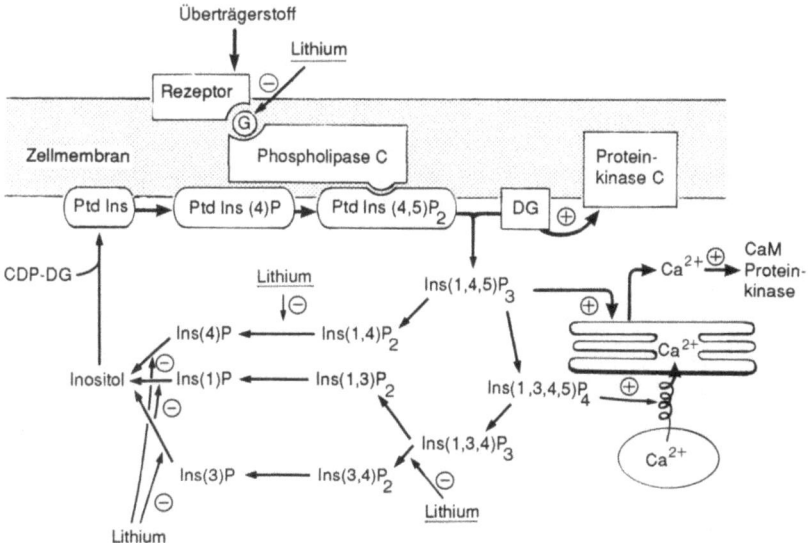

Abb. 6. Signaltransduktion und Phosphatidylinositolstoffwechsel. (Erklärung im Text). Durch Proteinkinasen wird über Phosphorylierungsreaktionen die Aktivität von rezeptoren, Enzymmen und der Leitfähigkeit von Ionenkanälen reguliert.

seinen Rezeptor wird – vermittelt über ein G-Protein (G_q) – eine hydrolytische Spaltung des membranständigen Phosphatidylinositoldiphosphats (PtdIns(1,4)P_2) in Diazylglyzerin (DG) und Inositoltrisphosphat (Ins(1,4,5)P_3) herbeigeführt. Das verantwortliche Enzym ist eine Phosphodiesterase, die Phospholipase C. Für die Phospholipase C sind mittlerweile verschiedene Unterformen bekannt, die eine regionalspezifische Verteilung im Gehirn aufweisen und offenbar an bestimmte Rezeptoren gekoppelt sind. Diazylglyzerin und Inositoltrisphosphat stellen wie das cAMP "Second messenger" dar. Diazylglyzerin verbleibt in der Zellmembran und aktiviert eine kalziumabhängige Proteinkinase C, welche im Intermediärstoffwechsel der Zelle und in der neuronalen Signaltransduktion eine bedeutende Rolle spielt. Auch für die Proteinkinase C sind mehrere regional unterschiedlich verteilte Subtypen bekannt, die auch verschieden reguliert werden können. Inositoltrisphosphat setzt über einen Angriffspunkt am Ins(1,4,5)P_3-Rezeptor am endoplasmatischen Retikulum Kalziumionen frei, die wiederum über Calmodulin (CaM), d. h. kalziumabhängige Proteine, Proteinkinasen aktivieren. Proteinkinasen phosphorylieren Proteine und regulieren dadurch die Aktivität von Rezeptoren, Enzymen und die Leitfähigkeit von Ionenkanälen. Der Ins(1,4,5)P_3-Rezeptor am endoplasmatischen Retikulum kann über eine cAMP-abhängige Proteinkinase phosphoryliert und dadurch inaktiviert werden; andererseits können durch die Phosphokinase C inhibitorische G-Proteine phosphoryliert und inaktiviert werden ("cross talk" zwischen den verschiedenen Second-messenger-Systemen).

Inositoltrisphosphat wird im Cytosol über verschiedene Stoffwechselwege abgebaut, wobei ein Intermediärprodukt, das Inositoltetrakisphosphat ($Ins(1,3,4,5)P_4$), vermutlich den Austausch zwischen intraneuronalen Kalziumspeichern reguliert und die Ansprechbarkeit des $Ins(1,4,5)P_3$-abhängigen Kalziumpools steigert. Inositoltrisphosphat und Inositoltetrakisphosphat werden durch verschiedene Phosphatasen schließlich zu Inositol abgebaut. Inositol und ein Cytosinnukleotidderivat des Diazylglyzerins (CDP-DG) bilden zusammen wieder Phosphatidylinositol (PtdIns), das durch Kinasen wiederum in Phosphatidylinositoldiphosphat ($PtdIns(4,5)P_2$) umgewandelt wird.

Lithiumionen hemmen nun die Inositolpolyphosphat-1-Phosphatase sowie die Inositolmonophosphat-Phosphatase und damit insbesondere die Abspaltung des letzten Phosphatrestes von Inositol. Dadurch steht nicht mehr genügend Inositol zur Bildung von Phosphatidylinositol (PtdIns) zur Verfügung, und in der Folge werden *sämtliche über den PI-Stoffwechsel vermittelten Transmitterwirkungen nichtkompetitiv abgeschwächt.* Dabei ist die lithiuminduzierte Hemmung um so stärker, je mehr der Inositolpolyphosphat-Kreislauf zuvor durch Überträgerstoffe aktiviert wurde.

Auch die teratogenen Effekte von Lithium können möglicherweise durch seine Interaktion mit dem Phosphatidylinositol-Stoffwechsel erklärt werden. Bei Amphibien ist für eine reguläre Morphogenese zu einem bestimmten Stadium der Embryonalentwicklung ein definierter $Ins(1,4,5)P_3$-Gradient erforderlich, der durch Lithium nivelliert wird und dadurch zu Mißbildungen führt.

Wirkung auf Neurotransmitterrezeptoren

Eine Lithiumvorbehandlung verhindert die nach längerfristiger Gabe von Neuroleptika auftretende Überempfindlichkeit von *DA-Rezeptoren*. Nach alleiniger Verabreichung von Lithium werden sowohl eine reduzierte als auch eine unverändert gebliebene DA-Rezeptordichte beschrieben (Bunney u. Garland 1983). Die Wirkung einer chronischen Lithiumgabe auf *noradrenerge α- und β-Rezeptoren* ist nicht widerspruchsfrei geklärt. Lithium scheint einer Entwicklung zur Supersensitivität entgegenzuwirken; es läßt jedoch die durch chronische Imipraminbehandlung hervorgerufene Verminderung der β-Rezeptoren unbeeinflußt. Bei Studien an Probanden unter subchronischer Lithiumgabe ergaben sich Hinweise für eine vermehrte NA-Freisetzung über eine Disinhibition des α_2-vermittelten negativen Feedback-Mechanismus (Manji et al. 1991b). In tierpharmakologischen Tests hemmt Lithium das durch Amphetamin hervorgerufene Hyperaktivitätssyndrom und die durch Amphetamin und Kokain induzierte Hypermotilität (Knapp 1983).

2.1.2 Carbamazepin

Der Wirkungsmechanismus von *Carbamazepin* ist noch nicht abschließend geklärt. Die Substanz hat jedoch verschiedene Angriffspunkte, die möglicherweise
bei den unterschiedlichen Wirkungen und deren Zeitverlauf auch differentiell
involviert sind (Elphick 1988, Post 1988). Carbamazepin senkt den NA-Turnover
und hemmt die Kopplung von verschiedenen Rezeptoren an die Adenylylzyklase,
vermutlich durch die Beeinflussung der Funktion bestimmter G-Proteine. Die
Impulsfrequenz des noradrenergen Locus coeruleus wird jedoch gesteigert. In
bestimmten Tiermodellen verursacht Carbamazepin ähnliche elektrophysiologische Wirkungen wie der GABA$_B$-Agonist Baclofen. Carbamazepin interagiert mit
peripheren, nicht aber mit zentralen Benzodiazepinbindungsstellen und kann
Adenosinrezeptoren blockieren.

Carbamazepin beeinflußt auch verschiedene Neuropeptidsysteme: Die Substanz kann die Vasopressin-Sekretion erhöhen und steigert die Sensitivität bestimmter Neuronen auf Substanz P, während der Somatostatingehalt im Gehirn
und im Liquor durch Carbamazepin gesenkt wird. Möglicherweise hemmt Carbamazepin indirekt die Wirkungen des exzitatorischen Aminosäuretransmitters
Glutamat. Carbamazepin verstärkt die Aktivität der Na$^+$/K$^+$-ATPase im Gehirn.
Schließlich senkt Carbamazepin die Leitfähigkeit bestimmter Natriumionenkanä-
le, wobei sich dieser stabilisierende Effekt bei Depolarisation der Neuronen oder
gesteigerter Impulsfrequenz noch verstärkt.

2.2 Beeinflussung biologischer Rhythmen durch Lithium

Die Anzahl von noradrenergen α- und β-, cholinergen, Opiat- und Benzodiazepinrezeptoren unterliegt einer *zirkadianen Rhythmik*, die durch chronische
Lithiumgabe verlangsamt und verlängert, teilweise sogar aufgehoben werden
kann (Wehr u. Wirz-Justice 1982). Unter Lithium soll es zu einer Verlängerung
zirkadianer Rhythmen kommen, wie dies beim Menschen unter Freilaufbedin-
gungen (d. h. ohne externen Zeitgeber) anhand der zirkadianen Rhythmik der
Körpertemperatur und des Schlaf-Wach-Zyklus vermutet wurde (Johnsson u.
Engelmann 1980). In Zusammenhang mit chronobiologischen Hypothesen, wonach verschiedene zirkadiane Rhythmen bei "endogenen Depressionen" phasen-
vorverschoben sein sollen ("*phase advance*"), wird ein Wirkungsmechanismus
des Lithiums in der Synchronisation und Verzögerung zirkadianer Rhythmen
gesehen.

3 Klinik

3.1 Indikationen

3.1.1 Manische Syndrome

Lithium
Die akute antimanische Wirksamkeit der Lithiumsalze steht nach mehreren Jahrzehnten der Anwendung außer Frage, obwohl methodisch einwandfreie placebokontrollierte Studien fehlen. Bei leichten manischen Syndromen ohne psychomotorische Unruhe oder aggressives Verhalten kann eine Monotherapie mit Lithium versucht werden. Da der antimanische Effekt von Lithium jedoch verzögert – d. h. frühestens nach einer Woche, im Einzelfall erst nach Monaten – einsetzt, wird man bei schwereren manischen Syndromen, insbesondere bei ausgeprägter psychomotorischer Erregung, in der Anfangsphase der Behandlung nicht ohne zusätzliche dämpfende Substanzen auskommen.

Neuroleptika
Je schwerer die Manie, desto eher sind Neuroleptika notwendig. Bei schweren Manien können in der Phase der vor Einleitung einer Lithium-Behandlung notwendigen Voruntersuchungen sowohl hoch- als auch niedrigpotente Neuroleptika zunächst als Monotherapie gegeben werden, um nach klinischer Stabilisierung die Lithiumtherapie (bei ausschleichendem Absetzen des Neuroleptikums) zu beginnen; oder es wird von Beginn an mit einer Kombination von Lithium und einem Neuroleptikum behandelt, wobei dann die im Einzelfall erhöhte Neurotoxizität dieser Kombination beachtet werden muß. Insbesondere amerikanische Autoren raten dazu, bei der Akutbehandlung der Manie auf Neuroleptika nach Möglichkeit zu verzichten und statt dessen initial auf Antikonvulsiva oder Benzodiazepine zurückzugreifen. Es konnte gezeigt werden, daß Patienten, die in der Akutphase der Manie Neuroleptika erhalten hatten, in einem hohen Prozentsatz auch 6 Monate später noch auf relativ hohe Neuroleptikadosen eingestellt waren (Sernyak et al. 1994). Dies bedingt ein Risiko für Spätdyskinesien. Darüber hinaus können extrapyramidalmotorische Nebenwirkungen der Neuroleptika gerade in der kritischen Anfangsphase der Behandlung zur Incompliance führen. Wenn in der Akutbehandlung der Manie auf Neuroleptika nicht verzichtet werden kann, sollte immer versucht werden, das Neuroleptikum nach Einsetzen der Lithiumwirkung ausschleichend abzusetzen. Demgegenüber wird man bei schizoaffektiven Psychosen häufiger die neuroleptische Akutbehandlung als

Behandlungsschema bei Manie

	Therapie	Indikationen
I.	Lithium; ggf. Absetzen von Antidepressiva	Manie ohne psychotische Symptome (leichte Ausprägung)
II.	Lithium + Benzodiazepin (Lorazepam, Clonazepam)	bei nicht ausreichender oder fehlender Wirkung: alternativ: sofort III.
III:	Lithium + Neuroleptikum (+ Benzodiazepin)	Manie mäßiger bis schwerer Ausprägung oder Manie mit psychotischen Symptomen
IV:	Carbamazepin oder Valproinsäure	bei Kontraindikationen gegen Lithium oder früheres Lithium-Nonresponse oder bei starken Nebenwirkungen oder bei fehlender oder nicht ausreichender Wirkung von I, II oder III, ggf. in Kombination (Cave: Neurotoxizität)
V.	Wechsel auf das alternative Antikonvulsivum	bei nicht ausreichender Wirkung von IV.
VI.	Carbamazepin und Valproinsäure	bei nicht ausreichender oder fehlender Wirkung von V.
VII.	Carbamazepin und Lithium	bei fehlender oder nicht ausreichender Wirkung von I, II, III. Ggf. auch erst nach den Schritten IV, V und VI. (Cave: Neurotoxizität)

Carbamazepin und Valproinsäure sind gegenwärtig vom Bundesinstitut für Arznei-mittel und Medizinprodukte zur Behandlung manischer Syndrome nicht zugelassen

Rezidivprophylaxe (in niedriger Dosierung) fortführen. Der Stellenwert von Lithium bzw. Neuroleptika in der Rezidivprophylaxe schizoaffektiver Psychosen ist bisher jedoch nicht ausreichend im Vergleich untersucht worden.

In den wenigen, an relativ kleinen Patientenzahlen durchgeführten Vergleichs-studien zwischen Lithium und Neuroleptika war die Lithiumtherapie bei *Manie ohne psychotische Symptome* der Behandlung mit Neuroleptika jeweils überlegen. Demgegenüber wurde gezeigt, daß bei Einschluß von Patienten mit *Manie mit psychotischen Symptomen* oder *schizoaffektiver Psychose* Neuroleptika mindestens gleich wirksam sind (Prien et al. 1972). Dabei ist jedoch zu berücksichtigen, daß stark agitiert-manische Patienten, bei denen eine Lithiumtherapie zu keiner ausreichenden Sedierung führte, aus entsprechenden Studien ausgeschlossen wurden.

Auch das atypische Neuroleptikum *Clozapin* hat eine gute antimanische Wirkung. In Einzelfällen war Clozapin selbst dann noch wirksam, wenn mit Lithium, Antikonvulsiva und konventionellen Neuroleptika – teilweise auch in Kombination – kein ausreichender Therapieerfolg zu erzielen war (Kimmel et al. 1994); auch über eine phasenprophylaktische Wirkung wurde berichtet (Suppes et al. 1992). Die Behandlung mit Clozapin muß wegen der Notwendigkeit einer *kontrollierten Anwendung* (s. S. 250) jedoch auf Patienten beschränkt bleiben, bei denen alle anderen Therapiemöglichkeiten ausgeschöpft wurden. Clozapin ist vom BfArM für die Behandlung der Manie nicht zugelassen.

Antikonvulsiva

Antikonvulsiva haben in den letzten Jahren eine zunehmende Bedeutung in der Behandlung manischer Syndrome erlangt. Eine Lithiumbehandlung ist häufig wegen Kontraindikationen und starker Nebenwirkungen nicht durchführbar; auch muß bei 20–40% der Patienten mit unbefriedigender oder sogar fehlender Wirkung von Lithium gerechnet werden. Bei Patienten mit einer Manie mit ausgeprägter Dysphorie oder affektivem Mischzustand sowie bei Manien im Rahmen eines "rapid cycling" hat Lithium häufig keine ausreichende Wirkung.

Obwohl die antimanische (wie auch die phasenprophylaktische) Wirkung von Carbamazepin in mehreren Untersuchungen bestätigt werden konnte (Prien u. Gelenberg 1989), kann bei vorsichtiger Bewertung der vorliegenden Untersuchungsergebnisse Carbamazepin weiterhin nicht als ein *Mittel der ersten Wahl* bei der Phasenprophylaxe affektiver Psychosen bzw. der Behandlung manischer Syndrome angesehen werden. In der Behandlung manischer Syndrome wurde bei ca. 60% der mit Carbamazepin behandelten Patienten eine zufriedenstellende Wirkung beobachtet. Während sich in Vergleichsstudien gegen Neuroleptika bei einem günstigeren Nebenwirkungsprofil von Carbamazepin kein Unterschied in der antimanischen Wirkung fand, schnitt in einer anderen Untersuchung Lithium besser als Carbamazepin ab. Die antimanische Wirkung setzt offenbar dosisabhängig innerhalb von 3–7 Tagen ein, wobei die Substanz keine akut sedierenden Eigenschaften hat. Obwohl die bisherigen Untersuchungsergebnisse eine antimanische Wirkung von Carbamazepin wahrscheinlich machen, kann aufgrund der geringen Stichprobenumfänge noch nicht der Schluß auf eine Gleichwirksamkeit von Carbamazepin mit Lithium oder Neuroleptika gezogen werden. Carbamazepin kann dann eingesetzt werden, wenn aufgrund einer früheren Behandlung mit Neuroleptika störende extrapyramidalmotorische Nebenwirkungen befürchtet werden müssen und/oder Lithium wegen Unverträglichkeit oder aus anderen Gründen nicht gegeben werden kann. Eine Kombination von Lithium (oder Neuroleptika) mit Carbamazepin zur Wirkungsverstärkung ist möglich. Bei nicht ausreichender oder fehlender Lithiumwirkung sollte nicht prinzipiell auf eine Monotherapie mit Carbamazepin übergegangen werden, da eine Kombination von Lithium mit Carbamazepin möglicherweise synergistische Effekte hat, die einer Carbamazepin-Monotherapie überlegen sind. Bei Kombinationsbehandlungen sind jedoch Medikamenteninteraktionen und die möglicherweise erhöhte Toxizität zu beachten (s. S. 146).

Valproinsäure zur Behandlung manischer Syndrome s. S. 157 f.

Benzodiazepine

Um in der Akutphase der Manie Neuroleptika einzusparen bzw. ganz auf sie zu verzichten, wurden einzelne Untersuchungen mit *Benzodiazepinen* durchgeführt. Diese wirken nicht spezifisch antimanisch, sondern auf die Begleitsymptome der Manie wie Schlaflosigkeit, Unruhe oder Angst. Im Einzelfall kann die benzodiazepininduzierte Disinhibition jedoch eine Manie auch verstärken. Benzodiazepine haben gegenüber Neuroleptika und Antikonvulsiva den Vorteil geringerer Nebenwirkungen und nicht erforderlicher Kontrolluntersuchungen. Bestuntersuchte Benzodiazepine sind hierbei das seit langem als Antikonvulsivum eingesetzte Clonazepam sowie Lorazepam; darüber hinaus wurden Diazepam und Alprazolam untersucht. Allerdings ist mehrfach über das Auftreten eines manischen Syndroms unter Alprazolam berichtet worden. Als Begleitmedikation zu Lithium vermögen Clonazepam und Lorazepam in der Akutphase der Manie Neuroleptika einzusparen; es sind teilweise sehr hohe Dosierungen notwendig (bis zu 15 mg Lorazepam oder Clonazepam, in Einzelfällen wurden noch höhere Dosen toleriert). Als Monotherapie einer akuten Manie sind Benzodiazepine nicht geeignet.

3.1.2 Phasenprophylaxe affektiver und schizoaffektiver Psychosen

Lithium

Eine Indikation zu einer Lithiumprophylaxe ergibt sich bei den folgenden 4 Krankheitsbildern:

- *bipolare affektive Störung* (manische und depressive Phasen),
- *unipolare Depression* (nur depressive Phasen),
- *rezidivierende manische Episoden* (nur manische Phase, unipolare Manie),
- *schizoaffektive Störung.*

Hierbei ist davon auszugehen, daß die prophylaktische Wirkung von Lithium bei der bipolaren Störung und bei rezidivierenden manischen Episoden sowie bei der unipolaren Depression sicherer als bei der schizoaffektiven Störung einsetzt.

Die Indikation zu einer Lithiumprophylaxe muß immer individuell und unter Berücksichtigung des bisherigen Krankheitsverlaufes gestellt werden, wobei Häufigkeit, Schwere und Dauer der bisher aufgetretenen Episoden die maßgeblichen Kriterien darstellen. Ferner sind aufgrund der notwendigen Langzeitbehandlung die Risiken und die regelmäßigen Routineüberwachungen bei einer Lithiumtherapie ebenso wie die Einsicht und die Kooperationsbereitschaft des Patienten von Bedeutung. Die Bereitschaft zur gewissenhaften Medikamenteneinnahme und zu regelmäßigen Kontrolluntersuchungen ist Voraussetzung für den Beginn einer Lithiumprophylaxe. Der Patient muß auch wissen, welche Nebenwirkungen unter der Medikation auftreten können, und sollte die Fähigkeit besitzen, diese von Überdosierungserscheinungen zu unterscheiden.

Grundsätzlich erfordern *schwere* und/oder *häufig* auftretende Phasen im Rahmen einer *bipolaren* Störung oder bei *rezidivierenden manischen Episoden* eine Lithiumprophylaxe. Ist diese Konstellation im Rahmen einer *unipolaren* Depression gegeben, kann alternativ prophylaktisch auch ein TZA (z. B. Imipramin 150–200 mg täglich) gegeben, ggf. auch vorgezogen werden (Frank et al. 1990b, Prien et al. 1984).

Obwohl Patienten mit 3 oder mehr Phasen ein wesentlich höheres Rückfallrisiko als Patienten mit weniger Phasen haben (Lavori et al. 1984), ist schon nach Auftreten einer ersten manischen Episode das Rückfallrisiko so hoch (50% Rückfallrate innerhalb von 5 Monaten nach Absetzen der Medikation; Suppes et al. 1991), daß jedes klinisch signifikante manische Syndrom als Indikation für eine Lithiumprophylaxe betrachtet werden muß. Eine zweite manische Episode stellt eine Indikation für eine langjährige, ggf. auch unbegrenzte Lithiumprophylaxe dar

(s. auch S. 150, *Behandlungsdauer*). Bei Absetzversuchen ist besonders zu berücksichtigen, daß bei Patienten, die einmal auf Lithium angesprochen haben, durch das *Absetzen* möglicherweise eine schwerer ausgeprägte Episode getriggert wird, die dann durch Lithium im Einzelfall auch nicht mehr kompensiert werden kann (Post et al. 1992a). Darüber hinaus gibt es Hinweise, daß mit jeder zusätzlichen Episode die Phasenhäufigkeit weiter zunimmt ("Kindling-Hypothese") und in ein "rapid cycling" (schneller Phasenwechsel) einmünden kann.

Antikonvulsiva

Bei sehr häufigen Phasen (4 oder mehr Episoden pro Jahr: *"rapid cycling"*) im Rahmen einer bipolaren Störung hat eine Lithiummonotherapie oft keine ausreichende prophylaktische Wirkung (Roy-Byrne et al. 1984); bevor jedoch ein Therapieversuch mit Carbamazepin gemacht wird, sollte zunächst eine Kombinationstherapie aus Lithium *und* Carbamazepin durchgeführt werden (Post et al. 1990), da die Symptomatik nach Absetzen von Lithium möglicherweise exazerbiert.

Da angenommen wird, daß Antidepressiva ein Rapid-cycling-Phänomen induzieren können, ist auch vorgeschlagen worden, bei diesen Patienten die antidepressive Medikation abzusetzen (Wehr et al. 1988).

Möglicherweise ist eine latente oder manifeste Hypothyreose mit dem Rapid-cycling-Phänomen vergesellschaftet (Bauer et al. 1990, Wehr et al. 1988); über erste positive Behandlungsversuche mit hohen T_4-Dosen wird berichtet (Bauer u. Whybrow 1990).

Es wurden zur Phasenprophylaxe affektiver Psychosen unter Carbamazepin in meist offenen Studien (Okuma et al. 1989) bei der Mehrzahl der behandelten Patienten günstige Effekte beobachtet, und zwar häufig auch bei Patienten, die zuvor nicht ausreichend auf Lithium angesprochen hatten. In einer neuen Studie konnte allerdings gezeigt werden, daß Lithium bei der Phasenprophylaxe bipolarer affektiver Störungen Carbamazepin überlegen ist, während Carbamazepin bei schizoaffektiven Psychosen möglicherweise günstiger als Lithium wirkt (Greil et al. 1994). Zur Akutbehandlung der Manie mit Antikonvulsiva s. S. 122 f.

Beim derzeitigen Kenntnisstand sollte – insbesondere bei schweren Krankheitsverläufen – so konservativ wie möglich behandelt werden. Wenn die Lithiumbehandlung im Rahmen einer Lithium-Carbamazepin-Kombinationstherapie nicht zusätzlich durch starke Nebenwirkungen belastet ist oder Kontraindikationen gegen die Anwendung bestehen, sollte ein Versuch mit alleiniger Anwendung von Carbamazepin erst nach langfristiger klinischer Stabilisierung durchgeführt werden. Lithium sollte dann sehr langsam über viele Wochen oder sogar Monate ausgeschlichen werden, um bei ersten Anzeichen eines Rückfalles sofort wieder angesetzt zu werden, da das Rückfallrisiko nach raschem Absetzen einer Lithiumtherapie, verglichen mit dem Risiko nach langsamem Absetzen, erheblich erhöht ist (Faedda et al. 1993).

Valproinsäure ist zur Phasenprophylaxe affektiver Psychosen nicht zugelassen (s. S. 123).

Neuroleptika und Antidepressiva
Bei Patienten mit schizoaffektiver Psychose, die nicht ausreichend auf Lithium ansprechen, ist alternativ zu Carbamazepin eine Einstellung auf Neuroleptika in Erwägung zu ziehen, wobei diese aber offenbar keinen ausreichenden Schutz vor depressiven Rückfällen bieten. Bei Patienten mit unipolaren Depressionen und Lithiumverträglichkeit ist eine Rezidivprophylaxe mit Antidepressiva angezeigt.

3.2 Unerwünschte Wirkungen

3.2.1 Lithium

Initiale Nebenwirkungen
Sehr häufig treten zu Beginn einer Lithiumverordnung initiale Nebenwirkungen auf, die später wieder *spontan* verschwinden. Das mögliche Auftreten dieser Nebenwirkungen muß dem Patienten vorher mitgeteilt werden. Keinesfalls sollten die initialen Nebenwirkungen zu einer Unterbrechung bzw. zum Absetzen der begonnenen Lithiummedikation führen. Relativ häufig ist der *feinschlägige Tremor*, der auch später unter der Therapie anhalten kann. Da Anticholinergika hier wirkungslos sind, kann beim Lithiumtremor ein Therapieversuch mit β-Rezeptorenblockern (z. B. Propranolol: Dociton) gemacht werden. Die Dosis liegt bei 3mal 10 bis 3mal 40 mg täglich oral. Eine Dauermedikation mit Propranolol sollte möglichst nicht erfolgen (Absetzversuch!). Weiterhin können folgende Nebenwirkungen auftreten: *Polyurie, Polydipsie* (dosisabhängig bei 25–50% der Patienten, s. Nierenfunktion unter Lithium S. 140), *gastrointestinale Beschwerden* (Diarrhöen, Übelkeit, Völlegefühl, vermehrter Stuhlgang, Appetitverlust), vorübergehende *Muskelschwäche* und leichte *Müdigkeit*.

Vereinzelt wurde über – meist nach Absetzen von Lithium – reversible Störungen der Sinusknotenfunktion berichtet. Diese sollen v. a. bei älteren Patienten und sehr hohen Lithiumspiegeln auftreten. Kurzdauernde *Veränderungen* der Repolarisationsphase im *EKG* zwingen nicht zur Unterbrechung der Lithiumgabe.

Tabelle 4. *Phasenprophylaxe* affektiver und schizoaffektiver Psychosen (nach DSM-III-R); Gewichtung der Therapieempfehlung: -, +, ++, +++. Die Zuordnung einzelner Therapien zu den jeweiligen Diagnosen ist bisher nicht im einzelnen empirisch gesichert.

	Lithium	Antidepressiva	Neuroleptika	Carbamazepin
I. Bipolare Störung	+++	(+)	(+)	++[a]
II. Rezidivierende manische Episoden	+++	–	+	++[a]
III. Rezidivierende Depression, (unipolare Depression)	+	+++	–	?
IV. Schizoaffektive Störung	+	+[b]	+[c]	+
V. Rapid cycling	+	?[d]	?[d]	+[a]

[a] Bei Kontraindikationen gegen Lithium und Carbamazepin kann Valproinsäure gegeben werden, dessen phasenprophylaktische Wirksamkeit gegenwärtig weniger gut belegt erscheint als jene von Carbamazepin. Valproinsäure ist zur Phasenprophylaxe affektiver und schizoaffektiver Psychosen vom BfArM nicht zugelassen
[b] Bei Vorliegen eines depressiven Syndroms.
[c] Bei Vorliegen eines produktiv-psychotischen Syndroms.
[d] Antidepressiva induzieren möglicherweise ein rapid cycling.

Spätere Nebenwirkungen
Auch wenn zu Beginn einer Lithiummedikation noch kein Tremor aufgetreten ist, kann später ein *feinschlägiger Tremor* hinzukommen. Unter der Medikation wird über eine *Gewichtszunahme* bei ca. 20% der Patienten geklagt (Polydipsie: kalorienfreie Getränke!).

Bei 5–10% der Patienten, die unter einer Lithiummedikation stehen, entwickelt sich eine *euthyreote Struma*, bei etwa 2–3% eine Hypothyreose. Besonders in endemischen Strumagebieten kann es zu einer subklinischen Hypothyreose kommen. Lithiuminduzierte Strumen können leicht durch Substitution von Schilddrüsenhormonpräparaten behandelt werden: bei erhöhtem TSH-Basalspiegel werden 50–150 µg L-Thyroxin (z. B. Euthyrox) verordnet. Dennoch sollte zu einer eingehenderen Schilddrüsendiagnostik der Internist hinzugezogen werden. Nur in Ausnahmefällen führt diese Nebenwirkung zum Absetzen des Lithiumsalzes. Wenn unter einer längerfristigen Lithiummedikation über eine verstärkte *Polyurie* und *Polydipsie* hinaus eine *ansteigende Kreatininserumkonzentration,* eine *eingeschränkte* Fähigkeit zur *Urinkonzentration* im 24-h-Urinvolumen und schließlich eine kontinuierlich *ansteigende Lithiumkonzentration* bei unveränderter Dosierung (oder ein verhältnismäßig starker Anstieg nach Dosiserhöhung) beobachtet wird, muß an eine *Nierenfunktionsstörung* (z. B. Absinken der renalen Lithiumclearance) gedacht werden. Die Nierenfunktion muß dann durch den Internisten weiter überprüft werden.

Gesichts- und Knöchelödeme werden gelegentlich beobachtet; dann muß die Lithiumserumkonzentration in kürzeren Abständen gemessen werden; eine Dosisreduktion kann notwendig sein. Bei erhöhten Kalziumserumwerten unter Lithiummedikation ist an einen *leichten Hyperparathyreoidismus* zu denken. Bei einigen Patienten gibt es Hinweise für eine Beeinflussung des *Kohlenhydratstoffwechsels* mit erhöhten Blutzuckerwerten. Bei älteren und übergewichtigen Patienten sollten daher in regelmäßigen Abständen die Glukoseblutwerte kontrolliert werden. Weiterhin gibt es Berichte über Kreativitätsabnahmen, Adynamie, Konzentrationsstörungen und sexuelle Funktionsstörungen unter langfristiger Lithiumeinnahme. Den Zusammenhang zwischen diesen Einbußen und Lithium zu objektivieren ist deshalb schwierig, weil diese Nebenwirkungen häufig auch Symptome der manifesten oder beginnenden Erkrankung selbst sein können.

Auch unter langfristiger Lithiumgabe sind *Repolarisationsveränderungen im EKG,* geringgradige *Leukozytosen* im Blutbild bei normaler BSG und leichte *EEG-Veränderungen* kein Grund, die Lithiummedikation zu reduzieren oder gar abzusetzen.

3.2.2 Carbamazepin

Unter Carbamazepin können, v. a. bei Therapiebeginn, Müdigkeit, Benommenheit, Schwindel und ataktische Störungen auftreten, weshalb das Präparat – wenn möglich – einschleichend aufdosiert werden sollte. Auch Sehstörungen, Doppelbilder, Übelkeit und Erbrechen sowie Herzrhythmusstörungen sind beschrieben. Häufig werden eine milde Hyponatriämie und ein Anstieg der γ-GT beobachtet. Auch wurden erniedrigte T_4-Spiegel ohne gleichzeitig erhöhte TSH-Werte beschrieben. Häufig – die Angaben schwanken zwischen 3 und 15% – sind allergische *Hautveränderungen*, die von leichten, das Allgemeinbefinden nicht beeinträchtigenden Exanthemen bis zu lebensbedrohlichen Krankheitsbildern reichen können. Sie treten fast immer in den ersten 1–2 Wochen nach Behandlungsbeginn auf; bei sorgfältiger Beobachtung des Patienten erfordern die makulösen oder makulopapulösen Exantheme nicht immer das Absetzen des Medikamentes; häufig genügt die vorübergehende Dosisreduktion, oder das Exanthem bildet sich sogar unter Fortführung der Medikation zurück. Eine exfoliative Dermatitis, ein Stevens-Johnson-Syndrom und ein Lyell-Syndrom sind selten unter Carbamazepin beobachtet worden. Diese potentiell lebensbedrohlichen Allgemeinerkrankungen erfordern das sofortige Absetzen des Pharmakons. Eine carbamazepininduzierte Hepatitis ist selten.

Besondere Bedeutung haben die *hämatotoxischen Nebenwirkungen* von Carbamazepin. Vorübergehende reversible Leukozytopenien (zumeist Neutropenien) sind bei ca. 10% der Patienten beschrieben; bei ca. 2% der Patienten persistieren sie. Auch meist leichte Thrombozytopenien sollen in 2% der Fälle auftreten. Diese Blutbildveränderungen zwingen nur selten zum Absetzen der Substanz. Es sind jedoch auch Todesfälle unter carbamazepininduzierten *aplastischen Anämien* und *Agranulozytosen* bekanntgeworden. Das Risiko einer aplastischen Anämie unter Carbamazepin wird auf 1:20000 bis 1:50000 geschätzt, Agranulozytosen sollen noch seltener sein. Sie gehen meist mit anderen Zeichen der Überempfindlichkeitsreaktion (Fieber, Eosinophilie, Splenomegalie, Exanthem) einher. Carbamazepin sollte nicht zusammen mit anderen potentiell knochenmarkstoxischen Medikamenten verabreicht werden.

Störungen der Sinusknotenfunktion sind unter Carbamazepin selten. Bei Kombination von Carbamazepin mit Lithium ist jedoch Vorsicht geboten, da derartige Effekte auch unter Lithium beobachtet werden (s. auch S. 134).

Zu notwendigen Kontrolluntersuchungen während der Behandlung mit Carbamazepin s. S. 143.

3.3 Lithiumintoxikation

3.3.1 Klinisches Erscheinungsbild

Bei einer Lithiumüberdosierung (Lithiumserumkonzentration über
1,6 mmol/l), bei Kalium- oder Kochsalzmangel und ausnahmsweise auch
bei Serumkonzentrationen unter 1,6 mmol/l kann es zu einer Lithiumintoxikation kommen. Die Symptome sind: Erbrechen, Durchfall, grob-
schlägiger Tremor der Hände, Abgeschlagenheit, psychomotorische Verlangsamung, Schläfrigkeit, Schwindel, verwaschene Sprache, Ataxie; später Rigor, Reflexsteigerung, faszikuläre Muskelzuckungen, Schreib-
krämpfe, Krampfanfälle und Bewußtseinseintrübung bis zum Koma. Im
späteren Stadium entsteht das Bild eines akuten Psychosyndroms. Eine
vitale Gefährdung besteht in der Regel bei einer Lithiumkonzentration ab
3,5 mmol/l mit Auftreten von Krampfanfällen, Nierenfunktionsstörungen
mit Oligurie bis hin zur Anurie, Schock, Koma und Herzstillstand. Ältere
Patienten sind bei einer Intoxikation stärker gefährdet.

3.3.2 Ursachen für eine Lithiumintoxikation

Überdosierungen können durch *Suizidversuche* oder *unkontrolliertes
Einnehmen* der Lithiummedikation vorkommen. Neben einer solchen
Überdosierung muß bei einer Lithiumintoxikation an eine mögliche *na-
triumarme* Diät, an eine *Kombination mit Diuretika*, an drastische *Diätkuren*, starkes *Schwitzen, interkurrente Erkrankungen* und andere *Flüs-
sigkeitsverluste* gedacht werden. Interkurrente Erkrankungen können bei
einer Lithiummedikation besonders dann schwerwiegende Folgen haben,
wenn sie mit einer Störung der Nierenfunktion (kardial bedingt oder bei
Glomerulo- bzw. Pyelonephritis) oder mit Veränderungen des Elektrolythaushaltes (z. B. bei langanhaltenden Durchfällen) einhergehen. Lithium-
intoxikationen bei zusätzlicher Gabe von Thiaziddiuretika beruhen auf
einer verminderten Lithiumausscheidung bei verstärkter Natriurese.
Über eine Verminderung der renalen Lithiumclearance können auch
nichtsteroidale Antiphlogistika vom Butazolidintyp oder Angiotensin-
converting-enzyme-Hemmer (s. S. 144) zu einer Intoxikationsgefährdung
führen.
  Weiterhin stellen *Narkosen* und *Operationen* ein erhöhtes Risiko für
eine Lithiumintoxikation dar. 2–3 Tage vor einer Operation sollten Lithiumsalze abgesetzt und erst wieder verabreicht werden, wenn die Nierenfunktion und die Elektrolytbalance wieder normal sind (Schou 1984).

Eine Operation sollte nicht durchgeführt werden, wenn der Lithiumspiegel im toxischen Bereich liegt oder eine Hyponatriämie vorliegt (Diamond u. Borison 1987.

3.3.3 Therapie bei Lithiumintoxikation

Bei Anzeichen einer Lithiumintoxikation muß Lithium sofort *abgesetzt* werden. Bei schweren Symptomen einer Intoxikation erfolgt die *symptomatische* Behandlung wie bei einer Barbituratvergiftung: Ausgleich des Wasser- und Elektrolythaushaltes, ggf. Natriumsubstitution, Regulierung der Nierenfunktion, forcierte Diurese, Stabilisierung der Herz-Kreislauf-Funktionen und Infektionsprophylaxe. Eine *Hämodialyse* ist in jedem Fall bei komatösen Patienten bzw. bei Lithiumkonzentrationen von 3–5 mmol/l indiziert. Dabei wird die Lithiumkonzentration schnell auf Werte um 1 mmol/l gesenkt. Komplikationen bei einer Lithiumintoxikation können über 2 Wochen andauern, so daß mehrfache Hämodialysen (ggf. mit Peritonealdialyse im Intervall) notwendig sind. Auch kann es nach Beendigung der Hämodialyse erneut zu toxischen Lithiumkonzentrationen kommen (Lithiumausstrom aus den Gewebezellen). Eine Lithiumintoxikationstherapie ist erst dann abgeschlossen, wenn nach 2 Wochen wieder konstante Serumlithiumspiegel gemessen werden und Symptome der Intoxikation nicht mehr aufgetreten sind.

3.4 Kontraindikationen

3.4.1 Lithium

Absolute Kontraindikationen sind schwere Nierenfunktionsstörungen (z. B. Glomerulonephritis, Pyelonephritis), schwere Herz- und Kreislauf-Krankheiten (auch ein kurz zurückliegender Herzinfarkt), Störungen des Natriumhaushaltes mit notwendiger kochsalzarmer Diät, Addison-Erkrankung. Zu Lithium in Schwangerschaft und Stillzeit s. Kap. XII.

Relative Kontraindikationen sind Krankheiten, die zu Nierenfunktionsstörungen führen können, z. B. Hypertonie, Gicht, Arteriosklerose, stark reduzierter Ernährungs- und Kräftezustand, zerebrale Krampfbereitschaft, Morbus Parkinson, Myasthenia gravis (lithiuminduzierte Reduktion der Azetylcholinsynthese), Psoriasis vulgaris und Hypothyreose.

3.4.2 Carbamazepin

Carbamazepin ist kontraindiziert bei kardialen Überleitungsstörungen, schweren Leberfunktionsstörungen und bekannten Knochenmarksschäden. Wegen der strukturellen Ähnlichkeit zu Imipramin sollte Carbamazepin Patienten, die auf Imipramin oder andere TZA mit Hautveränderungen oder anderen allergischen Reaktionen reagiert haben, nicht gegeben werden. Zur Kombination mit MAO-Hemmern s. S. 147; zu Carbamazepin in Schwangerschaft und Stillzeit s. Kap. XII.

3.5 Routineuntersuchungen und -hinweise

Die wichtigste Maßnahme zur Verhütung von Überdosierungen ist die routinemäßige Kontrolle der Lithiumserumkonzentration und die Aufklärung des Patienten über Überdosierungserscheinungen. Die Patienten müssen darauf hingewiesen werden, daß keine Änderung in der Nahrungs- und Flüssigkeitszufuhr eintreten soll; es muß immer für eine ausreichende Kochsalz- und Flüssigkeitszufuhr gesorgt werden. Die Patienten müssen bei langen Reisen (besonders im Sommer) Reservetrinkflaschen mitführen. Keinesfalls dürfen Diätkuren ohne ärztliche Kontrolle unternommen werden. Über notwendige kontrazeptive Maßnahmen und das Verhalten bei Schwangerschaft müssen Patientinnen aufgeklärt sein (s. S. 449 ff.).

3.5.1 Nierenfunktion unter Lithium

Bei Patienten unter einer Lithiumdauermedikation wurden morphologische Veränderungen im Sinne einer *Lithiumnephropathie* beschrieben. Zum histologischen Bild gehören die Sklerose einzelner Glomeruli, Tubulusdilatationen und -atrophien und eine fokale interstitielle Fibrose. Der kausale Zusammenhang dieser unspezifischen Veränderungen mit der Einnahme von Lithium ist jedoch *umstritten*, da gleichartige Befunde auch bei Patienten mit affektiven Psychosen erhoben wurden, die niemals vorher Lithium erhalten hatten. Ob die Vakuolisierung distaler Tubuluszellen lithiumspezifisch ist, ist ebenso unklar wie die Bedeutung dieses Befundes für die langfristige Nierenfunktion. Es sind jedoch einzelne Fälle von *Glomerulonephritis* vom Minimal-change-Typ unter Lithium beschrieben worden, die sich klinisch als nephrotisches Syndrom zeigten.

Der Verlauf war in allen Fällen gutartig, nach Absetzen von Lithium bildeten sich die histologischen Veränderungen zurück.

Nach allen bisher vorliegenden Erfahrungen geht auch die chronische Einnahme von Lithium nicht mit einer Einschränkung der glomerulären Filtrationsrate einher (Übersicht in Waller 1989). Die an die tubulären Strukturen gebundene Regulation des Wasserhaushaltes sowie die Fähigkeit, Urin zu konzentrieren, kann allerdings erheblich gestört sein. Die distalen Tubuli und die Sammelrohre können gegenüber der Wirkung des antidiuretischen Hormons (ADH) unempfindlich werden (nephrogener Diabetes insipidus). Damit ist das Wasserreabsorptionsvermögen reduziert, und es kommt zur Polyurie und sekundär zu einer Polydipsie mit Nykturie, Durstgefühl und Gewichtszunahme. Diese Beeinträchtigung der renalen Konzentrationsleistung ist meist harmlos und in aller Regel reversibel. Das therapeutische Vorgehen sollte jedoch immer mit dem Nephrologen abgesprochen werden, wenn das Harnvolumen oberhalb von 3,5 l pro Tag liegt und durch einen Konzentrationsversuch eine Zunahme des spezifischen Gewichts des Urins nicht erreicht werden kann. Eine Störung des Konzentrationsvermögens der Niere soll bei 20–40% aller mit Lithium behandelten Patienten auftreten und mit der Höhe des Lithiumserumspiegels korrelieren; eine lithiuminduzierte Polyurie scheint häufiger bei Lithiumspiegeln über 0,8 mmol/l aufzutreten. Ob ein Zusammenhang mit der Dauer der Lithiumeinnahme besteht, ist unklar (Übersicht bei Kampf 1986).

Bei Einschränkung der renalen Konzentrationsfähigkeit kann es schnell zu einem Wasserverlust kommen, besonders bei verringerter Flüssigkeitszufuhr oder zusätzlichem Flüssigkeitsverlust. Diese Dehydratation kann zu einer Erniedrigung der renalen Lithiumclearance und schließlich zu einer Lithiumintoxikation führen. Auch ein Anstieg der Lithiumserumkonzentration bei unveränderter Dosierung und unveränderter Wasserbilanz kann ein Hinweis für eine Abnahme der Lithiumclearance sein. Dabei muß berücksichtigt werden, daß im Alter die renale Clearance physiologischerweise absinkt.

Lithiumsalze führen auch zu einer geringgradigen Natriurese, die ihrerseits eine erhöhte renale Rückresorption von Lithium nach sich ziehen kann. Im Normalfall spielt dieser Mechanismus keine wichtige Rolle. Bei Erkrankungen oder Therapien, die mit Elektrolytstörungen i. S. e. negativen Natriumbilanz einhergehen (Diarrhö, Erbrechen, Abmagerungskuren, interkurrente Erkrankungen, Gabe von Diuretika, salzarme Diät), ist jedoch eine engmaschige Kontrolle der Nierenfunktion und der Lithiumserumkonzentration erforderlich. Thiaziddiuretika dürfen nicht gegeben werden, weil sie zu einer verminderten Lithiumclearance führen. Patienten, die bei bestehender Nierenfunktionsstörung eine Lithiummedikation dringend benötigen, sollen die Lithiumdosis auf mehrere Einzeldosen am Tage verteilt einnehmen (s. aber auch abendliche Einzelgabe, S. 149).

3.5.2 Routineuntersuchungen bei Neueinstellung von Lithium

1. Anamnese (besonders: Niere, Herz, Schilddrüse, Schwangerschaft, Medikamente);
2. internistische und neurologische Untersuchung;
3. Blutbild, Blutsenkung, Nüchternblutzucker;
4. Kontrolle der Nierenfunktion nach folgendem Schema (Waller 1989):
   a. Bestimmung von Serumkreatinin und Kreatininclearance, außerdem Harnstoff, Harnsäure, Urinstatus, ggf. 24-h-Urinvolumen;
   b. falls Kreatininclearance unter 70 ml/min: Kontrollbestimmung der glomerulären Filtrationsrate (GFR) mit Isotopenclearance (z. B. ^{99m}Tc-DTPA);
   c. falls GFR unter 60 ml/min: Konsultation eines Nephrologen, nochmaliges Überdenken der Lithiumindikation, Erwägen therapeutischer Alternativen;
   d. falls GFR unter 30 ml/min: Lithiumbehandlung strikt kontraindiziert;
5. T_3, T_4, TSH-Basalspiegel, ggf. TRH-Test;
6. EKG, Blutdruck, Puls;
7. EEG;
8. Körpergewicht, Halsumfang;
9. ggf. Schwangerschaftstest.

Bei Hinweisen auf eine Schilddrüsenfunktionsstörung ist zusätzlich das thyroxinbindende Globulin zu messen und der TRH-Test (TSH-Bestimmung vor und 30 min nach der i.v.-Injektion von 200 µg TRH) durchzuführen.

3.5.3 Routineuntersuchungen während der Behandlung mit Lithium

1. Die Lithiumbestimmung muß morgens *vor* Einnahme der Medikamente erfolgen. Die Blutentnahme sollte pünktlich 12 ± 0,5 h nach der letzten Tabletteneinnahme erfolgen. Die Bestimmung der Lithiumkonzentration im Serum sollte in den ersten 4 Wochen wöchentlich vorgenom-

men werden, danach sind im ersten halben Jahr monatliche Kontrollen und später Kontrollen im Abstand von ca. 3 Monaten angebracht. Nur in Ausnahmefällen sollten längere Zwischenräume toleriert werden. Bei Rezidiven muß die Lithiumserumkonzentration häufiger bestimmt werden. Eine erste Bestimmung sollte immer erst nach einer Woche (Steady-state!) erfolgen.

2. Das Kreatinin im Serum sollte immer parallel zur Bestimmung der Lithiumkonzentration gemessen werden.
3. Kontrolle des Körpergewichts und des Halsumfanges vierteljährlich.
4. T_3-, T_4- und TSH-Bestimmung jährlich, ggf. TRH-Test.
5. Natrium-, Kalium- und Kalziumbestimmung jährlich.
6. Kontrolle der Nierenfunktion möglichst in Einjahresintervallen (Waller 1989):
   a. Bestimmung von Serumkreatinin und Kreatininclearance; Absetzen von Lithium bei Verschlechterung der Nierenfunktion;
   b. Bestimmung der Osmolalität des Morgenurins; bei Abfall der Osmolalität unter 300 mosmol/kg: Stimulationstest mit DDAVP; falls kein Anstieg der Urinosmolalität auf über 300 mosmol/kg nach Stimulation mit DDAVP: Konsultation eines Nephrologen, Überdenken der Lithiumbehandlung, Erwägen therapeutischer Alternativen.
7. EKG möglichst jährlich.
8. EEG-Kontrollen, wenn zusätzliche Medikamente (z. B. Neuroleptika) eingesetzt werden oder vor bzw. unter Lithium abnorme/pathologische EEG-Befunde auftreten.

Bei Risikopatienten und pathologischen Werten sind vermehrt Kontrollen und zusätzliche Untersuchungen notwendig. Da im Alter die glomeruläre Filtrationsrate abnimmt und damit die Gefahr von Intoxikationssymptomen größer ist, sind häufigere Nierenfunktionskontrollen notwendig.

3.5.4 Routineuntersuchungen während der Behandlung mit Carbamazepin

Um hämato- und hepatotoxische Nebenwirkungen einer Behandlung mit Carbamazepin frühzeitig zu erkennen, sollen nach Herstellerempfehlungen Blutbild und Leberwerte vor Behandlungsbeginn, im ersten Behandlungsmonat in wöchentlichen, danach in monatlichen Abständen, kontrolliert werden. Diese Empfehlungen sind allerdings als nicht praxisgerecht kritisiert worden (Krämer et al. 1989), zudem entgehen die sich meist rasch entwickelnden idiosynkratischen Arzneimittelreaktionen häufig den routinemäßig durchgeführten Laborkontrollen. Wichtig ist daher, den Patienten über Symptome einer evtl. Blutbildschädigung aufzuklären und anzuweisen, bei Auftreten von Fieber, Halsschmerzen, Mundulzera oder rascher Ausbildung von Hämatomen sofort den Arzt aufzusuchen (s. auch S. 137). Eine isolierte Erhöhung der γ-GT oder ein Abfall der Leukozytenzahl unter 4000/mm^3 sind häufig und müssen nicht zum Absetzen des Medikamentes führen; sie sollten jedoch zu weiteren, engmaschigeren Kontrollen Anlaß geben. Sollten die Leukozyten unter 4000/mm^3 abfallen, muß das Differentialblutbild (einschließlich Thrombozytenzahl) kontrolliert werden.

Vor Behandlungsbeginn sollten Herzrhythmus- bzw. Überleitungsstörungen durch ein EKG ausgeschlossen werden.

Während der Behandlung mit Carbamazepin sollten regelmäßige Plasmaspiegelkontrollen durchgeführt werden. Die Blutentnahme sollte etwa 12 ± 0,5 h nach der letzten und vor der morgendlichen Tabletteneinnahme liegen. Bei der Interpretation der Plasmaspiegel muß berücksichtigt werden, daß diese wegen der durch Carbamazepin hervorgerufenen Enzyminduktion noch Wochen nach Behandlungsbeginn abfallen können.

3.6 Pharmakokinetik und Wechselwirkungen

3.6.1 Lithium

Lithium darf nicht mit *Thiaziddiuretika* verabreicht werden; kann auf Gabe eines Diuretikums nicht verzichtet werden, sollte auf Furosemid zurückgegriffen werden. In solchen Fällen sollte jedoch immer ein Nephrologe konsultiert werden. Aufgrund von Veränderungen der renalen Lithiumausscheidung kann unter Gabe *nichtsteroidaler Antiphlogistika* (Phenylbutazon, Oxyphenbutazon, Indometacin, Ketoprofen, Diclofenac, Ibuprofen) oder von *Angiotensin-converting-enzyme(ACE)-Hemmern* und möglicherweise nephrotoxischen *Antibiotika* wie Tetrazyklinen, Aminoglykosiden oder Metronidazol der Lithiumspiegel bis in toxische Bereiche ansteigen. Sollte die Behandlung mit einem nichtsteroidalen Antiphlogistikum notwendig sein, kann auf Azetylsalizylsäure zurückgegriffen werden, die in dieser Hinsicht relativ sicher zu sein scheint. Unter Methylxanthinen wie Theophyllin kann eine erhöhte Lithiumclearance zu niedrigeren Serumspiegeln führen.

Kombinationen von Lithium mit anderen psychotropen Substanzen sind i. allg. unbedenklich. Unter der Gabe von Lithium und *Antidepressiva* sind – mit Ausnahme eines möglicherweise verstärkten Tremors – keine Unverträglichkeiten bekanntgeworden, die über die unerwünschten Wirkungen der Einzelsubstanzen hinausgehen. Eine Ausnahme bilden hier lediglich die *selektiven 5-HT-Rückaufnahmehemmer*; v. a. unter der Kombination von Lithium mit Fluoxetin wurde gelegentlich über eine erhöhte Toxizität beider Substanzen berichtet (s. dazu S. 58). Andererseits werden solche Kombinationsbehandlungen häufig problemlos toleriert und gelegentlich – z. B. bei Therapieresistenz – sogar empfohlen. Bei Patienten mit hirnorganischen Störungen ist wegen des gleichsinnigen Effektes auf die Krampfschwelle Vorsicht geboten; bei diesen Patienten muß auch bei der Kombination von Lithium mit *Carbamazepin* und *Valproinsäure* vermehrt mit Nebenwirkungen gerechnet werden (s. unten und S. 147).

Es wird diskutiert, ob *Neuroleptika* die Neuro- und auch die Nephrotoxizität von Lithium verstärken. Nach dem derzeitigen Kenntnisstand kann eine solche Kombination angewandt werden, wenn die Kontraindikationen (auch relative) der Einzelsubstanzen streng beachtet werden, Neuroleptika in der niedrigsten noch effektiven Dosis verordnet werden, der Lithiumserumspiegel engmaschig kontrolliert wird und Nebenwirkungen genauestens erfragt werden. Die Inzidenz des malignen neuroleptischen Syndroms soll unter einer Kombination von Neuroleptika und Lithium erhöht sein. Bei Verordnung hoher Neuroleptikadosen, bei älteren Patienten, bei Patienten mit hirnorganischen Störungen und bei abnormem oder pathologischem EEG sollte das EEG häufiger kontrolliert werden. Die Kombination von Lithium mit *Benzodiazepinen* ist als sicher zu bewerten.

Eine *Elektrokrampfbehandlung* (EKB) ist unter einer Lithiumbehandlung möglich; es wurde jedoch über verstärkte Gedächtnisstörungen und delirante Zustände nach einer EKB, die unter Fortführung der Lithiumbehandlung erfolgte, berichtet. Dieses Risiko einer erhöhten Neurotoxizität ist gegen das Risiko einer klinischen Verschlechterung bei Absetzen des Lithiums für die Dauer der EKB abzuwägen. Wenn Lithium während einer EKB weiter gegeben wird, sollte auf zusätzliche Psychopharmaka verzichtet werden. Hohe Lithiumspiegel müssen unbedingt vermieden werden; der Lithiumspiegel – der engmaschig kontrolliert werden muß – sollte nicht höher als 0,6–0,8 mmol/l liegen. Wenn bereits vor der EKB Zeichen der Lithium-Neurotoxizität aufgetreten sind (z. B. pathologisches EEG), sollte auf eine EKB verzichtet bzw. Lithium mehrere Tage vorher abgesetzt werden (Rudorfer u. Linnoila 1987).

Über die erhöhte Neurotoxizität der Lithium-EKB-Kombination hinaus sind potentielle Interaktionen von Lithium mit den bei der Narkose verwendeten Anästhetika zu berücksichtigen. Depolarisierende Muskelrelaxantien (z. B. Succinylcholin) können bei Kombination mit Lithium zum prolongierten neuromuskulären Block führen, weshalb nichtdepolarisierende Substanzen (z. B. Pancuronium) zu bevorzugen sind. Ketamin soll in Verbindung mit Lithium zu verstärkter Krampfaktivität führen. Die arrhythmogene Wirkung von Substanzen wie Enfluran, Halothan, Succinylcholin oder Pancuronium kann unter Lithium verstärkt sein. Zur Gefahr der Lithiumintoxikation bei Operationen s. S. 138; zu weiteren Medikamenteninteraktionen mit Lithium s. S. 144.

Klinische Pharmakologie der Lithiumsalze: Lithiumsalze werden enteral fast vollständig resorbiert und erreichen nach 1–3 h die maximale Serumkonzentration. Eine Metabolisierung findet nicht statt. Die Ausscheidung erfolgt ausschließlich renal mit erheblichen interindividuellen Clearanceunterschieden. Die Halbwertszeit beträgt etwa 24 h. Steady-state-Bedingungen treten daher erst nach 4–5 Tagen Behandlungsdauer ein. Die geringe therapeutische Breite der Lithiumsalze ist mit derjenigen der Herzglykoside zu vergleichen. Unter langjähriger Lithiumgabe werden weder veränderte Toleranz noch Wirkungsabschwächung oder Sensibilisierung beobachtet. Abstinenzsymptome sind nach Beendigung einer Lithiumbehandlung nicht aufgetreten.

3.6.2 Carbamazepin

Carbamazepin ruft in der Leber eine Enzyminduktion hervor. Dadurch wird nach längerfristiger Gabe nicht nur der eigene Abbau, sondern auch der Metabolismus vieler anderer Substanzen (andere Antiepileptika, Steroidhormone, Ovulationshemmer, Theophyllin, Warfarin, Digoxin, Cyclosporin, Doxycyclin, Methadon) beschleunigt. Wenn Carbamazepin mit anderen Pharmaka kombiniert wird, sollten – wenn möglich – sowohl deren als auch der Carbamazepin-Plasmaspiegel häufiger kontrolliert werden. Carbamazepin senkt die Plasmaspiegel von *Neuroleptika* und *TZA*, was zu Rückfällen bzw. zum Nichtansprechen auf normalerweise wirksame Dosen dieser Medikamente führen kann. Umgekehrt wurde auch über eine pharmakodynamisch bedingte Wirkungsverstärkung zwischen Carbamazepin und Neuroleptika berichtet. Nach abruptem Absetzen von Carbamazepin können durch das Ansteigen vorher stabiler Plasmaspiegel von Antidepressiva und Neuroleptika u. U. gefährliche Nebenwirkungen auftreten. Kombinationen von Carbamazepin und Neuroleptika sollen eine carbamazepininduzierte Hyponatriämie verstärken können. *Fluoxetin* und *Fluvoxamin* hemmen den Metabolismus von Carbamazepin; über Einzelfälle erhöhter Carbamazepin-Plasmaspiegel unter dieser Kombination wurde berichtet. Sowohl Parkinson-Syndrome als auch ein Einzelfall eines Serotonin-Syndroms sind unter Fluoxetin in Kombination mit Carbamazepin beobachtet worden. Da hierfür wahrscheinlich pharmakodynamische Gründe ursächlich sind, muß auch bei Kombination mit anderen SSRI mit diesen unerwünschten Wirkungen gerechnet werden.

Der Metabolismus von Carbamazepin wird darüber hinaus durch eine Vielzahl von Substanzen gehemmt (Cimetidin, Dextropropoxyphen, Diltiazem, Erythromycin, Isoniazid, Verapamil, Viloxazin), wodurch die Carbamazepin-Plasmaspiegel auf unerwünscht hohe Werte ansteigen können. Nach Absetzen von Isoniazid soll ein Intervall von 2 Wochen eingehalten werden, bevor Carbamazepin verabreicht wird, da unter dieser Kombination besonders schwere Intoxikationen beobachtet wurden (erhöhte Carbamazepin-Spiegel wegen verringerter Clearance). Tranylcypromin soll in dieser Hinsicht unbedenklich sein; unter Tranylcypromin sind möglicherweise sogar höhere Carbamazepin-Dosierungen nötig, um therapeutische Plasmaspiegel zu erreichen (Barklage et al. 1992). Allerdings empfehlen die Hersteller, Carbamazepin nicht zusammen mit einem MAOH zu geben und sowohl vor als auch nach der Behandlung mit Carbamazepin einen Abstand von 2 Wochen zur Verordnung eines MAOH einzuhalten. Nach Absetzen des reversiblen MAOH Moclobemid sollte allerdings ein Wechsel auf Carbamazepin nach 2–3 Tagen möglich sein.

Unter der Kombination von Carbamazepin mit *Lithium* wurden vereinzelt toxische Interaktionen mit Verwirrtheitszuständen, Hyperreflexie, Tremor und Nystagmus beobachtet; es ist daher empfohlen worden, bei einer Kombination beider Substanzen die Carbamazepin-Plasmaspiegel nicht über 8,5 g/ml zu steigern. Ein erhöhtes Risiko für neurotoxische Komplikationen unter Lithium/Carbamazepin besteht bei vorbestehenden hirnorganischen Störungen und bei rascher Dosissteigerung.

Valproinsäure hemmt den Metabolismus von Carbamazepin, wodurch dessen Plasmaspiegel ansteigen. Andererseits beschleunigt Carbamazepin den Abbau von Valproinsäure, was wiederum zu einem Abfall von dessen Plasmaspiegeln um mehr als 60% führen kann. Die Pharmaka konkurrieren um Plasmaproteinbindungsstellen; dadurch kann die freie, bioaktive Fraktion der Substanzen ansteigen. Dies erklärt, warum im Einzelfall Intoxikationszeichen auftreten können, selbst wenn die

Plasmaspiegel beider Substanzen im therapeutischen Bereich liegen.
Wenn Carbamazepin mit Valproinsäure kombiniert wird, sollten, v. a.
während der ersten 4–8 Behandlungswochen und nach jeder Dosisver-
änderung, die Plasmaspiegel engmaschig kontrolliert und der Patient
aufmerksam auf Intoxikationszeichen untersucht werden.

3.7 Dosierung

3.7.1 Lithium

Die tägliche Tabletteneinnahme richtet sich nach der Lithiumserumkonzentration. Sie ist starken intraindividuellen Schwankungen unterworfen;
dies hängt einmal damit zusammen, daß die Lithiumausscheidungsrate
sehr unterschiedlich ist und daß die Empfindlichkeit der Patienten gegenüber Lithium stark voneinander abweichen kann. Während früher die
Dosierungsempfehlung höher lag, werden aufgrund neuer Forschungsergebnisse, bei denen bei geringerer Lithiumkonzentration (und damit geringeren Nebenwirkungen) gleich gute prophylaktische Wirkungen beschrieben worden sind, derzeit folgende Serumkonzentrationen empfohlen:

- Lithiumserumkonzentration für die *rezidivprophylaktische
  Wirkung*: 0,6–0,8 mmol/l;
- Lithiumserumkonzentration für die *antimanische Wirkung* zur
  Akutbehandlung: 1,0–1,2 mmol/l.

Bei einer Lithiumserumkonzentration zwischen 0,4 und 0,6 mmol/l soll
das Rückfallrisiko gegenüber Lithiumserumkonzentrationen zwischen
0,8 und 1,0 mmol/l 2–3fach gesteigert sein (Keller et al. 1992). Aus diesen
Ergebnissen kann der Schluß gezogen werden, daß bei der hier empfohlenen Spannbreite von 0,6–0,8 mmol/l eher der obere Wert gewählt werden sollte, insbesondere solange die rezidivprophylaktische Wirkung
noch nicht voll zum Tragen gekommen ist. Bei älteren Patienten wird eine
geringere Lithiumserumkonzentration empfohlen, da die Empfindlichkeit gegenüber neurotoxischen Nebenwirkungen im Alter erhöht sein
kann.

Bei starken Nebenwirkungen muß die Dosierung gesenkt werden. Kommt es bei einer solchen Dosisreduktion nicht wieder zum Auftreten einer depressiven oder manischen Phase, kann mit der reduzierten Dosis die Prophylaxe fortgeführt werden. Beim Wiederauftreten einer Krankheitsphase muß die Lithiumdosis wieder erhöht werden. Bei Nichtansprechen der Lithiumprophylaxe kann auch längerfristig die Serumkonzentration bis auf einen Wert von 1,1 mmol/l erhöht werden. Bei Konzentrationen über 1,2 mmol/l sind aber stärkere Nebenwirkungen zu erwarten, und schließlich besteht dann die Gefahr der Intoxikation.

Ersteinstellung zur Rezidivprophylaxe: Es wird mit einer niedrigen Dosis begonnen (z. B. 10–20 mmol Lithium). Nach 1 Woche folgt die erste Lithiumserumkontrolle. Zu diesem Zeitpunkt hat sich ein Gleichgewicht (Steady-state) eingestellt. Die erreichte Lithiumserumkonzentration wird dann individuell korrigiert, bis die Lithiumkonzentration im prophylaktischen Bereich liegt. Eine Verdopplung der Dosis führt auch zu einer Verdopplung der Lithiumkonzentration. Lithium sollte in Retardform in 2 Einzeldosen mit der Hauptdosis abends verabreicht werden. Das praktische Vorgehen wird bei jedem einzelnen Präparat getrennt dargestellt.

Von einigen dänischen Autoren wird vorgeschlagen, Lithium bei gleicher Gesamtdosis in einer *abendlichen Einzelgabe* – oder gar in einer Einzeldosis jeden 2. Tag – zu verabreichen (Mellerup u. Plenge 1990). Diese Empfehlung geht von der Vermutung aus, daß kurzfristige Lithiumkonzentrationsspitzen und nicht möglichst gleichförmige Serumspiegel für die phasenprophylaktische Wirkung verantwortlich sind und daß bei einer abendlichen Einmaldosierung Nebenwirkungen entweder verschlafen (z. B. Tremor) oder minimiert werden. Im Vergleich zur konventionellen Dosierung zeigte sich unter einer Einmalapplikation kein Unterschied in der glomerulären Filtrationsrate oder der proximalen Rückresorption, aber ein Vorteil hinsichtlich des distalen Reabsorptionsvermögens, so daß das Urinvolumen verringert war und seltener über eine Polyurie geklagt wurde. Andere Nebenwirkungen waren gleich häufig (Schou et al. 1982). Strukturelle Nierenveränderungen (sklerotische Glomeruli, atrophische Tubuli) sollen unter einer Einmaldosierung seltener sein. Da die bisher vorliegenden Daten nicht den Schluß auf eine Gleichwirksamkeit der beiden Dosierungsschemata in Hinsicht auf die phasenprophylaktische Wirkung zulassen, kann die Einzeldosierung nicht generell empfohlen werden. Bei stabil eingestellten Patienten, die unter einer wirksamen Lithiumprophylaxe an einer *Polyurie* leiden, kann die Einmalapplikation jedoch in Erwägung gezogen werden.

Die *antimanische Lithiumtherapie* wird mit relativ hohen Dosen von 30--40 mmol Lithium täglich begonnen und der Patient rasch auf Lithiumserumkonzentrationen zwischen 1,0 und 1,2 mmol/l eingestellt. Hierbei sollten die Lithiumspiegel in kurzen Intervallen von 2–3 Tagen kontrolliert werden. Da die Patienten unter einer hohen Dosierung genau beobachtet werden müssen, sollte diese Therapie nur in der Klinik erfolgen. Bei Besserung wird die Dosierung unter sorgfältigen Lithiumserumbestimmungen reduziert; in der Regel folgt der Übergang in eine Lithiumprophylaxe.

3.7.2 Carbamazepin

Obwohl bisher noch keine gesicherte Beziehung zwischen den Carbamazepinserumspiegeln und den antimanischen bzw. phasenprophylaktischen Wirkungen nachgewiesen worden ist, werden bei Monotherapie – wie bei der antikonvulsiven Behandlung – Serumspiegel zwischen 6 und 12 µg/ml angestrebt, wozu i. allg. Dosen zwischen 400 und 1600 mg täglich benötigt werden. Die Dosis sollte auf 3–4 Einnahmen täglich verteilt werden, um Fluktuationen der Plasmaspiegel zu vermeiden. Bei Verwendung eines Retardpräparates kann die Tagesdosis auf eine oder 2 Portionen verteilt werden. Wenn möglich, sollte die Aufdosierung langsam erfolgen (z. B. Beginn mit 200–400 mg), da Nebenwirkungen v. a. bei initial hohen Dosierungen oder bei rascher Dosissteigerung auftreten. Im allgemeinen werden Dosissteigerungen von 200 mg täglich gut vertragen. Im Falle einer gleichzeitigen Lithiumeinnahme muß evtl. vorsichtiger aufdosiert werden. Es ist empfohlen worden, die Akutbehandlung der Manie mit Carbamazepin in der Suspensionsform zu beginnen (initial 10–20 ml), da hiermit durch die veränderte Pharmakokinetik schneller maximale Plasmakonzentrationen erreicht werden (s. *Spezieller Teil* S. 157); Steady-state-Plasmaspiegel stellen sich wegen der kürzeren Halbwertszeit dieser Darreichungsform schneller ein. Ob mit der Suspension ein schnellerer antimanischer Effekt erreicht werden kann, ist jedoch bisher nicht geklärt. Die Suspension erfordert zudem die bei manischen Patienten oft nicht unproblematische Verteilung auf mehrere Einzeldosen.

3.8 Behandlungsdauer

Die folgenden Empfehlungen zur langfristigen Behandlungsdauer mit Lithiumsalzen beruhen weniger auf kontrollierten empirischen Untersuchungen als vielmehr auf klinischer Erfahrung.

Bei prophylaktischer Wirksamkeit und guter Verträglichkeit bzw. nur geringen Nebenwirkungen sollte frühestens nach 3 Jahren der Versuch einer sehr langsamen Dosisreduktion gemacht werden, sofern der Patient dies ausdrücklich wünscht. Das Ausschleichen der Lithiummedikation sollte dann über viele Wochen bis sogar Monate in kleinen Dosisschritten erfolgen, so daß beim Wiederauftreten von Symptomen rasch reagiert und die ursprüngliche Lithiumdosis wieder angesetzt werden kann. Ein *Absetzversuch* darf *niemals schlagartig* vorgenommen werden; das Rückfallrisiko ist dann stark erhöht. Bei früher sehr häufigen und/oder schweren Phasen muß Lithium bei vielen Patienten langfristig, evtl. auch über Jahrzehnte, verordnet werden. In jedem Fall muß gerade auch bei einer nicht ausreichend wirksamen Lithiumprophylaxe vor einem Absetzversuch gewarnt, zumindest das Nutzen-Risiko-Verhältnis sehr sorgfältig abgewogen werden, weil bei einem Behandlungsabbruch Krankheitsphasen, die zuvor unter Lithium in ihrer Intensität abgeschwächt waren, sich voll manifestieren können; es ist dann eher an eine Kombination mit Carbamazepin zu denken (s. auch S. 133 f.).

Bei Lithiumversagern kann nur bei individueller Würdigung der Frequenz und der Schwere früherer Phasen die nötige Behandlungsdauer beurteilt werden; der Versuch einer Lithiumprophylaxe sollte aber in der Regel nicht vor einem Zeitraum von 2 Jahren abgebrochen werden. Da bei natürlichem Krankheitsverlauf mit zunehmender Dauer Erkrankungsphasen offenbar häufiger auftreten, ist auch eine unter Behandlung gleichbleibende Phasenfrequenz nicht ohne weiteres als Argument für das Absetzen von Lithium zu werten.

Zu Lithium bei der antidepressiven Behandlung s. S. 72

Lithiumsalze

1 Lithiumazetat

Quilonum (SmithKline Beecham)
oral: Oblong.-Tbl. (50 Tbl.)
             Menge des Salzes pro Tbl.: 536 mg
             Lithiumgehalt pro Tbl.: 8,1 mmol

1.1 Chemie

CH_3COOLi.

1.2 Dosierung

Der Behandlungsbeginn erfolgt mit 2mal 1 Tbl. täglich. Wenn nach einer Woche die Lithiumserumkonzentration über 0,8 mmol/l liegt, wird die Dosis um 1/2–1 Tbl. reduziert; wenn die Lithiumserumkonzentration unter 0,6 mmol/l liegt, wird die Medikation um 1/2–1 Tbl. erhöht. Bei späteren Kontrollen erfolgt dann eine entsprechende Dosisanpassung. Bei älteren Patienten kann mit nur 1 Tbl. begonnen werden (s. auch S. 148).

1.3 Eigenschaften, Indikationen, Nebenwirkungen, Kontraindikationen
Siehe *Allgemeiner Teil*.

2 Lithiumaspartat

Lithiumaspartat (Köhler)
oral: Tbl. (120 Tbl.)
             Menge des Salzes pro Tbl.: 500 mg
             Lithiumgehalt pro Tbl.: 3,2 mmol

Nach Angaben des Herstellers soll Lithiumaspartat eine höhere Affinität zum Intrazellulärraum haben. Aus diesem Grunde wurde empfohlen, bei einer Lithiumprophylaxe mit Lithiumaspartat die Patienten mit einer niedrigeren Lithiumserumkonzentration einzustellen, als es mit den übrigen Lithiumsalzen notwendig ist. Dieser Befund konnte aber in pharmakokinetischen Studien nicht bestätigt werden. Auch fehlen klinische Studien, die diese Behauptung absichern. Deshalb kann eine verläßliche Dosierungsempfehlung für Lithiumaspartat *nicht* gegeben werden (Hersteller: 4–6 Drg. auf 2–3 Einnahmen täglich verteilen); damit ist Lithiumaspartat für die psychiatrische Pharmakotherapie *nicht zu empfehlen.*

3 Lithiumcarbonat

Hypnorex retard (Synthelabo)
oral: Tbl. (50, 100 Tbl.)
               Menge des Salzes pro Tbl.: 400 mg
               Lithiumgehalt pro Tbl.: 10,8 mmol

Leukominerase (G.N. Pharm)
oral: Tbl. (50, 400 Tbl.)
               Menge des Salzes pro Tbl.: 150 mg
               Lithiumgehalt pro Tbl.: 4 mmol

Li 450 "Ziethen" (Ziethen)
oral: magensaftresistente Tbl. (50, 100, 300 Tbl.)
               Menge des Salzes pro Tbl.: 450 mg
               Lithiumgehalt pro Tbl.: 12 mmol

Lithium "Apogepha" (Apogepha)
oral: Tbl. (50, 100 Tbl.)
               Menge des Salzes pro Tbl.: 295 mg
               Lithiumgehalt pro Tbl.: 8 mmol

Quilonum retard (SmithKline Beecham)
oral: Oblong.-Tbl. (50, 100 Tbl.)
               Menge des Salzes pro Tbl.: 450 mg
               Lithiumgehalt pro Tbl.: 12,2 mmol

3.1 Chemie

Li_2CO_3.

3.2 Eigenschaften

Durch die Retardtablette ist eine Verabreichungsform hergestellt worden, die eine gleichmäßige Abgabe des Lithiumsalzes über den Tag gewährleistet. Dadurch entfallen die plötzlichen hohen Lithiumserumkonzentrationen nach Einnahme der Medikation, wie sie nach Gabe von Lithiumazetat beobachtet werden. Die Möglichkeit des Auftretens von Nebenwirkungen wird somit verringert.

3.3 Dosierung (s. auch S. 148 ff.)

Hypnorex retard und *Lithium "Apogepha"*: Beginn mit 2mal 1 Tbl. täglich, bei älteren Patienten mit 2mal 1/2 Tbl. täglich. Nach einer Woche Überprüfung der Lithiumserumkonzentration. Bei Werten unter 0,6 mmol/l Erhöhung, bei Werten über 0,8 mmol/l Reduktion um 1/2 Tbl. Später individuelle Einstellung zwischen 0,6 und 0,8 mmol/l.

Quilonum retard und *Li 450 "Ziethen"*: Beginn mit 1 1/2 (morgens 1/2, abends 1) Tbl. täglich, bei älteren Patienten mit 2mal 1/2 Tbl. täglich. Erhöhung bzw. Reduktion der Dosis entsprechend Lithiumserumkonzentration wie oben.

Zur Dosierung s. auch S. 148.

3.4 Indikationen, Nebenwirkungen, Kontraindikationen

Siehe *Allgemeiner Teil.*

---

4 Lithiumsulfat

Lithium-Duriles (Astra-Chemicals)
oral: Tbl. (100, 250 Tbl.)
               Menge des Salzes pro Tbl.: 330 mg
               Lithiumgehalt pro Tbl.: 6,0 mmol

4.1 Chemie

Li_2SO_4.

4.2 Eigenschaften

Es handelt sich bei Lithium-Duriles um Retardtabletten mit verzögerter Wirkstoffabgabe (s. auch unter Lithiumcarbonat).

4.3 Dosierung

Beginn mit 1 Tbl. morgens und 2 Tbl. abends, bei älteren Patienten mit 2mal 1 Tbl. täglich. Bei Werten unter 0,6 mmol/l Erhöhung, bei Werten über 0,8 mmol/l Reduktion um 1/2–1 Tbl. Später individuelle Einstellung zwischen 0,6 und 0,8 mmol/l (s. auch S. 148).

4.4 Indikationen, Nebenwirkungen, Kontraindikationen

Siehe *Allgemeiner Teil*.

Antikonvulsiva

5 Carbamazepin

Carbamazepin 200 Heumann (Heumann)
oral: Tbl.   – 200 mg (50, 200 Tbl.)

Carbamazepin-neuraxpharm 200 (Neuraxpharm)
oral: Tbl.   – 200 mg (50, 100, 200 Tbl.)

Carbamazepin-ratiopharm 200 (Ratiopharm)
oral: Tbl.   – 200 mg (50, 100, 250 Tbl.)

Finlepsin (Arzneimittelwerk Dresden)
oral: Tbl.   – 200 mg (50, 100, 200 Tbl.)
                  Tbl.   – 200 mg (50, 100, 200 Tbl.) **(Finlepsin 200 retard)**
                  Tbl.   – 400 mg (50, 100, 200 Tbl.) **(Finlepsin 400 retard)**

Fokalepsin (Promonta)
oral: Tbl.   – 200 mg (50, 100 Tbl.)
            Tbl.   – 300 mg (50, 100, 200 Tbl.) **(Fokalepsin 300 retard)**
            Tbl.   – 600 mg (50, 100 Tbl.) **(Fokalepsin 600 retard)**

Sirtal (Sanofi Winthrop)
   oral: Tbl.   – 200 mg (50, 100, 250 Tbl.)
            Tbl.   – 400 mg (50, 100, 250 Tbl.) **(Sirtal retard 400)**

Tegretal (Geigy)
oral: Tbl.   – 200 mg (50, 100, 250 Tbl.)
            Tbl.   – 200 mg (50, 100, 250 Tbl.) **(Tegretal 200 retard)**
            Tbl.   – 400 mg (50, 100, 250 Tbl.) **(Tegretal 400 retard)**
            Susp.   – 100 mg = 5 ml (250, 1000 ml) **(Tegretal Suspension)**

Timonil (Desitin)
oral: Tbl.   – 200 mg (50, 100, 200 Tbl.)
            Tbl.   – 150 mg (50, 100, 200 Tbl.) **(Timonil 150 retard)**
            Tbl.   – 300 mg (50, 100, 200 Tbl.) **(Timonil 300 retard)**
            Tbl.   – 600 mg (50, 100 Tbl.) **(Timonil 600 retard)**
            Saft   – 100 mg = 5 ml (250 ml) **(Timonil Saft)**

5.1 Chemie

5H-Dibenz[b,f]azepin-5-carboxamid; Iminostilbenderivat.

5.2 Eigenschaften

Das Iminostilbenderivat *Carbamazepin* hat strukturchemische Ähnlichkeit mit Imipramin, unterscheidet sich von diesem jedoch durch eine Doppelbindung zwischen den C_{10}- und C_{11}-Atomen und durch eine Carbamylseitenkette statt einer Dimethylaminopropylgruppe. Carbamazepin wird nach oraler Gabe relativ langsam resorbiert. Während bei

Gabe der Substanz in Tablettenform maximale Plasmaspiegel nach durchschnittlich 8 h zu beobachten sind, werden sie bei Gabe der Suspension bereits nach 2–3 h erreicht; bei Verwendung von Retardpräparaten wird das Plasmaspiegelmaximum im Mittel erst nach 14 h gemessen. Da die Substanz in der Leber eine Enzyminduktion hervorruft, ist die Halbwertszeit nach längerfristiger Gabe kürzer als nach Einmaldosierung und beträgt dann etwa 13–17 h. Die Halbwertszeit des Carbamazepin-10,11-epoxids, eines ebenfalls wirksamen Metaboliten, liegt bei 5–8 h. Bei zusätzlicher Gabe enzyminduzierender Medikamente kann die Halbwertszeit weiter verkürzt sein.

5.3 Indikationen, Dosierung, Nebenwirkungen, Kontraindikationen

Siehe *Allgemeiner Teil*, S. 130, S. 136, S. 140 und S. 146.

6 Valproinsäure

Die kurzkettige Fettsäure Valproinsäure (Convulex, Convulsofin, Ergenyl, Leptilan, Mylproin, Orfiril) wird seit mehreren Jahrzehnten zur Behandlung zerebraler Anfallsleiden eingesetzt. Die Substanz hat keine strukturchemische Verwandtschaft zu anderen Psychopharmaka. Nach Carbamazepin ist Valproinsäure das zweite Antikonvulsivum, dessen antimanische und phasenprophylaktische Wirksamkeit in mehreren Studien nachgewiesen werden konnte. Ähnlich wie Carbamazepin kommt Valproinsäure möglicherweise eine besondere Bedeutung bei Patienten mit rapid cycling oder Lithium-Unverträglichkeit sowie Lithium-Nonrespondern zu. Die Datenbasis ist zum gegenwärtigen Zeitpunkt jedoch zu schmal, um Valproinsäure in diesen Indikationen als ein Medikament der ersten Wahl zu empfehlen. Darüber hinaus ist die Substanz vom BfArM bei psychiatrischen Indikationen *nicht* zugelassen.

In der *Akutbehandlung manischer Syndrome* konnte eine zufriedenstellende bis gute Wirksamkeit bei etwa 60% der in zahlreichen unkontrollierten Studien mit Valproinsäure behandelten Patienten nachgewiesen werden (McElroy et al. 1992). In den wenigen kontrollierten Studien mit meist kleinen Patientenzahlen war Valproinsäure Placebo signifikant überlegen (Pope et al. 1991b, Bowden et al. 1994), während sich gegenüber Lithium entweder Gleichwertigkeit (Bowden et al. 1994) oder

Unterlegenheit zeigte (Freeman et al. 1992). Prädiktoren für ein gutes Ansprechen auf Valproinsäure sind nach den vorliegenden Erfahrungen – ähnlich wie im Falle von Carbamazepin – ein rapid cycling sowie ein dysphorisches Erscheinungsbild der Manie. Demgegenüber sollen bipolare schizoaffektive Psychosen weniger gut auf Valproinsäure ansprechen.

Valproinsäure kann beim derzeitigen Kenntnisstand dann versucht werden, wenn Therapieversuche mit Lithium, Carbamazepin und Neuroleptika bzw. von Kombinationen dieser Substanzen keinen ausreichenden Erfolg hatten bzw. nicht vertragen wurden. Unklar ist noch, ob eine Monotherapie mit Valproinsäure eine ähnlich gute Wirkung wie eine Kombination von Lithium und/oder Carbamazepin mit Valproinsäure hat. Die antimanische Wirkung von Valproinsäure setzt ca. 1–4 Tage nach Erreichen eines Serumspiegels von mehr als 50 g/ml ein. In der Regel wird die Behandlung mit 500–1000 mg pro Tag, verteilt auf 2–4 Einzeldosen, begonnen. Bei stark agitierten manischen Patienten kann auch mit noch höheren Dosen (1500 mg/Tag) begonnen werden, häufig wird man zusätzlich sedierende Substanzen geben müssen. Es ist empfohlen worden, bei akuter Manie die Therapie mit 20 mg/kg Körpergewicht/Tag zu beginnen ("Loading"), um möglichst rasch antimanisch wirksame Serumspiegel (50–100 µg/ml) zu erreichen (McElroy et al. 1993); die Serumspiegel sind dann engmaschig zu kontrollieren. Mittlere Dosierungen liegen bei Erwachsenen zwischen 1200 und 2100 mg.

Die *rezidivprophylaktische Wirksamkeit* von Valproinsäure bei bipolaren affektiven Psychosen ist weniger gut untersucht als die antimanische Wirksamkeit. Doppelblinde Vergleichsstudien mit Lithium und/oder Carbamazepin über ausreichend lange Zeiträume fehlen. Zahlreiche offene Studien lassen jedoch vermuten, daß Valproinsäure Anzahl und Schwere affektiver Episoden im Rahmen bipolarer Psychosen vermindert. Dabei werden manische Syndrome und Mischzustände wirksamer unterdrückt als depressive Syndrome. Valproinsäure soll insbesondere ein *rapid cycling* wirksamer als Lithium unterdrücken. In Einzelfällen war hier eine Kombination von Carbamazepin und Valproinsäure noch wirksam, wenn vorher durch eine Monotherapie mit beiden Substanzen keine ausreichende Besserung zu erreichen war (Ketter et al. 1992). Bei der Behandlung *rezidivierender manischer Episoden* ist ein Therapieversuch mit Valproinsäure dann gerechtfertigt, wenn Lithium und/oder Carbamazepin nicht ausreichend wirksam sind oder nicht vertragen werden oder wenn das Risiko von Spätdyskinesien unter einer Neuroleptika-Langzeitmedikation nicht akzeptabel erscheint.

Eine akute antidepressive Wirksamkeit von Valproinsäure konnte bisher nicht nachgewiesen werden. Es gibt jedoch Hinweise, daß Valproinsäure möglicherweise längere Behandlungszeiträume als herkömmliche Antidepressiva benötigt, um eine antidepressive Wirkung zu entfalten. Auch die rezidivprophylaktische antidepressive Wirksamkeit der Substanz ist weniger gut belegt als deren rezidivprophylaktische antimanische Wirkung.

Valproinsäure wird nach oraler Gabe schnell und vollständig resorbiert. Maximale Plasmaspiegel werden nach 2–8 h erreicht. Die Substanz ist zu 90–95% an Plasmaproteine, v. a. Albumin, gebunden. Bei Nieren- und Lebererkrankungen ist die Plasmaeiweißbindung niedriger. Die Eliminationshalbwertszeit liegt zwischen 12 und 16 h. Sie kann bei Komedikation mit enzyminduzierenden Medikamenten (z. B. Carbamazepin, Phenytoin, Phenobarbital) erheblich reduziert sein. Valproinsäure wird extensiv hepatisch metabolisiert, bei Lebererkrankungen steigt die Eliminationshalbwertszeit an. Während die Substanz selbst nicht enzyminduzierend ist, hemmt sie den hepatischen Metabolismus anderer Substanzen (z. B. Carbamazepin, Phenobarbital), wodurch deren Plasmaspiegel ansteigen können. Valproinsäure kann die zentral dämpfende Wirkung von Neuroleptika, Antidepressiva und Benzodiazepinen verstärken. Bei Behandlungen mit Medikamentenkombinationen sollten, wenn möglich, die Plasmaspiegel kontrolliert werden, da Interaktionen im Einzelfall nicht voraussehbar sind. Über die Erhöhung vorher stabiler Valproinsäurespiegel durch die Komedikation mit Fluoxetin wurde berichtet.

Nach bisher vorliegenden Erfahrungen ist Valproinsäure, wenn eine psychiatrische Indikation gegeben ist, bei Plasmaspiegeln wirksam, wie sie auch bei der Behandlung von Epilepsien angestrebt werden (50–100 µg/ml). Allerdings wurden, insbesondere bei der Behandlung von akuten Manien, auch höhere Plasmaspiegel empfohlen. Bei Plasmaspiegeln oberhalb von 100 µg/ml muß allerdings gehäuft mit Nebenwirkungen gerechnet werden. Für Valproinsäure wird eine Wirksamkeitsschwelle von 50 µg/ml postuliert (s. oben), da die Substanz unterhalb dieser Schwelle praktisch vollständig an Plasmaeiweiße gebunden ist.

Gastrointestinale *Nebenwirkungen* (Übelkeit, Erbrechen, Durchfall) kommen, insbesondere bei Therapiebeginn und bei höheren Dosierungen, vor. Größte klinische Relevanz hat die Hepatotoxizität der Substanz. Erhöhungen der Transaminasen sind nicht selten, sie sind häufig reversibel und zwingen nur gelegentlich zum Absetzen der Substanz. Allerdings sind entsprechende Laborkontrollen durchzuführen, da in Einzelfällen schwere, auch tödlich verlaufende *Leberfunktionsstörungen* unter Valproinsäure vorgekommen sind. Hierdurch besonders gefährdet sind Kinder und Jugendliche sowie Patienten, die mit mehr als einem Antikonvulsivum behandelt werden. Auch über *Pankreatitiden* unter Valproinsäure wurde berichtet. Eine Gewichtszunahme, die im Einzelfall sehr ausgeprägt sein kann, kommt häufig vor. Auch Haarausfall gehört zu den häufigeren Nebenwirkungen. Demgegenüber sind Thrombozytopenien, Thrombozytenfunktionsstörungen und Koagulopathien (durch Verminderung der Konzentrationen von Fibrinogen und/oder Faktor VIII) seltenere Nebenwirkungen; eine Kombination von Valproinsäure mit Thrombozytenaggregationshemmern sollte aber, wenn nicht vermeidbar, nur vorsichtig und unter Kontrolle der Gerinnungsparameter angewendet werden. Auch Einzelfälle von *Agranulozytose* unter Valproinsäure sind vorgekommen.

An zentralnervösen Nebenwirkungen kommen Sedierung und Tremor, selten auch Ataxie vor. Bewußtseinsstörungen und Halluzinationen können bereits Intoxikationszeichen sein.

Kontraindikationen gegen eine Behandlung mit Valproinsäure sind relevante Leber- und Bauchspeicheldrüsenfunktionsstörungen, eine bekannte Überempfindlichkeit gegen Valproinsäure sowie Knochenmarksschädigungen, Niereninsuffizienz und Gerinnungsstörungen.

Der Wirkungsmechanismus von Valproinsäure ist nicht abschließend geklärt. Den (akut einsetzenden) antikonvulsiven und den (mit einer Latenz von mehreren Tagen auftretenden) psychotropen Wirkungen liegen jedoch wahrscheinlich unterschiedliche Angriffspunkte im Gehirn zugrunde (Post et al. 1992b). Wie Carbamazepin hemmt Valproinsäure epileptische Anfälle beim "Amygdala-kindling" besonders effektiv. Die GABA-vermittelte zentrale Hemmung wird durch Valproinsäure verstärkt; an präsynaptischen GABA$_B$-Rezeptoren soll Valproinsäure antagonistisch wirken und hierdurch die GABA-Synthese steigern. Durch eine Hemmung des GABA-Abbaus wird der GABA-Turnover gleichzeitig wahrscheinlich gehemmt. Sowohl Valproinsäure als auch Lithium und Carbamazepin erhöhen – wie Antidepressiva – die GABA$_B$-Rezeptordichte im Hippokampus. Anders jedoch als Carbamazepin bindet Valproinsäure an den Benzodiazepinrezeptor vom peripheren Typ erst in hohen Dosen. Valproinsäure erhöht die Leitfähigkeit von Kaliumkanälen und vermindert die Natriumleitfähigkeit.

Antidepressiva

Antidepressiva haben bei *unipolaren Depressionen* eine in zahlreichen Studien gesicherte phasenprophylaktische Wirksamkeit (z. B. Frank et al. 1990b). Ob hier Lithium oder einem Antidepressivum der Vorzug bei der Phasenprophylaxe gegeben werden soll, muß individuell unter Beachtung des Nebenwirkungsprofils der jeweiligen Substanzen beurteilt werden.

Bei der Rezidivprophylaxe unipolarer Depressionen sind Antidepressiva dem Lithium mindestens gleichwertig, in einigen Studien auch überlegen; die Kombination von Imipramin und Lithiumcarbonat hat keine Vorteile gegenüber einer Imipraminmonotherapie (Prien et al. 1984). Werden Antidepressiva aber bei bipolaren Störungen gegeben, sollten sie in der Regel mit Lithium (oder einem Antikonvulsivum) kombiniert werden, da Antidepressiva allein nicht vor manischen Syndromen schützen bzw. diese ggf. auch provozieren können sollen.

Neuroleptika

Die Erfahrungen mit *Depotneuroleptika* zur Prophylaxe affektiver und schizoaffektiver Psychosen sind beschränkt. In einer größeren Studie bei unipolaren und bipolaren affektiven Störungen wurden Patienten, die auf Lithium ungenügend ansprachen oder unter dieser Therapie an störenden Nebenwirkungen litten, auf Flupentixoldecanoat umgestellt. Danach wurden weniger Manien, jedoch mehr depressive Syndrome beobachtet (Ahlfors et al. 1981). Zu ähnlichen Ergebnissen kamen 2 Studien an allerdings sehr kleinen Patientengruppen (Esparon et al. 1986, Naylor u. Scott 1980). In Anbetracht der kleinen selektierten Patientenkollektive und der sehr geringen Erfahrungen mit Depotneuroleptika zur Prophylaxe affektiver Psychosen können diese als Monotherapie bisher nur bei Patienten empfohlen werden, die *überwiegend* unter *manischen Phasen* leiden und bei denen andere Behandlungsmöglichkeiten wie Lithium oder Carbamazepin ausgeschöpft sind. Kombinationen von Depotneuroleptika mit Lithium sind bei der Rezidivprophylaxe von schizoaffektiven Psychosen möglich.

III Neuroleptika

Allgemeiner Teil

1 Definition und Einteilung

Die Entdeckung der Neuroleptika geht darauf zurück, daß in Frankreich unmittelbar nach 1945 im Rahmen von umfangreichen Forschungsarbeiten über antihistaminisch wirkende Substanzen auch die als Anthelminthika und Antiseptika an sich schon lange bekannten *Phenothiazine* berücksichtigt wurden. Später hatte sich dann herausgestellt, daß verschiedene Phenothiazinderivate auch hochwirksame Antihistaminika sind. Die bislang bekannt gewordenen Vertreter dieser Substanzgruppe waren aber zu toxisch, um klinisch angewandt zu werden. Erst eines der in Frankreich entwickelten Phenothiazinderivate, das *Promethazin*, erwies sich als ein therapeutisch brauchbares Präparat. Es wird als stark wirksames Antihistaminikum und wegen seiner gleichzeitig bestehenden sedativ-hypnotischen Wirkung auch als Schlafmittel eingesetzt. Bei den Bemühungen, diesen Pharmakontyp durch systematische Strukturabwandlungen zu variieren, wurde schließlich auch das Phenothiazinderivat *Chlorpromazin* entwickelt. Diese Substanz hatte im Tierversuch im Vergleich zum Promethazin nur noch eine schwache Antihistaminwirkung, hingegen eine noch deutlicher ausgeprägte sedative Wirkung. 1951 wurde Chlorpromazin dann von Laborit in die Klinik eingeführt (Laborit u. Huguenard 1951), weil es sich bei der Suche nach neuen Verfahren der Anästhesie für die Erzeugung eines "*künstlichen Winterschlafs*" ("hibernation artificielle") eignete. Der mit der Anwendung des sog. "*cocktail lytique*" eingeleitete Entwicklungsschritt der Anästhesiologie hat später zur *Neuroleptanalgesie* geführt. Bis 1956 nahm man an, daß für die in diesem Bereich einzusetzenden Pharmaka die temperatursenkende und die schlafmachende Wirkung die wichtigsten Charakteristika seien. Eine weit größere Bedeutung bekam Chlorpromazin dann aber durch die klinischen Beobachtungen der französischen Psychiater Delay und Deniker. Sie teilten 1952 mit, daß durch die alleinige Verabreichung von Chlorpromazin manische und schizophrene Psychosen nachhaltig zu beeinflussen waren (Delay u. Deniker 1952). Kurze Zeit später stellte sich dann heraus, daß das 1952 isolierte *Rauwolfia-Alkaloid Reserpin* ähnlich wie verschiedene Phenothiazinderivate wirkte. 1954 wurde das Reserpin von dem amerikanischen Psychiater Kline ebenfalls zur Behandlung von Psychosen empfohlen (Kline 1954). Heute hat diese Substanzgruppe für die Behandlung von Psychosen keine Bedeutung mehr.

Zu Beginn der Neuroleptikaära wurden viele Gruppenbezeichnungen für antipsychotisch wirksame Psychopharmaka vorgeschlagen, z. B. *Neurolytika, Neuroplegika, Psycholeptika, Neuroleptika*. In den USA wurde dann der Begriff "*major tranquilizer*" (der zu Verwechslungen mit dem Begriff "minor tranquilizer" als Gruppenbezeichnung für die Tranquilizer führte) favorisiert. Die Bezeichnungen "*neuroleptisch*" und "*antipsychotisch*" werden oft synonym gebraucht. Schließlich hat sich der Begriff Neuroleptika durchgesetzt, den Delay 1955 für Chlopromazin und alle wirkungsähnlichen Pharmaka vorgeschlagen hatte. 1952 bereits beschrieben Delay und Deniker das durch Injektion von 15–100 mg Chlorpromazin hervorgerufene Wirkungsbild der Neuroleptika. Es wurde durch *psychomotorische Verlangsamung, emotionale Ausgeglichenheit und affektive Indifferenz* charakterisiert. Sehr bald folgte der klinisch-therapeutischen Wirkungsanalyse eine genaue Charakterisierung dieser Substanz im pharmakologischen Tierversuch (s. S. 167).

Über lange Zeit waren die trizyklischen Neuroleptika in der Klinik die wichtigsten Pharmaka zur Behandlung von schizophrenen und manischen Psychosen. Es handelt sich bei den trizyklischen Neuroleptika in der ganz überwiegenden Mehrzahl um Phenothiazin- und Thioxanthenderivate. Die enge chemische Verwandtschaft ergibt sich aus Abb. 7.

Die trizyklischen Psychopharmaka bestehen aus einem Ringsystem (*Trizyklus*) und einer Seitenkette mit einem basischen Substituenten. Die verschiedenen Gruppen der trizyklischen Psychopharmaka unterscheiden sich voneinander durch Veränderungen am Zentralring im Trizyklus. Der Vergleich der verschiedenen Ringsysteme zeigt auch, wie eng die strukturchemischen Beziehungen zwischen den Neuroleptika (Phenothiazine, Thioxanthene) und den Antidepressiva (Dibenzazepine, Dibenzozykloheptadiene) sind.

Nach den verschiedenen Seitenketten können bei den Phenothiazinderivaten noch Untergruppen unterschieden werden:

- Phenothiazine mit aliphatischer Seitenkette,
- Phenothiazine mit Piperidylseitenkette,
- Phenothiazine mit Piperazinylseitenkette.

Die Einteilung in diese 3 Gruppen ist auch deswegen berechtigt, weil sich die pharmakologischen und klinisch-therapeutischen Wirkungsbilder von Gruppe zu Gruppe unterscheiden. Die Phenothiazine mit *aliphatischer Seitenkette* haben eine stärker sedierende Wirkung; außerdem ist

Grundskelett

Seitenkette

Basischer Substituent

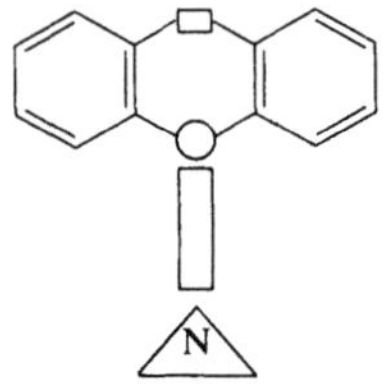

Phenothiazin	N	S	Neuroleptika
Thioxanthen	C	S	
Dibenzazepin	N	CH_2-CH_2	Antidepressiva
Dibenzocycloheptadien	C	CH_2-CH_2	

Abb. 7. Aufbau der trizyklischen Psychopharmaka

bei diesen Pharmaka die vegetative Symptomatik, insbesondere die Hypotonie, vergleichsweise stark ausgeprägt. Die extrapyramidalmotorischen Symptome sind jedoch geringer als bei den Pharmaka der beiden anderen Gruppen. Die Phenothiazine mit einer *Piperidylseitenkette* wirken mittelgradig sedierend. Die Phenothiazine mit einem *Piperazinring* in der Seitenkette zeigen im Vergleich zu den beiden anderen Gruppen die stärksten extrapyramidalmotorischen Symptome, dafür aber auch die stärkste antipsychotische Wirkung.

Bei den *Thioxanthenen* bedingt die Kohlenstoffdoppelbindung in der Seitenkette die Ausbildung geometrischer Isomere. Die *cis-Isomere* sind ungleich stärker neuroleptisch wirksam als die *trans-Isomere*.

Auf der Suche nach pharmakologischen Wirkungseigentümlichkeiten im Tierversuch, die für das Auffinden neuer Neuroleptika richtungsweisend sein könnten ("*Screening*"), wurde 1958 die Gruppe der *Butyrophenone* mit dem Hauptvertreter Haloperidol entdeckt (Janssen 1961). Deren aufgrund der tierexperimentellen Befunde vorausgesagte "neuroleptische" Wirksamkeit wurde in klinischen Untersuchungen bald bestätigt. Heute sind die Butyrophenone neben den trizyklischen Neuroleptika eine nicht mehr entbehrliche Gruppe der Neuroleptika. Eine Weiterentwicklung führte zu den *Diphenylbutylpiperidinen* (*Fluspirilen*, *Pimozid*), die sich aufgrund ihrer langen Wirkungsdauer als Depotpräparate oder zur Einmaldosierung bei oraler Gabe eignen.

Die *Benzamide* sind zuerst in Frankreich eingeführt worden. Der wichtigste Vertreter ist *Sulpirid*. Die Substanz zeichnet sich durch ein breites Wirkungsspektrum und geringe extrapyramidalmotorische Nebenwirkungen aus. Remoxiprid, eine Neuentwicklung dieser Reihe, mußte frühzeitig wegen schwerer Komplikationen (aplastische Anämien) vom Markt genommen werden.

Risperidon ist der erste Vertreter der *Benzisoxazole*. Dieser kombinierte $5\text{-HT}_2\text{-}/\text{D}_2$-artige Antagonist soll durch ein günstiges Nebenwirkungsprofil ausgezeichnet sein.

Die neuroleptische Wirkung geht häufig mit einer *extrapyramidalmotorischen Symptomatik* einher. Wenn auch der Manifestationszeitpunkt der antipsychotischen Wirkung und Ausprägung sowie Intensität der extrapyramidalmotorischen Wirkung einerseits von "Dispositionsfaktoren" und andererseits von "Pharmakonfaktoren" (z. B. Art des Pharmakons, Dosis) abhängen, so setzte sich doch die Überzeugung durch, daß der klinische Effekt der Neuroleptika eng mit der extrapyramidalmotorischen Wirkung zusammenhängt. Die feste Kopplung zwischen extrapyramidalmotorischen Nebenwirkungen und therapeutischer Wirksamkeit galt sogar als so zuverlässig, daß die Wirkungsintensität der Pharmaka primär nicht am therapeutischen Wirkungsbild, sondern an der Ausprägung bzw. der Dosis-Wirkungs-Relation der extrapyramidalmotorischen Effekte bemessen wurde (*neuroleptische Potenz*; s. S. 166; Haase 1961). Dieses Konzept der festen Kopplung zwischen therapeutischer Wirksamkeit und extrapyramidalmotorischen Symptomen führte dazu, daß die psychopharmakologische Forschung bei ihren Bemühungen um die Fortentwicklung der Neuroleptika nur solchen Substanzen ihre Aufmerksamkeit widmete, von denen feststand, daß sie extrapyramidalmotorisch wirksam waren. Es hat sich aber nun herausgestellt, daß es Pharmaka gibt, die das gleiche klinisch-therapeutische Wirkungsbild wie die bisher bekannten Neuroleptika besitzen, *ohne* jedoch gleichzeitig extrapyramidalmotorische Wirkungen hervorzurufen (s. S. 166; historischer Überblick zum Clozapin: Hippius 1989). Diese Befunde zwangen zu einer *Revision* des Begriffes "*Neuroleptikum*" in der bisher von Pharmakologen und Psychiatern anerkannten Fassung (Stille u. Hippius 1971). Die Gruppe der Neuroleptika *ohne* extrapyramidalmotorischen Nebenwirkungen (Clozapin) wird auch als *atypische Neuroleptika* bezeichnet. Der Begriff ist allerdings unglücklich, weil er klare Abgrenzungen und Definitionen nicht zuläßt. Außerdem sollte die gewünschte Zielgruppe – nämlich Neuroleptika ohne extrapyramidalmotorische Nebenwirkungen – nicht *atypisch* sein.

Tabelle 5. Abstufung des neuroleptischen Wirkungsgrades in Beziehung zur Dosierung. Neuroleptische Potenz des Chlorpromazins = 1

Neuroleptikum	Neuroleptische Potenz
Chlorprothixen	
Levomepromazin	
Sulpirid	} 1/3–4/5
Thioridazin	
Chlorpromazin	1
Perazin	2
Fluphenazin	
Haloperidol	} 20–50
Benperidol	100

Der klinisch-therapeutische Effekt der Neuroleptika beruht auf ihrer dämpfenden Wirkung auf psychomotorische Erregtheit, aggressives Verhalten, affektive Spannungen, psychotische Sinnestäuschungen, psychotisches Wahndenken, katatone Verhaltensstörungen und schizophrene Ich-Störungen. Wenn ein Pharmakon dieses Wirkungsprofil besitzt, sollte es unabhängig davon, ob es extrapyramidalmotorisch wirksam ist oder nicht, als Neuroleptikum bezeichnet werden.

Es ist versucht worden, alle Neuroleptika als eine einheitliche Gruppe zu betrachten und alle Substanzen in einer fortlaufenden Reihe mit steigender neuroleptischer Wirksamkeit (*neuroleptische Potenz*) anzuordnen. In dieser Reihe wird Chlorpromazin als Bezugspunkt angesehen, dessen neuroleptische Potenz gleich 1 gesetzt wird (Tabelle 5). Aber auch diese empirisch nicht belegte Abstufung der Neuroleptika leistet nur eine begrenzte Hilfe bei der praktischen Verordnung eines Neuroleptikums: Einmal ist die Streubreite der durchschnittlichen Tagesdosen so groß, daß eindeutige therapeutische Richtlinien aus dieser Abstufung nicht abzuleiten sind; zum anderen ist gerade die Referenzsubstanz Chlorpromazin obsolet und nicht mehr im Handel. Schließlich ist die individuelle Ansprechbarkeit auf Neuroleptika sehr unterschiedlich.

Neuroleptika sollen in niedriger Dosierung auch eine *antidepressive Wirkung* haben. So wurde schon im Kapitel über die Antidepressiva auf solche Neuroleptika hingewiesen, bei denen eine antidepressive Wirkung beschrieben wurde (s. S. 45). Eine *Tranquilizerwirkung* ist von zahlreichen Neuroleptika in niedriger Dosierung ebenfalls bekannt. Später (s. S. 192 und 337) wird darauf eingegangen, inwieweit Neuroleptika als Tranquilizer Anwendung finden sollten. Generell gilt, daß Neuroleptika aufgrund ihres Nebenwirkungsprofils nur bei denjenigen Krankheitsbildern eingesetzt werden sollten, für die keine gleichwertigen medikamentösen Alternativen zur Verfügung stehen.

2 Neurobiologische Grundlagen

2.1 Pharmakologische Tiermodelle

Im Kapitel über die Antidepressiva wurde ausführlich erörtert, wie problematisch es ist, zur ersten Kennzeichnung von Psychopharmaka nur tierexperimentell erhobene Befunde zu verwerten. Antidepressiva können durch bestimmte Response-Muster in pharmakologischen Tiermodellen charakterisiert werden; z. B. Hemmung der Spontanaktivität bei Steigerung der Erregbarkeit, Reserpinantagonismus und Potenzierung der Katecholaminwirkung. Entsprechende pharmakologische Charakteristika gibt es auch für die Neuroleptika.

Neue Substanzen, die auf ihre Eigenschaft als Neuroleptikum untersucht werden sollen, müssen v. a. folgende 3 Versuchsanordnungen durchlaufen:

1. Untersuchung der *kataleptogenen Wirkung*: Die *Katalepsie* von Versuchstieren ist dadurch gekennzeichnet, daß Spontanbewegungen fehlen. Die Tiere sitzen bewegungslos mit stark gekrümmtem Rücken und strecken die steifen Hinterextremitäten mit weitgespreizten Zehen von sich. Der Muskeltonus ist gesteigert. Die Tiere sperren sich gegen jede aufgezwungene Bewegung und verändern diese Haltung nicht; auch äußere Reize ändern diesen Zustand nicht.
2. Untersuchung des *Apomorphin- und Amphetaminantagonismus*: Apomorphin und Amphetamin verursachen bei Nagetieren stereotyp sich wiederholende Bewegungsabläufe wie zwanghaftes Nagen, Schnüffeln und Lecken, die sich durch Neuroleptika hemmen lassen. Apomorphin steigert die Lauf- und Kletteraktivität von Mäusen. Bei anderen Tierspezies kann die Brechwirkung des Apomorphins durch Neuroleptika gehemmt werden. Diese antiemetische Wirkung der Neuroleptika wird bei Hunden getestet, da Nagetiere kein Brechzentrum besitzen.
3. Untersuchung des *bedingten Fluchtreflexes*: Bei der Prüfung des bedingten Fluchtreflexes werden Ratten zunächst trainiert, einem elektrischen Schlag in einem Käfig zu entgehen. Es wird dann diesem elektrischen Schlag ein optisches oder akustisches Signal vorausgeschickt, und die Tiere lernen sehr bald, bei Auftreten des Signals dem elektrischen Schlag zu entweichen. Neuroleptika heben diese bedingte Reaktion bereits in Dosen auf, die noch nicht die Motorik der Versuchstiere beeinflussen.

Neben diesen 3 pharmakologischen Versuchsanordnungen zur Charakterisierung der neuroleptischen Wirkung einer neuen Substanz gibt es auch elektrophysiologische und weitere Verhaltensuntersuchungen, durch die eine Substanz als Neuroleptikum (im pharmakologischen Sinn) charakterisiert wird. Hierzu zählen auch Tiermodelle, in denen die Wirkungen einer direkten Applikation von Amphetamin und DA oder einer indirekten Steigerung des Dopaminturnovers in mesolimbischen Strukturen wie dem Nucleus accumbens oder der Amygdala durch potentiell antipsychotisch wirkende Substanzen antagonisiert werden. Allerdings konnte die aufgrund solcher Untersuchungen beispielsweise für 5-HT$_3$-Antagonisten vorhergesagte antipsychotische Wirkung in klinischen Pilotstudien nicht bestätigt werden.

Bei allen bisher bekannten Neuroleptika ließen sich die kataleptogene Wirkung, die Hemmung der Apomorphin- und Amphetaminsterotypien und die Hemmung bedingter Fluchtreflexe in unterschiedlicher Ausprägung nachweisen. So zeigt z. B. Haloperidol diese Wirkungen schon in verhältnismäßig niedriger Dosierung, während andererseits z. B. nach Thioridazin im Tierversuch nur ein schwacher Apomorphinantagonismus gefunden wird, eine kataleptogene Wirkung und eine Hemmung des bedingten Fluchtreflexes erfolgt nur nach sehr hohen Dosen. Die kataleptogene Wirkung der Neuroleptika im Tierversuch wird zu den extrapyramidalmotorischen Symptomen beim Menschen in Beziehung gebracht. So hat Haloperidol in der Klinik deutlich stärkere extrapyramidalmotorische Nebenwirkungen als Thioridazin, das nur eine geringe kataleptogene Wirkung im Tierversuch zeigt. Der weitere Schritt in der Beobachtung der Beziehung zwischen der Wirkung der Neuroleptika beim Tier und beim Menschen führte dann dazu, daß angenommen wurde, eine kataleptogene Wirkung beim Tier bzw. extrapyramidalmotorische Wirkungen beim Menschen einerseits und eine antipsychotische Wirkung andererseits seien unabdingbar miteinander verbunden. Schließlich wurde sogar die Hypothese aufgestellt, daß das Auftreten von extrapyramidalmotorischen Symptomen nach Neuroleptika nicht als Indikator, sondern als Voraussetzung und Gradmesser für die "antipsychotische" Wirksamkeit anzusehen sei (Haase 1961). Diese postulierten Zusammenhänge sind in Frage gestellt worden, seit es sich erwiesen hat, daß es wirksame, sog. *atypische* Neuroleptika gibt, die keinen klinisch erkennbaren Einfluß auf das extrapyramidalmotorische System haben. Auch konnte gezeigt werden, daß nicht alle Neuroleptika die dopaminergen Neuronensysteme auf dieselbe Art und Weise beeinflussen.

Beim pharmakologischen Screening des *Clozapins* (Stille u. Hippius 1971) zeigte es sich, daß diese Substanz *keine* kataleptogene Wirkung und keinen nennenswerten Einfluß auf pharmakogene Stereotypien hat, und daß die Hemmung des bedingten Fluchtreflexes erst nach Dosen auftritt, die bereits die Aktivität der Tiere stark herabsetzen. Demgegenüber sind im Tierversuch beim Clozapin die Hemmung der Weckreaktion, die zentrale und periphere anticholinerge Wirkung und die periphere α-adrenolytische Wirkung stärker ausgeprägt als bei anderen Neuroleptika. In klinischen Untersuchungen konnte in Analogie zu den fehlenden kataleptogenen Wirkungen im Tierversuch festgestellt werden, daß Clozapin keine extrapyramidalmotorischen Nebenwirkungen verursacht. Die fehlenden extrapyramidalmotorischen Nebenwirkungen können nur zu einem Teil auf die sehr stark ausgeprägten anticholinergen Wirkungen von Clozapin zurückgeführt werden. Clozapin hat weiterhin serotoninantagonistische Wirkungen; es hemmt das 5-HT-induzierte Pfotenödem und das durch 5-HTP hervorgerufene Kopfzucken bei Mäusen.

Sulpirid, ein selektiver Dopaminantagonist (s. S. 181), ist zwar antiemetisch wirksam und hemmt das Kletterverhalten von Ratten und Mäusen, ruft jedoch kaum eine Katalepsie hervor und hemmt nur schwach die durch Apomorphin induzierbaren Verhaltensstereotypien.

Aus diesen Befunden kann gefolgert werden, daß die Hypothese, extrapyramidalmotorische Symptome könnten für die antipsychotische Wirksamkeit eines Neuroleptikums eine Indikatorfunktion haben, fallengelassen werden muß. Das bisher bekannte pharmakologische Screening für Neuroleptika hat daher eine Revision erfahren. Bei der Suche nach neuen antipsychotisch wirksamen Substanzen wird die extrapyramidalmotorische Wirksamkeit nicht mehr als entscheidend wichtiges Kriterium angesehen. Außerdem erscheint es denkbar, pharmakologische Tests auf verschiedene DA-Rezeptoruntertypen (s. S. 174 ff.) zu beziehen und auf diese Weise die neuroleptische Wirkungsstärke einer Substanz besser vorhersagen zu können.

Wenngleich die für die Neuroleptika wesentlichen Eigenschaften auf die antidopaminerge Wirkung zurückgeführt werden, so muß doch erwähnt werden, daß Neuroleptika gleichzeitig mehr oder weniger stark ausgeprägte, u. a. antihistaminische, anticholinerge, antiadrenerge und antiserotonerge Wirkungen haben. In der Klinik wird man gerade auf diese Eigenschaften durch die zahlreichen therapeutisch unerwünschten Begleitwirkungen hingewiesen. Wegen der antihistaminischen und der antiemetischen Wirkung werden einige Neuroleptika häufiger in der Inneren Medizin als in der Psychiatrie angewandt. Manchen Neuroleptika (z. B. Levomepromazin) wird auch ein *analgetischer* Effekt zugeschrieben, den man sich besonders bei chronischen Schmerzzuständen zunutze macht (zur analgetischen Wirkung der Antidepressiva s. S. 44).

2.2 Biochemie

Synthese und Abbau des Neurotransmitters Dopamin

Bei den Untersuchungen über die Wirkung der Neuroleptika steht die Überträgersubstanz *Dopamin* (DA) im Mittelpunkt. DA entsteht in dopaminergen Nervenendigungen aus den Vorstufen Tyrosin und L-DOPA und wird durch elektrische Impulse aus seinen Speichervesikeln in den synaptischen Spalt ausgeschüttet. Danach wird DA wie NA über einen spezifischen Reuptake-Mechanismus wieder in die Nervenendigungen aufgenommen und dort enzymatisch durch die MAO und anschließend extraneuronal durch die COMT intaktiviert (Abb. 8); die Hauptmetaboliten sind die Homovanillinsäure (HVS) und in geringerem Ausmaß die 3,4-Dihydroxyphenyl-Essigsäure (DOPAC). Der geschwindigkeitsbestimmende Schritt in der DA-Synthese ist die Bildung von L-DOPA; die Aktivität der Tyrosinhydroxylase kann durch Autorezeptoren reguliert werden (Abb. 8). Die Ausschüttung des Neurotransmitters DA wird über präsynaptische *Autorezeptoren* ebenfalls mittels eines negativen Feedbackmechanismus gehemmt, zusätzlich kann über eine Stimulation somatodendritischer Autorezeptoren die Entladungsfrequenz dopaminerger Neuronen herabgesetzt werden.

2.3 Molekularpharmakologie

2.3.1 DA-Rezeptoren und ihre Subtypen

Nach *molekularbiologischen, physiologischen,* und *pharmakologischen* Gesichtpunkten werden 2 Hauptgruppen und 5 Typen von DA-Rezeptoren im ZNS unterschieden (Kebabian u. Calne 1979, Sibley u. Monsma 1992, Gingrich u. Caron 1993). Die Unterscheidung der beiden Hauptgruppen der DA-Rezeptoren bezieht sich auf die Signaltransduktionsmechanismen: Über D_1-*artige* Rezeptoren wird eine *Adenylylzyklase* und damit die Bildung von cAMP in der betreffenden Effektorzelle stimuliert, während D_2-*artige* Rezeptoren entweder inhibitorisch an die Adenylylzyklase gekoppelt sind und die cAMP-Bildung hemmen oder aber gar nicht über die Adenylylzyklase, sondern über andere Signaltransduktionsmechanismen wirken: über sie kann die Aktivität von Kaliumkanälen gesteigert, die intrazelluläre Mobilisierung von Kalziumionen herabgesetzt und der Phosphatidylinositol-Turnover gehemmt werden (Vallar u. Meldolesi 1989; Abb. 10).

Mit *molekularbiologischen* Methoden wie Klonierung und Sequenzierung der Gene und Proteinketten werden die D_1-*artigen* Rezeptoren weiter unterteilt in D_1- und D_5-*Rezeptoren* (Dearry et al. 1990, Sunahara 1990, 1991, Zhou et al. 1990), die D_2-*artigen* Rezeptoren in D_2-, D_3- *und* D_4-*Rezeptoren* (Bunzow et al. 1988, Sokoloff et al. 1990, van Tol et al. 1991; Abb. 8).

2.3.2 Signaltransduktion

Die DA-Rezeptoren gehören zu einer größeren Familie von membranständigen Rezeptoren, die aus einer durchgängigen Proteinkette mit 7 transmembranären Regionen und je 3 extra- und intrazellulären Schleifen bestehen (Abb. 9). Diese Rezeptoren sind an sog. *G-Proteine* (d. h. GTP-bindende Proteinheterotrimere) gekoppelt, die als Transduktionselemente die Wirkung von Rezeptorliganden auf die Second-messenger-Systeme und hierdurch auf intrazelluläre Effektormechanismen vermitteln (Abb. 10). Die *Wirkung einer Rezeptorstimulation* ist dabei in erster Linie davon abhängig, *an welches G-Protein* der Rezeptor gekoppelt ist. G-Proteine bestehen aus 3 Untereinheiten, einer α-, einer β- und einer γ-Kette.

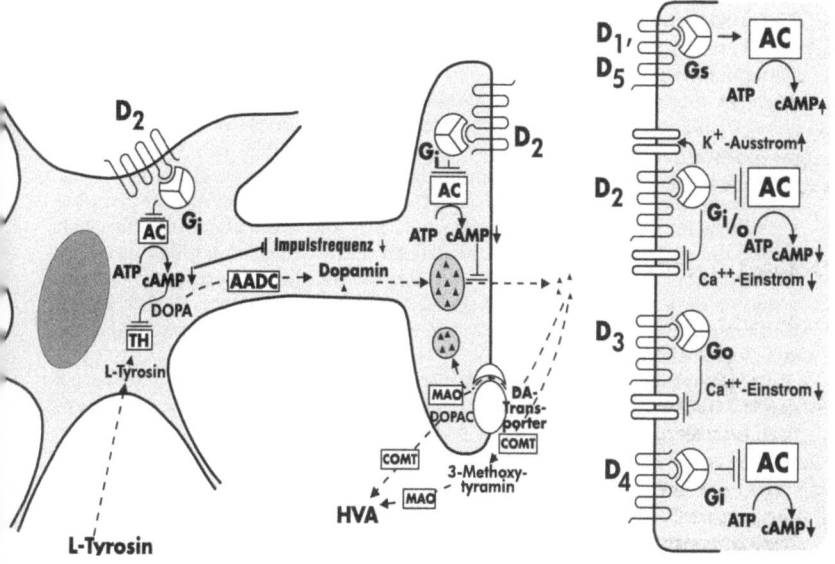

Abb. 8. Dopaminerges Neuron und Synapse (Erklärung s. Text).

Man kennt heute verschiedene G-Proteinfamilien und mehr als 20 unterschiedliche α-Untereinheiten, die für die Wirkung eines G-Proteins in erster Linie verantwortlich sind. Für die Funktion und Koppelung an bestimmte Membranrezeptoren sind offenbar die β- und γ-Ketten von Bedeutung. D_1- und D_5-Rezeptoren sind an stimulatorische G-Proteine (G_s) gekoppelt, welche die Adenylylzyklase und damit die cAMP-Bildung in einer Zelle anregen, während durch Kopplung an ein inhibitorisches G-Protein (G_i) die Adenylylzyklase und die cAMP-Bildung gehemmt werden können, z. B. bei D_2-, D_3- und D_4-Rezeptoren. D_2- und D_3-Rezeptoren können ferner über ein G_o-Protein einen membranären Kalzium-Kanal hemmen, D_2-Rezeptoren darüber hinaus über ein G_q-Protein einen Kalium-Kanal aktivieren (Abb. 8).

Vom D_2-Rezeptor sind 2 *Isotypen* (D_{2S} und D_{2L}) bekannt (Giros et al. 1989, Monsma et al. 1989), die sich in der Länge der dritten intrazellulären Schleife unterscheiden, über die vermutlich die Kopplung an die G-Proteine erfolgt. Die DA-Rezeptorsubtypen existieren offenbar in 2 Konformationszuständen mit hoher und niedriger Affinität für dopaminerge Agonisten, die durch die G-Proteine in Abhängigkeit ihrer GTP-Bindung determiniert werden.

2.3.3 Lokalisation der DA-Rezeptortypen im ZNS

Die verschiedenen Rezeptortypen sind unterschiedlich im ZNS verteilt. Der häufigste DA-Rezeptor im Gehirn ist offenbar der D_2-Rezeptor. Er findet sich z. B. in hoher Dichte im Striatum, im Nucleus accumbens und in der Substantia nigra, in geringerer Dichte auch im Kortex. D_3-Rezeptoren finden sich vor allem im Nucleus accumbens, in der Substantia nigra und in limbischen Hirnarealen. D_4-Rezeptoren sind weniger häufig als z. B. D_2-Rezeptoren und weisen eine distinkte Verteilung im Gehirn auf; sie wurden v. a. im frontalen Kortex, in limbischen Strukturen wie der Amygdala, im Mittelhirn und weniger in den Basalganglien nachgewiesen. Die D_1-Rezeptoren sind ähnlich wie die D_2-Rezeptoren verteilt, wobei sie im Kortex deutlich häufiger zu finden sind als letztere. D_5-Rezeptoren sind hauptsächlich im frontalen Kortex, Striatum, Hippokampus und Hypothalamus lokalisiert.

Präsynaptische und somatodendritische Autorezeptoren gehören offenbar zu den D_2- bzw. D_3-Subtypen, D_1- und D_5-Rezeptoren sind offenbar nur postsynaptisch lokalisiert.

2.3.4 Neuroleptika und ihre Rezeptoraffinitätsprofile

Neuroleptika rufen eine *DA-Rezeptorblockade* hervor und verringern dadurch die Wirksamkeit von DA als Überträgersubstanz. Die verschiedenen Neuroleptika haben eine unterschiedliche Affinität zu den Untertypen der DA-Rezeptoren. Dabei ist die klinische Wirksamkeit eines Pharmakons hinsichtlich seiner antipsychotischen Eigenschaften sehr eng mit der Fähigkeit, D_2-artige Rezeptoren zu antagonisieren, korreliert (Peroutka u. Snyder 1980). Phenothiazine wie Fluphenazin haben eine allerdings nur geringgradig höhere Affinität zu D_2-artigen als zu D_1-artigen Rezeptoren. Butyrophenone wie Haloperidol und Diphenylbutylpiperidine wie Pimozid antagonisieren vornehmlich D_2-artige Rezeptoren. Thioxanthene wie Flupentixol blockieren D_1-artige und D_2-artige Rezeptoren etwa gleich stark. DA und dopaminerge Agonisten wie Apomorphin oder das Ergotalkaloid Bromocriptin weisen ebenfalls eine höhere Affinität für D_2-artige als für D_1-artige Rezeptoren auf.

Im Hinblick auf die Subtypisierung von D_2-artigen Rezeptoren bindet Haloperidol etwa 10- bis 20mal stärker an D_2- als an D_3- oder D_4-Rezeptoren. Auch die Affinität von Sulpirid ist für D_2-Rezeptoren ca. doppelt so hoch wie für D_3- und ca. 5mal so hoch wie für D_4-Rezeptoren. Eine Sonderstellung nimmt Clozapin wegen seiner präferentiellen Bindung an D_4-Rezeptoren ein: seine Affinität für D_4-Rezeptoren ist ca. 10- bis 15mal höher als für D_2- und 20mal höher als für D_3-Rezeptoren. Vom menschlichen D_4-Rezeptor sind mittlerweile mehrere Polymorphismen bekannt. Einer dieser Polymorphismen, der sog. 48-bp-Repeat-Polymorphismus, der

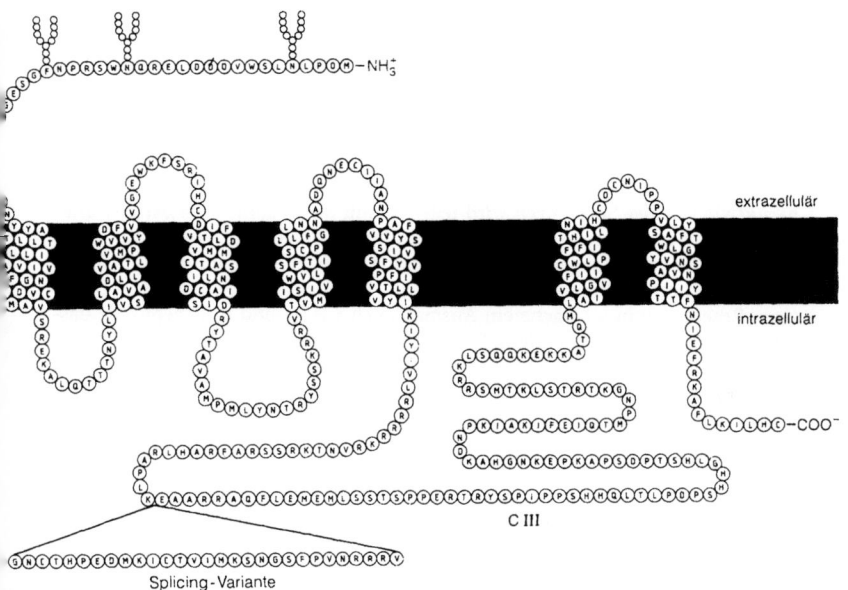

Abb. 9. Darstellung der topographischen Struktur des D2-Rezeptors. Der Rezeptor besteht aus einer Proteinkette mit rund 420 Aminosäuren, wobei 7 hydrophobe transmembranäre Helices das Plasmalemm durchqueren und damit je 3 extra- und intrazelluläre Schleifen bilden. Die Interaktion mit den G-Proteinen erfolgt vermutlich über das dritte intrazelluläre Schleifensegment CIII. Mittlerweile sind zwei Isotypen des D2-Rezeptors bekannt, die sich hinsichtlich der Länge der C-III-Schleife unterscheiden (sog. Splicing-Varianten). (Nach Andersen et al. 1990)

die Länge der C-III-Schleife verändert, weist eine unterschiedliche Verteilung in der Bevölkerung auf und beeinflußt die Bindungseigenschaften von Clozapin (van Tol et al. 1992). Es ist zu vermuten, daß die präferentielle Affinität von Clozapin für den D4-Rezeptor im Verbund mit dessen distinkter Lokalisation für die "atypische" neuroleptische Wirkung von Clozapin von Bedeutung ist.

Außerdem blockieren Neuroleptika mit hoher Affinität Rezeptoren der Neurotransmitter *Serotonin* (5-HT2), *Noradrenalin* (α_1), *Histamin* (H1) *und Azetylcholin* (mACh) (Closse et al. 1984).

Chlorpromazin blockiert 5-HT2- und H1-Rezeptoren etwas mehr als α_1- und D2-artige Rezeptoren, womit die sedierenden und blutdrucksenkenden Eigenschaften erklärt werden können. Das antipsychotisch stark wirksame Fluphenazin zeigt eine hohe Affinität für D_2-artige Rezeptoren, blockiert jedoch in geringerem Ausmaß auch 5-HT_2-, H_1- und schließlich auch α_1-Rezeptoren. Das neuroleptisch niedrigpotente Thioridazin blockiert mit ungefähr gleicher Stärke α_1-, H_1- und mACh-Rezeptoren, etwas geringer auch D_2-artige und 5-HT_2-Rezeptoren. Es ähnelt darin Clozapin, das bevorzugt H_1-, mACh-, 5-HT_2- und D_4-Rezeptoren und erst anschließend α_1- und D_2- bzw. D_3-Rezeptoren antagonisiert. Die anticholinerge Aktivität beider Substanzen wird teilweise mit deren geringeren extrapyramidalmotorischen Nebenwirkungen in Verbindung gebracht. Flupentixol hat, abgesehen von einem gleichgewichtigen D_1- und D_2-artigen Antagonismus, ein ähnliches Rezeptoraffinitätsprofil wie Fluphenazin. Haloperidol blockiert neben D_2-artigen Rezeptoren in schwächerem Ausmaß auch 5-HT_2- und α_1-Rezeptoren; dasselbe gilt für Pimozid. Risperidon blockiert 5-HT_2-Rezeptoren stärker als D_2-artige Rezeptoren. Sulpirid schließlich antagonisiert außer D_2-artigen Rezeptoren, sonst keine anderen Neurotransmitterrezeptoren. Zotepin antagonisiert bevorzugt 5-HT_2-, ferner auch D_2-artige, α_1- und mACh-Rezeptoren.

Bei Clozapin wird neben der präferentiellen Blockade von D_4-Rezeptoren, der antimuskarinischen und der antiadrenergen Wirkung auch der *antiserotonerge* Effekt für das "atypische" Wirkprofil verantwortlich gemacht. Maßgeblich soll der Quotient aus der überwiegenden 5-HT_2- und der etwas geringeren DA-blockierenden Wirkung sein. Diese Überlegungen haben u. a. zur Entwicklung von weiteren kombinierten *5-HT_2-/D2-artigen Antagonisten* wie Zotepin und Risperidon geführt.

Eine andere Forschungsstrategie wird aufgrund der *regionalspezifischen* Wirkung von Clozapin mit der Entwicklung präferentiell mesolimbisch wirksamer D_2-artiger Antagonisten verfolgt, ohne daß sich hier jedoch schon ein Erfolg abzeichnen würde. Diese präferentiell mesolimbische Wirkung von Clozapin geht evtl. auf seine bevorzugte Blockade von D_4-Rezeptoren und deren regionalspezifische Verteilung zurück.

Weitere Überlegungen gehen in Richtung von *DA-Autorezeptoragonisten*, durch die eine bei schizophrenen Syndromen vermutete Überfunktion dopaminerger Neuronensysteme gedämpft werden sollte, doch sind auch hier erste Befunde eher enttäuschend (Wetzel u. Benkert 1993). Klinische Prüfungen mit σ-*Antagonisten* wurden mittlerweile wegen Wirkungslosigkeit eingestellt. Therapeutische Konsequenzen aus der *Glutamat*-Hypothese der Schizophrenie zeichnen sich bisher erst in Ansätzen ab. Aufgrund tierexperimenteller Befunde wird auch für 5-HT_3-Antagonisten eine antipsychotische Wirkung vorhergesagt; klinische Prüfungen können diese Hypothese bislang nicht bestätigen.

2.3.5 Neuronale Adaptationsphänome unter Neuroleptika

Die Kenntnisse über den Wirkungsmechanismus von Psychopharmaka sind durch Ergebnisse über eine mögliche *Empfindlichkeitsveränderung* der postsynaptischen Rezeptoren unter Einwirkung von Antidepressiva und Neuroleptika erweitert worden. Dadurch können die Befunde über Konzentrationsänderungen der verschiedenen Transmitter an den Rezeptoren, die bisher zur Erklärung der therapeutischen Wirkung der Antidepressiva und Neuroleptika herangezogen wurden, ergänzt werden. Man unterscheidet eine *Überempfindlichkeit* ("*supersensitivity*", "*up-regulation*") und eine *Unterempfindlichkeit* ("*subsensitivity*", "*down-regulation*") am postsynaptischen Rezeptor. Adaptionsphänome werden jedoch auch an präsynaptischen Rezeptoren beobachtet. Wie für Antidepressiva konnten auch für Neuroleptika nach ungefähr 2–3 Wochen Behandlungsdauer im Tierversuch Änderungen der Rezeptorenanzahl nachgewiesen werden. Von Rezeptorantagonisten – also Pharmaka, die zwar den Rezeptor besetzen, aber über keine intrinsische Aktivität verfügen – ist bekannt, daß sie zu einer "up-regulation" der blockierten Rezeptoren führen. Chronische Behandlung mit Neuroleptika bedingt daher eine zur Supersensitivität führende Zunahme der D_2-artigen Rezeptoren im Striatum. Außerdem kann nach chronischer Neuroleptikagabe das Impulsmuster dopaminerger Neuronen verändert sein. Beide Phänome zusammen könnten dyskinetische Bewegungsstörungen erklären, wenn einige DA-Moleküle für eine gewisse Zeit die neuroleptikainduzierte Blockade supersensitiver postsynaptischer Rezeptoren durchbrechen und überschießende Reizantworten provozieren können (Creese 1983).

Am Beispiel der *Spätdyskinesien* wird das klinische Modell der Empfindlichkeitsänderung am postsynaptischen Rezeptor besonders deutlich. Während man zunächst annahm, daß die Spätdyskinesien allein auf das kompensatorische DA-Überangebot nach DA-Rezeptorblockade durch Neuroleptika zurückzuführen seien, wird jetzt postuliert, daß die überempfindlichen postsynaptischen DA-Rezeptoren verstärkt auf freigesetztes DA ansprechen. Die fortfallende Blockade durch Neuroleptika an den postsynaptischen Rezeptoren erklärt auch den Befund, daß es häufig erst nach Absetzen oder Reduktion einer langjährigen Neuroleptikamedikation zu Spätdyskinesien kommt. Eine erneute Dosiserhöhung führt wiederum zu einer verstärkten Blockade der Rezeptoren und somit klinisch zu einem Sistieren der Spätdyskinesien.

Allerdings ist der Zeitverlauf einer dopaminergen Supersensitivität und der Ausbildung von Spätdyskinesien unterschiedlich, denn erst nach einem Zeitraum von wahrscheinlich mindestens 6 Monaten Behandlungsdauer mit Neuroleptika werden bei Patienten Spätdyskinesien beobachtet. Zudem findet man oft keine zufriedenstellende Korrelation zwischen dem Vorhandensein oder Fehlen von Spätdyskinesien und der DA-Rezeptorsupersensitivität. Es wird daher vermutet, daß zusätzlich in ihrer Wirksamkeit verminderte GABAerge Kontrollmechanismen (Gunne et al. 1984) oder eine Zunahme von Rezeptoren für den Peptidneurotransmitter Neurotensin auf DA-Neuronen (Uhl u. Kuhar 1984) beteiligt sind.

2.3.6 Effekte von Neuroleptika auf die Genexpression

Tierversuche ergaben, daß eine chronische Haloperidol-Gabe zu einer vermehrten Bildung der mRNA für D_1-, D_2- und D_3-, nicht jedoch für D_5-Rezeptoren führt (Buckland et al. 1991, 1992). Der erhöhten mRNA-Konzentration für D_2-artige Rezeptoren entspricht eine höhere Anzahl dieser Rezeptoren in Striatum und Nucleus accumbens (Savasta et al. 1988). Im Vergleich zu Haloperidol induziert Clozapin eine stärkere Erhöhung von D_1- und eine Erniedrigung von 5-HT_2-Rezeptoren in limbischen und neokortikalen Hirnarealen (O'Dell et al. 1990).

Nach Gabe typischer Neuroleptika kommt es zu einer Erhöhung der Expression des als Kotransmitter von Dopamin fungierenden Peptids Neurotensin im Nucleus caudatus, Nucleus accumbens und im Striatum der Ratte (Merchant u. Dorsa 1993) und zum Abfall der Expression im medialen präfrontalen Kortex (Nemeroff et al. 1992), wobei diese Änderungen schon wenige Stunden nach Akutgabe zu beobachten sind. Clozapin verändert den striatalen Neurotensin-Gehalt nicht (Merchant u. Dorsa 1993).

Auch die Expression weiterer Neuropeptide wird durch Neuroleptika differentiell reguliert. Im Nucleus accumbens erhöht Haloperidol die Expression von Somatostatin, während sie durch Clozapin erniedrigt wird (Mercugliano u. Chesselet 1992). Die Bildung von Protachykinin-mRNA, die für Substanz P und Neurokinin A kodiert, wird durch eine Reihe von Neuroleptika, nicht jedoch Clozapin, im Striatum erniedrigt (Angulo et al. 1990).

Besonderes Interesse hat die Wirkung von Neuroleptika auf eine Gruppe von Genen, die als "early response genes" oder "immediate early genes" (IEG) bezeichnet werden, gefunden. Dies sind Gene, deren Expression bereits wenige Minuten nach Stimulation gesteigert ist und die daher zur Untersuchung neuroanatomischer Angriffsorte oder zur Charakterisierung der Zellaktivität herangezogen werden können. Im Striatum führt die akute Haloperidol-Gabe, nicht jedoch Clozapin, zu einer Erhöhung der Expression des IEGs c-fos. Clozapin erhöht hier jedoch ein anderes IEG, das zif268. Im medialen frontalen Kortex hingegen führt Clozapin, nicht jedoch Haloperidol, zu einer c-fos-Induktion (Nguyen et al. 1992, Robertson u. Fibiger 1992). Die Genaktivierung im Striatum steht möglicherweise im Zusammenhang mit extrapyramidalmotorischen Nebenwirkungen typischer Neuroleptika.

Das Genprodukt von c-fos ist das Fos-Protein. Es ist ein Bestandteil des AP-1 (Aktivator-Protein 1) genannten Transkriptionsfaktors, der bei der Regulation zahlreicher neuronaler Gene mitwirkt (u. a. Nerve Growth Factor (NGF), Prodynorphin, Tyrosinhydroxylase, Proenkephalin; Morgan u. Curran 1991). Da auch viele andere IEGs putative Transkriptionsfaktoren darstellen, ist vermutet worden, daß diese an der zellulären Signaltransduktionskaskade als sog. "third messenger" beteiligt sind. Die IEGs, die als Transkriptionsfaktoren wiederum andere Gene steuern, stellen also möglicherweise einen Mechanismus dar, über den ein Teil der Langzeitwirkung und der adaptativen Prozesse der Neuroleptika vermittelt wird.

Die langfristigen adaptativen Neuroleptikaeffekte lassen sich teilweise auch direkt visuell nachweisen. Chronische Haloperidol-Gabe führt bei Ratten sowohl zu einer elektronenmikroskopisch sichtbaren Änderung der striatalen Synapsenfeinstruktur (Kerns et al. 1992) als auch zu Feinstrukturveränderungen im frontalen Kortex (Vincent et al. 1991).

2.4 Bildgebende Verfahren

Die Positronen-Emissions-Tomographie (PET) ist zur Zeit die einzige Methode zur exakten Quantifizierung von Rezeptordichten in vivo. DA-Rezeptoren wurden in der Vergangenheit in erster Linie markiert mit $[^{18}F]$-N-Methylspiperon (NMSP), $[^{11}C]$-N-Methylspiperon, $[^{11}C]$-Racloprid oder $^{76}Br]$-Bromospiperon. Mittels der PET konnte gezeigt werden, daß die DA-Rezeptordichte mit dem Alter abnimmt (Wong et al. 1984). Darüber hinaus ist die DA-Rezeptordichte innerhalb des Menstruationszyklus Schwankungen unterworfen. Enge Querverbindungen zwischen verschiedenen Transmittersystemen konnten mit der PET in vivo nachgewiesen werden. Vorbehandlung mit dem Anticholinergikum Benztropin führt zu einer Verminderung der spezifischen $[^{18}F]$-NMSP-Bindung im Striatum, was auf die Freisetzung von endogenem Dopamin durch die Gabe des Anticholinergikums zurückgeführt wird; umgekehrt führt Vorbehandlung mit einem Neuroleptikum zu einer verminderten Bindung von $[^{11}C]$-Benztropin (Dewey et al. 1990). GABA-Antagonisten wiederum erhöhen die Bindung von $[^{11}C]$-Racloprid im Striatum (Dewey et al. 1992). Diese Ergebnisse stützen die Hypothese einer über inhibitorische GABAerge Interneuronen vermittelten Hemmung dopaminerger Neuronen im Striatum durch cholinerge Neuronen.

PET-Untersuchungen mit verschiedenen DA-Rezeptorliganden ergaben widersprüchliche Ergebnisse zur Frage einer erhöhten DA-Rezeptorendichte im Striatum bzw. Putamen bei schizophrenen Patienten. Während bei Verwendung von $[^{11}C]$-NMSP, das sowohl an D_2- als auch an D_3- und D_4-Rezeptoren bindet, eine 2- bis 3fache Erhöhung der DA-Rezeptordichte bei schizophrenen Patienten gefunden wurde (Wong et al. 1986), konnte mit $[^{11}C]$-Racloprid, das nur D_2- und D_3-Rezeptoren markiert, kein Unterschied zwischen Patienten und gesunden Kontrollen gefunden werden (Farde et al. 1990). Die Erklärung für diese divergenten Befunde könnte neben methodischen Fragen eine isolierte Erhöhung der D_4-Rezeptordichte bei der Schizophrenie sein, wie sie jedoch bisher nur in Post-mortem-Untersuchungen nachgewiesen werden konnte (Seeman et al. 1993), da selektive D_4-Rezeptorliganden bisher fehlen. Von besonderem Interesse sind diese Befunde jedoch, weil der D_4-Rezeptor der wahrscheinliche Angriffspunkt von Clozapin ist (s. S. 172).

Erhöhte Dichten von D_2-artigen Dopaminrezeptoren wurden inzwischen auch bei bipolaren affektiven Störungen mit psychotischen Symptomen beschrieben, während sie bei Patienten ohne psychotische Symptome gegenüber Kontrollen nicht erhöht sein sollen. Daraus wurde die Hypothese abgeleitet, daß eine Erhöhung von DA-Rezeptordichten nosologieübergreifend Kennzeichen produktiv-psychotischer Störungen und nicht spezifisch für die Schizophrenie sei.

Mit der PET konnte erstmals auch das Ausmaß der Besetzung von DA-Rezeptoren durch Neuroleptika gemessen und mit klinischen Wirkungen und Nebenwirkungen in Beziehung gesetzt werden. Es konnte gezeigt werden, daß bei therapeutischen Dosierungen konventioneller Neuroleptika 65–85% der D_2-artigen Rezeptoren im Striatum besetzt sind (Farde et al. 1992). Zwischen spezifischer Neuroleptika-Bindung im ZNS und Neuroleptika-Plasmaspiegeln besteht eine kurvilineare Beziehung, d. h. DA-Rezeptoren können auch dann noch durch Neuroleptika besetzt sein, wenn diese im Plasma nicht mehr nachweisbar sind (Wolkin et al. 1989a). 3 Stunden nach Verabreichung von Haloperidol kann bereits eine hohe DA-Rezeptorbesetzung gemessen werden, die mindestens 27 h anhält (Nordström et al. 1992). 5–15 Tage nach Beendigung einer Neuroleptika-Therapie ist die DA-Rezeptorverfügbarkeit wieder zum Ausgangswert zurückgekehrt (Baron et al. 1989). Somit können weder akute (nach Beginn einer Therapie) noch protrahierte Neuroleptika-Wirkungen und -Nebenwirkungen (nach Absetzen) mit der Besetzung von DA-Rezeptoren direkt korreliert werden. Andererseits konnte gezeigt werden, daß das Auftreten einer Akathisie nach Verabreichung von Neuroleptika an gesunde Probanden gut mit dem Maximum der DA-Rezeptorbesetzung korreliert (Nordström et al. 1992). Auch bei Patienten mit extrapyramidalmotorischen Nebenwirkungen ist das Ausmaß der DA-Rezeptorbesetzung höher als bei Patienten ohne diese Nebenwirkungen (Farde et al. 1992); andere Untersucher konnten diese Beziehung jedoch nicht bestätigen. Auch diese Divergenzen könnten durch die unterschiedlichen verwendeten Liganden bedingt sein.

In mehreren Untersuchungen konnte gezeigt werden, daß die DA-Rezeptorbesetzung bei Neuroleptika-Nonrespondern nicht geringer ist als bei Respondern (Wolkin et al. 1989a). Unter Clozapin kommt es zu einer deutlich geringeren DA-Rezeptorblockade als unter konventionellen Neuroleptika. Während einige Untersuchungen über eine 40–60%ige Besetzung von D_2-artigen Rezeptoren unter therapeutischen Clozapin-Dosen berichten (Farde et al. 1988), finden andere Untersucher eine Besetzung von teilweise sogar nur 20%. Allerdings besetzt Clozapin in therapeutischen Dosierungen auch 30–50% D_1-artige Rezeptoren (Wiesel et al. 1990).

2.5 Elektrophysiologische Neuroleptika-Wirkungen

Die *akute* Verabreichung von Neuroleptika ruft andere Wirkungen hervor als ihre *längerdauernde* Verabreichung. Elektrophysiologischen Studien zufolge wird angenommen, daß bestimmte Neuroleptika, wie z. B. Clozapin und Thioridazin, bei denen keine bzw. relativ selten extrapyramidalmotorische Nebenwirkungen auftreten, auf andere Weise mit den dopaminergen mesolimbisch-mesokortikalen und nigrostriatalen Bahnen (s. S. 181) interagieren als Neuroleptika mit häufigen extrapyramidalmotorischen Nebenwirkungen (Bunney 1984).

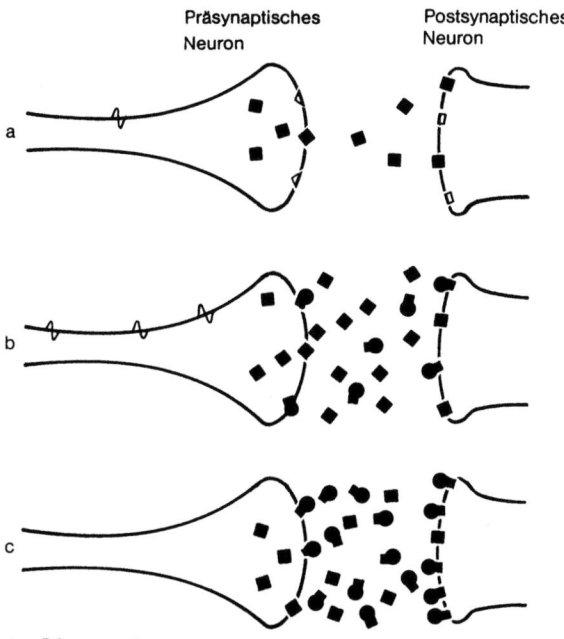

Präsynaptisches   Postsynaptisches
Neuron   Neuron

■   DA
◻   Postsynaptischer DA-Rezeptor
◗   DA-Autorezeptor
◆   Neuroleptikummolekül
〜   Aktionspotential

Abb. 10 a–c. Hypothetische Darstellung der Wirkungen von Neuroleptika auf dopaminerge Synapsen. (nach Bunney 1984). **a** Normale DA-Freisetzung. **b** Bei *akuter* Verabreichung von Neuroleptika kommt es durch Blockade von präsynaptischen DA-Rezeptoren zu einer vermehrten DA-Synthese und DA-Freisetzung. Die Blockierung postsynaptischer DA-Rezeptoren resultiert über Feedbackbahnen in einer kompensatorischen Steigerung der Aktivität dopaminerger Neuronen, die sich in einer vermehrten Impulsfrequenz äußert. Durch beide Mechanismen wird mehr DA in den synaptischen Spalt ausgeschüttet; trotz Neuroleptikagabe ist die Blockade postsynaptischer DA-Rezeptoren noch nicht ausreichend effektiv. **c** *Langdauernde* Neuroleptikaapplikation führt zu einem Depolarisationsblock; die neuronale Tätigkeit kommt aufgrund der vorherigen langanhaltenden Aktivierung zum Erliegen, dargestellt an den fehlenden Aktionspotentialen. Es wird weniger DA in den synaptischen Spalt freigesetzt, während die Anzahl der Neuroleptikamoleküle dort zugenommen hat. Obwohl sich postsynaptisch eine Rezeptorsupersensitivität entwickelt hat, kommt es nun zu einer wirksamen Blockade dieser DA-Rezeptoren. (Darüber hinaus werden offenbar auch präsynaptische DA-Rezeptoren, über die eine weitere Transmitterfreisetzung gehemmt wird, supersensitiv.)

Bei Versuchen an Ratten wurde die Aktivität zweier dopaminerger Bahnen, des nigrostriatalen (A9) und des mesolimbisch-mesokortikalen (A10) Systems, nach akuter und chronischer Verabreichung von Neuroleptika studiert. Nach *akuter* Verabreichung von Chlorpromazin oder Haloperidol nimmt sowohl im A9- als auch im A10-System die Zahl der aktiv feuernden dopaminergen Neurone zu, gleichzeitig steigt deren Impulsfrequenz. Die Folge ist eine vermehrte synaptische Ausschüttung von DA in den synaptischen Spalt und eine Zunahme der DA-Synthese und des "turnover" des Neurotransmitters, was wiederum zu einem Anstieg der DA-Metaboliten (v. a. HVS) im Gehirn führt. Man vermutet, daß dieser Effekt sowohl über präsynaptische und somatodendritische Autorezeptoren als auch über längere, GABAerge Feedbackbahnen vermittelt wird.

Bei *akuter* Gabe von Neuroleptika werden zwar die postsynaptischen DA-Rezeptoren antagonisiert, doch verhindern kompensatorische homöostatische Mechanismen anfangs eine ausreichende effektive postsynaptische Rezeptorblockade (Abb. 10). Clozapin, Thioridazin und Sulpirid, also Neuroleptika ohne oder mit nur geringen extrapyramidalmotorischen Nebenwirkungen, rufen die beschriebene Aktivitätssteigerung dopaminerger Neuronen lediglich im nigrostriatalen A9-System, nicht jedoch im mesolimbisch-mesokortikalen A10-System hervor.

Nach *chronischer* Gabe von Neuroleptika kommt – im Gegensatz zur akuten Applikation – die Aktivität der weit überwiegenden Zahl dopaminerger Neuronen allmählich zum Erliegen. Da die Neuronen durch GABA, einen inhibitorischen hyperpolarisierenden Neurotransmitter, wieder reaktiviert werden können, nicht jedoch durch Glutaminsäure, einen exzitatorischen depolarisierenden Überträgerstoff, nimmt man an, daß diese Aktivitätsabnahme durch einen *tonischen Depolarisationsblock* bedingt ist. Nur einige wenige DA-Neuronen stellen ihre Tätigkeit nicht ein, was möglicherweise daran liegt, daß diese Untergruppe keine Autorezeptoren aufweist. Nach längerdauernder Verabreichung von Neuroleptika wird also die postsynaptische Rezeptorblockade durch den Depolarisationsblock verstärkt, weil nun kompensatorische Mechanismen nicht zum Tragen kommen (Abb. 10).

Nach *chronischer* Gabe von Clozapin oder Thioridazin entwickelt sich zwar im mesolimbisch-mesokortikalen A10-System ein Depolarisationsblock (wie nach klassischen Neuroleptika), nicht jedoch im nigrostriatalen A9-System: Hier tritt keine Veränderung der DA-Neuronenaktivität ein. Durch diese Ergebnisse wird verständlich, daß diese Neuroleptika weniger extrapyramidale Nebenwirkungen haben. Bei Sulpirid sind die experimentellen Befunde nicht ganz eindeutig: Bei den A10-Neuronen bildet sich zwar wie bei anderen antipsychotisch wirksamen Neuroleptika ein Depolarisierungsblock aus, hinsichtlich der Wirkung auf das A9-System sind jedoch unterschiedliche experimentelle Ergebnisse bekannt geworden. Klinische Beobachtungen zeigen indes, daß unter Sulpirid und Thioridazin – zumal in höherer Dosierung – extrapyramidalmotorische Nebenwirkungen zwar geringer ausgeprägt sind, aber nicht vollständig fehlen.

Da die antipsychotische Wirkung der Neuroleptika erst mit einer wenige Tage dauernden Latenz einsetzt, wird vermutet, daß die durch Ausbildung eines Depolarisationsblocks bedingte Inaktivierung dopaminerger A10-Neurone durch Neuroleptika für deren therapeutische Wirkung von Bedeutung ist. Warum nun einige wenige Neuroleptika bei den A9-Neuronen keinen Depolarisationsblock hervorrufen, wohl aber im A10-System, ist nicht geklärt; dennoch dürften die elektrophysiologischen Untersuchungen eine nützliche Screeningmethode im Hinblick auf die Entwicklung nebenwirkungsärmerer Neuroleptika darstellen (Creese 1983).

2.6 Dopaminerge Bahnen im ZNS: Bedeutung für Neuroleptika-Wirkungen und -Nebenwirkungen

Im wesentlichen kann man im ZNS 3 *dopaminerge Neuronensysteme* unterscheiden. Das *nigrostriatale System* nimmt seinen Ursprung von Zellen in der Substantia nigra und endet mit seinen Projektionen im Corpus striatum. Dieses System ist für die Kontrolle der Motorik verantwortlich; eine Blockade von DA-Rezeptoren in diesem System ist wahrscheinlich für die parkinsonartigen extrapyramidalmotorischen Nebenwirkungen der Neuroleptika verantwortlich. Die dopaminergen *mesolimbisch-mesokortikalen Bahnen* ziehen vom ventralen Tegmentum einerseits zu limbischen Strukturen des Nucleus amygdalae, des Nucleus accumbens und des Tuberculum olfactorium, andererseits zum limbisch-cingulären und präfrontalen Kortex. Sie werden mit Gedächtnis- und Lern- sowie affektiven Funktionen im Sinne der Emotionskontrolle in Verbindung gebracht. Vermutlich liegt der Hauptangriffspunkt für die antipsychotische Wirkung der Neuroleptika in diesen beiden eng mit dem limbischen System verknüpften Bahnen. Das *tuberoinfundibuläre System* zieht vom Nucleus arcuatus und den periventrikulären hypothalamischen Nuclei zur Eminentia mediana und beeinflußt über das Portalvenensystem die Ausschüttung hypophysärer Hormone. Die neuroendokrinologischen Nebenwirkungen der Neuroleptika (z. B. Hyperprolaktinämie) werden hauptsächlich über dieses System vermittelt.

Neben der dopaminergen nigrostriären Bahn besteht auch eine GABAerge Verbindung vom Striatum zur Substantia nigra. Beide Systeme sind im Striatum durch Interneuronen, deren Überträgersubstanz vermutlich Azetylcholin ist, verbunden. D_2-artige Rezeptorantagonisten blockieren die DA-vermittelte Hemmung der Freisetzung von Azetylcholin aus den striatalen Interneuronen. Durch Anticholinergika lassen sich die neuroleptisch bedingten extrapyramidalmotorischen Symptome teilweise unterbinden. GABA hat einen hemmenden Einfluß auf das dopaminerge System; daraus konnten jedoch bisher, trotz erster positiver Berichte über die Wirkungen von GABA-Agonisten wie Progabid, keine gesicherten therapeutischen Konsequenzen im Hinblick auf eine Minderung der dopaminergen Exzitabilität über das GABA-System gezogen werden.

Die häufigste extrapyramidalmotorische Symptomatik als Nebenwirkung nach Neuroleptikagabe imponiert beim Menschen als *pharmakogenes Parkinson-Syn-*

drom (sog. Parkinsonoid). Von der Parkinson-Krankheit selbst ist nun bekannt, daß sie durch einen DA-Mangel im Striatum hervorgerufen wird. Auch andere Parkinson-Syndrome können als ein *Dopaminmangelsyndrom* aufgefaßt werden (Hornykiewitz 1978). Da beim pharmakogenen Parkinson-Syndrom bei Fortsetzung der neuroleptischen Therapie der DA-Rezeptor weiterhin blockiert wird, ist eine exogene DA-Zufuhr nicht sinnvoll. Da sich das pharmakogene Parkinson-Syndrom nach Neuroleptika durch *Anticholinergika* therapeutisch gut beeinflussen läßt, müssen auch cholinerge Mechanismen bei der Entstehung des pharmakogenen Parkinson-Syndroms eine Rolle spielen.

Während das Parkinson-Syndrom als Nebenwirkung nach Neuroleptika noch verhältnismäßig einfach durch die DA-Rezeptorblockade erklärt werden kann, beruhen die Erklärungsversuche für die übrigen extrapyramidalmotorischen Nebenwirkungen nach Neuroleptika (Frühdyskinesien, Akathisie und Spätdyskinesien) vorläufig auf Hypothesen. (Erklärungsmodell für *Spätdyskinesien* s. S. 175).

Den *Frühdyskinesien* muß ein anderer Mechanismus zugrunde liegen, da diese einerseits schon nach einer einzigen Gabe einer Neuroleptikadosis auftreten können, andererseits durch Reduzierung oder Absetzen der Neuroleptika verschwinden und durch Anticholinergika therapeutisch gut zu beeinflussen sind. Dies könnte damit erklärt werden, daß die kurzdauernde Verabreichung von Neuroleptika zunächst eine kompensatorische Aktivitätssteigerung nigrostriataler dopaminerger Systeme hervorruft oder daß durch Neuroleptika vermehrt Azetylcholin aus striatalen Interneuronen freigesetzt wird.

2.7 Dopamin-Hypothese der Schizophrenie

Die Hypothese einer *dopaminergen Überfunktion* bei der Positiv-Symptomatik der Schizophrenie wird durch folgende Beobachtungen gestützt:

1. Antipsychotisch wirksame Neuroleptika blockieren DA-Rezeptoren.
2. Reserpin, das ebenfalls eine therapeutische Wirkung bei schizophrenen Störungen hat, entleert die Speichervesikel von DA und anderen Monoaminen.
3. Durch α-Methyltyrosin, einen Hemmstoff der Katecholaminbiosynthese, kann die therapeutisch notwendige Neuroleptikadosis bei schizophrenen Symptomen reduziert werden.
4. Durch Amphetamin, das DA aus den präsynaptischen Nervenendigungen freisetzt, kann bei Gesunden eine psychotische Symptomatik, die einer paranoiden Schizophrenie ähnelt, ausgelöst werden.
5. Diese sog. Amphetaminpsychose kann wiederum durch geringe Dosen Neuroleptika kupiert werden.
6. Geringe Dosen Amphetamin oder L-DOPA können bei schizophrenen Patienten zu einer Symptomprovokation führen (Snyder 1982).

Eine interessante Erweiterung der DA-Hypothese der Schizophrenie um eine neuroanatomische Komponente stellen Ergebnisse dar, nach denen ein beträchtliches Ungleichgewicht zwischen rechter und linker Hirnhemisphäre im DA-Gehalt der Nuclei amygdalae besteht. In Post-mortem-Untersuchungen von Gehirnen schizophrener Patienten konnte nachgewiesen werden, daß die DA-Konzentration im *linken* Corpus amygdaloideum im Vergleich zum rechten deutlich erhöht ist. Hingegen bestand bei den DA-Konzentrationen im Nucleus caudatus und bei den NA-Konzentrationen im Nucleus caudatus und Corpus amygdaloideum kein Unterschied zwischen rechts und links (Reynolds 1983).

Die DA-Hypothese der Schizophrenie wird auch in Zusammenhang mit zwei hypostasierten Grundtypen schizophrener Erkrankungen (s. S. 195) gebracht. Dem Typ I sollen funktionelle Störungen dopaminerger Neuronensysteme, dem Typ II organische Hirnveränderungen zugrunde liegen. Im Gegensatz zu Typ II konnten beim Typ I keine erweiterten Hirnventrikel nachgewiesen werden. Klinisch haben Neuroleptika eine bessere Wirkung auf die produktive als auf die nichtproduktive Symptomatik. Daher nimmt man an, daß die produktive Symptomatik bei schizophrenen Störungen auf eine Überfunktion dopaminerger Neuronensysteme zurückgeht.

Neben der Dopamin-Hypothese der Schizophrenie und ihren Abwandlungen, die auch ein mögliches Ungleichgewicht des dopaminergen Systems mit dem GABAergen oder dem glutamatergen System mit einbeziehen, weisen zusätzliche Befunde auf die Bedeutung von genetischen Faktoren, strukturellen Gehirnveränderungen mit frühen Entwicklungsstörungen, Geburtskomplikationen sowie möglicher Veränderungen der G-Protein-Funktion hin. Darüber hinaus sind auch andere, eher spekulative Hypothesen zur Enstehung schizophrener Störungen vorgeschlagen worden, u. a. bakterielle oder virale Infektionen, Autoimmunprozesse oder Störungen im Prostaglandin-Stoffwechsel.

3 Klinik

3.1 Indikationen

Die Darstellung der klinischen Wirkung der Neuroleptika geht, wie die Beschreibung der klinisch-therapeutischen Effekte der Antidepressiva, davon aus, daß die therapeutischen Wirkungen in erster Linie *syndromgerichtet* sind (Freyhan 1957). Eine Abgrenzung der Indikationsgebiete der Neuroleptika nach *Krankheitsursachen* wird erst in zweiter Linie versucht. Die "Zielsymptome" für Neuroleptika sind breit gefächert, und therapeutisch ist eine spezifische Zuordnung eines Neuroleptikums zu nur einem Zielsymptom nicht möglich. Schon bei der Definition der Neuroleptika wurde deren Indikationsgebiet durch die Zielsymptome psycho-

motorische Erregtheit, affektive Spannung, psychotische Sinnestäu-
schung, psychotisches Wahndenken, katatone Verhaltensstörungen und
schizophrene Ich-Störung u. a. abgesteckt. Aus der Aufschlüsselung dieser Zielsymptome ergibt es sich, daß der Indikationsbereich für die neuroleptische Therapie außer dem weiten Feld der schizophrenen Psychosen auch nichtschizophrene Verhaltensstörungen umfaßt (z. B. manische
Syndrome, Erregungszustände, Persönlichkeitsstörungen). Es gibt bisher
4 Indikationsschwerpunkte für die neuroleptische Therapie:

1. akute psychotische Zustandsbilder,
2. chronisch verlaufende schizophrene Psychosen und psychotische Resi-
   dualzustände,
3. Rezidivprophylaxe bei chronisch-rezidivierenden, zumeist schizophrenen Psychosen,
4. psychomotorische Erregtheit.

Neuroleptika mit vorwiegend initial dämpfender und schlafanstoßender
Wirkung eignen sich besonders für die Behandlung von psychomotorischen Erregungszuständen. Neuroleptika mit gering ausgeprägter dämpfender Wirkung bewähren sich in erster Linie bei psychotischen Zustandsbildern und bei der Langzeitbehandlung chronisch verlaufender
schizophrener Psychosen und Residualzuständen. Hochpotente, nichtsedierende Neuroleptika wie Haloperidol eignen sich auch zur Behandlung
akuter Schizophrenien. Sowohl bei der Behandlung von Psychosen mit
Wahn, Sinnestäuschungen und Denkstörungen als auch besonders bei
der Langzeitbehandlung chronisch-schizophrener Patienten, bei denen
neben einer neuroleptischen Therapie sozialpsychiatrische Maßnahmen
im Vordergrund der Therapie stehen müssen, wird man nach Möglichkeit
versuchen, auf sedierende Neuroleptika weitgehend zu verzichten. Bei
langandauernder Applikation von Neuroleptika mit initial dämpfender
Wirkung läßt die Sedierung zwar im Laufe der Zeit nach; trotzdem sollten
solche Neuroleptika i. allg. nur bei psychomotorischen Erregungszuständen verordnet werden. Eine Ausnahme von dieser Regel bildet das Clozapin, das sich besser als konventionelle Neuroleptika zur Behandlung
chronischer schizophrener Syndrome mit überwiegender Negativ-Symptomatik eignen soll (s. S. 251).
   Wegen der Vielzahl der auf dem Markt befindlichen Pharmaka dieser
Gruppe ist zu empfehlen, daß jeder Arzt eigene therapeutische Erfahrungen bei der Behandlung der o. g. Syndrome mit wenigen Pharmaka
erwirbt. So lassen sich psychomotorische Erregungszustände z. B. mit
Levomepromazin, psychotische Zustandsbilder mit Haloperidol oder
Perazin und chronisch-psychotische Zustände mit Fluphenazin oder

Flupentixol beherrschen. Zur Rezidivprophylaxe können ebenfalls diese Neuroleptika, auch als Depotform, gegeben werden. Selbstverständlich sind die hier genannten Neuroleptika durch eine Vielzahl der im *Speziellen Teil* abgehandelten Pharmaka austauschbar. Eine besondere Bedeutung hat jedoch das Clozapin, für das spezielle Verordnungsbedingungen gelten.

Wird der Arzt vor die Aufgabe gestellt, eine *psychomotorische Erregtheit* zu behandeln, so wird er v. a. *initial sehr stark dämpfende Neuroleptika* anwenden. Grundsätzlich sollte zunächst der Versuch gemacht werden, den Patienten zu überzeugen, Neuroleptika *oral* einzunehmen. Nur im Notfall sollte auf die parenterale Applikation übergegangen werden. In einem solchen Fall hat sich Levomepromazin bei der Akutbehandlung bewährt. Zur schnellen Dämpfung sind dann i.m.-Injektionen (Anfangsdosis 50 mg, bei älteren Patienten 25 mg) empfehlenswert. Die Injektionen können im Abstand von 30 min 2- bis 3mal wiederholt werden (zu Risiken s. Pharmakotherapie psychiatrischer Akutsituationen, S. 457). Zur Indikation von Benzodiazepinen in der Akutsituation s. auch S. 187.

Durch die Anwendung hoher Dosen Levomepromazin lassen sich extreme Erregungszustände so weit dämpfen, daß die Patienten schließlich in eine Art Dämmerschlaf geraten; bei diesem Vorgehen wird die sedativ-hypnotische Wirkung des Levomepromazins ausgenutzt. Man nimmt jedoch in Kauf, daß die Wirkung auf ein gleichzeitig bestehendes psychotisches Wahndenken anfangs ziemlich gering ist und in der Regel erst nach etwa 10–15 Tagen einsetzt.

Eine zweite Möglichkeit der Behandlung psychomotorischer Erregungszustände ist die Gabe hoher Dosen stark wirksamer, jedoch nicht sehr stark dämpfender Neuroleptika (z. B. Haloperidol, Fluphenazin). Der Vorteil dieses Vorgehens ist die bereits in den ersten Tagen einsetzende antipsychotische Wirkung. Nachteilig wirken sich bei diesen stark wirksamen Neuroleptika schon zu Behandlungsbeginn oft auftretende extrapyramidalmotorische Nebenwirkungen aus.

Haloperidol wird man bei psychotischer Erregtheit dann vorziehen, wenn eine besondere Gefährdung durch *Kreislaufkomplikationen* vermutet wird, da Haloperidol nur geringe Wirkungen auf den Kreislauf hat. Weiterhin ist bei geriatrischen Patienten bei dieser Indikation eine Ersttherapie mit Haloperidol zu empfehlen (s. S. 190). Eine Mittelstellung zwischen den initial dämpfend wirkenden Neuroleptika (Levomepromazin) einerseits und den in erster Linie antipsychotisch wirkenden Neuroleptika (z. B. Haloperidol und Fluphenazin) andererseits nimmt Perazin ein, das sich ebenfalls für die Initialbehandlung von Erregungszuständen eignet und gleichzeitig einen relativ rasch einsetzenden antipsychotischen Effekt hat. Auch Perazin kann parenteral appliziert werden.

Die Behandlungsrichtlinien für psychotische Erregungszustände allgemein gelten auch für die Therapie psychomotorischer Erregungszustände bei *Katatonien*. Wenn bei einem katatonen Stupor einer Schizophrenie jedoch nicht Symptome der Antriebssteigerung, sondern Symptome der mehr oder minder vollständigen Antriebssperrung das klinische Bild beherrschen (*stuporöse Syndrome*), empfiehlt sich zunächst ein Therapieversuch mit Lorazepam. Kommt es unter dem Benzodiazepin zu keiner Lösung der katatonen Antriebssperre, bewähren sich am besten die stark wirksamen Neuroleptika, die nicht oder nur sehr schwach sedativ-hypnotisch wirken und außerdem nur eine sehr geringfügige Kreislaufwirkung haben (Haloperidol und Phenothiazine mit Piperazinylseitenkette). Eine parenterale Applikation ist bei Katatonien manchmal nicht zu umgehen. Da diese stark wirksamen Neuroleptika bei antriebsgesperrten, katatonen Syndromen in hoher und schnell ansteigender Dosierung verordnet werden müssen, ist es möglich, daß die für diese Präparate charakteristischen und bei diesem Applikationsvorgehen besonders häufigen extrapyramidalmotorischen Symptome die psychotischen Motilitätsstörungen überlagern. Dadurch kann der Eindruck entstehen, es sei nach Beginn der Behandlung zu einer wesentlichen Verschlechterung des ursprünglichen Krankheitsbildes gekommen. Nur in einem solchen Falle ist es ratsam, das Neuroleptikum von vornherein mit einem Anticholinergikum zu kombinieren. Die routinemäßige Kombination von Neuroleptika mit Antiparkinsonmitteln ist hier – wie überhaupt in der psychiatrischen Pharmakotherapie – zu vermeiden. Bei der Behandlung eines katatonen Stupors mit Neuroleptika muß differentialdiagnostisch stets das maligne neuroleptische Syndrom (s. S. 199 ff.) ausgeschlossen werden.

Wenn man sich bei der Behandlung katatoner Syndrome einer Schizophrenie an die Regel hält, nur Neuroleptika mit möglichst geringer Kreislaufwirksamkeit zu verordnen, dann ist es möglich, die medikamentöse Therapie in Notfällen auch mit einer *Elektrokrampfbehandlung* zu kombinieren. Dazu ist man manchmal bei den zwar seltenen, aber lebensbedrohlichen Fällen katatoner Psychosen, der *perniziösen Katatonie*, gezwungen. Wenn diese Kranken anfänglich Neuroleptika mit starker Kreislaufwirksamkeit bekommen haben, können Elektrokrämpfe ein erhöhtes therapeutisches Risiko darstellen.

Durch erste klinische Beobachtungen einer stupor- und mutismuslösenden Wirkung des Benzodiazepins *Lorazepam* erhält die Katatonietherapie (auch wenn Ergebnisse von Doppelblindstudien noch nicht vorliegen) eine *neue Richtung*. Bei Mutismus, Stupor oder starker psychomotorischer Hemmung sollte vor dem Einsatz von Neuroleptika stets eine orale Dosis von 2 mg Lorazepam (ggf. auch i.v.) stehen. Zu einem hohen Prozentsatz kommen die Patienten zum Sprechen, produktive Symptome erscheinen desaktualisiert, und der Affekt wird deutlich aufgelockert. Bei einem Ansprechen der stuporösen Symptome auf Lorazepam sollte die Medikation in einer Dosis von 2–5 mg täglich zusätzlich zur Neuroleptikagabe fortgeführt werden. Nicht immer bleibt jedoch die stuporlösende Wirkung erhalten. Andere Benzodiazepine scheinen nicht den gleichen Effekt zu haben.

Steht bei psychomotorischen Erregungszuständen sowohl psychotischer als auch nichtpsychotischer Genese die *Angst*-Komponente im Vordergrund, können zunächst oder auch parallel *Benzodiazepine* verordnet werden. Auch hier wird man sich wiederum bemühen, z. B. Diazepam oral zu verabreichen. Erst wenn ein bedrohlicher Erregungszustand nichtpsychotischer Genese mit Benzodiazepinen nicht beherrscht werden kann, sollten initial dämpfende Neuroleptika verabreicht werden. Bei starken psychotischen Erregungszuständen können Benzodiazepine begleitend (neben den Neuroleptika) verordnet werden. Psychomotorische Erregungszustände im Rahmen einer *manischen* Psychose werden zunächst mit initial dämpfenden Neuroleptika und/oder stärker wirksamen Butyrophenonen (z.B. Haloperidol, Benperidol) behandelt. Sobald als möglich wird man beim manischen Syndrom mit der Lithiumtherapie beginnen (s. S. 128).

Auch für die akute Therapie einer *hochgradigen Suizidalität* können Neuroleptika mit initial stark dämpfender Wirkung herangezogen werden. Häufig reicht diese Medikation aber zur Distanzierung von Suizidgedanken nicht aus, so daß eine vorübergehende, gegebenenfalls auch sehr hohe Dosis Diazepam (bis zu 40–60 mg) zusätzlich verordnet werden muß. Nach Beherrschung der Akutsituation wird auf ein Antidepressivum mit sedierender Wirkung übergegangen. Treten im Rahmen schizophrener Erkrankungen *depressive Syndrome* auf, kann das Basisneuroleptikum mit einem Antidepressivum kombiniert werden (s. S. 33); dabei ist auf die möglichen Wechselwirkungen zu achten.

Der Einsatz von Neuroleptika wird im folgenden bei *speziellen Krankheitsbildern* beschrieben.

3.1.1 Schizophrenie

Gegenwärtig wird vielfach eine Differenzierung schizophrener Syndrome in zumindest 2 Prägnanztypen vorgenommen (Andreasen 1990, Crow 1985). Eine sog. *Positiv-Symptomatik* ist psychopathologisch durch Wahn und Halluzinationen gekennzeichnet, während bei der *Negativ-Symptomatik* nicht die produktiv-psychotischen Symptome, sondern gedankliche und sprachliche Verarmung, Antriebsstörungen und soziale Rückzugstendenzen dominieren, wie man sie häufig bei schizophrenen Residuen findet. Die Negativ-Symptomatik ist als eigenständiges und sich von der Residualschizophrenie abgrenzendes Krankheitsbild noch nicht ausreichend validiert.

Die antipsychotische Wirksamkeit der neuroleptischen Therapie bei *paranoid-halluzinatorischen Zuständen* ist nicht an die für verschiedene Neuroleptika typische sedative Wirkung geknüpft. Dies gilt auch für die Behandlung der übrigen schizophrenen Symptomatik bei psychotischen Zuständen mit Denk-, Kontakt-, Antriebs- und Affektstörungen. Viele geordnete Wahnkranke ohne Krankheitseinsicht, die ohnehin schwer von der Notwendigkeit einer Behandlung zu überzeugen sind, erleben die sedative Wirkung, besonders der initial dämpfenden und schlafanstoßenden Neuroleptika, subjektiv als so unangenehm, daß diese Wirkung oft zum Angelpunkt des Widerstandes gegen die Behandlung wird. Daher wird man Neuroleptika mit stark sedativer Wirkung nur dann zur Behandlung paranoid-halluzinatorischer Psychosen heranziehen, wenn die sedative Wirkung dieser Präparate im Rahmen der Therapie gezielt ausgenutzt werden soll (z.B. bei gleichzeitig bestehenden Schlafstörungen). Floride psychotische Syndrome (paranoide und paranoid-halluzinatorische Psychosen) sind das Hauptanwendungsgebiet für stark wirksame Neuroleptika (z.B. Benperidol, Haloperidol, Phenothiazine mit Piperazinylseitenkette, Thioxanthene), bei denen die sedative Wirkung gering oder so schwach ausgeprägt ist, daß sie als subjektiv nicht störend empfunden wird. Der Vorteil dieser Präparate gegenüber den schwachen oder mittelstarken Neuroleptika liegt darin, daß die Wirkung auf Wahn, Sinnestäuschungen und Ich-Störungen häufig bereits in der ersten Behandlungswoche eintritt; bei den schwächeren Neuroleptika (z.B. Phenothiazine mit aliphatischer Seitenkette, Prothipendyl oder Sulpirid) setzt die antipsychotische Wirkung oft auch erst später ein. Bei begleitender Angst können zusätzlich vorübergehend Benzodiazepine verordnet werden.

Wesentlich ungünstiger als bei paranoid-halluzinatorischen Psychosen sind die Behandlungsresultate bei *rein paranoiden Syndromen*, v. a. mit systematisiertem Wahn. Besonders schwierig und nur sehr begrenzt

aussichtsreich ist die neuroleptische Therapie bei Kranken mit Wahn-
syndromen, deren Persönlichkeit außerhalb des Wahnfeldes völlig in-
takt ist. Diese Psychosen mit ihren fließenden Übergängen zu den paranoiden Entwicklungen *(Paranoia)* sind auch gegenüber den älteren Behandlungsverfahren (Elektrokrampfbehandlung) besonders therapiere-
sistent. In manchen Fällen lassen sich verhältnismäßig günstige Resultate dann erzielen, wenn bei diesen Kranken eine Dauertherapie mit einem
nicht zu gering dosierten, stark wirksamen Neuroleptikum (auch Depotpräparat) durchgeführt wird.

Bei Hebephrenien (DSM-III-R: Schizophrenie vom desorganisierten
Typus) oder Patienten mit Residualsymptomatik ist die Wirksamkeit
der Neuroleptika nicht so gut abgesichert wie bei produktiven Symptomen. Letztlich kann noch keine Aussage darüber gemacht werden, ob
eine *Langzeitmedikation* mit Neuroleptika Defektentwicklungen auf
lange Sicht verhindern kann.

Zu der Verordnung von Neuroleptika bei chronisch verlaufenden
schizophrenen Psychosen und zur Rezidivprophylaxe wird wegen der
besonderen Bedeutung in einem eigenen Abschnitt Stellung genommen
(s. S. 218 ff.).

Im *Gesamtbehandlungsplan* schizophrener Syndrome sollten – abgestimmt auf die spezifische Problematik des einzelnen Patienten – kom-
plementär zu psychopharmakologischen Therapiemaßnahmen supportiv-
psychotherapeutische, verhaltens- und familientherapeutische Behandlungsverfahren ebenso ihren adäquaten Platz finden wie sozialpsychiatrische
und rehabilitative Therapieansätze. Zur *Angehörigenarbeit* s. S. 221 f.

3.1.2 Schizoaffektive Psychosen

Die Behandlung schizoaffektiver Psychosen erfolgt syndromorientiert.
Die Therapie eines schizomanischen Syndroms sollte kombiniert mit einem Neuroleptikum und Lithium bzw. einem Antikonvulsivum durchgeführt werden (s. S. 128 ff). Demgegenüber wird man ein schizodepressives
Syndrom mit einer Kombination von Antidepressivum und Neuroleptikum behandeln. Je nach Ausprägungsgrad und Dominanz der paranoid
(-halluzinatorischen) gegenüber der affektiven Symptomatik wird man in
beiden Fällen häufiger auch allein ein Neuroleptikum geben. Insbesondere bei schizodepressiven Syndromen kann dabei im Einzelfall auf ein
Neuroleptikum, dem man auch eine antidepressive Wirksamkeit zu-
schreibt (s. S. 191), zurückgegriffen werden. Die *Rezidivprophylaxe* schizoaffektiver Psychosen wird in Kap. II beschrieben.

3.1.3 Manie

Neuroleptika eignen sich auch zur Behandlung manischer Syndrome. Ihre Anwendung bei dieser Indikation wird in Kap. II behandelt

3.1.4 Demenzen und andere organisch bedingte psychische Störungen

Psychomotorische Unruhe, nächtliche Verwirrtheitszustände, desorganisiertes Verhalten und oft auch paranoide Erlebnisweisen machen bei fortgeschrittenen Demenzen häufig die Anwendung von Neuroleptika erforderlich. Bei ihrer Verordnung an ältere Patienten muß nicht nur der veränderten Pharmakokinetik (s. S. 60 f.) mit niedrigeren Neuroleptikadosen Rechnung getragen werden, es sollte auch berücksichtigt werden, daß neben der cholinergen Neurotransmission bei alten Patienten die dopaminerge Übertragung vermindert ist. Es besteht daher neben der erhöhten Sensibilität für anticholinerge auch ein höheres Risiko von extrapyramidalmotorischen Nebenwirkungen.

Es sollte – außer in Notfallsituationen – mit niedrigen Tagesdosen begonnen werden. Unter hochpotenten Neuroleptika besteht zwar ein erhöhtes Risiko von extrapyramidalmotorischen Nebenwirkungen, ihre Anwendung ist jedoch deutlich weniger durch vegetative Medikamentenwirkungen belastet (s. S. 202 f.). Zudem besteht unter hochpotenten Neuroleptika nicht die Gefahr der Auslösung eines (anticholinergen) Delirs. Bei weiterbestehender psychomotorischer Unruhe muß bedacht werden, daß diese im Einzelfall nicht von einer neuroleptikainduzierten Akathisie zu unterscheiden ist.

Tagesdosen über 5 mg Haloperidol sind selten erforderlich. Bei guter Verträglichkeit kann die Tagesdosis in einer abendlichen Einmalgabe (1–2 h vor dem Schlafengehen) verabreicht werden.

Können hochpotente Neuroleptika wegen extrapyramidalmotorischer Nebenwirkungen nicht gegeben werden oder ist eine stärkere Sedierung gewünscht, so kann auf die niedrigpotenten Neuroleptika Melperon, Pipamperon oder Sulpirid zurückgegriffen werden.

Prinzipiell können auch bei älteren Patienten Depotneuroleptika verwendet werden. Es ist jedoch zu berücksichtigen, daß einerseits die Verminderung der Muskelmasse zugunsten des Körperfetts beim älteren Menschen zu verzögerter Resorption führen, andererseits der verminderte hepatische Metabolismus eine besonders langsame Elimination mit ggf. langanhaltenden Nebenwirkungen zur Folge haben kann. Daher sind Depotneuroleptika besonders vorsichtig zu dosieren und Injektionsintervalle ggf. zu verlängern.

Patienten mit *M. Parkinson*, die unter der medikamentösen Therapie (z. B. mit L-DOPA) eine paranoide Psychose entwickeln, können mit Clozapin behandelt werden. Es sollte mit besonders niedrigen Dosen (z. B. 6,25 mg täglich) begonnen werden; häufig sind schon Tagesdosen von 25–50 mg ausreichend. Die Anwendung von Clozapin muß allerdings auf Patienten beschränkt bleiben, bei denen die Durchführung der regelmäßigen Blutbildkontrollen sichergestellt ist (s. S. 252).

Zur Behandlung von *Hirnleistungsstörungen* bei Demenzen s. Kap. VI, von *Depressionen* s. S. 35.

3.1.5 Persönlichkeitsstörungen

Ein neuer Einsatzbereich für Neuroleptika zeichnet sich in der Behandlung von Patienten mit *Borderline- oder schizotypischen Persönlichkeitsstörungen* ab, wobei diese zusätzlich im Rahmen psychotherapeutischer Maßnahmen verabreicht werden. Die Pharmakotherapie von Persönlichkeitsstörungen wird in einem eigenen Kapitel beschrieben (s. Kap. X).

3.1.6 Depression

Ob eine antidepressive Wirkungskomponente nur einigen Neuroleptika zukommt oder allen Neuroleptika in niedrigerer Dosierung gemeinsam ist oder ob schließlich die beschriebene antidepressive Wirkungskomponente nur aufgrund einer fraglichen Evaluationsmethodik möglich gewesen war, ist noch nicht geklärt.

Die breiteste Literatur über eine antidepressive Wirkung von Neuroleptika in geringer Dosierung gibt es zu Flupentixol. Auf die besondere Bedeutung von Sulpirid wird auf S. 45 hingewiesen. Schließlich muß die mögliche antidepressive Wirkung der Neuroleptika im Zusammenhang mit der Frage diskutiert werden, ob Neuroleptika selbst, zumindest in hohen Dosen, ein depressives Syndrom ("pharmakogene Depression") als Nebenwirkung auslösen können (s. S. 206).

3.1.7 Zwangsstörung

Die Therapie bei Zwangsstörung wird heute neu gesehen (s. S. 40). Mittel der Wahl sind SRI. Erst bei fehlendem Ansprechen auf eine Behandlung mit einem SRI, ggf. auch in Kombination mit Verhaltenstherapie, sollte ein Therapieversuch mit einer Kombination von einem SRI und einem Neuroleptikum gemacht werden.

3.1.8 Angststörungen

Eine *Tranquilizerwirkung* wird für zahlreiche Neuroleptika in niedriger Dosierung beschrieben. Nicht selten werden sie als Alternative zu den Benzodiazepinen empfohlen; aber auch bei niedrigdosierten Neuroleptika können extrapyramidalmotorische Störungen bis hin zu Spätdyskinesien und andere Nebenwirkungen wie Blutzellschäden auftreten. Falls bei Patienten mit Angststörungen eine Benzodiazepinmedikation wegen eines Abhängigkeitsrisikos nicht verordnet werden kann, sind zunächst Antidepressiva die Mittel der ersten Wahl (s. S. 37 ff.).

3.2 Unerwünschte Wirkungen

Die wichtigsten unerwünschten Wirkungen unter Neuroleptika sind *extrapyramidalmotorische Symptome*. Spätdyskinesien stellen bereits eine Komplikation dar. Man unterscheidet:

1. Frühdyskinesien,
2. Parkinson-Syndrom (Parkinsonoid),
3. Akathisie,
4. Spätdyskinesien,
5. Malignes neuroleptisches Syndrom.

3.2.1 Frühdyskinesien

Frühdyskinesien als akutes hyperkinetisches, dyskinetisches oder dystones Syndrom zeichnen sich durch folgende Symptome aus: krampfartiges Herausstrecken der Zunge, Blickkrämpfe, Opisthotonus, Hyperkinesien der mimischen Muskulatur, Trismus, tortikollisartige, choreatische, athetoide und auch torsionsdystone Bewegungsabläufe in der Muskulatur des Halses und der oberen Extremitäten. Sehr selten sind akute laryngeale und pharyngeale Spasmen. Das Auftreten der Frühdyskinesien zeigt eine deutliche Abhängigkeit von der Geschwindigkeit der Dosissteigerung. Frühdyskinesien manifestieren sich fast ausschließlich zu *Behandlungsbeginn* (zumeist in der ersten Behandlungswoche). Nach Ablauf dieses

Manifestationszeitraums treten sie nur noch dann auf, wenn die Dosierung plötzlich erhöht wird. Besonders häufig treten diese extrapyramidalmotorischen Symptome bei stark wirksamen Neuroleptika auf. Bei mittelstark oder schwach wirksamen Neuroleptika werden sie seltener beobachtet.

Therapie: Anticholinergisch wirksame Antiparkinsonmittel sind bei Frühdyskinesien gut wirksam; so können ein "*Zungen-Schlund-Syndrom*" oder *Blickkrämpfe* z. B. durch eine i.v.-Injektion von *Biperiden* (Akineton) sicher und schnell kupiert werden. Da Frühdyskinesien auch unter hochpotenten Neuroleptika nur bei ca. 30% der Patienten auftreten, sollte von einer generellen prophylaktischen Gabe von Anticholinergika abgesehen werden. Im Bedarfsfall soll ein Anticholinergikum aber schnell vom Patienten eingenommen werden können. Ob schließlich Anticholinergika die antipsychotische Wirkung der Neuroleptika z. T. neutralisieren können, ist eher fraglich.

Laryngeale und *pharyngeale Spasmen* stellen eine Notfallsituation dar: Biperiden muß sofort i.v. injiziert werden.

3.2.2 Parkinson-Syndrom

Das neuroleptisch bedingte Parkinson-Syndrom wird auch als Parkinsonoid oder als pharmakogenes Parkinson-Syndrom bezeichnet. Es ist durch folgende Symptomatik gekennzeichnet: Einschränkung zunächst der Feinmotorik, dann der allgemeinen motorischen Beweglichkeit mit Verlust der Mitbewegungen, Hypo- oder Amimie, kleinschrittiger Gang, Erhöhung des Muskeltonus im Sinne eines Rigors, Tremor, Salbengesicht und Hypersalivation (durch Verminderung der Schluckfrequenz). Zum Parkinson-Syndrom wird noch das *Rabbit-Syndrom* gezählt; dabei kommt es zu hochfrequentem Tremor (ca. 5/s) der Kau- und Mundmuskulatur, besonders der Lippen. Das Rabbit-Syndrom bessert sich nach Absetzen von Neuroleptika und unter Anticholinergika; hierdurch ist es von Spätdyskinesien abzugrenzen. Die intensivste Ausprägung des Parkinson-Syndroms ist eine komplette *Akinese*. Die Akinese kann auch isoliert auftreten, das klinische Bild ist dann schwer von einer Depression zu unterscheiden (s. S. 206).

Die Häufigkeit des neuroleptisch bedingten Parkinson-Syndroms ist abhängig von der neuroleptischen Wirkungsstärke des Pharmakons, der Dosis des Pharmakons und der Disposition des Kranken. Es manifestiert sich frühestens nach 1- bis 2wöchiger Behandlung und tritt häufiger bei stark wirksamen als bei mittelstark und schwach wirksamen Neuroleptika auf. Bei der Verordnung von höheren (z. B. 20 mg Haloperidol) und *Maximaldosierungen* (s. S. 216 f.) wurde beobachtet, daß es bei Reduktion der hohen Dosen, die zunächst nicht zur Ausbildung von extrapyramidalmotorischen Symptomen führten, doch zu erheblichen extrapyramidalmotorischen Störungen kommen kann.

Therapie: Eine Rückbildung läßt sich durch zusätzliche Gabe von *anticholinergisch* wirkenden Antiparkinsonmitteln (z. B. Biperiden), durch erhebliche *Dosisreduktion* oder durch Absetzen bzw. *Umsetzen* des Neuroleptikums erreichen. Manchmal verschwindet das Parkinson-Syndrom auch ohne weitere Maßnahme. Um das Risiko der Ausbildung extrapyramidalmotorischer Symptome nach Reduktion von hohen Dosen Neuroleptika zu reduzieren, sollten Neuroleptika langsam reduziert werden. Eine prophylaktische Anticholinergikabehandlung ist nicht zu empfehlen (s. S. 220).

3.2.3 Akathisie

Als Akathisie bezeichnet man eine subjektiv zumeist äußerst quälend erlebte Unruhe, die verknüpft ist mit der Unmöglichkeit, *sitzen* zu bleiben. Dieses Symptom kann mit einer *Tasikinesie*, dem Drang zu ständiger Bewegung, kombiniert sein. Eine Akathisie tritt häufiger bei stark wirksamen als bei mittelstark oder schwach wirksamen Neuroleptika auf. Akathisien werden zumeist nach längerer Behandlungsdauer und i. allg. erst nach der Manifestation eines Parkinsonoids beobachtet. Häufig wird eine Akathisie als Verschlechterung des Grundleidens verkannt; dann besteht die Gefahr, daß noch höhere Dosen des Neuroleptikums verordnet werden, die zu einer weiteren Verschlimmerung der Akathisie führen können.

Therapie: Das Auftreten einer Akathisie zwingt zu *Dosisverringerung* oder zum Absetzen bzw. *Überwechseln* auf ein anderes Neuroleptikum. Sollte dies nicht möglich sein, kann eine medikamentöse Zusatztherapie mit Benzodiazepinen, Antiparkinsonmitteln oder β-Blockern versucht werden (Übersicht bei Fleischhacker et al. 1990). Dabei scheinen lipophile zentralgängige β-Blocker (z. B. Propranolol) wirksamer zu sein als hydrophile, die die Blut-Hirn-Schranke nicht passieren. Ausreichend sind häufig schon nicht kreislaufwirksame Dosen von 3mal 10 mg Propranolol pro Tag; Dosissteigerung ist möglich, ein weiterer Erfolg in antihypertensiven Dosierungen ist jedoch nicht zu erwarten.

3.2.4 Spätdyskinesien

Im Gegensatz zum hypokinetischen pharmakogenen Parkinson-Syndrom handelt es sich bei *Spätdyskinesien* um verzögert auftretende hyperkinetische Dauersyndrome (*"tardive dyskinesia"*). Die Symptomatik besteht aus oft recht diskreten, manchmal aber auch sehr intensiven, abnormen, unwillkürlichen, oft stereotypen Bewegungen, vorwiegend im *Bereich der Zungen-, Mund- und Gesichtsmuskulatur*. Es sind aber auch distale Muskelgruppen der Extremitäten, nicht selten auch des Rumpfes, mit athetoiden, dystonen (besonders Torsionsdystonie) und ballistischen Bewegungsstörungen betroffen.

Die Symptome können sich unter affektiver Anspannung verstärken; sie nehmen bei intendierten Bewegungen ab. Ein Nachlassen der Spätdyskinesien wird bei Entspannung oder Sedierung beobachtet. Spätdyskinesien verschwinden im Schlaf. Ganz vereinzelt sind *respiratorische Dyskinesien* beobachtet worden. Zyklische Dyskinesien sind bei bipolaren endogenen Psychosen beschrieben worden; die Dyskinesien verschwanden während der manischen Phase.

"Echte" Spätdyskinesien sind phänomenologisch nicht sicher von "Absetzdyskinesien" zu unterscheiden, die 6–12 Wochen nach Beendigung einer Neuroleptikatherapie spontan wieder verschwinden. Hyperkinetische Symptome können nicht nur nach abruptem, sondern auch nach langsamem Absetzen einer langjährigen Neuroleptikadauertherapie entstehen. Andererseits können bestehende Spätdyskinesien unter Neuroleptika verschleiert werden. Eine Unterscheidung zwischen irreversiblen und reversiblen Spätdyskinesien anhand von Zeitkriterien ist schwierig, da Spätdyskinesien sich manchmal noch nach Jahren spontan bessern können.

Um die *Diagnose* neuroleptikainduzierter Spätdyskinesien stellen zu können, müssen nach den *Kriterien* von Schooler und Kane (1982) die Patienten

1. mindestens 3 Monate durchgängig mit Neuroleptika behandelt worden sein,
2. mindestens mäßig ausgeprägte, abnorme unwillkürliche Bewegungen in einer oder mehr Körperregionen oder leicht ausgeprägte, abnorme unwillkürliche Bewegungen in 2 oder mehr Körperregionen aufweisen und
3. dürfen keine anderen Ursachen für unwillkürliche hyperkinetische Dyskinesien bekannt sein.

Neuroleptikabedingte Spätdyskinesien sind nicht selten; ihre *Prävalenz* liegt bei ca. 15–20%. Die Prävalenz idiopathischer bzw. spontaner Dyskinesien liegt bei ca. 5%. Stark differierende Prävalenzraten sind vermutlich auf unterschiedliche Diagnosekriterien zurückzuführen: wenn auch Patienten mit nur sehr leichten Symptomen eingeschlossen wurden, liegt die Prävalenz bei 70%; falls nur schwere Symptome bewertet werden, bei 2,5%. In einer prospektiven Studie wurde die *Inzidenz* von Spätdyskinesien auf ca. 4% jährlich während der ersten 6 Behandlungsjahre geschätzt (Kane et al. 1985). Bei den meisten Patienten entwickeln sich Spätdyskinesien innerhalb der ersten 3 Jahre der Neuroleptikabehandlung.

An *Risikofaktoren* ist an erster Stelle das Alter der Patienten zu nennen: Spätdyskinesien nehmen im Alter sowohl von der Frequenz als auch der Intensität her zu. Bei Patienten unter 40 Jahren beträgt die Prävalenzrate ca. 10%, bei Patienten über 60 Jahre liegt sie bei 50%. Häufiger sind *Frauen* (Geschlechterverhältnis von 1,7:1) betroffen, besonders auch im Alter, wobei bei Frauen offenbar auch die Symptomatik schwerer ausgeprägt ist. Für Patienten mit *zerebraler Vorschädigung* oder sog. *neurologischen* "soft signs" wie Reflexanomalien besteht offenbar ein erhöhtes Spätdyskinesierisiko.

In den meisten (retrospektiven) Studien wurde *kein* sicherer Zusammenhang zwischen *Dosishöhe* des Neuroleptikums bzw. der *kumulativen Dosis* über die Dauer der Neuroleptikatherapie auf der einen und der Spätdyskinesierate auf der anderen Seite nachgewiesen. Möglicherweise sind diese Befunde aber von der Dauer des Beobachtungszeitraums, vom Alter der Patienten und der in den früheren Jahren gängigen Hochdosisbehandlung beeinflußt, denn andererseits gibt es doch Hinweise, daß sich unter niedrigeren Neuroleptikadosen seltener Spätdyskinesien entwickeln (s. aber evtl. erhöhtes Rückfallrisiko S. 216). Ebenso wurde *kein* sicherer Zusammenhang zwischen *bestimmten* hoch- oder niederpotenten *Neuroleptika* bzw. Neuroleptikasubstanzgruppen und dem Spätdyskinesierisiko gefunden; eine Ausnahme bildet hier lediglich *Clozapin*, vielleicht auch Sulpirid, unter denen Spätdyskinesien offenbar nicht bzw. seltener auftreten.

Auch die pathogenetische Relevanz einer vorhergehenden *Anticholinergika-Behandlung* ist *nicht* sicher; Anticholinergika verschlechtern zwar akut "echte" Spätdyskinesien, nach Absetzen ist dieser Effekt aber rasch wieder rückläufig. Möglicherweise besteht bei prädisponierten Patienten ein Zusammenhang zwischen "frühen" extrapyramidalmotorischen Nebenwirkungen, derentwegen ja Anticholinergika verordnet werden, und dem Auftreten von Spätdyskinesien.

Die Bedeutung einer *Kombination* von Neuroleptika mit *Lithium* für ein Spätdyskinesierisiko ist bisher *nicht* gesichert. Bei Patienten mit *affektiven Erkrankungen* besteht möglicherweise ein höheres Spätdyskinesierisiko (Mukherjee et al. 1986); evtl. handelt es sich aber hierbei um ein Artefakt, da diese Patienten häufiger Lithium bzw. als Maniker intermittierend hohe Dosen von Neuroleptika erhalten haben könnten. Schließlich werden Spätdyskinesien häufiger bei schizophrenen Patienten mit *Negativ-Symptomatik* beobachtet (Waddington et al. 1987); allerdings ist vermutet worden, daß hyperkinetische Dauersymptome ein Symptom im Rahmen der Residualsymptomatik einer Schizophrenie und nicht eine Folge der Neuroleptikabehandlung sind (Fenton et al. 1994).

Differentialdiagnostisch müssen Spätdyskinesien von *spontanen orofazialen Dyskinesien* abgegrenzt werden, wie sie bei ca. 5% aller neuroleptikafreien Patienten in psychiatrischen Kliniken, Alten- oder Pflegeheimen beobachtet werden (häufiger bei Patienten mit Demenz oder anderen hirnorganischen Erkrankungen). Das *Meige- bzw. Brueghel-Syndrom* stellt vermutlich eine Variante einer idiopathischen Torsionsdystonie mit orofaziomandibulärer Dystonie und Blepharospasmus dar; die unwillkürlichen Bewegungen dauern 5 s oder länger. Beim *Pisa-Syndrom* kommt es zu einer Rotation/Flexion der oberen Rumpfpartie, des Halses und des Kopfes zu einer Seite hin, zusätzlich können orofaziale Dyskinesien auftreten. Unter Anticholinergika und nach Absetzen von Neuroleptika bessert sich dieses Syndrom ebenso wie das Rabbit-Syndrom (s. S. 193). Ähnliche Symptome wie bei den Spätdyskinesien können auch beim *Gilles-de-la-Tourette-Syndrom* oder einer *Huntington-Chorea* auftreten. Schließlich sollen Spätdyskinesien auch durch *andere Medikamente*, wie Anticholinergika, Antihistaminika, Antikonvulsiva wie Phenytoin, Malariamittel wie Chloroquin und hormonelle Kontrazeptiva, verursacht werden können.

Da Spätdyskinesien in vielen Fällen als irreversible Komplikation einer Neuroleptikamedikation anzusehen sind, muß alles getan werden, um *erste Anzeichen* früh zu erkennen. Vorsichtsmaßnahmen können dann schneller und wirksamer eingeleitet werden. Deshalb muß ein Patient unter einer Neuroleptikalangzeitmedikation in regelmäßigen Abständen, spätestens aber vierteljährlich, vom Arzt gesehen werden. Erste Anzeichen sind am ehesten im *lingualen* und *digitalen* Bereich zu beobachten. Der Patient wird gebeten, für einige Sekunden die Zunge herauszustrecken. Bei beginnenden dyskinetischen Störungen wird die Zunge unwillkürlich vor- und zurückbewegt und seitlich verzogen. Die Zunge kann über mehrere Sekunden nur mühsam oder gar nicht herausgestreckt werden. Unfreiwillige Bewegungen besonders des Zeigefingers

im Sinne der Extension oder Flexion weisen auch auf beginnende Spätdyskinesien hin. Frühsymptome sind auch Tics im Gesichtsbereich,
Schaukelbewegungen des Körpers und Bewegungsunruhe der Extremitäten. Von allen extrapyramidalmotorischen Nebenwirkungen der Neuroleptika bereiten die Spätdyskinesien den betroffenen Patienten subjektiv die geringsten Beschwerden.

Therapie: Die Therapie ist sehr schwierig und fordert oft monatelange
Geduld. Antiparkinsonmittel sind wirkungslos, sie verschlechtern eher
das klinische Bild. Steht ein Patient mit Spätdyskinesien zusätzlich unter
einem anticholinerg wirkenden Antiparkinsonmittel, so ist nach Absetzen der Begleitmedikation eine Symptombesserung zu erwarten. Handelt
es sich um einen Patienten, bei dem der Versuch einer Neuroleptikare-
duktion oder gar ein Absetzen indiziert ist, können die Neuroleptika *sehr
langsam* über Wochen und Monate reduziert werden. Bei einem Teil der
Patienten kommt es nach Absetzen der Neuroleptikamedikation zu einem völligen Verschwinden der Spätdyskinesien. Bei der Indikation zur
Fortsetzung der Langzeitmedikation mit hoher Dosierung (aber auch bei
sistierender Spätdyskinesie bei Dosisreduktion) kann vorsichtig auf ein
Neuroleptikum einer anderen strukturchemischen Reihe umgesetzt werden, z. B. von Haloperidol auf Thioridazin oder Sulpirid. Auch ein Umstellen auf *Clozapin* wird empfohlen (s. S. 252). Eine weitere Thera-
piemöglichkeit besteht in der zusätzlichen Gabe eines sedierenden,
schwach wirksamen Neuroleptikums in niedriger Dosis (z. B. Thioridazin). Bei *sehr schweren* Spätdyskinesien kann man *vorübergehend* durch
eine *erhöhte Neuroleptikadosis* ein Sistieren der Dyskinesien erreichen (s.
S. 175). Kurzfristige Linderung wird auch nach Gabe eines *Benzodiazepins*
beobachtet.

Zur Kontrolle akuter *respiratorischer Dyskinesien* wurde die Gabe
von 20–35 mg Haloperidol täglich empfohlen.

Frühere positive Therapieberichte mit cholinergen Präkursoren wie 2-Dimethyl-
aminoethanol (Deanol), Cholin oder Lezithin waren nicht ausreichend gesichert.
Auch über die Wirkung des Azetylcholinesterase-Hemmstoffs Physostigmin existieren widersprüchliche Befunde. Diese Einschätzung gilt auch für serotonerge
Substanzen wie Serotoninpräkursoren und Serotoninantagonisten wie Cyproheptadin und adrenerge Substanzen wie den β-Blocker Propranolol oder den
α$_2$-Agonisten Clonidin. Auch verschiedene Neuropeptide und Opioide wurden
ohne Erfolg verabreicht. Insgesamt wurde unter der Therapie mit GABAergen
Substanzen wie dem GABA-Transaminasehemmstoff Valproinsäure, dem
GABA$_B$-Agonisten Baclofen oder Benzodiazepinen wie Clonazepam bei bis zu
40% der Patienten über eine zumeist schwankende Besserung der Symptomatik
berichtet. Befunde aus placebokontrollierten Studien, die einen günstigen Effekt

von hochdosiertem Vitamin E auf den Ausprägungsgrad von Spätdyskinesien nachweisen (Adler et al. 1993), konnten von anderen Untersuchern nicht gefunden werden (Shriqui et al. 1992); darüber hinaus fehlen bisher auch Studien über längere Untersuchungszeiträume. Auch nach Kalziumantagonisten wie Verapamil oder Diltiazem wurde eine Abnahme von Spätdyskinesien beobachtet.

Das substituierte Benzamid *Tiaprid*, das vornehmlich D_2-artige Rezeptoren blockiert, kann Spätdyskinesien ebenso wie andere D_2-artige Antagonisten symptomatisch bessern. Es kann ein Therapieversuch, beginnend mit 300 mg Tiaprid, bis zu einer Dosis von 600 mg täglich gemacht werden (Höchstdosis 1000 mg).

Die wichtigste Vorsichtsmaßnahme zur Verhütung von *Dyskinesien liegt in der Wahl der niedrigsten noch wirksamen Neuroleptikadosis* und der *Einschränkung ihrer Indikation* auf diejenigen Krankheitsbilder, für die keine gleichwertigen Alternativen bestehen!

3.2.5 Malignes neuroleptisches Syndrom

Eine seltene, aber sehr ernste Nebenwirkung von Neuroleptika stellt das maligne neuroleptische Syndrom dar. Es ist durch *extrapyramidale Störungen*, besonders *Rigor* und Akinesie, andererseits auch Dys- oder Hyperkinesien sowie durch Stupor und *hohes Fieber* charakterisiert. Wechselnde Bewußtseinslagen bis zum Koma können auftreten. Möglich sind weiter autonome Funktionsstörungen wie Tachykardie, labiler Hypo- oder Hypertonus, Tachy- und Dyspnoe, Hautblässe oder -rötung, vermehrter Speichelfluß, Schwitzen und Urininkontinenz. Die *Kreatinkinase* (CK) im Serum und die Leukozytenzahl sind bei etwa der Hälfte der Patienten erhöht, nicht selten auch Leberenzyme wie die Transaminasen oder die alkalische Phosphatase. Außerdem finden sich Blutgasveränderungen im Sinne einer metabolischen Azidose. Auf eine mögliche Myoglobinämie bzw. -urie muß wegen drohender renaler Komplikationen geachtet werden.

Es ist darauf hingewiesen worden, daß es sich bei kombiniertem Auftreten von Fieber und extrapyramidalmotorischen Störungen nicht primär um ein einheitliches Syndrom handelt und daß zunächst internistische Ursachen ausgeschlossen werden müssen. Zur *Diagnosestellung* sollten entweder Fieber, Rigor und CK-Erhöhung als *Hauptsymptome* oder 2 dieser Zeichen sowie 4 aus den Symptomen Tachykardie, Blutdrucklabilität, Tachypnoe, Schwitzen, Leukozytose und Bewußtseinsstörung vorhanden sein (Levenson 1985); es sollte ein klarer zeitlicher Zusammenhang mit der Gabe von Neuroleptika bestehen.

Ein malignes neuroleptisches Syndrom entwickelt sich in der Regel *innerhalb von 2 Wochen* nach Beginn einer Neuroleptikatherapie oder einem Dosisanstieg unter einer meist hochdosierten Neuroleptikamedikation. Es kann aber auch bei üblichen neuroleptischen Dosen auftreten. In seltenen Ausnahmefällen ist sogar nach monatelanger Neuroleptikabehandlung mit einer stabilen Dosis ein malignes neuroleptisches Syndrom beobachtet worden. Die *Inzidenz* wird auf 0,07–0,5% geschätzt. Das maligne neuroleptische Syndrom tritt häufiger bei *Männern* und bei Patienten unter 40 Jahren auf.

Offenbar können *alle* Neuroleptika ein malignes neuroleptisches Syndrom verursachen. Vermutungen, wonach das maligne neuroleptische Syndrom häufiger unter hochpotenten Neuroleptika zu beobachten sei, können aufgrund der geringen Fallzahl und der relativen Verordnungshäufigkeit dieser Substanzen nicht als gesichert betrachtet werden. Auch unter einer Monotherapie mit Clozapin oder Sulpirid sind vereinzelt maligne neuroleptische Syndrome registriert worden. Unter einer kombinierten Behandlung mit *Lithium* und einem Neuroleptikum liegt das Risiko vermutlich höher.

Die Symptome eines malignen neuroleptischen Syndroms entwickeln sich innerhalb von 24–72 h. Nach oraler Behandlung erfolgt die Besserung etwa 5–15 Tage nach Absetzen des Neuroleptikums, bei Depotgabe ist mit der 2- bis 3fachen Zeitdauer zu rechnen. Die Komplikation ist in 20% der Fälle tödlich, wobei hierfür Sekundärkomplikationen wie Nierenversagen, Ateminsuffizienz und Herz- und Kreislaufversagen maßgeblich sind. Bei Patienten unter Depotneuroleptika ist das Risiko für einen letalen Ausgang offenbar höher. Bei den überlebenden Patienten bildet sich die Symptomatik in der Regel vollständig zurück; lediglich unter einer Kombination mit Lithium sind bleibende neurologische Symptome und kognitive Einbußen beobachtet worden.

Zur *Pathogenese* des malignen neuroleptischen Syndroms wird eine Blockade von Dopaminrezeptoren in den Basalganglien und im Hypothalamus mit einer Störung des intrazellulären Kalzium- und cAMP-Stoffwechsels angenommen. Aufgrund der erhöhten Muskelenzyme und nachweisbarer Muskelfaseruntergänge wird vermutet, daß u. U. auch peripher-muskuläre Prozesse für einen Teil der Symptomatik verantwortlich sein könnten.

Differentialdiagnostisch ist die *febrile Katatonie* im Rahmen einer schizophrenen Psychose nur schwer abzugrenzen. Bei *Enzephalitiden* tritt u. a. Nackensteifheit auf. Die *maligne Hyperthermie* als Anästhesiezwischenfall kann durch die gegebene Situation und die Anamnese abgegrenzt werden, gleiches gilt für das *L-DOPA-Entzugssyndrom*. Bei einer *Lithiumintoxikation* zeigen sich in der Regel keine (bzw. erst sehr spät) erhöhte Temperaturen.

Aufgrund des Fehlens aussagekräftiger Studien sind bislang allenfalls *vorläufige Therapieempfehlungen* möglich. Neuroleptika müssen sofort abgesetzt werden. Symptomatische Maßnahmen wie Kühlung zur Temperaturreduktion und ausreichende Flüssigkeitszufuhr schließen sich an. Zur adäquaten Kontrolle und Therapie drohender Komplikationen sollte der Patient auf eine Intensivstation verlegt werden. Bei nur gering ausgeprägter Symptomatik sollen 50 mg *Dantrolen* (Dantamacrin) sofort oral gegeben werden; weitere 50 mg können nach ca. 2 h gegeben werden. Eine Steigerung der Dosis kann bis auf 4–10 mg/kg KG oral in 24 h erfolgen. Bei deutlich ausgeprägter Symptomatik werden 2,5 mg/kg KG Dantrolen (Dantrolen i.v.) als Schnellinfusion verabreicht. Die Fortführung dieser Therapie als Dauerinfusion ist je nach klinischen Erfordernissen bis zu einer Tagesdosis von 10 mg/kg KG in den ersten 24 h möglich. Danach werden an jedem weiteren Tag 2,5 mg/kg KG Dantrolen gegeben. Bei der intravenösen Therapie ist eine intensive Überwachung zur Kontrolle und Aufrechterhaltung der Vitalfunktionen notwendig. Als erstes nehmen nach Beginn einer Dantrolentherapie Körpertemperatur sowie Atem- und Herzfrequenz ab, erst später kommt es zu einer Abnahme der Muskelrigidität und der erhöhten CK-Aktivität im Serum.

Dantrolen ist ein Hydantoinderivat. Der Wirkungsmechanismus ist beim malignen neuroleptischen Syndrom noch nicht genau geklärt. Neben einem peripheren Wirkungsort, wo Dantrolen durch eine Kontrolle des Kalziumionenflusses am sarkoplasmatischen Retikulum den Anstieg der Kalziumionenkonzentration in der Muskelzelle während der Depolarisation vermindert, wird auch über einen zentralen Angriffspunkt spekuliert.

Alternativ zu Dantrolen bzw. meist in Kombination wird zunehmend auch der Dopaminagonist *Bromocriptin* (Pravidel) in Dosen von 10–30 mg/Tag (bis zu 60 mg/Tag) eingesetzt. Außerdem ist über therapeutische Wirkungen von *Amantadin* (200–400 mg/Tag) oder *Lorazepam* (4–8 mg i.v.; Einzeldosis 2 mg) berichtet worden. Schließlich ist eine *EKB* in Erwägung zu ziehen.

Falls nach Abklingen eines malignen neuroleptischen Syndroms wegen der schizophrenen Grunderkrankung erneut eine Neuroleptikabehandlung erforderlich sein sollte, darf eine Reexposition unter sorgfältigster Beobachtung und Kontrolle internistischer Risikofaktoren (Dehydrierung, Infektion) erst nach einer Karenzzeit von mindestens 14 Tagen erfolgen. Das Rezidivrisiko wird mit etwa 15% angegeben und soll nicht von der relativen Potenz oder der Dosis des Neuroleptikums abhängen (Pope et al. 1991a, Rosebush et al. 1989); es ist aber auch empfohlen worden, die Behandlung nicht mit demselben oder einem hochpotenten, sondern einem niedrigpotenten Neuroleptikum, wie z. B. Thioridazin, wieder aufzunehmen (Shalev u. Munitz 1986). I.m.-Injektionen sollten vermieden werden. Bei Patienten, die nicht an einer Schizophrenie leiden, insbesondere bei Manikern, sollten zuvor alternative Therapiestrategien ausgeschöpft worden sein.

3.2.6 Weitere unerwünschte Neuroleptika-Wirkungen

An therapeutisch unerwünschten Wirkungen unter Neuroleptika sind nach den extrapyramidalmotorischen Wirkungen v. a. die *vegetativen Symptome* von klinischer Bedeutung. Die vegetativen Nebenwirkungen der Neuroleptika sind aber im Vergleich zu den TZA deutlich geringer ausgeprägt und seltener. Das rührt insbesondere daher, daß die meisten Antidepressiva eine im Vergleich zu den Neuroleptika wesentlich stärkere anticholinerge Wirkung haben. Klinisch im Vordergrund stehen, besonders nach Phenothiazinen mit alipathischer Seitenkette und nach Clozapin, Hypotonie und *orthostatische Dysregulation*. Es wird vermutet, daß die Hypotonie zum einen auf der Hemmung zentraler Pressorreflexe beruht, daß aber auch die periphere α_1-adrenerge Blockade eine wichtige Rolle spielt. Therapeutisch hat sich bei der Hypotonie und der orthostatischen Dysregulation *Dihydroergotamin* bewährt (s. auch S. 54). Die Hypotonie ist häufig von einer kompensatorischen Tachykardie gefolgt. *Kardiale Nebenwirkungen* treten ähnlich wie unter TZA (s. S. 53 f.) auch unter Neuroleptika auf. Sie sind besonders häufig unter Phenothiazinen, dagegen seltener unter Butyrophenonen. Unter Neuroleptikatherapie sind in sehr seltenen Fällen plötzliche Todesfälle beschrieben worden. Wieweit diese kardiotoxisch bedingt sind, ist offen.

Anticholinerge Nebenwirkungen werden häufig unter trizyklischen Neuroleptika beobachtet. Es müssen die gleichen Vorsichtsmaßnahmen (z. B. Prostatauntersuchung bei älteren Patienten, Glaukomuntersuchungen) wie unter der Therapie mit TZA eingehalten werden. Im Gegensatz zu den Antidepressiva werden bei einigen Neuroleptika außer Temperatursenkungen gelegentlich auch *Temperatursteigerungen* beobachtet, insbesondere bei Clozapin. Ein Verlust der Temperaturkontrolle wird auch als Ursache für plötzliche Todesfälle unter hohen Neuroleptikadosierungen angenommen; an Zusammenhänge mit dem malignen neuroleptischen Syndrom muß gedacht werden. Nach plötzlichem Absetzen von Neuroleptika kann es ähnlich wie nach Antidepressiva (s. S. 55) selten zu Absetzeffekten mit vegetativen Symptomen kommen.

Wichtig sind die Wirkungen der trizyklischen Neuroleptika auf das hämatopoetische System. Passagere *Leukopenien* oder *Leukozytosen* mit Linksverschiebung können zu Behandlungsbeginn auftreten. In der 2.–4. Behandlungswoche kann es zu passageren, mitunter exzessiven Eosinophilien kommen, denen häufig eine relative Monozytose nachfolgt. Im Verlauf einer Dauerbehandlung lassen sich gelegentlich relative Lymphozytosen beobachten. Bei diesen Blutbildveränderungen handelt es sich jeweils um Begleiteffekte, die keinen Grund für eine Änderung oder gar einen Abbruch der Therapie darstellen. Eine Komplikation allerdings stellt die äußerst seltene *Agranulozytose* dar (Vorsicht bei Leukozytenzahlen unter ca. 3000 mm^3 mit weniger als 50% Granulozyten!). Es wird dafür eine toxische bzw. allergische Genese angenommen. Sie kommt häufiger bei *Frauen im mittleren und höheren Lebensalter* vor und manifestiert sich besonders in der 4.–10. Behandlungswoche. Bei dieser sehr gefährlichen Komplikation muß das Medikament *unverzüglich abgesetzt* werden, da bei Fortführung der Therapie mit einem letalen Ausgang gerechnet werden muß. Besonders unter *Clozapin* waren nach Einführung gehäuft Agranulozytosen aufgetreten, so daß dieses Neuroleptikum nur noch unter *kontrollierten Bedingungen* (s. *Spezieller Teil*) verschrieben werden kann. Sollte es bei dringender Indikation einer neuroleptischen Therapie unter einem trizyklischen Neuroleptikum zu einer Leukopenie oder Agranulozytose kommen, so können unter sorgfältigster Blutbildkontrolle *Butyrophenone* (evtl. auch andere *nichttrizyklische* Neuroleptika) verordnet werden. Die Behandlung der Blutbildveränderungen richtet sich nach dem Schweregrad der eingetretenen Komplikationen. Dabei ist die konkomittierende Anwendung potentiell ebenfalls blutzellschädigender Pharmaka (Antibiotika wie z.B. Chloramphenicol, Analgetika wie z. B. Pyrazolone oder Phenylbutazon) zu vermeiden. Zur Routineblutbildkontrolle unter Neuroleptika s. S. 210 f.

Alle Formen und Ausprägungsgrade typisch generalisierter *Arzneimittelexantheme* können durch Neuroleptika hervorgerufen werden. Diese allergischen Symptome treten vorzugsweise in der 2.–4. Behandlungswoche auf. Wenn während des Manifestationszeitraums eine zusätzliche antiallergische Behandlung durchgeführt wird, ist die Fortführung der Therapie zumeist möglich. Unter Phenothiazinen kann es zu einer individuell unterschiedlich ausgeprägten und in gewissem Umfang dosisabhängigen *Photosensibilisierung* kommen, die während der gesamten Behandlungszeit bestehen bleibt (Vorsicht bei Sonnenbädern: schwere Erytheme). Wenn im Frühjahr oder Sommer nach vorsichtiger

Sonnenexposition eine Bräunung der Haut stattgefunden hat, verringert sich die Photosensibilität der Patienten. Unter mittleren bis hohen Dosen von Phenothiazinen kann es in einigen Fällen zu *Pigmentablagerungen* in der Haut, der Linse und evtl. auch am Herzmuskel kommen. Die meisten bekanntgewordenen Fälle traten unter einer Chlorpromazintherapie auf.

Die Wirkung von trizyklischen Psychopharmaka auf das *Leber-Gallengang-System* ist noch nicht genau geklärt. Nicht selten kommt es bei Behandlung mit einem trizyklischen Neuroleptikum zu einem unspezifischen und meist spontan rückläufigen *Anstieg der Transaminasen und der γ-GT*, gelegentlich auch zu einer passageren Steigerung der Aktivität der alkalischen Serumphosphatase mit einem Aktivitätsmaximum in der 2.–4. Behandlungswoche. Letztere wird wahrscheinlich durch allergisch bedingte Verquellungen an den kleinen Gallenkapillaren verursacht. Eine intrahepatische Cholestase mit der Folge eines Verschlußikterus ist sehr selten. Tritt dennoch unter der Behandlung mit einem trizyklischen Neuroleptikum ein Ikterus auf, so muß das Medikament sofort abgesetzt werden. Die Behandlung muß dann mit chemisch andersartigen Medikamenten (z. B. Butyrophenonen) fortgesetzt werden.

Insbesondere nach wiederholter *i.v.-Injektion* von *trizyklischen Neuroleptika* sind *Venenwandreizungen, Thrombophlebitiden*, in seltenen Ausnahmefällen auch Nekrosen beschrieben worden. Die Injektion muß korrekt intravenös erfolgen; auch paravenöse Injektionen können zu arteriellen Spasmen führen. Versehentliche intraarterielle Injektionen haben einen Vasospasmus mit Ödem und Durchblutungsstörungen, bläulich-livider Verfärbung der Extremität und evtl. sensiblen und motorischen Ausfallerscheinungen zur Folge. Butyrophenone weisen eine bessere Gefäßverträglichkeit auf als trizyklische Neuroleptika. Die i.v.-Applikation von trizyklischen Neuroleptika sollte nur zur *Akuttherapie* und nur in *Ausnahmefällen* vorgenommen werden, um diese seltenen, aber schwerwiegenden Komplikationen möglichst zu vermeiden.

In Einzelfällen kann es in den ersten Behandlungswochen, jedoch auch während einer langfristigen Dauertherapie, zur Ausbildung von *Thrombosen* (insbesondere Bein- und Beckenvenenthrombosen) kommen. Wahrscheinlich treten sie häufiger bei hohen als bei niedrigen Dosierungen auf. Als individuelle dispositionelle Faktoren gelten höheres Lebensalter, Herz-Kreislauf-Komplikationen und variköser Symptomkomplex. Allerdings können Thrombosen auch bei jüngeren, völlig gesunden Patienten unter neuroleptischer Therapie auftreten. Thrombosen müssen als Komplikation bewertet werden, da die Möglichkeit besteht, daß es nach einer Thrombose zu Lungenembolien mit evtl. tödlichem

Ausgang kommt. Thrombosen als *spezifische Komplikation* einer Neuroleptikatherapie sind allerdings im Schrifttum der letzten Jahre *nicht* erwähnt. Natürlich müssen, wie bei jeder anderen Pharmakotherapie auch, die üblichen Risikofaktoren zur Verhütung einer thromboembolischen Komplikation beachtet werden (z. B. allgemeine Thromboseneigung, Adipositas, Bettlägerigkeit, Alter, Hormonsubstitution).

Grand-mal-Anfälle können unter der Therapie mit Neuroleptika ebenso auftreten wie unter der Behandlung mit Antidepressiva. *Zerebrale Vorschädigungen* scheinen für das Auftreten von Krampfanfällen zu disponieren. Weitere begünstigende Faktoren für das Auftreten von Krampfanfällen sind *Behandlungsbeginn mit hohen Dosen, schneller Dosisanstieg* und *abruptes Absetzen hoher Behandlungsdosen.* Das Bestehen eines Anfallsleidens ist keine Kontraindikation für die Verordnung von Psychopharmaka. Die Anfallsfrequenz wird bei vorsichtig einschleichender Dosierung nicht beeinflußt, in manchen Fällen sogar gesenkt.

Unter Neuroleptika kann es zu *endokrinen Begleitwirkungen* kommen, besonders einem dosisabhängigen Anstieg der *Prolaktinsekretion* (außer Clozapin). Schon einmalige Gaben können die Prolaktin-Plasmakonzentration erhöhen; nach längerfristiger Gabe von Neuroleptika ist noch bei ca. 80% der Patienten die Prolaktin-Plasmakonzentration erhöht. Bei Frauen werden *Störungen des Menstruationszyklus* bis hin zur *Amenorrhö* und Galaktorrhö beobachtet. Bei Männern kann es zu einer *Gynäkomastie* und selten zur Galaktorrhö kommen, häufiger sind bei Männern *Dämpfung des sexuellen Verlangens* und *gestörte Erektionsfähigkeit.* Nach Thioridazin kommt es zusätzlich zu *Ejakulationsverzögerungen.* Zumindest für Galaktorrhö und Gynäkomastie wird der Prolaktinanstieg verantwortlich gemacht. Unter Neuroleptika kann es auch zu einer *Aspermie* kommen, die Ursache ist nicht geklärt. Auch der *Glukosestoffwechsel* kann unter Neuroleptika beeinflußt werden (pathologische Glukosetoleranz). Eine besonders unangenehme Nebenwirkung ist die unter neuroleptischer Therapie häufig zu beobachtende *Gewichtszunahme,* deren Ursache ebenfalls nicht sicher geklärt ist.

Es wurde zeitweilig die Frage aufgeworfen, inwieweit eine neuroleptikabedingte gesteigerte Prolaktinsekretion mit nachfolgender Galaktorrhö *Brustkrebs* auszulösen vermag. Großangelegte Nachuntersuchungen konnten den Verdacht *nicht* erhärten.

Akut einsetzende *delirante Syndrome,* wie sie von der Behandlung mit Antidepressiva her bekannt sind, kommen in den ersten Behandlungstagen unter Neuroleptika auch vor. Die Manifestation dieser Delirien wird durch *schnelle Dosissteigerung* begünstigt. Delirante Syndrome sind unter

Neuroleptika insgesamt seltener als unter Antidepressiva. Man muß sie als Komplikationen bewerten, die zumeist bald nach Absetzen oder starker Dosisreduktion überwunden sind, in Einzelfällen bei nicht rechtzeitiger Erkennung aber auch zum Tode führen können. Das delirante Syndrom ist primär auf die *anticholinerge Komponente* der Neuroleptika (zumeist trizyklische Neuroleptika, besonders Clozapin) zurückzuführen. Aus diesem Grunde sollten Neuroleptika mit anticholinerger Eigenschaft auch in der Regel nicht mit TZA oder gar zusätzlich noch mit anticholinerg wirksamen Antiparkinsonmitteln kombiniert werden.

Unter langfristiger Behandlung mit Neuroleptika können z. T. schwere *depressive Syndrome* auftreten. Kann wegen der Rezidivgefahr auf die neuroleptische Medikation nicht verzichtet werden, so ist eine kombinierte antidepressiv-neuroleptische Therapie indiziert (s. S. 33). Ob es sich bei einem depressiven Syndrom unter Neuroleptikamedikation allein um eine "*pharmakogene Depression*" (Helmchen u. Hippius 1969) handelt, wird in der letzten Zeit in Frage gestellt. Auf der einen Seite wird vermutet, daß es sich bei der *postpsychotischen Depression*, die früher auch als postremissives Erschöpfungssyndrom gesehen wurde, um eine *akinetische Depression* im Sinne einer extrapyramidalmotorischen Symptomatik oder eine durch Neuroleptika verursachte *Anhedonie* (Harrow et al. 1994) handelt; auf der anderen Seite wird auf die Häufigkeit depressiver Syndrome bei schizophrenen Patienten auch ohne neuroleptische Medikation hingewiesen. Eine alleinige pharmakogene Ursache einer depressiven Symptomatik unter Neuroleptikamedikation bei schizophrenen Patienten kann heute nicht mehr angenommen werden (Hinweis auf die mögliche antidepressive Wirkung niedrig dosierter Neuroleptika s. S. 191).

Zu Beginn einer Behandlung mit Neuroleptika treten, ebenso wie mit Antidepressiva, häufiger *Müdigkeit* und *Einschränkung der Konzentrationsfähigkeit* auf. Im weiteren Verlauf der Therapie verschwinden diese Nebenwirkungen entweder ohne weitere Maßnahmen, oder sie sind meistens durch Dosisreduktion bzw. Umsetzen auf ein anderes Präparat zu beherrschen. Auf die Möglichkeit einer solchen Konzentrationsminderung muß der Patient immer hingewiesen werden (*Hinweise zur Verkehrstüchtigkeit* s. S. 455).

3.3 Kontraindikationen

Bei der Aufzählung der Kontraindikationen für die Verordnung von Neuroleptika mit *anticholinerger Komponente* müssen, wie bei den Antide-

pressiva, *Engwinkelglaukom, Harnverhalten, Pylorusstenose* und *Prostatahypertrophie* erwähnt werden. Trizyklische Neuroleptika (besonders Clozapin) sollten *nicht* bei Patienten mit *Leukopenie* oder *Blutbilddyskrasien* in der Anamnese verabreicht werden.
Zur Verordnung von Neuroleptika in Schwangerschaft und Stillzeit s. Kap. XII.

3.4 Pharmakokinetik und Wechselwirkungen

Bei Interaktionen von Neuroleptika mit anderen Medikamenten und Psychopharmaka kann zwischen pharmakodynamisch und pharmakokinetisch bedingten Wechselwirkungen unterschieden werden, die sowohl zu einer Wirkungsverstärkung bzw. -verminderung als auch zu einer Vermehrung bzw. Verringerung von Nebenwirkungen führen können.
Besonders muß hier auf die Verstärkung der zentral dämpfenden Wirkung von Neuroleptika durch die pharmakodynamische Eigenwirkung von *Alkohol, Benzodiazepintranquilizern* und *-hypnotika* oder *Antihistaminika* hingewiesen werden. Eine Potenzierungsgefahr ist auch bei der gleichzeitigen Gabe von Neuroleptika und *Barbituraten* gegeben. Bei der Gabe von Neuroleptika und *Antidepressiva mit anticholinerger Komponente,* besonders wenn zusätzlich ein anticholinerg wirksames *Antiparkinsonmittel* (z. B. Biperiden) gegeben wird, besteht das Risiko einer *Delirprovokation.* Zu Vorsicht wird auch bei einer Kombination mit *MAOH* geraten. Unter einer Kombination von Neuroleptika mit *Lithium* muß mit einer erhöhten Rate von neurotoxischen Nebenwirkungen gerechnet werden (s. S. 145). Phenothiazine können in Verbindung mit Polypeptidantibiotika (z. B. Capreomycin, Colistin, Polymyxin B) eine zentrale Atemdepression verstärken.
Hinsichtlich pharmakokinetischer Interaktionen gibt es Hinweise, daß es zwischen Neuroleptika und *Kaffee, schwarzem Tee,* manchen Fruchtsäften, *Milch, Antazida, Adsorbenzien* und Cholestyramin zu Komplexbindungen kommen kann, die aufgrund einer verminderten Absorption zu einer Einschränkung der neuroleptischen Wirkung führen können. Daher wird empfohlen, Neuroleptika nicht gleichzeitig mit diesen Stoffen, sondern in einem Abstand von mindestens 2 Stunden einzunehmen. Der oxidative Abbau von Neuroleptika kann über eine Enzyminduktion durch *Antikonvulsiva* wie Phenytoin, Phenobarbital sowie Carbamazepin und durch *Antibiotika* wie Griseofulvin, Rifampicin und Doxycyclin beschleunigt werden. Für *Carbamazepin,* das z. B. die Haloperidol-Plasmakonzentrationen um ca. 50% senken kann, ist jedoch auch eine Verstärkung der antipsychotischen Wirkung aufgrund

additiver pharmakodynamischer Mechanismen beschrieben worden. Auch Rauchen (*Nikotin*) kann durch Enzyminduktion zu einer Wirkungsminderung von Neuroleptika führen. *Anticholinergika* können durch eine Hemmung der Darmmotilität zu einer Resorptionsminderung der Neuroleptika führen. Der mikrosomal-enzymatische Abbau von Neuroleptika kann jedoch durch verschiedene Pharmaka wie *SSRI, Chloramphenicol, Ovulationshemmer* und *Propranolol* gehemmt werden, was eine Erhöhung der Neuroleptika-Plasmakonzentrationen zur Folge hat. Im Falle der gleichzeitigen Verabreichung von Ovulationshemmern ist daher sowohl durch pharmakokinetische als auch durch pharmakodynamische Effekte (vermehrte Prolaktinsynthese) eine noch stärkere Prolaktinerhöhung möglich. Zu weiteren Medikamenteninteraktionen von Neuroleptika s. S. 519–522.

Bei Untersuchungen zur *Pharmakokinetik* und zum *Metabolismus* der Neuroleptika wurde festgestellt, daß diese Substanzen aufgrund ihrer Lipophilität relativ gut und vollständig aus dem Magen-Darm-Trakt absorbiert werden. Eine Ausnahme bildet hier lediglich das Sulpirid, das nur schlecht fettlöslich ist. Die *orale Bioverfügbarkeit* der Neuroleptika ist allerdings wegen einer Metabolisierung der Neuroleptika in Darmwand und Leber (First-pass-Effekt) eingeschränkt und kann beim Chlorpromazin bei allerdings sehr großer interindividueller Variationsbreite zwischen 10 und knapp 70% betragen (Müller-Oerlinghausen 1980). Hierdurch werden Dosisunterschiede zwischen der oralen und der parenteralen Applikationsweise erklärbar. Maximale Plasmaspiegel werden i. allg. nach 1–6 h, bei Sulpirid nach 3–8 h erreicht. Nach i.m.-Injektion werden Neuroleptika meist schneller abresorbiert als nach oraler Gabe. Die Abresorption nach i.m.-Depotinjektionen in Öl gelöster Fettsäureester (Enanthat, Decanoat) verläuft jedoch langsam und verzögert, wobei die Wirkstoffkonzentration nach einigen Tagen ein Maximum zeigt (Ausnahme: Fluphenazindecanoat, s. S. 209).

Bei den meisten Neuroleptika ist das scheinbare Verteilungsvolumen mit 10–30 l/kg sehr hoch, woraus sich die trotz der hohen Clearance relativ lange Halbwertszeit von ca. 24 h erklären läßt. Die Halbwertszeiten einzelner Neuroleptika liegen zwischen ca. 5 h (Benperidol) und ca. 55 h (Pimozid); i. allg. betragen sie 15–35 h.

Trizyklische Neuroleptika werden im Organismus durch oxidative Reaktionen (S-Oxidation, N-Oxidation, aromatische Hydroxylierung, N-Dealkylierung, oxidative Desaminierung) metabolisiert, wodurch eine Vielzahl von Abbauprodukten gebildet wird, von denen zumindest einige pharmakologisch aktiv sind (Breyer-Pfaff 1980). Die Konjugation mit Glukuronsäure kann an einer schon ursprünglich im Molekül vorhandenen oder einer oxidativ eingeführten Hydroxylgruppe erfolgen.

Bei den *Butyrophenonen* und *Diphenylbutylpiperidinen* ist der wichtigste Metabolisierungsschritt die N-Dealkylierung am Piperidinring. Metaboliten von Haloperidol und Benperidol sind offenbar auch – aber weniger als die Muttersubstanzen – antidopaminerg wirksam. Sulpirid wird zum Großteil unverändert wieder

ausgeschieden. Zotepin weist eine Bioverfügbarkeit von 10–15% auf; die Abbauprodukte sind teilweise pharmakologisch aktiv.

Klinische Relevanz bekommen pharmakokinetische Parameter auch bei Auswahl und Dosierung von Depotneuroleptika. Während die relativ lange Wirkdauer
von Fluspirilen seiner hohen Fettlöslichkeit und der sehr langsamen Freisetzung
aus dem Körperfett zu verdanken ist, beruht die lange Halbwertszeit der übrigen
Depotpräparate auf der Veresterung des Moleküls mit organischen Säuren. Erst
die Spaltung des Esters durch aliphatische Esterasen der Körpergewebe macht das
Neuroleptikum hirngängig.

Die Halbwertszeit von *Depotneuroleptika* wird im wesentlichen durch die Freisetzung des veresterten Neuroleptikums aus dem öligen Medium (Sesamöl oder
Viscoleo) bestimmt, während Esterspaltung und Metabolisierung für die Kinetik
des Pharmakons eine untergeordnete Rolle spielen. Hieraus resultieren nicht nur
unterschiedliche Wirkdauern für die einzelnen Präparate, sondern auch verschiedene Konzentrationsverläufe, die teilweise klinisch bedeutsam sind. So kann es
nach Injektion von Fluphenazindecanoat zu einer bedeutsamen Konzentrations-
spitze ("Early peak") bereits am ersten Tag nach Injektion kommen, die für die in
den ersten Tagen nach Injektion gehäuft auftretenden extrapyramidalmotorischen
Nebenwirkungen verantwortlich gemacht wird. In etwas geringerem Ausmaß gilt
dies auch für Perphenazinenanthat, während die übrigen Depotpräparate Konzentrationsmaxima erst nach einigen Tagen erreichen. Dadurch kann bei (abrupter)
Umstellung von einer oralen auf eine Depotmedikation der Plasmaspiegel des
Neuroleptikums kurzfristig auf sehr niedrige Werte fallen. Wahrscheinlich hat dies
jedoch hinsichtlich der Rezidivgefahr keine ausschlaggebende Bedeutung, da Re-
zeptorbesetzungen nur begrenzt aus den Plasmaspiegeln ableitbar sind.

Verbindliche Umrechnungsformeln für die Umstellung von oraler auf Depotmedikation gibt es nicht. Hält man sich zu strikt an einen Konversionsfaktor, wie
er z. B. für Haloperidoldecanoat mit 15 (multipliziert mit der täglichen oralen
Dosis = Depotdosis pro 4wöchiges Injektionsintervall) angegeben wird, kann es
nach wiederholter Applikation zur Kumulation kommen; bei hohen oralen Dosen
käme es bei Anwendung dieses Faktors zu unangemessen hohen Depotdosen. Ein
günstiges, jedoch zeitaufwendiges Verfahren zur Umstellung ist das langsame,
stufenweise Absetzen der oralen Medikation bei gleichzeitiger Steigerung der Dosis des Depotneuroleptikums.

Die Wahl des Injektionsintervalls sollte nach der Freisetzungshalbwertszeit
erfolgen, da hierbei die geringsten Differenzen zwischen maximalem und minimalem Plasmaspiegel gefunden werden. Wählt man das Applikationsintervall zu lang,
so werden unnötig hohe Neuroleptikadosen – die wiederum mit verstärkten Nebenwirkungen einhergehen können – benötigt, um auch gegen Ende des Applika-
tionszeitraumes noch einen ausreichenden Schutz zu gewährleisten.

3.5 Routineuntersuchungen und -hinweise

Wie bei den Antidepressiva müssen die *Nieren-* und *Leberfunktion* sowie die Kreislaufsituation (Hypotonie, orthostatische Dysregulation), ggf. mit *EKG-Ableitung* (s. auch S. 53 f.), untersucht werden. Die Kenntnis des *EEG*, besonders vor Beginn der Therapie, ist für spätere Verlaufsuntersuchungen wichtig (Tabelle 6). Ein pathologischer EEG-Ausgangsbefund muß unter einer Therapie mit Neuroleptika regelmäßig kontrolliert werden, insbesondere bei anamnestisch bekanntem Anfallsleiden. Bei Normalisierung des Befundes können die Untersuchungsintervalle später wieder verlängert werden. Darüber hinaus ist bei jeder neuroleptischen Pharmakotherapie mindestens eine EEG-Kontrolle wünschenswert, nachdem sich Steady-state-Plasmakonzentrationen eingestellt haben (d. h. in der Regel nach spätestens 4 Wochen; für Clozapin s. Legende Tab. 6). Bei Behandlung mit potentiell neurotoxischen Medikamentenkombinationen sind ggf. häufigere Kontrollen notwendig.

Besonders erfordert aber das Auftreten von *Blutzellschäden* unter einer Therapie mit trizyklischen Neuroleptika routinemäßig Untersuchungen des Blutbildes. Sie sind zur *Verhütung einer Agranulozytose* notwendig. Der Abfall der Leukozytenzahl kann durch regelmäßige Laborkontrollen erkannt werden. Allerdings muß berücksichtigt werden, daß auch bei einer Empfehlung von wöchentlichen Blutbildkontrollen nicht mit Sicherheit eine Agranulozytose vermieden werden kann, da ein Granulozytenabfall in sehr seltenen Ausnahmen innerhalb von wenigen Tagen eintreten kann. Bisherige Erfahrungen sprechen dafür, daß es unter der Therapie mit Butyrophenonen, Diphenylbutylpiperidinen und auch Benzamiden nicht zu einer Schädigung des weißen Blutbildes kommt (bei sehr selten beobachteten Leukopenien wurden zusätzlich andere Medikamente eingenommen). Aus dieser Beobachtung kann abgeleitet werden, daß unter der Therapie mit diesen Neuroleptika *Blutbildkontrollen* nicht so häufig notwendig sind. Bei der Behandlung mit trizyklischen Neuroleptika sollte nach Behandlungsbeginn zunächst in 2wöchentlichen, später in monatlichen Abständen das Blutbild kontrolliert werden; unter nichttrizyklischen Neuroleptika sind Blutbildkontrollen seltener erforderlich (s. Tabelle 6). Bei neu eingeführten Substanzen (z. B. Risperidon) sind bis zum Vorliegen breiterer Erfahrungen an großen Patientenzahlen allerdings häufigere Kontrollen empfehlenswert. Für Clozapin sind zwar nur Kontrollen der Leukozytenzahl vorgeschrieben; dennoch sollte u. E. immer ein Differentialblutbild angefertigt werden, da eine Agranulozytose bei Vorliegen einer Lymphozytose auch bei normaler Leukozytenzahl auftreten kann. Generell sollten über die in

Tabelle 6 empfohlenen Routineuntersuchungen hinaus Kontrollen immer dann durchgeführt werden, wenn Ausgangs- oder unter der Behandlung erhobene Befunde pathologisch ausfallen. Dies gilt sowohl für Laboruntersuchungen als auch EKG- und EEG-Ableitungen. Grundsätzlich muß sich die Notwendigkeit von Kontrolluntersuchungen an den individuellen Erfordernissen des Einzelfalles orientieren. Vor Beginn einer medikamentösen Therapie müssen internistische und neurologische Erkrankungen bekannt und eine Schwangerschaft ausgeschlossen sein (s. Kap. XII).

Der Patient muß darauf hingewiesen werden, daß er beim Auftreten von Frühsymptomen der Agranulozytose (Fieber, Halsschmerzen, Infektionen der Mundschleimhaut, grippale Symptome) keinen Selbstbehandlungsversuch durchführen, sondern den Arzt aufsuchen soll. (s. auch S. 203).

Bei längerfristiger Behandlung mit anticholinergen (trizyklischen) Psychopharmaka soll es wegen verminderter Speichelbildung gehäuft zu Zahnkaries und Mundschleimhautveränderungen kommen; daher sind regelmäßige *zahnärztliche* Kontrolluntersuchungen in Erwägung zu ziehen.

Die *Aufklärung* hat bei der Neuroleptikatherapie einen besonderen Stellenwert. Sie wird dadurch erschwert, daß der Patient in der akuten Krankheitsphase nicht durch das Aufklärungsgespräch verunsichert werden soll. Dieses Problem kompliziert sich noch bei mangelnder Einsichtsfähigkeit des Patienten.

Zum Aufklärungsmodus möglicher Risiken durch *Spätdyskinesien* gibt es keine einheitliche Vorgehensweise (Helmchen 1991). Auf der einen Seite könnte der Patient bei Bekanntwerden der Risiken vor einer Neuroleptikabehandlung diese ablehnen und so von einer womöglich nur kurzfristig nötigen, hilfreichen Pharmakotherapie nicht profitieren, zum anderen erfordert aber das Risiko späterer Spätdyskinesien doch die Zustimmung des Patienten. Unter Darlegung des Nutzen-Risiko-Verhältnisses ist es daher empfehlenswert, das *informierte Einverständnis* des Patienten zu einer weiteren Neuroleptikabehandlung beim *Übergang von der Akutmedikation auf eine Erhaltungstherapie* einzuholen, spätestens aber *vor Aufnahme einer Langzeitrezidivprophylaxe*. Zu diesem Zeitpunkt ist in der Regel eine hinreichende psychopathologische Symptomreduktion bzw. -remission erzielt worden und eine entsprechende Einsichtsfähigkeit gegeben.

In den USA sind folgende Empfehlungen publiziert (Ayd 1989):
Wegen des Risikos der Auslösung von *Spätdyskinesien* muß die Notwendigkeit der Verordnung von Neuroleptika *dokumentiert* werden. Das gilt vor allem dann,

Tabelle 6. Empfehlungen für Routineuntersuchungen unter Neuroleptika (X = Anzahl der Kontrollen). Der empfohlene Umfang der notwendigen Routinekontrollen ist bisher nicht im einzelnen empirisch abgesichert (s. auch Text)

	Vorher	Monate 1	2	3	4	5	6	Monatlich	Vierteljährlich	Halbjährlich
Blutbild (trizyklische Neuroleptika außer Thioridazin*)	X	XX	XX	XX	X	X	X		X	
Blutbild (Clozapin)	X	XXXX	XXXX	XXXX	XXXX	XX	X	X**		
Blutbild (andere Neuroleptika)	X	X						X		X
RR/Puls	X	X	X	X	X	X	X		X	
Harnstoff/ Kreatinin	X			X				X		X
GOT, GPT, γ-GT (trizyklische Neuroleptika)	X	X	X	X				X	X	
GOT, GPT, γ-GT (andere Neuroleptika)	X	X						X		X
EKG (trizyklische Neuroleptika)	X	X[b]						X[a]		X[a]
EKG (andere Neuroleptika)	X	X								
EEG	X	X								

* Für Thioridazin empfehlen die Hersteller in den ersten Behandlungsmonaten wöchentliche Blutbildkontrollen.

** In den USA werden auch über die 18. Woche hinaus wöchentliche Kontrollen des Blutbildes durchgeführt.

[a] Kontrolle bei allen Patienten über 60 Jahren.

[b] Unter Clozapin sind in seltenen Ausnahmefällen – z.T. im Zusammenhang mit clozapin-induzierten Temperatursteigerungen – toxisch-allergische Myokarditiden beschrieben; daher empfehlen sich unter Clozapin zusätzliche EKG-Kontrollen bei Auftreten von Fieber bzw. nach 14 Tagen Behandlungsdauer.

wenn diese Substanzen bei anderen Indikationen als der Schizophrenie gegeben werden (z. B. bei Borderline-Persönlichkeitsstörung, Zwangsstörung, Demenz oder als Tranquilizer). Bei einer Langzeittherapie mit Neuroleptika muß der Patient in regelmäßigen Abständen auf Frühsymptome der Spätdyskinesien untersucht und das Untersuchungsergebnis ebenfalls dokumentiert werden. Ebenso sollte der Patient auf das Risiko der Behandlung hingewiesen und sein Einverständnis zur Behandlung mit Neuroleptika, eventuell auch das der Angehörigen, wiederum im Krankenblatt vermerkt werden. Bester Beleg für das *informierte Einverständnis* des Patienten ist seine Unterschrift. Die Gründe für eine Fortführung der neuroleptischen Therapie trotz aufgetretener Spätdyskinesien müssen in schriftlicher Form ausführlich diskutiert werden.

Neben dem Hinweis auf mögliche Blutbildveränderungen (s. oben) muß der Patient darauf aufmerksam gemacht werden, daß bei Beginn einer Neuroleptikabehandlung und bei höherer Dosierung die *Verkehrstauglichkeit* deutlich beeinträchtigt werden kann. Besonders sind die Patienten vor der zusätzlichen Einnahme von Alkohol und sedierenden Medikamenten zu warnen. Natürlich kann die Fahrtauglichkeit durch die Erkrankung selbst auch beeinträchtigt sein, s. dazu Kap. XIII.

Zur Verordnung von Neuroleptika in Schwangerschaft und Stillzeit s. Kap. XII.

3.6 Dosierung

Empfehlungen in diesem Abschnitt beruhen überwiegend noch auf klinischen Erfahrungen, doch haben gerade in den letzten Jahren Untersuchungen über die Bedeutung der Plasmakonzentrationen von Neuroleptika und deren Korrelation zur klinischen Wirkung bzw. ZNS-Rezeptorblockade die Kenntnisse über notwendige Dosisverschreibungen erweitert.

Im Vergleich zu Lithium oder bestimmten Antidepressiva sind die Beziehungen zwischen Neuroleptika-Plasmaspiegeln und ihrer therapeutischen Wirkung aufgrund verschiedener methodischer Probleme zwar noch nicht so gesichert und allgemein anerkannt; für einige Substanzen konnten aber in verschiedenen Untersuchungen doch recht gut übereinstimmende Konzentrationsbereiche gefunden werden. Dies trifft neben Chlorpromazin insbesondere für *Haloperidol* zu. Als "optimale" Plasmaspiegel für Haloperidol werden Werte von 4,5–17,5 ng/ml (Baldessarini et al. 1988) bzw. 5–12 ng/ml (van Putten et al. 1991b) angegeben. Für *Perazin* wurde ein anzustrebender Bereich von 100–230 ng/ml (Breyer-Pfaff et al. 1983) gefunden. Für *Clozapin* wurden bei Patienten mit einer Neuroleptikatherapieresistenz Plasmaspiegel von über 420 mg/ml als therapeutisch wirksam angegeben (Perry et al. 1994), wobei allerdings zu bedenken ist, daß ab Clozapin-Plasmakonzentrationen von über 600 ng/ml das Krampfrisiko ansteigen soll.

Bei Haloperidol weisen Dosis und zugehöriger Plasmaspiegel eine recht gute lineare Korrelation auf; wirksame Plasmakonzentrationen von ca. 10 ng/ml werden in der Regel bei Tagesdosen von 10–15 mg erreicht. Interessanterweise wurde unabhängig von diesen Ergebnissen in PET-Studien gefunden, daß bei einer Plasmakonzentration von etwa 10 ng/ml ca. 80% der D_2-artigen Dopaminrezeptoren im Corpus striatum blockiert sind und die Rezeptorblockade auch bei einer Anhebung der Plasmaspiegel auf das 5- bis 6fache nicht mehr wesentlich zunimmt (Wolkin et al. 1989b). Haloperidol-Plasmakonzentrationen und Rezeptorbesetzung im ZNS folgen bei fixen oralen Dosen einer engen kurvilinearen Beziehung, so daß von ersterer auf letztere rückgeschlossen werden kann.

Zwischen Neuroleptika-Plasmaspiegeln und -Nebenwirkungen besteht offenbar in weiten Teilen ein linearer Zusammenhang. Bei "Slow metabolizers" (s. S. 66) kann es schon bei niedrigen Haloperidoldosen zu hohen Plasmaspiegeln mit entsprechenden Nebenwirkungen kommen.

Eine Bestimmung der Plasmakonzentrationen von Neuroleptika ist sinnvoll bei zweifelhafter *Compliance* und *Therapieresistenz* auf Neuroleptika, außerdem auch zur Abklärung möglicher *pharmakokinetischer Interaktionen* bei Kombinationsbehandlung (z. B. unter Enzyminduktion durch Carbamazepin). Die praktische Durchführbarkeit wird derzeit allerdings noch limitiert durch die geringe Anzahl von Labors, die Haloperidol oder andere Neuroleptika zuverlässig bestimmen können.

Die Behandlung psychotischer Syndrome wird sowohl ambulant durch den in der Praxis tätigen Arzt als auch stationär durchgeführt. Der Vorteil der klinischen Behandlung liegt in der Möglichkeit, sofort höher dosieren zu können, weil in der Klinik Nebenwirkungen schneller abgefangen werden können und eine zu Beginn der Therapie evtl. auftretende Müdigkeit in Kauf genommen werden kann. In der Klinik können auch schon frühzeitig sozialpsychiatrische bzw. Rehabilitationsmaßnahmen in Gang gesetzt werden (s. S. 221 f). Die ambulante Therapie hat den Vorteil, daß der Patient während der Behandlung u. U. in seinem sozialen Umfeld bleiben kann. Da aber der neuroleptische Behandlungserfolg von einer optimalen Medikation abhängt, sollte – wenn irgend möglich – bei floriden psychotischen Erkrankungen doch eine Klinikeinweisung erfolgen.

Die individuelle Ansprechbarkeit variiert gerade bei den Neuroleptika sehr. Erfahrungswerte über die Erhaltungsdosen sind im *Speziellen Teil* angegeben.

Umrechnungen in Chlorpromazinäquivalente (s. S. 166) haben sich für die Routinetherapie nicht bewährt. Vom klinischen Standpunkt ist es schließlich ohne Bedeutung, ob die gleiche therapeutische Wirkung mit z. B. 15 mg Haloperidol oder mit 600 mg Thioridazin erreicht wird.

Viele Neuroleptika können oral, i.m. und i.v. gegeben werden. Eine i.m.-Applikation kann bei akuten Erregungszuständen notwendig sein (s. S. 185). Dabei gilt als Faustregel, daß bei oraler Medikation die doppelte Dosis im Vergleich zur i.m.-Injektion benötigt wird. Ein Wirkungsvorteil einer i.v.- gegenüber einer oralen Medikation hat sich nicht ergeben (Möller et al. 1982). Zur Problematik der i.v.-Injektion von trizyklischen Neuroleptika s. S. 204.

Früher galt die Regel, daß man die Behandlung mit Neuroleptika einschleichend beginnt (Ausnahme: psychomotorischer Erregungszustand). Nach einer langsamen Dosissteigerung über einige Tage wird die ambulante Erhaltungsdosis erreicht (z. B. Haloperidol für einige Tage zwischen 3mal 0,5 bzw. 3mal 1,5 mg, danach 5–10 mg täglich). Es wurde angenommen, daß durch das langsamere Ansteigen der Dosis das Risiko des Auftretens von extrapyramidalmotorischen und vegetativen Nebenwirkungen verringert wird. In den letzten Jahren hat man aber die Beobachtung gemacht, daß bei Gabe der Erhaltungsdosis gleich zu Beginn bei vielen Patienten nicht mehr Nebenwirkungen als bei einschleichendem Beginn auftreten. Möglicherweise kann durch eine etwas höhere Anfangsdosis auch die Krankheitsphase abgekürzt werden. Dieses Vorgehen bewährt sich besonders dann, wenn es sich um wiederholte Krankheitsphasen handelt und eine frühere wirksame Dosis bereits bekannt ist. Bei der ambulanten Behandlung sollte die Neuroleptikabehandlung aber dennoch über einige Tage einschleichend begonnen werden. Langsamer Behandlungsbeginn und Vermeidung abrupter Dosisänderungen verringern das Delirrisiko bei der Anwendung dämpfend wirkender trizyklischer Neuroleptika.

Bei der Akuttherapie wird meistens eine *Verteilung der Dosis* gleichmäßig über den Tag vorgenommen. Bei der Behandlung psychotischer Zustände ohne Akutsymptomatik kann man aber, besonders wenn ein Ansprechen der Medikation beobachtet wurde, dazu übergehen, die Dosis auf eine Morgen- und Abenddosis zu verteilen, wobei die Abenddosis einer doppelten Morgendosis entsprechen sollte. In pharmakokinetischen Studien wurde auch gezeigt, daß eine einmalige höhere Abenddosis den vorher erzielten Therapieerfolg stabilisiert. Dosisumverteilungen können bei beginnenden Rehabilitationsmaßnahmen Bedeutung bekommen. So wird z. B. von vielen Patienten der Verzicht auf die mittägliche Dosis am Arbeitsplatz als sehr angenehm empfunden. Überhaupt gilt für die orale Medikation, daß die häufige tägliche Einnahme, insbesondere unter einer Langzeittherapie, die Compliance vermindert.

Bei *Schlafstörungen* unter neuroleptischer Therapie sollte versucht werden, die Abenddosis zu erhöhen. Führt diese Maßnahme zu keinem

Tabelle 7. Depotneuroleptika: Dosierungsintervalle, mittlere Dosierung und pharmakokinetische Kenngrößen. Für den Kliniker relevante Unterschiede zwischen den einzelnen Depotpräparaten beruhen weniger auf der Wirkstärke der einzelnen Substanz als auf deren Pharmakokinetik. t_{max}: Zeitdauer bis zum Auftreten maximaler Plasmakonzentrationen; $t_{1/2}$: Eliminationshalbwertszeit unter Mehrfachapplikation. (Übersicht in Kapfhammer u. Rüther 1988; s. hierzu S. 209 f.)

	Wirkungs- dauer	Dosierungs- intervall	t_{max}	$t_{1/2}$
Clopenthixoldecanoat	2–3 Wo	200–400 mg	4–7 Tage	ca. 19 Tage
Flupentixoldecanoat	2–4 Wo	20–100 mg	ca. 7 Tage	ca. 17 Tage
Fluphenazindecanoat	2–4 Wo	12,5–100 mg	8–36 h	ca. 14 Tage
Fluspirilen	1 Wo	2– 10 mg	ca. 2 Tage	
Haloperidoldecanoat	2–4 Wo	50–300 mg	3–9 Tage	ca. 21 Tage
Perphenazinenanthat	2 Wo	50–200 mg	2–3 Tage	4–6 Tage

Erfolg, kann abends zusätzlich ein Neuroleptikum mit schlafanstoßender Wirkung (z. B. Melperon oder Chlorprothixen) verordnet werden.

In den letzten Jahren wurden mehrere Vergleichsuntersuchungen durchgeführt, um die Wirksamkeit extrem hoher Neuroleptikadosen (*Hochdosistherapie*) zu prüfen. Es wurden z. B. Fluphenazin zwischen 80 und 1200 mg oder Haloperidol zwischen 40 und 200 mg täglich, auch über längere Zeit, gegeben. Obwohl bei einigen therapieresistenten Patienten Maximaldosierungen zu Besserungen führten, ist man von dieser Therapie wieder abgekommen, weil sich gegenüber den niedrigen Dosen kein therapeutischer Vorteil ergab und das Nebenwirkungsrisiko als zu hoch erschien. Eine Hochdosistherapie sollte nur in wenigen, pharmakokinetisch begründbaren Ausnahmefällen bei Therapieresistenz (s. S. 222 ff.) durchgeführt werden. Mögliche Interaktionen mit anderen Psychopharmaka müssen vermieden werden. Passagere Transaminasenanstiege wurden bei Maximaldosen mehrfach beobachtet.

Die Anwendung von Maximaldosen führte oft dazu, die Dosierungen bereits im Regelfall höher als früher einzustellen (z. B. Perphenazin 16-24 mg täglich). Dabei wurde häufig übersehen, daß bei wahrscheinlich nur gering verlängerter Wirkungslatenz auch mit einer niedrigen Dosierung (z. B. Perphenazin 6 mg täglich) gute Therapieerfolge bei niedriger Nebenwirkungsrate erzielt werden können (Gerken et al. 1991). Klinische Beobachtungen weisen darauf hin, daß man nicht nur bei der Erhaltungs- und Langzeitmedikation (s. unten) *niedrigere Dosierungen* wählen soll, sondern gerade schon bei Therapiebeginn, also z. B. Haloperidol 10 mg täglich in den ersten Wochen (und nicht 20 mg im Routinefall). Allerdings kann eine zu niedrige Dosierung die Behandlung hinauszögern oder sogar den Erfolg ganz in Frage stellen. Bei schweren psychotischen Erregungszuständen oder Notfallsituationen muß ggf. auch eine sehr hohe Dosierung parenteral appliziert werden (s. S. 185 und 458).

Bei einer längeren, über Wochen oder Monate dauernden Behandlung muß so früh wie möglich die niedrigste notwendige *Erhaltungsdosis* herausgefunden werden. Auch die Dosierung bei einer *Langzeitmedikation* soll so niedrig wie möglich gewählt werden. Hinweise aus ersten kontrollierten Studien, daß sehr niedrige Dosierungen bei einer geringeren Nebenwirkungsrate einen ebenso guten Rezidivschutz bieten wie Standarddosierungen, mußten später, teilweise auf der Basis längerer Beobachtungszeiträume, relativiert werden (Kane et al. 1983, Johnson et al. 1987, Marder et al. 1987). Als Empfehlung können nur relativ breite Dosierungsempfehlungen, die der Tabelle 7 zu entnehmen sind, gegeben werden (z.B. Flupentixol zunächst zur Aufdosierung zweimal 20 mg in 14tägigem Abstand, danach 20 mg alle 3 Wochen). Als grobe Richtschnur wurde empfohlen, selbst bei stabil remittierten Patienten die Dosis nicht unter 20% einer Standarddosis zu senken (Kapfhammer u. Rüther 1988).

Es ist darauf zu achten, daß mittlere und hohe Dosierungen von Neuroleptika *nicht abrupt* abgesetzt werden; es können sonst extrapyramidalmotorische Symptome (besonders Akathisien) besonders ausgeprägt auftreten.

Niedrig dosierte Neuroleptika werden von den Herstellern häufig als Alternative zu den Tranquilizern angeboten; sie können in dieser Indikation jedoch *nicht* empfohlen werden (s. dazu S. 337).

In der Praxis werden oft mehrere Neuroleptika miteinander kombiniert. Rationale Begründungen für solche Kombinationstherapien gibt es, außer in der psychiatrischen Akutsituation und bei gleichzeitig bestehenden Schlafstörungen, nicht. Weitere Besserungen sind durch derartige Kombinationen nicht zu erwarten.

Haase hat empfohlen, die Dosierung der Neuroleptika nach der "*neuroleptischen Schwelle*" auszurichten. Er versteht darunter das Auftreten einer zumeist in der Feinmotorik der Handschrift erkennbaren extrapyramidalen Bewegungshemmung (Haase 1961). Je niedriger die Dosis ist, mit der man mit einem Neuroleptikum die neuroleptische Schwelle überschreiten kann, um so höher ist seine neuroleptische Potenz. Das von Haase weiterhin aufgestellte Postulat des unabdingbaren Zusammenhangs zwischen neuroleptischer Wirkung im klinischen Sinne und extrapyramidalmotorischer Wirkung ist heute nicht mehr aufrechtzuerhalten. Es hat sich herausgestellt, daß es mehrere Neuroleptika mit verhältnismäßig gering ausgeprägter extrapyramidalmotorischer Symptomatik gibt, die dennoch eine gute antipsychotische Wirksamkeit haben (z.B. Clozapin, Sulpirid). Außerdem konnte die postulierte Beziehung durch experimentelle Ergebnisse nicht bestätigt werden (Gerken et al. 1991).

3.7 Behandlungsdauer und Langzeitmedikation

Regeln zur Behandlungsdauer kristallisieren sich nur langsam heraus. Für die *akute Behandlungsphase* gilt, daß ein Präparat spätestens 6 Wochen nach Behandlungsbeginn gewechselt werden sollte, wenn kein ausreichender Erfolg eingetreten ist. Dabei muß berücksichtigt werden, daß grundsätzlich bei schizophrenen Patienten mit produktiver Symptomatik ein besserer und schnellerer Therapieerfolg als bei der Hebephrenie oder einer Residualsymptomatik zu erwarten ist. Bei Nichtansprechen wird man i. allg. auf ein stärkeres Neuroleptikum übergehen oder auf ein Präparat einer anderen chemischen Gruppe umsetzen (z. B. von Butyrophenonen auf Phenothiazine mit Piperazinylseitenkette). Andererseits sind Therapieerfolge in Ausnahmefällen auch erst nach einem Zeitraum von 6 Monaten beobachtet worden.

Vorschläge zum Vorgehen bei *Therapieresistenz* finden sich auf S. 222 ff. Bei Therapieresistenz und wiederum fehlendem Ansprechen auf ein anderes Präparat sollte man nach ca. 6 Wochen auf ein anderes Neuroleptikum oder eine Kombinationsbehandlung übergehen. Auch später sollte bei Therapieresistenz immer wieder die Medikation überprüft werden. Präparate mit Langzeitwirkung (z. B. Depotpräparate) sollte man erst dann verordnen, wenn das medikamentöse Ansprechen einer oralen Therapie gesichert ist. Eine Ausnahme liegt dann vor, wenn die Compliance bei einem Patienten schon zu Beginn der Therapie sehr unsicher ist.

Es ist durch eine große Zahl von Studien (Crow et al. 1986, Johnson et al. 1983a) belegt, daß eine *Langzeitmedikation* von Neuroleptika nicht nur eine therapeutische (symptomsupprimierende) Wirkung auf psychotische Restsymptome, sondern auch eine *rezidivprophylaktische* Wirkung hat. Nach einem und vor allem nach mehreren Rezidiven sollte immer eine langjährige Neuroleptikaprophylaxe erwogen werden. Aber auch schon nach einer ersten schizophrenen Episode ist ohne medikamentöse Rezidivprophylaxe das Risiko, innerhalb eines Jahres erneut zu erkranken, deutlich erhöht (Csernansky and Newcomer 1995), weshalb auch in diesen Fällen eine fortdauernde Behandlung über zumindest ein Jahr erwogen werden sollte.

Da jedoch 10–20% aller Patienten auch ohne Prophylaxe rezidivfrei bleiben, wurde in den letzten Jahren von einigen Autoren das Konzept der *Intervallbehandlung* vertreten. Dabei wird nach stabiler Remission die neuroleptische Medikation ausgeschlichen und schließich ganz abgesetzt; kommt es zu Prodromi eines Rezidivs, wird im Sinne der *Frühintervention* erneut neuroleptisch behandelt. In mehreren Untersuchungen (Carpenter et al. 1990, Pietzcker et al. 1993) konnte nachgewiesen werden, daß im Vergleich zur Dauertherapie bei der Frühinterventionsstrategie häufiger Rezidive auftreten und die Anzahl der Krankheitstage wegen stationärer Wiederaufnahme höher ist. Die kumulativen Neuroleptikadosen sind bei mit der Frühinterventionsstrategie behandelten Patienten zwar niedriger, doch unterscheiden sich beide Behandlungsstrategien nicht hinsichtlich der Häufigkeit von Nebenwirkungen (Pietzcker et al. 1993). Beim derzeitigen Kenntnisstand kann die Frühinterventionsstrategie für eine breitere klinische Anwendung allenfalls bei einem limitierten Patientenkreis mit hoher Kooperationsbereitschaft empfohlen werden.

Wird ein stark wirksames Neuroleptikum in höheren Dosen während der Behandlung der akuten Psychose gut vertragen, so kann die Dauertherapie mit diesem Neuroleptikum in reduzierter Dosis fortgeführt werden. Dieses Vorgehen hat den Vorteil, daß bei einem Rezidiv unter der Dauertherapie ein therapeutischer Effekt allein schon von der Dosiserhöhung erwartet werden kann. Dadurch können psychotische Rezidive häufig auch ambulant abgefangen werden.

Wenn eine orale Langzeitmedikation indiziert ist, kann eine Rezidivprophylaxe prinzipiell durch jedes ausreichend antipsychotisch wirksame Neuroleptikum erreicht werden. Aus Gründen der Compliance empfehlen sich Substanzen mit langer Halbwertszeit, wie z. B. Pimozid. Pimozid hat eine Halbwertszeit von ca. 55 h und braucht deshalb nur in einer einzigen Tagesdosis verordnet zu werden.

Man wird bei der praktischen Durchführung einer Langzeitmedikation eher bemüht sein, anfangs mit schwach bis mittelstark wirksamen Neuroleptika auszukommen. Gelingt dies nicht, muß man auf höherpotente Neuroleptika übergehen. Aber auch dann muß, wie bei der Gabe von schwächeren Neuroleptika, stetig geprüft werden, ob auch wirklich die *niedrigste, aber noch wirksame Dosierung* verordnet wird. Besonders geeignet für die Langzeitmedikation sind Depotpräparate (s. Tabelle 7).

Die i.m.-Applikation im Abstand von 1–4 Wochen gewährleistet eine ausreichende Dosierung und erleichtert für den Patienten und für den Arzt die Überwachung der Zuverlässigkeit der medikamentösen Behandlung. Aber auch bei der Langzeitbehandlung mit Depotpräparaten muß eine regelmäßige Überprüfung der optimalen Dosierung erfolgen. Bei Verschlechterung der Symptomatik muß die Injektionsdosis erhöht werden; bei gleichbleibendem Zustand oder bei Besserung kann eine langsame Dosisreduktion bzw. ein *Absetzversuch* erwogen werden. Allerdings wird man einen Absetzversuch eher vermeiden bzw. um so weiter hinauszögern, je häufiger früher Rezidive aufgetreten sind. Ein Absetzversuch soll immer *ausschleichend* durchgeführt werden, wobei in der Folgezeit der psychopathologische Befund engmaschig in häufigen Kontrolluntersuchungen überprüft werden muß.

Auf eine prophylaktische Gabe von Anticholinergika sollte bei einer Langzeitmedikation verzichtet werden, auch wenn fraglich geworden ist, ob, wie vielfach vermutet wurde, die Disposition zu Spätdyskinesien durch die Kombination von Neuroleptika und anticholinergisch wirksamen Antiparkinsonmitteln möglicherweise erhöht wird (s. S. 194).

Es gibt aber noch weitere Gründe, wie vegetative Nebenwirkungen, Beeinträchtigung des Gedächtnisses, Gefahr der Delirprovokation, Gefahr des Mißbrauchs als Stimulans, möglicherweise Verringerung der antipsychotischen Wirkung von Neuroleptika, die gegen eine prophylaktische Gabe von Anticholinergika sprechen. Die WHO empfiehlt, Antiparkinsonmittel erst dann zu verordnen, wenn extrapyramidalmotorische Symptome bereits aufgetreten sind; außerdem sollten alle Möglichkeiten der Dosisreduktion oder der Umstellung auf ein anderes Medikament ausgenutzt worden sein. In den Ausnahmefällen, in denen doch prophylaktisch ein Antiparkinsonmedikament verordnet wird, sollte die Gabe auf den Behandlungsbeginn beschränkt bleiben; die Notwendigkeit der Medikation sollte immer wieder hinterfragt und so bald wie möglich ein Absetzversuch gemacht werden.

Eine *Langzeitmedikation* kommt bei allen Formen der Schizophrenie mit chronischem Verlauf, chronischen Manien, schizoaffektiven Psychosen, die auf Lithiumsalze nicht ansprechen, und schließlich bei Erregungszuständen und schwersten Persönlichkeitsstörungen in Betracht.

Das Hauptanwendungsgebiet der Langzeitmedikation liegt einerseits bei chronisch-schizophrenen Patienten mit Kontaktstörungen, Autismus, Antriebs- und Affektstörungen und Residualzuständen sowie andererseits bei allen floriden Psychosen, die bei Absetzen der Neuroleptika wieder manifest werden. Befriedigende Behandlungsergebnisse lassen sich mit allen Neuroleptika erzielen. Schizophrene Antriebsdefizite sind durch Neuroleptika häufig nur schwer zu beheben. Bei Patienten mit Antriebsdefiziten sind Neuroleptika mit sedativ-dämpfender Wirkung eher zu vermeiden, wobei jedoch Clozapin wegen seiner Wirkung auf Negativ-Symptome eine Ausnahme darstellt.

Die Behandlungsmöglichkeiten bei *chronisch-schizophrenen* Zuständen haben sich durch die Entwicklung der Depotpräparate entscheidend verbessert. Durch die Langzeitmedikation kann bei schizophrenen Patienten die Rezidivhäufigkeit herabgesetzt und wahrscheinlich auch die Ausbildung von Residualzuständen verzögert oder verhindert werden. Durch die Langzeitmedikation ist eine Reduktion oder Vermeidung stationärer Klinikaufenthalte, und damit im Rahmen der ambulanten Therapie eine optimale Sozialtherapie und Rehabilitation möglich. Einen absolut sicheren Schutz vor Rezidiven bietet aber auch die Langzeitmedikation nicht. Die Verhütung von Rezidiven darf jedoch nicht das alleinige Ziel einer Dauertherapie mit Neuroleptika sein. Es ist gleichzeitig darauf zu achten, daß dem Patienten eine adäquate Lebensbewältigung gelingt, die zu einer subjektiv befriedigenden *Lebensqualität* führt. Einige Patienten verzichten deshalb zur Erreichung dieser Bedingung auf eine neuroleptische Medikation, weil sie Nebenwirkungen, die möglicherweise gerade im kognitiven Bereich auftreten können, nicht tolerieren wollen.

Die Erfolge, die bisher mit einer Langzeitmedikation bei schizophrenen Patienten festgestellt werden konnten, dürfen nicht darüber hinwegtäuschen, daß es *Prädiktoren*, die bei jedem einzelnen Patienten die Voraussage für eine erfolgreiche Langzeitmedikation erlauben, nicht gibt. Zirka 15–25% der durch Rezidiv oder Chronifizierung bedrohten Kranken lassen sich in eine Langzeitmedikation nicht einbeziehen. Bei ca. 30% der schizophrenen Patienten kommt es trotz regelmäßiger Langzeitmedikation zu Rezidiven. Schließlich muß berücksichtigt werden, daß bei 10–20% der schizophrenen Patienten auch ohne Langzeitmedikation keine Rezidive auftreten.

3.8 Neuroleptika und psycho- bzw. soziotherapeutische Maßnahmen bei schizophrenen Störungen

Eine besondere Bedeutung in der langfristigen Betreuung schizophrener Patienten kommt neben der neuroleptischen Langzeitmedikation auch psychosozialen Maßnahmen zu. Am Anfang muß die sachliche Aufklärung von Patient und Angehörigen über Nutzen und Risiken der langzeitlichen Pharmakotherapie, z. B. im Rahmen psychoedukativer Programme zur Förderung der Compliance, stehen. Gerade die *Angehörigenarbeit* ist im Falle chronifizierter Krankheitsbilder von Bedeutung.

Der erstmals von Brown et al. (1972) in Großbritannien geführte Nachweis, daß Merkmale des Kommunikationsstils in den Familien schizophrener Patienten deren kurzfristige Prognose und Rückfallgefahr beeinflussen, fand schließlich seinen Ausdruck im *Expressed-Emotion-Konzept.* Danach erhöht ein vermehrtes Maß an Kritik am Patienten oder eine übergroße emotionale Anteilnahme durch dessen Bezugspersonen das Rückfallrisiko. Die Hypothese wurde inzwischen in zahlreichen Studien bestätigt. Teilweise wird der Kommunikationsstil der Angehörigen nicht als Ursache, sondern als Folge der Erkrankung eines Familienmitgliedes gesehen (Parker et al. 1988). Zumindest scheint es jedoch bei Patienten aus Familien mit einem niedrigen Expressed-Emotion-Status seltener zu Symptomverdichtungen zu kommen; sie sind sozial besser angepaßt (Hogarty et al. 1988). Auf diesen Ergebnissen aufbauend konnte mehrfach gezeigt werden, daß eine Senkung des Expressed-Emotion-Status der Familie des Patienten durch Einbeziehung der Angehörigen in die nachklinische Betreuung das Rückfallrisiko – bei gleichzeitig bestehender neuroleptischer Medikation – vermindern kann (Leff et al. 1985). Möglicherweise läßt sich der Expressed-Emotion-Status der Familienangehörigen des Patienten auch durch *kognitive Therapien* (des Einzelpatienten) senken, die zum Ziel haben, die sozialen Fähigkeiten ("social skills") des Patienten zu verbessern. Erste Erfahrungen mit solchen Trainingsprogrammen deuten darauf hin, daß die Patienten besser angepaßt sind und weniger Rückfälle erleiden (Liberman et al. 1986). Dies mag jedoch auch an einer Steigerung der Compliance im Rahmen derartig aufwendiger Programme liegen.

Insbesondere bei Patienten mit einer (überwiegenden) Negativ-Symptomatik können die Ergebnisse einer Pharmakotherapie durch eine Kombination mit speziellen *psychotherapeutischen und sozialpsychiatrischen Maßnahmen* verbessert werden. Der therapeutische Nutzen von spezifischen verhaltenstherapeutischen Trainingsprogrammen (Roder et al. 1992) und intensivierten sozialpsychiatrischen Maßnahmen ist bei unverändert persistierender Positiv-Symptomatik weniger gut belegt (Bebbington u. Kuipers 1987).

3.9 Therapieresistenz

Von einer Therapieresistenz auf Neuroleptika kann – analog zu den Antidepressiva – dann gesprochen werden, wenn unter einer jeweils ca. 6wöchigen Behandlung mit Neuroleptika aus 2 unterschiedlichen Substanzklassen in Standarddosierung kein ausreichender Therapieerfolg erzielt werden konnte. Verschiedenen Schätzungen zufolge liegt die Nonresponder-Quote unter Neuroleptika bei ca. 10–25%, wobei in den entsprechenden Studien zumeist nicht zwischen verschiedenen schizophrenen Syndromen differenziert bzw. nicht berücksichtigt wurde, daß offenbar Patienten mit einer schizophrenen Negativ-Symptomatik von vornherein schlechter auf Neuroleptika ansprechen als solche mit einer Positiv-Symptomatik. Unter Patienten mit der ersten schizophrenen Episode nehmen knapp 7% der Erkrankungen unter Neuroleptikabehandlung einen therapieresistenten Verlauf (Macmillan et al. 1986).

Bei einem Nichtansprechen auf Neuroleptika muß zunächst die *Compliance* überprüft werden, z. B. durch Messung der Plasmakonzentration der Wirksubstanz (bzw. ihrer aktiven Metaboliten) oder – weniger aufwendig – des Prolaktinspiegels, der unter Neuroleptikagabe erhöht sein sollte. (Unter Clozapin oder auch Zotepin kann der Prolaktinanstieg aber auch fehlen oder nur gering ausgeprägt sein.) Bei Hinweisen für eine Absorptionsstörung sollte auf eine parenterale Applikationsform umgestellt werden. Aus pharmakokinetischen Gründen kann auch der Wechsel auf ein anderes Neuroleptikum gerechtfertigt sein. Ferner sollte eine ausbleibende Besserung unter Neuroleptika dazu veranlassen, die Diagnose noch einmal zu überdenken und *differentialdiagnostisch* nach ätiologisch möglicherweise relevanten organischen Faktoren zu fahnden, die einer spezifischen Behandlung zugeführt werden könnten.

Ist trotz gesicherter Compliance der Therapieerfolg ungenügend, kann ebenfalls eine Bestimmung der Neuroleptika-Plasmakonzentrationen vorgenommen werden. Durch *Dosisanpassung* sollten optimale Neuroleptika-Plasmaspiegel (z. B. Haloperidol um 10 ng/ml) angestrebt werden. Es ist bisher nicht nachgewiesen, daß bei ausreichenden Plasmaspiegeln eine Erhöhung der Dosis über die Standarddosis des Neuroleptikums hinaus bei Nonrespondern noch zu einer Besserung führt. Eine *Hochdosierung* von Neuroleptika (s. S. 216) kann daher auch bei Therapieresistenz *nicht generell* empfohlen werden, selbst wenn in Einzelfällen immer wieder einmal über dadurch erzielte Besserungen berichtet wurde. Vorläufige Beobachtungen weisen im Gegenteil darauf hin, daß bei Nonrespondern mit hohen Haloperidol-Plasmakonzentrationen eine Dosisreduktion zu einem besseren Therapieansprechen führen kann (van Putten 1991b). PET-Befunde deuten ferner darauf hin, daß bei Neuroleptika-Nonrespondern die ZNS-Rezeptorblockade unter Haloperidol nicht geringer ist als bei Respondern (Wolkin et al. 1989a). Diese Empfehlungen zur Dosisanpassung beziehen sich lediglich auf die therapieresistente *Positiv-Symptomatik*, da therapeutische Plasmaspiegel bisher im wesentlichen nur für Positiv-Symptome definiert wurden.

Sind die vorgenannten Möglichkeiten erschöpft und zwei jeweils 6wöchige Behandlungsversuche mit strukturchemisch verschiedenen Neuroleptika fehlgeschlagen, sollte der Patient auf *Clozapin umgestellt* werden. Clozapin ist bei langjährig therapieresistenten schizophrenen Patienten signifikant besser wirksam als Chlorpromazin (Kane et al.

1988). Unter Clozapin lag die Ansprechquote innerhalb von 6 Wochen
bei 30% im Vergleich zu 4% unter Chlorpromazin. Die Besserung betraf
neben Positiv-Symptomen insbesondere auch Negativ-Symptome, so
daß gerade auch bei therapieresistenter Negativ-Symptomatik ein Versuch mit Clozapin sinnvoll erscheint. Clozapin ist jedoch kein "Wunder-
mittel"; falls nach einer Behandlungsdauer von 6 Wochen keine eindeutige Symptomreduktion eingetreten ist, sollte wegen des spezifischen
Nebenwirkungsprofils (s. S. 253) der Substanz deren Absetzen erwogen
werden. Gerade bei einer Negativ-Symptomatik kann es jedoch auch
mehr als 6 Wochen dauern, bis eine therapeutische Wirkung ersichtlich
wird (Meltzer 1989); die Fortführung einer ggf. auch mehrmonatigen
Therapie mit Clozapin muß daher in jedem Einzelfall vor dem Hintergrund der speziellen Nutzen-Risiko-Abwägung diskutiert werden.

Bei unzureichendem Therapieerfolg auch unter Clozapin sind folgende Behandlungsalternativen denkbar (Christison et al. 1991), wobei betont werden muß, daß die empirische Basis für diese Therapieempfehlungen schmal ist:

1. *Kombination eines Neuroleptikums mit Benzodiazepinen*: Besonders schizophrene Patienten mit starker Angst oder besonders ausgeprägter produktiv-psychotischer Symptomatik, daneben jedoch auch Patienten mit Negativ-Symptomen,
   scheinen auf eine *Benzodiazepinzugabe* anzusprechen, wobei ein Therapieerfolg
   meist schnell innerhalb einiger Tage ersichtlich wird. Bei Patienten mit impulsivem
   Kontrollverlust sollten Benzodiazepine nicht angewandt werden; Vorsicht ist
   außerdem geboten bei positiver Suchtanamnese. (Benzodiazepine sollten jedoch
   bei der psychotisch motivierten Angst oder angstinduzierten Hemmung nicht erst
   bei Therapieresistenz eingesetzt werden, s. S. 187).

2. *Kombination eines Neuroleptikums mit Antidepressiva*: Eine Zugabe eines TZA
   ist bei Vorliegen einer postpsychotischen depressiven Symptomatik sinnvoll; auch
   Teilaspekte der schizophrenen Negativ-Symptomatik können sich unter einer
   Neuroleptikum-Antidepressivum-Kombination bessern (Siris et al. 1988). Andererseits können bei Patienten mit noch florider Positiv-Symptomatik produktive
   Symptome eine langsamere Rückbildungstendenz aufweisen, wenn gleichzeitig
   ein TZA verabreicht wird (Kramer et al. 1989). Über positive Effekte von Tranylcypromin auf eine schizophrene Negativ-Symptomatik wurde berichtet (Bucci 1987);
   es besteht jedoch die Gefahr der Provokation von Positiv-Symptomen. Auch bei
   anderen Antidepressiva wurde ein leichter therapeutischer Effekt auf die Negativ-
   Symptomatik gesehen. Bei dieser Kombination muß jedoch vermehrt mit Interaktionen gerechnet werden (s. S. 59). Zur langfristigen Erhaltungstherapie mit Antidepressiva bei Schizophrenien s. S. 33 f.

3. *Kombination eines Neuroleptikums mit Carbamazepin*: Eine – zumeist allerdings nur gering- bis mäßiggradige – Besserung unter *Carbamazepinzugabe*
   wurde bei therapierefraktären Schizophrenien mit Erregung, maniformen und

paranoiden Symptomen beobachtet (s. auch S. 122); insbesondere wurde über einen therapeutischen Effekt bei impulshaftem aggressiven Kontrollverlust berichtet (Luchins 1984). Darüber hinaus soll Carbamazepin bei einzelnen schizophrenen Patienten mit abnormem oder pathologischem EEG die Symptomatik günstig beeinflussen. Die Substanz sollte nicht mit Clozapin kombiniert werden (s. S. 254). Über Erfahrungen mit Valproinsäure bei therapieresistenten Schizophrenien liegen bisher nur Einzelfallberichte vor.

4. *Kombination eines Neuroleptikums mit Elektrokrampftherapie (EKB)*: Generell wird heute davon ausgegangen, daß Neuroleptika bei der Schizophrenie besser wirksam sind als die EKB. Unter einer *Kombination von Neuroleptika mit EKB* setzt jedoch offenbar der therapeutische Effekt früher ein als unter einer Neuroleptikamonotherapie; dieser Vorteil dauerte jedoch in verschiedenen Untersuchungen an kleinen Stichproben nur 4 (Brandon et al. 1985), 8 (Taylor u. Fleminger 1980) bzw. 12 Wochen (Abraham u. Kulhara 1987) an. Die Besserung betrifft sowohl produktiv-psychotische Symptome, Agitation und Erregung als auch depressive Symptome. Bisher existiert keine kontrollierte Studie über die Wirksamkeit der Kombination von Neuroleptika mit EKB bei schizophrenen Patienten mit Neuroleptikatherapieresistenz (Übersicht bei Meltzer 1992).

5. *Kombination eines Neuroleptikums mit Lithium*: Durch eine *Lithiumzugabe* können auch bei chronisch kranken schizophrenen Patienten produktiv-psychotische Symptome und psychotische Erregung, offenbar aber auch Negativ-Symptome gebessert werden (Meltzer 1992), wobei das gleichzeitige Vorhandensein von affektiven Symptomen für ein Therapieansprechen nicht notwendig ist. Empfohlen wird eine 3- bis 4wöchige Lithiumkombination mit Serumspiegeln von 0,9–1,2 mmol/l. Es muß jedoch einschränkend auf das erhöhte Nebenwirkungsrisiko einer solchen Neuroleptika-Lithium-Kombination (s. S. 145) zumal bei den empfohlenen, relativ hohen Lithium-Serumspiegeln, hingewiesen werden.

Phenothiazine

Phenothiazine mit aliphatischer Seitenkette

---

1 Alimemazin

Theralene (Rhône-Poulenc)
oral: Tbl.   – 5 mg (50 Tbl.)
           Trpf.   – 40 mg = 40 Trpf. = 1 ml (10, 50 ml)
           Sirup – 0,5 mg = 1 ml (150 ml)

Für die Präparate **Repeltin** und **Repeltin forte** (PF-Medikosma) gibt der Hersteller keine Indikation im Bereich der psychiatrischen Pharmakotherapie an; die Substanz wird als Antihistaminikum empfohlen.

Synonym: *Trimeprazin.*

Die Vielzahl der im Handel befindlichen und neu entwickelten Neuroleptika macht das trizyklische Neuroleptikum Alimemazin für die psychiatrische Pharmakotherapie *entbehrlich.*

Dosierung: Zwischen 5–20 mg (Schlafstörungen) und 40–200 mg (Erregungszustände bei älteren Patienten) täglich oral.

---

2 Levomepromazin

Levomepromazin-neuraxpharm (Neuraxpharm)
oral: Tbl.   – 10 mg (20, 50, 100 Tbl.)
           Tbl.   – 25 mg (20, 50, 100 Tbl.)
           Tbl.   – 100 mg (20, 50, 100 Tbl.)

Neurocil (Tropon)
oral: Tbl.   – 25 mg (20, 50 Tbl.)
           Tbl.   – 100 mg (50 Tbl.)
           Trpf   – 40 mg = 40 Trpf. = 1 ml (10, 50, 75 ml Pipettenfl.)
parenteral: Amp. 25 mg/1 ml (5, 25 Amp.)

Tisercin (Thiemann)
oral: Drg.   25 mg (50 Drg.)
parenteral: Amp. 25 mg/1 ml (10 Amp.)

2.1 Chemie

10-[3-Dimethylamino-2-methyl-propyl]-2-methoxy-phenothiazin;
Phenothiazinderivat mit aliphatischer Seitenkette; trizyklisches Neuroleptikum.

2.2 Eigenschaften

Levomepromazin ist ein schwach wirksames Neuroleptikum zur Akutbehandlung. Das Präparat hat sedierende Eigenschaften und infolgedessen eine stark ausgeprägte potenzierende Wirkung auf Hypnotika. Auch über analgetische Effekte wird berichtet. Levomepromazin hat eine Eliminationshalbwertszeit von 16–78 h; meist liegt sie bei knapp 24 h.

2.3 Indikationen

Die wichtigste Indikation besteht in der initialen Dämpfung von *psychomotorischen Erregungszuständen*. Auch bei Unruhezuständen im Rahmen depressiver Syndrome und bei hochgradiger Suizidalität kann Levomepromazin wegen dieser initial dämpfenden Eigenschaften indiziert sein. Als Dauerbehandlung sollte es bei depressiven Syndromen nicht gegeben werden, dagegen kann eine längere Behandlung in mittlerer Dosierung bei Patienten mit Psychosen des schizophrenen Formenkreises erfolgen. Vor Gabe von Levomepromazin sollten kardiovaskuläre Störungen ausgeschlossen sein; bei älteren Patienten darf Levomepromazin nur in niedrigen Dosierungen verordnet werden. Levomepromazin hat eine starke schlafanstoßende Wirkung, die bei hartnäckigen Schlafstörungen sowohl unter einer Therapie mit Antidepressiva als auch unter einer Therapie mit Neuroleptika durch zusätzliche Gabe von Levomepromazin am Abend ausgenutzt werden kann. Die Substanz sollte aber nicht mit einem Pharmakon mit anticholinerger Begleitkomponente kombiniert werden (Gefahr der Provokation eines Delirs).

2.4 Dosierung

In der Notfalltherapie können 50 mg Levomepromazin (bei älteren Patienten 25 mg) tief intragluteal injiziert werden. Die Injektionen können im Abstand von 30 min 2- bis 3mal wiederholt werden; in den ersten 24 h darf die Dosis von 200 mg nicht überschritten werden.

Bei beginnender oraler Applikation in der Akuttherapie sollte die Dosis um 50% höher liegen. Bei der antipsychotischen Behandlung ohne Akutsituation wird man mit 3mal 25 mg beginnen und diese Dosis langsam, bei ambulanter Therapie bis 200 mg, bei stationärer Therapie bis zu einer Maximaldosis von 600 mg täglich steigern. Statt Tabletten können in gleicher Dosis Tropfen verordnet werden.

2.5 Nebenwirkungen

Es können unter Levomepromazin alle im *Allgemeinen Teil* dargestellten vegetativen bzw. anticholinergen Nebenwirkungen auftreten. Auch bei niedriger Dosierung und besonders bei älteren Patienten sind orthostatische Regulationsstörungen und Hypotonie mit Tachykardie häufig. Extrapyramidalmotorische Symptome treten seltener auf. Die Kreislaufsituation sollte während einer Therapie mit Levomepromazin regelmäßig kontrolliert werden. Intramuskuläre Injektionen können schmerzhafte Infiltrationen hinterlassen. Zu Risiken bei i.v.-Injektionen s. S. 204; Routineuntersuchungen und -hinweise s. *Allgemeiner Teil*.

2.6 Kontraindikationen

Akute Alkohol-, Schlafmittel-, Analgetika- und Psychopharmakaintoxikationen; Harnverhalt und Engwinkelglaukom.

Relative Kontraindikationen: Leber- und Nierenschäden, Prostatahypertrophie; kardiale Vorschädigung und bekannte orthostatische Dysregulation. Vorsicht bei Patienten mit hirnorganischen Erkrankungen.

3 Promazin

Protactyl (Wyeth)
oral:	Drg.	– 25 mg (20, 50 Drg.)
	Drg.	– 50 mg (20, 50 Drg.)
	Drg.	– 100 mg (20, 50 Drg.)
	Susp.	– 10 mg = 1 ml (80, 250 ml)
parenteral:	Amp.	– 50 mg/1 ml (3 Amp.)
	Amp.	– 100 mg/2 ml (3 Amp.)

Die Vielzahl der im Handel befindlichen und neu entwickelten Neuroleptika macht das trizyklische Neuroleptikum Promazin, das besonders eine antiemetische Wirkung hat, für die psychiatrische Pharmakotherapie *entbehrlich*.

Dosierung: Oral einschleichend beginnen; Erhaltungsdosis bis 300 mg, Maximaldosis 600 mg täglich. *Parenteral* können initial bei akuten Zuständen 50–100 mg i.m. injiziert werden. Wiederholungen bis 200 mg täglich sind möglich. Zu Risiken bei i.v.-Injektionen s. S. 204.

4 Promethazin

Atosil (Tropon)
oral:	Drg.	– 25 mg (20, 50, 100 Drg.)
	Trpf.	– 20 mg = 20 Trpf. = 1 ml (10, 50, 100 ml; 75 ml Pipettenfl.)
	Sirup	– 1 mg = 1 ml (100 ml)
parenteral:	Amp.	– 50 mg/2 ml (5 Amp.)

mono (Krewel)
oral:	Drg.	– 25 mg (50, 100 Drg.)
	Lsg.	– 5 mg = 1 ml (150 ml)

Promethazin 5 Berlin Chemie Sirup (Berlin-Chemie)
oral:	Sirup	– 1 mg = 1 ml (100 ml)

Promethazin-neuraxpharm (Neuraxpharm)
oral:	Drg.	– 10 mg (20, 50, 100 Drg.)
	Drg.	– 25 mg (20, 50, 100 Drg.)
	Drg.	– 100 mg (20, 50, 100 Drg.)
	Lsg.	– 20 mg = 20 Trpf. = 1 ml (20, 50, 100 ml)
parenteral:	Amp.	– 50 mg/2 ml (5 Amp.)

Promkiddi (Weimer)
oral: Drg.   – 25 mg (20, 50 Drg.)

Prothazin liquidum (Pharma Wernigerode)
oral: Lsg.   – 20 mg = 1 ml (10, 20 ml)

4.1 Chemie

10-[3-Dimethylamino-2-methyl-propyl]-phenothiazin; Phenothiazinderivat mit aliphatischer Seitenkette.

4.2 Eigenschaften

Promethazin hat *keine* antipsychotischen Eigenschaften, aber eine gute sedierende und schlafanstoßende Wirkung. Die Substanz wird hier erwähnt, weil sie strukturchemisch in die Gruppe der Phenothiazine mit aliphatischer Seitenkette gehört. Die Halbwertszeit von Promethazin beträgt ungefähr 12 h.

4.3 Indikationen

Promethazin kann zur Sedierung und bei starken *Schlafstörungen* vorübergehend angewandt werden.

4.4 Dosierung

Bei Schlafstörungen abends 1 Supp. oder bis 75 mg in Tabletten- oder Tropfenform. Falls eine längere orale Medikation vorgesehen ist, liegt die tägliche orale Dosis bei 25–150 mg, stationär können bis 1000 mg täglich oral gegeben werden.

4.5 Nebenwirkungen

Promethazin hat deutliche anticholinerge Eigenschaften und führt damit zu stärkeren vegetativen Nebenwirkungen. Orthostatische Kreislaufstörungen werden häufig beobachtet. Extrapyramidalmotorische Symptome sind sehr selten. Zu Risiken bei i.v.-Injektionen s. S. 204; Routineuntersuchungen und -hinweise s. *Allgemeiner Teil.*

4.6 Kontraindikationen

Akute Alkohol-, Schlafmittel-, Analgetika- und Psychopharmakaintoxikationen; Harnverhalt und Engwinkelglaukom.
Relative Kontraindikationen: Prostatahypertrophie; Leber- und Nierenschäden; Vorsicht bei kardialer Vorschädigung und hirnorganischen Erkrankungen.

5 Triflupromazin

Psyquil (Squibb-Heyden)

oral:	Drg.	– 10 mg (20, 50, 100 Drg.)
	Drg.	– 25 mg (20, 50 Drg.)
	Drg.	– 50 mg (20, 50 Drg.)
rektal:	Supp.	– 70 mg (5 Supp.)
parenteral:	Amp.	– 10 mg = 1 ml (5 Amp.)
	Amp.	– 20 mg = 1 ml (5 Amp.)

Der Hersteller gibt lediglich für das Dragée mit 50 mg Triflupromazin eine Indikation im Bereich der psychiatrischen Pharmakotherapie an; alle anderen Handelsformen werden als Antiemetika/Antivertiginosa geführt.
Für die Dämpfung psychomotorischer Erregungszustände hat sich Levomepromazin besser als Triflupromazin bewährt. Triflupromazin wird in der Anästhesie und als Antiemetikum häufig verordnet. Für die psychiatrische Pharmakotherapie ist das Präparat *entbehrlich.*

Dosierung: Oral einschleichend beginnend, Erhaltungsdosis 50–200 mg täglich. *Parenteral* 20 mg i.m.; i.v. sehr langsam bis zur Maximaldosis von 10 mg. Zu Risiken bei i.v.-Injektionen s. S. 204.

Phenothiazine mit Piperidylseitenkette

6 Thioridazin

Melleril (Sandoz)
oral: Drg. – 10 mg (20, 50 Drg.) (**Melleretten**)
       Drg. – 25 mg (20, 50 Drg.)
       Tbl. – 30 mg (20, 50, 100 Tbl.) (**Melleril retard 30**)
       Drg. – 100 mg (20, 50 Drg.)
       Tbl. – 200 mg (20, 50 Tbl.) (**Melleril retard 200**)
       Trpf. – 30 mg = 30 Trpf. = 1 ml (10 ml) (**Melleretten**)

Thioridazin-neuraxpharm (Neuraxpharm)
oral: Drg. – 25 mg (20, 50, 100 Drg.)
       Tbl. – 100 mg (20, 50, 100 Drg.)

6.1 Chemie

10-[2-(1-Methyl-2-piperidyl)-ethyl]-2-methylthio-phenothiazin;
Phenothiazinderivat mit Piperidylseitenkette; trizyklisches Neuroleptikum.

6.2 Eigenschaften

Thioridazin ist das wichtigste Präparat der Gruppe. Die neuroleptische Wirkung ist nicht sehr stark. Klinisch wichtig sind die gering ausgeprägten extrapyramidalmotorischen Symptome. Initiale Müdigkeit kommt vor; bei höherer Dosierung tritt auch ein sedierender Effekt ein. Thioridazin hat starke anticholinerge α_1-adrenolytische, antihistaminerge und darüber hinaus auch 5-HT$_2$-blockierende Eigenschaften. Die Eliminationshalbwertszeit der Substanz beträgt etwa 16 h.

6.3 Indikationen

Thioridazin ist zur ambulanten und klinischen Langzeitbehandlung bei *psychotischen Zustandsbildern* und chronisch verlaufenden schizophrenen Psychosen, bei denen Wahn- und Halluzinationserlebnisse nicht im Vordergrund stehen, gut geeignet. In niedrigen bis mittleren Dosierungen besteht möglicherweise eine zusätzliche antidepressive Wirkungskomponente (s. oben). Thioridazin wird deshalb auch bei depressiven Syndromen bei Patienten mit schizoaffektiver oder schizophrener Psychose verordnet. Bei schizoaffektiven Psychosen kann es auch als Langzeitmedikation versucht werden.

In niedrigen Dosisbereichen wird das Präparat gerne als Tranquilizer empfohlen, z. B. bei älteren Patienten, bei psychosomatischen Beschwerden und dysphorischen Syndromen bei Epileptikern. Wenn Thioridazin bei solchen Syndromen verordnet wird, muß man sich immer bewußt sein, daß es sich beim Thioridazin um ein Neuroleptikum mit der Möglichkeit des Auftretens zahlreicher Nebenwirkungen handelt und daß alle unter Neuroleptika empfohlenen Routineuntersuchungen auch bei niedriger Dosierung notwendig sind.

6.4 Dosierung

Einschleichend mit 3mal 25 mg täglich beginnen; ambulant bis 200 mg, stationär bis maximal 600 mg täglich. In den ersten 24 h sollen 500 mg nicht überschritten werden. Es wird eine Retardtablettenform angeboten.

6.5 Nebenwirkungen

Die Nebenwirkungen von Thioridazin sind im Vergleich zu anderen Neuroleptika geringer, besonders wird zu Behandlungsbeginn nur selten über Müdigkeit geklagt. Mundtrockenheit und Akkommodationsstörungen sind möglich. Extrapyramidalmotorische Symptome können, wenn auch nur selten, auftreten. Bei männlichen Patienten muß an die mögliche Ejakulationsverzögerung bei erhaltener Erektion gedacht werden. Orthostatische Beschwerden sind verhältnismäßig gering. *Bei höherer Dosierung auf EKG-Veränderungen achten! Von den Herstellern werden wöchentliche Kontrollen des weißen Blutbildes in den ersten Behandlungsmonaten empfohlen.* Durch diese Empfehlung wird die routinemäßige Anwendbarkeit von Thioridazin eingeschränkt (vgl. auch Nutzen-Risiko-

Abwägung bei Clozapin). Weitere Routineuntersuchungen und -hinweise
s. *Allgemeiner Teil.*

6.6 Kontraindikationen

Akute Alkohol-, Schlafmittel-, Analgetika- und Psychopharmakaintoxikationen; Harnverhalt und Engwinkelglaukom.
Relative Kontraindikationen: Prostatahypertrophie; Vorsicht bei Leber-
und Nierenschäden, kardialer Vorschädigung und hirnorganischen Erkrankungen.

Phenothiazine mit Piperazinylseitenkette

7 Dixyrazin

Esucos (Rodleben Pharma)
oral: Tbl.   – 25 mg (20, 50 100 Tbl.)
               Trpf.   – 22 mg = 1 ml (30, 100 ml)

Dixyrazin hat eine geringe antipsychotische Wirkung. Neuentwicklungen machen das trizyklische Neuroleptikum für die psychiatrische Pharmakotherapie
entbehrlich.

Dosierung: Einschleichender Beginn mit 3mal 10 mg, Erhaltungsdosis 3mal 25 bis
3mal 50 mg täglich.

8 Fluphenazin

Dapotum (Squibb-Heyden)
oral: Tbl.   – 5 mg (20, 50, 100 Tbl.)
               Trpf.   – 4 mg = 1 ml = 20 Trpf. (15 ml)
parenteral: Amp.   – 10 mg/1 ml (5 Amp.) **(Dapotum acutum)**

Lyogen (Promonta)
oral: Tbl.   – 1 mg (20, 50 Tbl.) **(Lyogen 1)**
               Drg.   – 3 mg (20, 50 Drg.) **(Lyogen retard 3)**
               Tbl.   – 4 mg (20, 50 Tbl.) **(Lyogen 4)**
               Drg.   – 6 mg (20, 50 Drg.) **(Lyogen retard 6)**
               Trpf.   – 2,5 mg = 25 Trpf. = 1 ml (20 ml; 100 ml Pipettenfl.)
                                (Lyogen forte)
parenteral: Amp.   – 5 mg = 1 ml (5 Amp.)

Omca (Squibb-Heyden)
oral: Drg.   – 1 mg (20, 50 Drg.)

Depotpräparate
Fluphenazindecanoat **(nur i.m.)**

Dapotum D (Squibb-Heyden)
parenteral: Amp.   – 2,5 mg = 1 ml (1 Amp.) **(Dapotum D 2,5)**
               Amp.   – 12,5 mg = 0,5 ml (1, 5 Amp.) **(Dapotum D 12,5)**
               Amp.   – 25 mg = 1 ml (1, 5 Amp.) **(Dapotum D 25)**
               Amp.   – 50 mg = 0,5 ml (1, 5 Amp.) **(Dapotum D 50)**
               Amp.   – 100 mg = 1 ml (1, 5 Amp.) **(Dapotum D 100)**
               Amp.   – 250 mg = 10 ml (1 Inj.fl.) **(Dapotum D 250)**

Fluphenazin-neuraxpharm (Neuraxpharm)
parenteral: Amp.   – 25 mg = 1 ml (1, 5 Amp.)
                               (Fluphenazin-neuraxpharm D 25)
               Amp.   – 100 mg = 1 ml (1, 5 Amp.)
                               (Fluphenazin-neuraxpharm D 100)

Lyogen Depot (Promonta)
parenteral: Amp.   – 12,5 mg = 0,5 ml (1, 5 Amp.) **(Lyogen Depot 12,5)**
               Amp.   – 25 mg = 1 ml (1, 5 Amp.) **(Lyogen Depot 25)**
               Amp.   – 50 mg = 0,5 ml (1, 5 Amp.) **(Lyogen Depot 50)**
               Amp.   – 100 mg = 1 ml (1, 5 Amp.) **(Lyogen Depot 100)**
               Amp.   – 250 mg = 10 ml (1 Durchstechfl.) **(Lyogen Depot 250)**

8.1 Chemie

10-{3-[4-(2-Hydroxyethyl)-1-piperazinyl]-propyl}-2-trifluormethylphenothiazin; Phenothiazinderivat mit Piperazinylseitenkette; trizyklisches Neuroleptikum.

8.2 Eigenschaften

Fluphenazin ist ein hochpotentes Neuroleptikum mit besonders bei höheren Dosen ausgeprägten extrapyramidalmotorischen Symptomen. Seine Eliminationshalbwertszeit beträgt etwa 16 h.
Fluphenazindecanoat findet als Depotneuroleptikum Verwendung. Nach schnellem Anstieg des Plasmaspiegels mit einem Maximum am ersten Tag nach Injektion folgt nach raschem initialen Abfall etwa ab dem 2. Tag ein langsamer Abfall mit einer Freisetzungshalbwertszeit zwischen 7 und 10 Tagen; die Halbwertszeit steigt bei Nachinjektionen an. Dabei ist die Bioverfügbarkeit des Depotpräparates, verglichen mit der oralen Einnahme, deutlich höher.

8.3 Indikationen

Akut- und Langzeitbehandlung *schizophrener Psychosen.*
Oral: antipsychotische Initialbehandlung, ggf. bei ausreichender Compliance auch Langzeitmedikation bei schizophrenen Psychosen.
Parenteral:
a. *Akutbehandlung.* i.m.- oder i.v.-Injektion bei akuten psychomotorischen Erregungszuständen.
b. *Langzeitmedikation mit Depotpräparaten.* Zur stationären und ambulanten Dauerbehandlung chronisch verlaufender schizophrener Psychosen. Depotpräparate sind besonders bei solchen Patienten geeignet, bei denen eine regelmäßige tägliche Applikation nicht gewährleistet ist. Bei akuten psychotischen Zustandsbildern sollte die Therapie nicht mit der Depotform begonnen werden.

8.4 Dosierung

Oral: Ambulant einschleichend mit 2mal 0,25 mg täglich beginnen; stationäre Erhaltungsdosis 10–20 mg, Höchstdosis 40 mg täglich. Ambulante Erhaltungsdosis 3–6 mg täglich.

Parenteral:
a. *Akutbehandlung.* 10–20 mg i.m. (auch i.v. möglich). Die Dosis kann nach 30 min wiederholt werden. Tagesdosis bis 40 mg. Möglich ist auch die i.v.-Infusion mit 10–20 mg in 250 ml Infusionslösung über 12 h für eine Anwendungsdauer von 7 Tagen (für Dapotum acutum). Zur Akutbehandlung nur Dapotum acutum oder Lyogen.
b. *Langzeitmedikation mit Depotpräparaten:* Häufig sind 12,5 mg Fluphenazindecanoat im Abstand von 2 Wochen ausreichend. Niedrigere Dosierungen gehen wahrscheinlich mit einem erhöhten Rückfallrisiko einher, wie z. B. bei Reduktion einer Standarddosis auf ein Zehntel gezeigt werden konnte. Zur Problematik der Niedrigdosierung s. S. 216 f. Alternativ können später 25 mg im Abstand von 4 Wochen gegeben werden, jedoch sollten noch längere Intervalle nicht toleriert werden. Steigerung der Dosis bis 50–100 mg im Abstand von 2–4 Wochen ist möglich, allerdings ist dann mit deutlichen extrapyramidalmotorischen Nebenwirkungen zu rechnen. Zum Early-peak-Phänomen unter Fluphenazindecanoat s. S. 209.

Fluphenazindecanoat wird zur "Depotanxiolyse" als Dapotum D 2,5 in niedriger Dosierung (2,5 mg/2–3 Wochen) angeboten; eine routinemäßige Anwendung ist aber nicht zu empfehlen, da auch in dieser niedrigen Dosierung die den Neuroleptika eigenen Nebenwirkungen auftreten können (s. S. 196; Ausnahme s. S. 337).

8.5 Nebenwirkungen

Unter der Therapie mit Fluphenazin kommt es häufig zu extrapyramidalmotorischen Nebenwirkungen; bei Gabe des Depotpräparates ist wegen der initialen Plasmaspiegelspitze vor allem in den beiden ersten Tagen mit derartigen Nebenwirkungen zu rechnen. Dennoch soll auch unter Fluphenazintherapie nicht gleich zu Beginn eine prophylaktische Antiparkinsonbehandlung erfolgen (s. S. 220). Auf anfängliche Müdigkeit und orthostatische Regulationsstörungen muß geachtet werden. Alle Nebenwirkungen, die nach Gabe von Phenothiazinen bekannt sind, können auch unter Fluphenazin auftreten. Schwangerschaftstests können unter Fluphenazin ein falsch positives Ergebnis anzeigen. Vorsicht bei der Kombination mit anderen psychotropen Substanzen. Auf die Problematik einer "pharmakogenen Depression" unter Depotneuroleptika wird auf S. 206 hingewiesen. Zu Risiken bei i.v.-Injektion s. S. 204; Routineuntersuchungen und -hinweise s. *Allgemeiner Teil.*

8.6 Kontraindikationen

Akute Alkohol-, Schlafmittel-, Analgetika- und Psychopharmakaintoxikationen.
Relative Kontraindikationen: Vorsicht bei Leber- und Nierenschäden, kardialer Vorschädigung, schweren hirnorganischen Erkrankungen und Krampfanfällen in der Anamnese.

9 Perazin

Taxilan (Promonta)

oral:	Drg.	– 25 mg (20, 50 Drg.)
	Drg.	– 100 mg (20, 50 Drg.)
	Tbl.	– 100 mg (20, 50 Tbl.)
	Trpf.	– 44 mg = 22 Trpf. = 1 ml (20, 100 ml)
parenteral:		
	Amp.	– 50 mg = 2 ml (10 Amp.)

9.1 Chemie

10-[3-(4-Methyl-1-piperazinyl)-propyl]-phenothiazin; Phenothiazinderivat mit Piperazinylseitenkette; trizyklisches Neuroleptikum.

9.2 Eigenschaften

Perazin ist ein mittelstarkes Neuroleptikum mit guten antipsychotischen Eigenschaften und schnellem Wirkungseintritt. Die Eliminationshalbwertszeit der Substanz liegt bei ca. 35 h.

9.3 Indikationen

Perazin ist sowohl zur Behandlung psychotischer Zustandsbilder als auch zur Langzeitbehandlung chronisch verlaufender *schizophrener Psychosen* geeignet. Auch *Erregungszustände* können durch Perazin gut beherrscht werden; zu Beginn sind dann i.m.-Injektionen anwendbar. Perazin kann auch bei Erregungszuständen nichtpsychotischer Genese gegeben werden.

Eine antidepressive Wirkungskomponente ist nicht nachgewiesen worden; deshalb sollte das Präparat nicht als Antidepressivum Verwendung finden (s. dazu auch S. 191); ebenso sollte es nicht – auch nicht in geringen Dosierungen – als Tranquilizer verordnet werden (Ausnahme s. S. 337).

9.4 Dosierung

Orale Therapie: Einschleichender Beginn während der ersten Tage. Bei der stationären Langzeitbehandlung liegt die Erhaltungsdosis bei 75–600 mg. Höchstdosis 800 mg täglich; ambulant können bis 300 mg, unter sorgfältiger Beobachtung auch höhere Dosen gegeben werden.
Parenterale Therapie: Bei psychomotorischen Erregungszuständen in der Notfallpsychiatrie Beginn mit 3mal 50 mg (im Abstand von 30 min) i.m. (nicht i.v.!); in den ersten 24 h aber nicht über 500 mg.

9.5 Nebenwirkungen

Extrapyramidalmotorische und vegetative Nebenwirkungen (Mundtrockenheit, Akkommodationsstörungen, Obstipation) treten auf. Vorsicht bei Kombination mit anderen psychotropen Medikamenten, insbesondere Anticholinergika (u. a. Delirgefahr, s. S. 207). Die Nebenwirkungen, die unter der Therapie mit Phenothiazinen auftreten können, sind auch unter Perazin beobachtet worden. Routineuntersuchungen und -hinweise s. *Allgemeiner Teil.*

9.6 Kontraindikationen

Akute Alkohol-, Schlafmittel-, Analgetika- und Psychopharmakaintoxikationen; Harnverhalt und Engwinkelglaukom.
Relative Kontraindikationen: Prostatahypertrophie; Vorsicht bei Leber- und Nierenschäden, kardialen Vorschädigungen und hirnorganischen Erkrankungen.

10 Perphenazin

Decentan (Merck)
oral:	Drg.	– 4 mg (20, 50 Drg.)
	Tbl.	– 8 mg (20, 50 Tbl.)
	Trpf.	– 4 mg = 20 Trpf. = 1 ml (15, 100 ml Pipettenfl.)

Perphenazin-neuraxpharm (Neuraxpharm)
oral:	Tbl.	– 8 mg (20, 50, 100 Tbl.)

Depotpräparat
Perphenazinenanthat **(nur i.m.)**

Decentan-Depot (Merck)
parenteral:	Amp.	– 100 mg = 1 ml (1, 5 Amp.; 10 ml Inj.fl.)
		(= 76 mg Perphenazin)

Kombinationspräparat
Longopax (Essex Pharma): Perphenazin + Amitriptylin (s. Amitriptylin)

10.1 Chemie

10-{3-[4-(2-Hydroxyethyl)-1-piperazinyl]-propyl}-2-chlor-phenothiazin; Phenothiazinderivat mit Piperazinylseitenkette; trizyklisches Neuroleptikum.

10.2 Eigenschaften

Perphenazin hat starke neuroleptische Eigenschaften, so daß dosisabhängig auch extrapyramidalmotorische Symptome relativ häufig sind. Die Substanz hat auch eine ausgeprägte antiemetische Wirkung. Die Eliminationshalbwertszeit von Perphenazin liegt bei 20 h.

Für die Langzeitbehandlung schizophrener Psychosen ist eine veresterte Form des Perphenazins, das Perphenazinenanthat, entwickelt worden. Nach Injektion kommt es zu einem raschen Anstieg mit einem Plasmakonzentrationsmaximum am 2. oder 3. Tag; die Wirkdauer einer Einmaldosis von 100 mg Perphenazinenanthat beträgt etwa 14 Tage. Die sedierende Wirkung ist stärker ausgeprägt als bei anderen Depotneuroleptika.

10.3 Indikationen

Perphenazin ist für die Behandlung akuter *schizophrener Psychosen* geeignet, Perphenazinenanthat wird in der Langzeitbehandlung chronisch verlaufender schizophrener Psychosen bzw. als Langzeitprophylaktikum eingesetzt. Es gibt Untersuchungen über gute Erfolge mit Perphenazin bei Chorea Sydenham, Chorea Huntington und Tortikollis.

10.4 Dosierung

Bei antipsychotischer Behandlung innerhalb der 1. Woche langsam mit 48 mg täglich oral beginnen; Erhaltungsdosis 8–20 mg, Maximaldosis ca. 48 mg täglich. In der Langzeitmedikation werden 50–200 mg im Abstand von 2 bis maximal 4 Wochen i.m. appliziert. Zur Frage der Niedrigdosierung s. S. 216 f.

10.5 Nebenwirkungen

Besonders bei höherer Dosierung sind extrapyramidalmotorische Nebenwirkungen häufig. Alle im klinischen Teil beschriebenen Nebenwirkungen nach Phenothiazinen können auch unter Perphenazinenanthat auftreten. Routineuntersuchungen und -hinweise s. *Allgemeiner Teil.*

10.6 Kontraindikationen

Akute Alkohol-, Schlafmittel-, Analgetika- und Psychopharmakaintoxikationen.
Relative Kontraindikationen: Vorsicht bei Leber- und Nierenschäden, kardialer Vorschädigung und schweren hirnorganischen Erkrankungen.

11 Trifluoperazin

Jatroneural retard (Röhm Pharma)
oral: Kps.   2 mg (20, 50 Kps.)

Trifluoperazin ist ein starkes Neuroleptikum. Die Vielzahl neu entwickelter Neuroleptika macht Trifluoperazin für die psychiatrische Pharmakotherapie *entbehrlich*. Es wird nur eine Tranquilizerindikation in einer Dosis von 2–4 mg täglich angegeben. Neuroleptika sollten jedoch nicht als Tranquilizer verordnet werden (Ausnahme s. S. 337).

Thioxanthene

12 Chlorprothixen

Taractan (Roche)
oral: Drg.   – 15 mg (50 Drg.)
               Drg.   – 50 mg (50 Drg.)
               Trpf.   – 40 mg = 20 Trpf. = 1 ml (20 ml)

Truxal (Tropon)
oral: Drg.   – 15 mg (20, 50 Drg.)
               Drg.   – 50 mg (20, 50 Drg.)
               Susp.   – 20 mg = 16 Trpf. = 1 ml (75 ml)
               Saft   – 2,5 mg/1 ml (75 ml) **(Truxaletten)**
               Saft   – 20 mg/1 ml (100 ml)
parenteral: Amp.   – 50 mg/1 ml (5 Amp.)

12.1 Chemie

cis-2-Chlor-9-[3-dimethylamino-propyliden-(1)]-thioxanthen; Thioxanthenderivat; trizyklisches Neuroleptikum.

12.2 Eigenschaften

Chlorprothixen ist ein schwaches Neuroleptikum, das aber in höheren Dosierungen eine gute sedierende Wirkung hat. Extrapyramidalmotorische Symptome sind selten; die Substanz hat eine anticholinerge Begleitkomponente. Häufig wird eine schlafanstoßende Wirkung beobachtet. Die Eliminationshalbwertszeit beträgt 8–12 h. Orale und parenterale Applikationsform enthalten zu fast 100% das wirksame cis-Isomer.

12.3 Indikationen

Chlorprothixen kann bei allen Formen der *Schizophrenie* gegeben werden (bei akuter Symptomatik in Kombination mit einem höherpotenten Neuroleptikum aus der Butyrophenonreihe). Wegen der verhältnismäßig geringen Nebenwirkungen hat sich das Präparat in der Geriatrie und in der ambulanten Behandlung bewährt. Eine antidepressive Wirkungskomponente ist nicht nachgewiesen (s. dazu auch S. 191).

12.4 Dosierung

Orale Therapie: Einschleichend beginnen bis zu einer Erhaltungsdosis ambulant von 150–200 mg, stationär von 150–500 mg täglich. Höchstdosis 800 mg täglich.

Parenterale Therapie: 60–150 mg Taractan i.m. (oder *verdünnt* sehr langsam i.v.); bzw. 50–150 mg Truxal i.m. (oder *verdünnt* sehr langsam i.v.).

12.5 Nebenwirkungen

Vegetative Symptome kommen aufgrund der anticholinergen Eigenschaften des Präparates vor. Selten sind extrapyramidalmotorische Symptome. Die Krampfbereitschaft kann durch Chlorprothixen erhöht werden. Zu Risiken bei i.v.-Injektion s. S. 204; Routineuntersuchungen und
-hinweise s. *Allgemeiner Teil.*

12.6 Kontraindikationen

Akute Alkohol-, Schlafmittel-, Analgetika- und Psychopharmakaintoxikationen; Harnverhalt und Engwinkelglaukom.
Relative Kontraindikationen: Prostatahypertrophie. Vorsicht bei Kombination mit anderen psychotropen Pharmaka; trotz der geringen Toxizität
Vorsicht bei Leber- und Nierenschäden, hirnorganischen Erkrankungen
sowie kardialer Vorschädigung.

13a Clopenthixol

Ciatyl (Tropon)
oral: Tbl.   – 25 mg (50 Tbl.)
parenteral: Amp.   – 25 mg = 1 ml (nur AP)

13a.1 Chemie

$$\text{HC}-\text{CH}_2-\text{CH}_2-\text{N} \bigcirc \text{N}-\text{CH}_2-\text{CH}_2-\text{OH}$$

2-Chlor-9-{3-[4-(2-hydroxyethyl)-1-piperazinyl]-propyliden-(1)}-thioxan-
then; Thioxanthenderivat mit Piperazinylseitenkette; trizyklisches Neuroleptikum.

13a.2 Eigenschaften

Clopenthixol besitzt im Molekül im Gegensatz zu Chlorprothixen eine Piperazinylseitenkette. Es ist das Thioxanthenanalogon zu dem Phenothiazinderivat Perphenazin und steht in der klinischen Wirkungsweise zwischen Perphenazin und Chlorprothixen. Die Eliminationshalbwertszeit des pharmakologisch wirksamen cis-Isomers liegt zwischen 15 und 25 h. Das Präparat Ciatyl enthält zu 33% das wirksame cis-Isomer und zu 67% das kaum wirksame trans-Isomer. Das cis-Isomer liegt in reiner Form als Zuclopenthixol (s. unten) vor.

13a.3 Indikationen

Geeignet ist das Präparat zur akuten *antipsychotischen* und *antimanischen* Behandlung. Bei Erregungszuständen kann die Behandlung mit i.m.-Injektionen eingeleitet werden.

13a.4 Dosierung

Einschleichend beginnen bis zu einer Erhaltungsdosis von 20–50 mg täglich oral. In Akutsituationen können stationär 75–150 mg in den ersten 24 h i.m. injiziert werden. Die ambulante Höchstdosis beträgt 100–150 mg, stationär können bis 300 mg täglich gegeben werden. Eine i.v.-Gabe ist möglich.

13a.5 Nebenwirkungen

Zu Beginn, besonders bei i.m.-Injektionen, sind orthostatische Kreislaufreaktionen und Müdigkeit möglich. Die extrapyramidalmotorischen Nebenwirkungen sind geringer als beim Perphenazin. Zu Risiken bei i.v.-Injektion s. S. 204; Routineuntersuchungen und -hinweise s. *Allgemeiner Teil.*

13a.6 Kontraindikationen

Akute Alkohol-, Schlafmittel-, Analgetika- und Psychopharmakaintoxikationen.
Relative Kontraindikationen: Vorsicht bei Leber- und Nierenschäden, kardialer Vorschädigung und hirnorganischen Erkrankungen.

13b Zuclopenthixol

Ciatyl-Z (Tropon)
oral:	Tbl.	– 2 mg (50 Tbl.)
	Tbl.	– 10 mg (50 Tbl.)
	Tbl.	– 25 mg (50 Tbl.)
	Trpf.	– 20 mg = 20 Trpf. = 1 ml (20 ml)

Depotpräparate
Zuclopenthixoldecanoat **(nur i. m.) Ciatyl-Z Depot**
Zuclopenthixolazetat **(nur i. m.) Ciatyl-Z Acuphase**

Ciatyl-Z Depot (Tropon)
parenteral:	Amp.	– 200 mg = 1 ml (1, 5 Amp.)

Ciatyl-Z Acuphase (Tropon)
parenteral:	Amp.	– 50 mg = 1 ml (1 Amp.)
	Amp.	– 100 mg = 2 ml (1 Amp.)

13b.1 Chemie

Siehe 13 a: Clopenthixol.

13b.2 Eigenschaften

Zuclopenthixol besteht zu 100% aus dem cis-Isomer des Clopenthixol (s. oben); nur dieses ist antipsychotisch wirksam. Durch die Trennung vom trans-Isomer entfällt die Belastung des Patienten durch eine kaum wirksame Substanz. Zuclopenthixol soll etwas weniger sedierend wirken als Clopenthixol. Zur Halbwertszeit s. Clopenthixol.

Nach Injektion von Zuclopenthixoldecanoat werden zwischen dem 4. und 7. Tag maximale Plasmakonzentrationen erreicht; die Freisetzungshalbwertszeit beträgt 19 Tage. Für den Azetat-Ester liegen die entsprechenden Werte bei jeweils etwa 36 h.

13b.3 Indikationen

Siehe Clopenthixol. Zur Langzeitmedikation bei chronischen Schizophrenien steht das Zuclopenthixoldecanoat zur Verfügung. Zuclopenthixolazetat eignet sich als kurzwirksames Depotpräparat zur Initialbehandlung akuter Psychosen (einschließlich Manien).

13b.4 Dosierung

Einschleichend beginnen bis zu einer Erhaltungsdosis von 20–40 mg täglich
oral. Dosissteigerung bis 80 mg und mehr ist möglich. Stationär können
bis 150 mg täglich oral gegeben werden. Im Rahmen der Langzeitmedikation werden 100–400 mg Ciatyl Depot alle 2–3 Wochen i.m. injiziert, wobei
200 mg Zuclopenthixol etwa 25 mg Fluphenazin entsprechen. Ciatyl-Z
Acuphase wird in einer Dosis von 50–150 mg i.m. verabreicht, wobei die
Injektion 1- bis 2 mal in Abständen von 2–3 Tagen wiederholt werden kann.

13b.5 Nebenwirkungen und Kontraindikationen

Wie unter Clopenthixol.

---

14 Flupentixol

Fluanxol (Tropon)

oral:	Drg.	– 0,5 mg (50 Drg.)
	Drg.	– 5 mg (50 Drg.)
	Trpf.	– 50 mg = 50 Trpf. = 1 ml (10 ml)

Depotpräparat
Flupentixoldecanoat **(nur i.m.)**

Fluanxol Depot (Tropon)

parenteral:	Amp.	– 10 mg/0,5 ml (5 Amp.) **(Fluanxol Depot 2%)**
	Amp.	– 20 mg/1 ml (1, 5 Amp.; Inj.fl. 3 ml, 10 ml) **(Fluanxol Depot 2%)**
	Amp.	– 100 mg/1 ml (1 Amp.) **(Fluanxol Depot 10%)**

14.1 Chemie

2-Trifluormethyl-9-{3-[4-(2-hydroxyethyl)-1-piperazinyl]-propyliden-(1)}-
thioxanthen; Thioxanthenderivat mit Piperazinylseitenkette; trizyklisches
Neuroleptikum.

14.2 Eigenschaften

Flupentixol ist ein hochpotentes Neuroleptikum. Die Eliminationshalbwertszeit des pharmakologisch wirksamen cis-Isomers liegt zwischen 20
und 40 h. Der Decanoatester des Thioxanthens findet als Depotpräparat
Verwendung und enthält zu fast 100% das hochwirksame cis-Isomer,
während die orale Applikationsform jeweils zu 50% aus dem cis- und dem
trans-Isomer besteht.

Nach Injektion von Flupentixoldecanoat werden über 2–3 Wochen
relativ gleichmäßige Plasmaspiegel gemessen, Spitzen treten nach 3–5
Tagen auf; die Freisetzungshalbwertszeit liegt zwischen 3 und 8 Tagen.
Bei gleicher Dosis bestehen zwischen 2%iger und 10%iger Lösung keine
Unterschiede hinsichtlich der erreichten Plasmakonzentrationen.

14.3 Indikationen

Zur *antipsychotischen* Behandlung wird Flupentixol zunächst oral verabreicht. Das Umsetzen auf Flupentixoldecanoat hat sich bei der Langzeitbehandlung von schizophrenen Patienten gut bewährt. Bei Patienten mit
einer schizoaffektiven Psychose, bei denen weder Lithiumsalze noch
Carbamazepin eine prophylaktische Wirkung zeigen, oder Patienten, bei
denen eine Unverträglichkeit gegen beide Substanzen besteht, kann ein
Versuch mit Flupentixoldecanoat gemacht werden.

Die Rezidivprophylaxe rein affektiver Psychosen stellt keine Indikation für Flupentixoldecanoat dar, da hier entgegen einzelner früherer Beobachtungen eine
Wirksamkeit nicht belegt werden konnte.

Flupentixol wird in einer Dosis bis zu 3 mg in der Tranquilizerindikation angeboten; eine routinemäßige Anwendung ist nicht zu empfehlen, da auch in niedriger Dosierung alle den Neuroleptika eigenen Nebenwirkungen auftreten können (Ausnahme s. S. 337).

14.4 Dosierung

Orale Therapie: Beginn mit 3mal 1 mg täglich, Erhaltungsdosis 3–15 mg täglich bei schizophrener Symptomatik, jedoch können ambulant bis zu 20 mg und stationär bis zu 60 mg täglich verabreicht werden.
Parenterale Therapie: Flupentixoldecanoat wird zu Beginn in einer Dosis von 20–60 mg (1–3 Amp.) im Abstand von 2–3 Wochen i.m. injiziert. Als Erhaltungsdosis sind häufig 20 mg im Abstand von 3 Wochen für eine gute Langzeitwirkung ausreichend; es werden aber auch gelegentlich Dosen von 40 mg im Abstand von 2 Wochen benötigt. Das Indikationsfeld für eine Depotdosis von 10 mg ist noch nicht detailliert diskutiert. Zur Problematik der Niedrigdosierung s. S. 216 f. Die 10%ige Lösung kann auch in *einer* Dosierung von *100 mg* in einem Abstand von 2–4 Wochen i.m. injiziert werden. Diese hohe Dosis sollte jedoch nur vorübergehend gegeben werden. Zur Problematik der Hochdosierung s. S. 216.

14.5 Nebenwirkungen

Vegetative Symptome, besonders orthostatische Regulationsstörungen mit Hypotonie und Tachykardie, können vorkommen; bei der Depotform sind dosisabhängig extrapyramidalmotorische Störungen häufige Nebenwirkungen. Vorsicht auch bei dem Depotpräparat in Kombination mit anderen psychotropen Drogen. Routineuntersuchungen und -hinweise s. *Allgemeiner Teil.*

14.6 Kontraindikationen

Akute Alkohol-, Schlafmittel-, Analgetika- und Psychopharmakaintoxikationen.
Relative Kontraindikationen: Vorsicht bei Leber- und Nierenschäden, kardialer Vorschädigung und schweren hirnorganischen Erkrankungen.

Andere trizyklische Neuroleptika

15 Clozapin

Eine Abgabe dieses Präparates erfolgt nur im Sinne einer *kontrollierten Anwendung*. Clozapin sollte nur nach Ausschöpfung aller anderen Therapiemöglichkeiten gegeben werden. Diese restriktive Indikationsstellung ist notwendig geworden, weil die zur Früherkennung einer Blutzellschädigung erforderlichen Kontrollmaßnahmen nicht in ausreichendem Maße beachtet wurden. Über die Firma Wander sind Einzelheiten über Verordnungsmöglichkeiten und notwendige Vorsichtsmaßnahmen bei der Verschreibung von Clozapin zu erhalten. Verordner von Leponex müssen durch Hinterlegung ihrer Unterschrift die Kenntnisnahme der notwendigen Kontrolluntersuchungen bestätigen.

Leponex (Wander Pharma)

oral:	Tbl.	– 25 mg (20, 50 Tbl.)
	Tbl.	– 50 mg (20, 50 Tbl.)
	Tbl.	– 100 mg (20, 50 Tbl.)
parenteral:	Amp.	– 50 mg/2 ml (10 Amp.) **(nur i.m.)**

15.1 Chemie

8-Chlor-11-[4-methyl-1-piperazinyl]-5-H-dibenz[b,e]-1,4-diazepin; trizyklisches Neuroleptikum mit Piperazinylseitenkette; Dibenzodiazepinderivat.

15.2 Eigenschaften

Clozapin ist ein Neuroleptikum mit ausgeprägter initial dämpfender Wirkung, mittelstarken antipsychotischen Eigenschaften und fehlenden extrapyramidalmotorischen Nebenwirkungen. Es hat starke anticholinerge Eigenschaften, auf die ein Teil der Nebenwirkungen zurückgeführt werden kann. Strukturchemisch gehört Clozapin zu den trizyklischen Neuroleptika und hier als Dibenzodiazepin zur Gruppe der Dibenzoepine. Durch die von den bisher bekannten Neuroleptika weitgehend abweichenden pharmakologischen und klinischen Wirkungen kommt der Substanz als *atypischem* Neuroleptikum (s. S. 165) eine besondere Bedeutung in der Psychopharmakologie zu.

Clozapin erreicht nach oraler Aufnahme seine maximale Plasmakonzentration nach durchschnittlich 3 h. Es wird zu N-oxid- und N-desmethyl-Clozapin metabolisiert; während der N-Oxid-Metabolit kaum pharmakologisch aktiv ist, blockiert der N-Desmethyl-Metabolit die 5-$HT_{2A/C}$-Rezeptoren stärker als die Muttersubstanz (Kuoppamäki et al. 1993). Die Eliminationshalbwertszeit beträgt für Clozapin etwa 16 h und für die beiden Metaboliten durchschnittlich 23 h.

15.3 Indikationen

Die *kontrollierte Anwendung* engt die mögliche Verwendung von Clozapin erheblich ein. Obwohl Clozapin eine gute initial dämpfende, *schlafanstoßende* und *antipsychotische Wirkung* hat, kann das Präparat in der Regel nur gegeben werden, wenn andere Therapiemöglichkeiten ausgeschöpft worden sind. (Zur Therapieresistenz s. S. 222). Ein Versuch mit Clozapin ist auch bei Patienten mit überwiegender *Negativ-Symptomatik* gerechtfertigt, da Clozapin hier möglicherweise den herkömmlichen Neuroleptika überlegen ist (s. auch S. 184 und 223 f.; Kane et al. 1988).

Clozapin hat auch eine gute *antimanische Wirksamkeit*; wenn mit konventionellen Therapieverfahren keine ausreichende Wirkung erzielt werden kann, ist ein Versuch mit Clozapin indiziert. In Einzelfällen wurde Clozapin auch bei schizoaffektiven Psychosen und wahnhaften Depressionen mit gutem Erfolg angewendet. Clozapin ist jedoch vom BfArM bei diesen Indikationen nicht zugelassen.

Da bisher kein Fall von *Spätdyskinesien* unter Clozapintherapie bekanntgeworden ist, können Patienten, die unter dieser Komplikation leiden, ggf. auf Clozapin umgestellt werden. Es gibt Hinweise, daß die

Substanz bei dystonen Bewegungsstörungen im Rahmen von Spätdyskinesien zu einer Symptomreduktion führen kann (Lieberman et al. 1989).
Bei *therapierefraktären extrapyramidalmotorischen Syndromen* unter herkömmlichen Neuroleptika ist ein Versuch mit Clozapin indiziert.

15.4 Dosierung

Wegen der besonders bei hohen Initialdosen häufig sehr ausgeprägten
Nebenwirkungen sollte mit einer Testdosis von 12,5 mg täglich oral begonnen werden; bei älteren Patienten und außerhalb der Klinik muß auch
eine noch niedrigere Anfangsdosis (6,25 mg) erwogen werden. Bei guter
Verträglichkeit kann nach einer Woche eine Dosis von 100–300 mg täglich oral erreicht sein. Höhere Dosen sind – auch zur Langzeitbehandlung
– möglich. Höchstdosis 600 mg täglich; bei stationären Patienten sind
jedoch in Ausnahmefällen bis zu 1000 mg gegeben worden. Erhaltungsdosis 100–400 mg. Bei fehlender Wirkung oder starken Nebenwirkungen
können Plasmaspiegelkontrollen hilfreich sein (s. S. 212).

15.5 Nebenwirkungen

Clozapin kann, häufiger als andere Neuroleptika, zur Agranulozytose
(Abfall der Granulozyten unter $500/mm^3$) führen; die Häufigkeit dieser
ernsten Komplikation beträgt unter Clozapin in Mitteleuropa 2–3 Fälle/1000 Patienten (in einzelnen amerikanischen Studien bis zu 1–2 Fälle/100 Patienten!). Patienten sowie deren Angehörige bzw. Betreuer sind
vor Behandlungsbeginn auf die Gefahren der Clozapintherapie hinzuweisen; neben dem Hinweis auf die Notwendigkeit der Blutbildkontrollen
gehört zur Aufklärung eine Beschreibung der Symptome der Agranulozytose. Die *notwendigen, aber aufwendigen Routineuntersuchungen* –
insbesondere wöchentliche Leukozytenkontrolle mittels Differentialblutbild (während der ersten 18 Behandlungswochen, danach monatlich; s.
auch Tabelle 6, S. 212) – sind der Informationsbroschüre der Herstellerfirma zu entnehmen. Für Clozapin sind zwar nur Kontrollen der Leukozytenzahl vorgeschrieben; dennoch sollte u. E. immer ein Differentialblutbild angefertigt werden, da eine Agranulozytose bei Vorliegen einer Lymphozytose auch bei normaler Leukozytenzahl auftreten kann.
Beim Auftreten einer Granulozytopenie (Granulozytenzahl < $1500/mm^3$)
muß Clozapin *sofort* abgesetzt werden. Darüber hinaus empfiehlt der
Hersteller, bei einem Absinken der Leukozytenzahl unter $3500/mm^3$ bzw.

der Granulozytenzahl unter 2000/mm³ die Kontrolle des Differentialblutbildes zweimal wöchentlich durchzuführen; bei einer Leukozytenzahl unter 3000 Leukozyten/mm³ muß Clozapin abgesetzt werden. Nach Unterbrechung einer Therapie mit Clozapin sind erneut wöchentliche Blutbildkontrollen notwendig. Wenn unter Clozapin eine Agranulozytose aufgetreten ist, muß von einem erneuten Therapieversuch nach Normalisierung des Blutbildes dringend abgeraten werden, da es in allen publizierten derartigen Fällen erneut sehr rasch zu einer Agranulozytose gekommen ist (zu Ausnahmen s. S. 223 bzw. 251). Nicht selten wird bei einer Behandlung mit Clozapin auch eine Eosinophilie beobachtet; meist ist diese reversibel und zwingt nicht zum Absetzen. Der Hersteller empfiehlt jedoch, Clozapin bei Werten über 4000 Eosinophilen/mm³ abzusetzen und ein Absinken der Eosinophilenzahl bis auf 3000/mm³ abzuwarten, bevor Clozapin erneut verordnet werden kann. Bei persistierenden Leukozytosen, für die keine infektiöse Ursache gefunden werden kann, sollte ein Hämatologe konsultiert werden. Siehe auch Problematik der Blutbildkontrolle, S. 210.

Besonders zu Beginn der Therapie treten häufig Nebenwirkungen wie Sedierung, orthostatische Regulationsstörungen, Hypotonie, Tachykardie und Temperatursteigerung auf, manchmal auch Übelkeit, Erbrechen sowie Obstipation und allergische Hautreaktionen. Humorale Veränderungen (z. B. BSG-Erhöhung) kommen vor. Außerdem kann es zu passageren Leberenzymerhöhungen kommen, weiterhin können Störungen der Blasenentleerung (Harnverhalt, aber auch -inkontinenz) und in seltenen Ausnahmefällen Priapismus auftreten. Selten sind Hyperglykämien beobachtet worden. Besonders nach längerer Therapie kann es zur Gewichtszunahme kommen. Auffallend ist der Befund, daß es nach Clozapin zu einer Hypersalivation kommen kann (nach Einnahme von Substanzen mit anticholinerger Wirkung tritt i. allg. Mundtrockenheit auf). Bei sehr starker Speichelbildung kann als Gegenmittel das kaum ZNSgängige Anticholinergikum Pirenzepin (Gastrozepin) versucht werden. Bei anfänglich hoher Clozapin-Dosierung empfiehlt sich bei Müdigkeit und orthostatischen Regulationsstörungen die Verordnung von Bettruhe. Bei schneller Dosissteigerung, besonders zu Beginn der Behandlung, wird wie auch bei anderen initial dämpfenden, anticholinerg wirkenden Neuroleptika ab und zu das Auftreten eines deliranten Syndroms beobachtet. Dann muß die Dosis reduziert oder das Präparat abgesetzt werden. Nicht selten kommt es zu Beginn der Behandlung mit Clozapin zu Temperaturerhöhungen bis zu 39 °C; diese sind meist ohne weitere Therapie reversibel und zwingen nur selten zum Absetzen der Medikation. Es sollte keine Fiebersenkung mit anderen potentiell blutzellschädigenden Substanzen (z. B. Metamizol) durchgeführt werden. In einzelnen Fällen ist unter Clozapin eine ausgeprägte Hyponatriämie beobachtet worden, die mit zerebralen Krampfanfällen assoziiert war. Selten wurde auch über clozapininduzierte Endo- und Myokarditiden mit und ohne Eosinophilie berichtet (Vorsichtsmaßnahmen s. Legende Tab. 6, S. 212).

Clozapin senkt wahrscheinlich mehr als andere Neuroleptika vor allem in hohen Dosen und bei schnellem Dosisanstieg die Krampfschwelle. Zeichen gesteigerter Erregbarkeit im EEG und selbst das Auftreten eines Krampfanfalls sind jedoch keine absoluten Kontraindikationen gegen die Fortführung der Clozapintherapie. Sollte eine vorübergehende Dosisreduktion nicht ausreichend anfallsprotektiv wirken und auf die Gabe hoher Dosen nicht verzichtet werden können, muß die zusätzliche Gabe eines Antikonvulsivums erwogen werden; auf eine Kombination mit Carbamazepin sollte aber wegen der erhöhten Agranulozytosegefahr in der Regel verzichtet werden (s. unten). Es muß außerdem darauf geachtet werden, daß nicht gleichzeitig Präparate verordnet werden, die ebenfalls die Krampfschwelle senken (z. B. Maprotilin). Auch unter Clozapin ist in einzelnen Fällen ein *malignes neuroleptisches Syndrom* beobachtet worden. Nach längerfristiger Behandlung wurde nach raschem Absetzen von Clozapin mehrfach ein *Entzugssyndrom* mit Unruhe, Verwirrtheit, psychotischen Symptomen sowie aggressivem oder suizidalem Verhalten beobachtet.

15.6 Kontraindikationen

Akute Alkohol-, Schlafmittel-, Analgetika- und Psychopharmakaintoxikationen; schwere Herz-, Leber- und Nierenschäden; Engwinkelglaukom, Prostatahypertrophie. Weitere Kontraindikationen sind Überempfindlichkeit gegen Clozapin, bekannte Blutbildveränderungen unter Clozapin, Krankheiten des blutbildenden Systems sowie eine medikamentös ungenügend kontrollierte Epilepsie.

Relative Kontraindikationen: Vorsicht bei kardialer oder zerebraler Vorschädigung. Vorsicht auch bei *Kombination mit sedierenden Medikamenten.* Bei Kombination mit Benzodiazepinen wurden mehrfach Atemstillstände beschrieben, in einem Fall führte wiederholte i.v.-Injektion von Lovazepam bei Clozapintherapie sogar zum Tode. Auf eine Kombination mit Medikamenten, die ebenfalls eine Leukopenie verursachen können, muß verzichtet werden.

16 Prothipendyl

Dominal (Asta Medica)

oral:	Drg.	– 40 mg (20, 50 Drg.) **(Dominal forte)**
	Tbl.	– 80 mg (20, 50 Tbl.) **(Dominal forte)**
	Trpf.	– 50 mg = 20 Trpf. = 1 ml (15, 100 ml)
parenteral:	Amp.	– 40 mg/2 ml (5 Amp.) **(Dominal forte)**

16.1 Chemie

10-[3-Dimethylamino-propyl]-10-H-pyrido[3,2-b]-benzo-1,4-thiazin;
Azaphenothiazinderivat; trizyklisches Neuroleptikum.

16.2 Eigenschaften

Prothipendyl ist ein schwaches Neuroleptikum. Es besteht eine enge chemische Verwandtschaft zu den Phenothiazinen. Beim Prothipendyl ist ein Benzolring im Phenothiazinmolekül durch einen Pyridinring ersetzt.

16.3 Indikationen

Prothipendyl zeigt eine gute *schlafanstoßende Wirkung*. Wegen der schwachen antipsychotischen Wirkung wird es trotz seiner geringen Nebenwirkungen selten als Basisneuroleptikum angewandt. Empfehlenswert ist Prothipendyl als Zusatzmedikation bei hartnäckigen Einschlafstörungen.

16.4 Dosierung

Einschleichend mit 3mal 80 mg täglich oral beginnen. Erhaltungsdosis bei Langzeitbehandlung 240–480 mg täglich oral. Stationär können bis 1000 mg täglich oral gegeben werden. Bei Schlafstörungen 40–80 mg abends. Ampullen stehen zur i.m.- und i.v.-Injektion zur Verfügung.

16.5 Nebenwirkungen

Vegetative Symptome sind zu beachten; extrapyramidalmotorische Nebenwirkungen sind selten. Zu Risiken bei i.v.-Injektion s. S. 204; Routineuntersuchungen und -hinweise s. *Allgemeiner Teil.*

16.6 Kontraindikationen

Akute Alkohol-, Schlafmittel-, Analgetika- und Psychopharmakaintoxikationen; Engwinkelglaukom, Prostatahypertrophie.
Relative Kontraindikationen: Vorsicht bei kardialen Vorerkrankungen, schweren Leber- und Nierenschäden sowie schweren hirnorganischen Erkrankungen.

17 Zotepin

Nipolept (Rhône-Poulenc Rorer)
oral: Drg.   – 25 mg (20, 50 Drg.)
                Drg.   – 50 mg (20, 50 Drg.)
                Drg.   – 100 mg (20, 50 Drg)

17.1 Chemie

2-[(8-Chlordibenzo[b,f]thiepin-10-yl)oxy]-N,N-dimethylethylamin; Dibenzothiepinderivat; trizyklisches Neuroleptikum mit als Enolether gebundener aliphatischer Seitenkette.

17.2 Eigenschaften

Zotepin ist ein trizyklisches Neuroleptikum aus der Reihe der Dibenzothiepine mit einer dem Perazin oder dem Haloperidol vergleichbaren antipsychotischen Wirksamkeit. In höheren Dosen tritt mit der Wirkung auf produktive Symptome eine deutliche Sedierung auf. Neben D_1- und D_2-artigen blockiert Zotepin vor allem α_1-, $5\text{-}HT_1$-, $5\text{-}HT_2$- und Azetylcholinrezeptoren. Mit der starken antiserotonergen Komponente ($5\text{-}HT_2$) wird das relativ seltene Auftreten extrapyramidalmotorischer Nebenwirkungen in Zusammenhang gebracht.

Zotepin unterliegt nach rascher Resorption einem sehr hohen Firstpass-Effekt, nur etwa 7–13% erreichen den systemischen Kreislauf. Bei praktisch vollständiger Metabolisierung erfolgt die biphasische Elimination mit einer mittleren Halbwertszeit von etwa 14–16 h; der teilweise aktive Hauptmetabolit Norzotepin hat eine Eliminationshalbwertszeit von etwa 12 h. Zotepin bewirkt wahrscheinlich keine Enzyminduktion.

17.3 Indikationen

Zotepin eignet sich zur Behandlung akuter und chronischer *psychotischer Zustandsbilder*. Einige Erfahrungen deuten auch auf eine antimanische Wirkung der Substanz hin.

17.4 Dosierung

Beginn mit 50–100 mg täglich, bei akuten Psychosen ggf. auch höher. Mittlere Dosierung im stationären Bereich 200–300 mg täglich, verteilt auf mehrere Einzelgaben. Die Höchstdosis bei stationären Patienten beträgt 450 mg/Tag.

17.5 Nebenwirkungen

Wegen der anticholinergen und adrenolytischen Wirkung von Zotepin können, vor allem zu Behandlungsbeginn, alle im *Allgemeinen Teil* aufgeführten vegetativen Nebenwirkungen auftreten. Extrapyramidalmotorische Syndrome sind in der empfohlenen Dosisspanne nicht häufig. Spätdyskinesien unter Zotepin sind bisher zwar nicht beschrieben worden; das Risiko ist aber aufgrund der z. Z. vorliegenden Daten auch nicht auszuschließen. Ob Zotepin mehr als andere Neuroleptika die Krampfschwelle senkt, kann derzeit noch nicht abschließend beurteilt werden; bei Kombination mit Lithium ist jedoch eine Häufung von EEG-Abnormitäten beschrieben worden. Wegen der trizyklischen Struktur der Substanz muß mit Auftreten von Blutbilddyskrasien gerechnet werden. Weitere Routineuntersuchungen und -hinweise s. *Allgemeiner Teil.*

17.6 Kontraindikationen

Akute Alkohol-, Schlafmittel-, Analgetika- und Psychopharmakaintoxikationen; Prostatahypertrophie und Engwinkelglaukom.
Relative Kontraindikationen: Vorsicht bei Leber- und Nierenschäden, kardialer Vorschädigung und hirnorganischen Erkrankungen. Bei einer Unverträglichkeit von anderen trizyklischen Substanzen muß auch von einer Intoleranz gegen Zotepin ausgegangen werden.

Butyrophenone

18 Benperidol

Benperidol-neuraxpharm (Neuraxpharm)
oral:	Tbl.	– 2 mg (20, 50, 100 Tbl.)
	Tbl.	– 4 mg (20, 50 Tbl.)
	Tbl.	– 10 mg (20, 50 Tbl.)
	Trpf.	– 2 mg = 20 Trpf. = 1 ml (30 ml; Pipettenfl. 100 ml)
parenteral:	Amp.	– 2 mg/2 ml (5 Amp.)

Glianimon (Tropon)
oral:	Tbl.	– 2 mg (20, 50 Tbl.)
	Tbl.	– 5 mg (20, 50 Tbl.)
	Tbl.	– 10 mg (20, 50 Tbl.)
	Trpf.	– 2 mg = 20 Trpf. = 1 ml (20 ml; Pipettenfl. 75 ml)
parenteral:	Amp.	– 2 mg/2 ml (5 Amp.)

18.1 Chemie

4'Fluor-4-[4-(2-oxo-2,3-dihydro-1-benzimidazolyl)-piperidyl]-butyrophenon; Butyrophenonderivat.

18.2 Eigenschaften

Benperidol ist das stärkste z. Z. im Handel befindliche Neuroleptikum. Es hat eine rasch einsetzende Wirkung. Die Eliminationshalbwertszeit beträgt nur 4–6 h. Die orale Bioverfügbarkeit liegt bei ca. 50% (Tropfen) bzw. 40% (Tabletten).

18.3 Indikationen

Benperidol eigent sich zur *antipsychotischen Behandlung* und zur Dämpfung *psychomotorischer Erregungszustände*, wenn ein starkes Neuroleptikum indiziert ist.

18.4 Dosierung

In der Akutsituation (psychomotorischer Erregungszustand, Katatonie) können 3–40 mg täglich oral gegeben werden; auch Tagesdosen bis 60 mg wurden vertragen. Erhaltungsdosis im Regelfall 1,5–6 mg täglich oral, ggf. wird auch eine höhere Erhaltungsdosis toleriert. Parenteral können zur Einleitung einer Akuttherapie 3mal täglich 0,5–4 mg (1/4–2 Amp.) i.m. oder i.v. appliziert werden.

18.5 Nebenwirkungen

Unter Benperidol kommen starke extrapyramidalmotorische Symptome vor. Zu Risiken bei i.v.-Injektion s. S. 204; Routineuntersuchungen und -hinweise s. *Allgemeiner Teil.*

18.6 Kontraindikationen

Akute Alkohol-, Schlafmittel-, Analgetika- und Psychopharmakaintoxikationen; Parkinson-Krankheit.
Relative Kontraindikationen: Vorsicht bei Leber- und Nierenschäden und kardialer Vorschädigung. Bei Epileptikern ist eine Erhöhung der Krampfbereitschaft möglich.

19 Bromperidol

Impromen (Janssen)
oral: Tbl.   – 5 mg (20, 50 Tbl.)
             Trpf.   – 2 mg = 20 Trpf. = 1 ml (30, 100 ml)

Tesoprel (Organon)
oral: Tbl.   – 5 mg (20, 50 Tbl.)
             Trpf.   – 2 mg = 20 Trpf. = 1 ml (30, 100 ml)

19.1 Chemie

4-[4-(4-Bromphenyl)-4-hydroxy-1-piperidyl]-4'-fluorbutyrophenon;
Butyrophenonderivat.

19.2 Eigenschaften

Bromperidol ist ein Butyrophenonderivat ohne zentrale anticholinerge
Wirkungen. Die antipsychotische Wirkung entspricht der von Haloperi-
dol. Bei der Verstoffwechselung entstehen keine aktiven Metaboliten; die
Halbwertszeit beträgt zwischen 15 und 34 h.

19.3 Indikationen

Bromperidol eignet sich zur *antipsychotischen Behandlung* schizophrener
Patienten. Bei längerfristiger Therapie scheint die sedierende Wirkung
geringer als beim Haloperidol zu sein. Bromperidol eignet sich in der
Regel nicht zur Dämpfung ausgeprägter Erregungszustände.

19.4 Dosierung

Erhaltungsdosis 5–10 mg täglich; Maximaldosis 50 mg täglich.

19.5 Nebenwirkungen

Mit extrapyramidalen Nebenwirkungen muß unter Bromperidol genauso häufig wie unter Haloperidol gerechnet werden; die Vermutung, wonach unter Bromperidol weniger extrapyramidalmotorische Nebenwirkungen auftreten, ist bisher nur unzureichend belegt. Vegetative Nebenwirkungen sind aufgrund der fehlenden anticholinergen Eigenschaften gering. Zu Risiken bei i.v.-Injektion s. S 204; Routineuntersuchungen und -hinweise s. *Allgemeiner Teil.*

19.6 Kontraindikationen

Akute Alkohol-, Schlafmittel-, Analgetika- und Psychopharmakaintoxikationen; Parkinson-Krankheit.
Relative Kontraindikationen: Vorsicht bei Leber- und Nierenschäden und kardialer Vorschädigung.

20 Haloperidol

Buteridol (Promonta)
oral: Tbl.   – 1 mg (50 Tbl.)
           Tbl.   – 2 mg (50 Tbl.)
           Tbl.   – 5 mg (50 Tbl.)
           Tbl.   – 10 mg (20 Tbl.)
           Trpf.   – 2 mg = 20 Trpf. = 1 ml (30, 100 ml)
           Trpf.   – 10 mg = 20 Trpf. = 1 ml (30, 100 ml)
                  (Buteridol forte)

Duraperidol (Durachemie)
oral: Trpf.   – 2 mg = 20 Trpf. = 1 ml (30, 100 ml)

Haldol-Janssen (Janssen)
oral: Tbl.   – 1 mg (50 Tbl.)
           Tbl.   – 2 mg (50 Tbl.)
           Tbl.   – 5 mg (50 Tbl.)
           Tbl.   – 10 mg (20 Tbl.)
           Tbl.   – 20 mg (20 Tbl.)
           Trpf.   – 2 mg = 20 Trpf. = 1 ml (30, 100 ml)

Trpf.   – 10 mg = 20 Trpf. = 1 ml (30, 100 ml)
          (Haldol-Janssen forte)
parenteral: Amp.   – 5 mg/1 ml (5 Amp.)

Haloperidol-Gry (Gry-Pharma)
oral: Tbl.   – 1 mg (20, 50 Tbl.)
           Tbl.   – 5 mg (20, 50 Tbl.) **(Haloperidol-Gry forte)**
           Trpf.   – 2 mg = 20 Trpf. = 1 ml (30, 100 ml)
           Trpf.   – 10 mg = 20 Trpf. = 1 ml (30, 100 ml)
                    (Haloperidol-Gry forte)
parenteral: Amp.   – 5 mg/1 ml (5 Amp.)

Haloperidol-neurax (Neuraxpharm)
oral: Tbl.   – 1 mg (20, 50, 100 Tbl.)
           Tbl.   – 4 mg (20, 50, 100 Tbl.)
           Tbl.   – 12 mg (20, 50 Tbl.)
           Tbl.   – 20 mg (20, 50 Tbl.)
           Trpf.   – 2 mg = 20 Trpf. = 1 ml (30 ml; Pipettenfl. 100 ml)
           Trpf.   – 10 mg = 20 Trpf. = 1 ml (30 ml; Pipettenfl. 100 ml)
                    (Haloperidol-neurax forte)
parenteral: Amp.   5 mg/1 ml (5 Amp.)

Haloperidol-ratiopharm (Ratiopharm)
oral: Tbl.   – 1 mg (20, 50 Tbl.)
           Tbl.   – 2 mg (50 Tbl.)
           Tbl.   – 5 mg (20, 50 Tbl.)
           Tbl.   – 10 mg (20 Tbl.)
           Trpf.   – 2 mg = 1 ml (30, 100 ml)
parenteral: Amp.   – 5 mg/1 ml (5 Amp.)

Haloperidol-Rotexmedica (Rotexmedica)
parenteral: Amp.   – 5 mg/1 ml (nur AP)

Haloperidol Stada (Stadapharm)
oral: Tbl.   – 1 mg (20, 50 Tbl.)
           Trpf.   – 2 mg = 20 Trpf. = 1 ml (30, 100 ml)

Sigaperidol (Siegfried)
oral: Tbl.   – 1 mg (50, 100 Tbl.)
           Tbl.   – 5 mg (50 Tbl.)
           Tbl.   – 10 mg (20 Tbl.)

	Tbl.	– 20 mg (20 Tbl.)
	Trpf.	– 2 mg = 20 Trpf. = 1 ml (30, 100 ml)
	Trpf.	– 10 mg = 20 Trpf. = 1 ml (30, 100 ml)
		(Sigaperidol forte)
parenteral:	Amp.	– 5 mg/2 ml (5 Amp.)

Depotpräparat
Haloperidoldecanoat (**nur i.m.**)

Haldol-Janssen Decanoat (Janssen)
parenteral:	Amp.	– 50 mg/1 ml (1, 5 Amp., 10 ml Durchstechfl.)
	Amp.	– 150 mg/3 ml (1, 5 Amp.)

20.1 Chemie

4'-Fluor-4-[4-(4-chlorphenyl)-4-hydroxy-1-piperidyl]-butyrophenon;
Butyrophenonderivat.

20.2 Eigenschaften

Haloperidol ist das Standardpräparat in der Butyrophenonreihe. Es hat eine gute antipsychotische Wirkung und nur geringe vegetative Nebenwirkungen. Kardiovaskulär gefährdete und ältere Patienten können mit Haloperidol im Vergleich v. a. zu den trizyklischen Neuroleptika mit einem geringen Risiko behandelt werden. Haloperidol hat eine Eliminationshalbwertszeit von 12–36 h. Chemisch handelt es sich bei den Butyrophenonen um Piperidinderivate, die Verwandtschaft zum Pethidin zeigen, aber keine narkotischen Effekte haben. Darüber hinaus besitzen Butyrophenone (wie die meisten Phenothiazine) eine deutliche antiemetische Wirkung.

Haloperidoldecanoat ist ein Depotpräparat für die Langzeitmedikation. Die Hydrolysierung der Esterbildung erfolgt rasch, Konzentrationsmaxima werden mit großer Variabilität zwischen dem 1. und dem 7. Tag gemessen; die Freisetzungshalbwertszeit beträgt etwa 3 Wochen.

20.3 Indikationen

Haloperidol ist bei *psychotischen Zustandsbildern* gut wirksam. Insbesondere lassen sich Wahnsymptomatik sowie kataton-stuporöse und manische Syndrome mit Haloperidol therapeutisch beeinflussen. Haloperidol ist bei psychomotorischen Erregungszuständen dann zu empfehlen, wenn die Gabe von Neuroleptika mit stärker initial dämpfender Wirkung (z. B. Levomepromazin) wegen möglicher Kreislaufnebenwirkungen oder bei älteren Patienten ein Risiko darstellt. Bei chronisch verlaufenden schizophrenen Psychosen ist Haloperidol wie alle Neuroleptika weniger wirksam als bei akuten psychotischen Störungen. Für die Langzeitmedikation steht das Depotpräparat zur Verfügung.

Mit gutem Erfolg wird Haloperidol auch bei nichtschizophrenen Verhaltensstörungen, z. B. Unruhezuständen bei älteren Patienten bzw. bei Demenzen verschiedenster Ätiologie, verordnet. In der Neurologie wird Haloperidol bei Hyperkinesien (besonders beim Gilles-de-la-Tourette-Syndrom und choreatischen Symptomen) und in der inneren Medizin als Antiemetikum angewandt.

Bei Gravidität in den ersten 4 Monaten sollten prinzipiell keine Medikamente verordnet werden; ist aber während dieser Zeit eine Neuroleptikatherapie unumgänglich, ist Haloperidol anderen Neuroleptika vorzuziehen.

20.4 Dosierung

Bei der ambulanten antipsychotischen Behandlung, wenn möglich, einschleichend mit 3mal 1–2 mg täglich oral beginnen. Die Erhaltungsdosis sollte nach einigen Tagen erreicht sein. Sie liegt bei 5–15 mg täglich oral, in Ausnahmefällen bis 40 mg täglich auch über mehrere Wochen. Die ambulante Erhaltungsdosis liegt niedriger. Gute Erfolge und nicht unbedingt vermehrte Nebenwirkungen werden auch bei Gabe der Erhaltungsdosis gleich zu Beginn beobachtet (s. S. 215 f.). Bei Erregungszuständen können 5–10 mg (1–2 Amp.) i.m. oder i.v. injiziert werden. Innerhalb der ersten 24 h sollte eine Dosis von 50 mg bei parenteraler und 100 mg bei oraler Applikation nicht überschritten werden. Diese Höchstdosen sollten nur in schweren Akutsituationen gegeben werden. Bei älteren Patienten sollte, auch in der Akutsituation, die Dosis wesentlich geringer sein.

Haloperidoldecanoat wird zur Symptomsuppression in einer Dosis von 100–300 mg alle 4 Wochen i.m. injiziert. Zur Rezidivprophylaxe werden i. allg. geringere Dosen (25–150 mg im Abstand von 4 Wochen)

benötigt. Zur Frage der Niedrigdosierung s. S. 216 f. Oralen Haloperidoldosen bis zu 6 mg entsprechen 50–100 mg Haloperidol in Decanoatform
alle 4 Wochen; bei oralen Dosen bis 15 mg sollen bis zu 200 mg, bei
täglichen oralen Dosen über 15 mg bis zu 300 mg in Depotform verabreicht werden. Bei psychotischen Alterspatienten kann die Dosis noch
geringer sein, z. B. 25–50 mg im Abstand von 4 Wochen. Bewährt hat
sich auch eine Konversionsformel, nach der die 15fache orale Dosis, in
Abständen von 4 Wochen injiziert, der täglichen oralen Einnahme äquivalent ist.

Bei therapieresistenten, chronisch erkrankten schizophrenen Patienten wurde
über einen begrenzten Zeitraum eine Dosis bis zu 200 mg täglich gegeben. Bei
einigen Patienten waren unter dieser Maximaldosierung Besserungen zu beobachten. Da mögliche spätere Nebenwirkungen noch nicht abgeschätzt werden
können, sollten diese hohen Dosen routinemäßig auch nicht bei therapieresistenten Patienten verabreicht werden (s. auch S. 216).

20.5 Nebenwirkungen

Extrapyramidalmotorische Symptome treten häufig auf. Die vegetativen
Nebenwirkungen sind im Vergleich zu den trizyklischen Neuroleptika
gering. Blutdrucksenkung, v. a. nach parenteraler Applikation, kommt
bei Behandlungsbeginn vor. Unter einer Langzeitmedikation mit Haloperidol kann eine depressive Symptomatik auftreten; zur Frage der Auslösung von "pharmakogenen Depressionen" s. aber S. 206. Leberschäden,
Blutbildveränderungen und Allergien wurden in therapeutischen Dosen
bisher nicht beobachtet. Zu Risiken bei i.v.-Injektion s. S. 204; Routineuntersuchungen und -hinweise s. *Allgemeiner Teil.*

20.6 Kontraindikationen

Akute Alkohol-, Schlafmittel-, Analgetika- und Psychopharmakaintoxikationen (s. hierzu aber auch *Therapie psychiatrischer Akutsituationen*);
Parkinson-Krankheit.
Relative Kontraindikationen: Vorsicht ist auch, trotz der geringen Nebenwirkungen auf Herz und Kreislauf, bei kardiovaskulären Erkrankungen
angebracht.

21 Melperon

Eunerpan (Nordmark)
oral: Drg.   – 25 mg (20, 50, 100 Drg.)
               Drg.   – 100 mg (20, 50 Drg.)
               Lsg.   – 5 mg = 1 ml (200 ml)
parenteral: Amp.   – 50 mg/2 ml (5 Amp.) **(nur i.m.)**

21.1 Chemie

F—⟨benzene⟩—$\overset{\text{O}}{\overset{\|}{\text{C}}}$—CH$_2$–CH$_2$–CH$_2$–N⟨piperidine⟩—CH$_3$

4'-Fluor-4-[4-methyl-1-piperidyl]-butyrophenon; Butyrophenonderivat.

21.2 Eigenschaften

Melperon ist ein niedrigpotentes Neuroleptikum, das vor allem sedierend und schlafanstoßend wirkt. Wegen der fehlenden anticholinergen Wirkung eignet es sich besonders für die Anwendung in der Geriatrie. Melperon blockiert vorwiegend α_1- und 5-HT$_2$-, deutlich weniger D$_2$-artige Rezeptoren. Die Eliminationshalbwertszeit nach oraler Einmalgabe beträgt 3–4 h, nach i.m.-Injektion und im Steady-state verdoppelt sie sich auf etwa 6–8 h.

21.3 Indikationen

Als sedierendes Neuroleptikum mit fehlenden anticholinergen Eigenschaften eignet sich Melperon besonders für die Behandlung von *psychomotorischen Erregungszuständen* sowie *Schlafstörungen* u. a. auch bei geriatrischen Patienten. Es gibt Hinweise, daß Melperon die Krampfschwelle nicht oder sogar günstig beeinflußt.

21.4 Dosierung

Einschleichend mit 50–100 mg beginnen, bis zu einer Erhaltungsdosis von 2mal 100 mg täglich, Dosissteigerung auf 300 bis zu maximal 600 mg täglich ist möglich. Zur Langzeitbehandlung in der Geriatrie sind 50–150 mg täglich meist ausreichend; zur Schlafinduktion 25–100 mg abends.

21.5 Nebenwirkungen

Wegen der fehlenden anticholinergen Wirkungen sind vegetative Nebenwirkungen seltener als bei den trizyklischen Neuroleptika. Extrapyramidale Nebenwirkungen sind selten; Spätdyskinesien sind unter Melperon zwar bisher nicht beschrieben, ein Risiko kann aber aufgrund der z. Z. vorliegenden Daten auch nicht ausgeschlossen werden. Routineuntersuchungen und -hinweise s. *Allgemeiner Teil*.

21.6 Kontraindikationen

Akute Alkohol-, Schlafmittel-, Analgetika- und Psychopharmakaintoxikationen.
Relative Kontraindikationen: Vorsicht bei Blutbildveränderungen, Leber- und Nierenschäden und kardialer Vorschädigung.

22 Pipamperon

Dipiperon (Janssen)
oral: Tbl.   – 40 mg (50, 100 Tbl.)
              Saft   – 4 mg = 1 ml (200 ml)

22.1 Chemie

4'-Fluor-4-[4-carbamoyl-4-(1-piperidyl)-1-piperidyl]-butyrophenon;
Butyrophenonderivat; Synonym: Floropipamid.

22.2 Eigenschaften

Pipamperon ist ein schwaches bis mittelstarkes Neuroleptikum, das vor allem sedierend und schlafanstoßend wirkt. Wegen der fehlenden anticholinergen Wirkung eignet es sich für die Anwendung in der Geriatrie. Pipamperon wirkt als Antagonist am $5\text{-}HT_2$-Rezeptor; D_2-artige, α_1- und H_1-Rezeptoren werden deutlich weniger antagonisiert. Pipamperon wird nach oraler Einnahme nur langsam resorbiert; die Eliminationshalbwertszeit beträgt etwa 3 h.

22.3 Indikationen

Als sedierendes Neuroleptikum mit fehlenden anticholinergen Eigenschaften eignet sich Pipamperon besonders für die Behandlung von *psychomotorischen Erregungszuständen* sowie *Schlafstörungen* u. a. auch bei geriatrischen Patienten.

22.4 Dosierung

Einschleichend mit 3mal 40 mg beginnen; die Erhaltungsdosis liegt um 360 mg täglich, jedoch werden auch höhere Dosen vertragen. In der Geriatrie sind häufig 3mal 20–40 mg ausreichend, doch kann auch hier langsam bis auf 360 mg gesteigert werden. Bei Schlafstörungen sind selten mehr als 80 mg nötig.

22.5 Nebenwirkungen

Es können unter Pipamperon alle im *Allgemeinen Teil* dargestellten vegetativen Nebenwirkungen auftreten, jedoch sind diese wegen der fehlenden anticholinergen Wirkungen der Substanz seltener als bei den trizyklischen Neuroleptika. Extrapyramidalmotorische Symptome sind gering ausgeprägt. Routineuntersuchungen und -hinweise s. *Allgemeiner Teil*.

22.6 Kontraindikationen

Akute Alkohol-, Schlafmittel-, Analgetika- und Psychopharmakaintoxikationen. *Relative Kontraindikationen:* Vorsicht bei Blutbildveränderungen, Leber- und Nierenschäden und kardialer Vorschädigung.

23 Trifluperidol

Triperidol (Janssen)
oral: Trpf.   – 1 mg = 20 Trpf. = 1 ml (30, 100 ml)

Die Vielzahl der im Handel befindlichen Neuroleptika macht das Butyrophenonderivat Triperidol – ein stark wirksames Neuroleptikum – für die psychiatrische Pharmakotherapie *entbehrlich*.

Dosierung: Einschleichender Beginn mit 0,5 mg, Erhaltungsdosis 1,5–3 mg, Maximaldosis 6–8 mg täglich oral.

Diphenylbutylpiperidine

24 Fluspirilen

Imap (Janssen)
Depotpräparat (nur i.m.)
parenteral: Amp.   – 2 mg/1 ml (1 Stechamp. zu 6 ml)
              Amp.   – 1,5 mg/0,75 ml (3, 6 Amp.)

24.1 Chemie

8-[4,4-Bis(4-fluorphenyl)-butyl]-1-phenyl-1,3,8-triazaspiro[4,5]decanon-(4); Diphenylbutylpiperidinderivat.

24.2 Eigenschaften

Fluspirilen hat eine chemische Strukturverwandtschaft mit den Butyrophenonen. Die Wirkung des Depotpräparates beruht nicht wie z. B. bei

Fluphenazin auf einer Esterbildung eines Decanoats, sondern auf einer mikronisierten galenischen Zubereitungsform von Fluspirilen. Die Substanz hat eine sehr lange Halbwertszeit von etwa einer Woche. In mehreren kontrollierten Untersuchungen konnte zwischen den Depotpräparaten Fluphenazin, Flupentixol und Fluspirilen in der Wirkungsqualität und dem Auftreten von Nebenwirkungen kein wesentlicher Unterschied gefunden werden.

24.3 Indikationen

Zur stationären und ambulanten Langzeitmedikation bei chronisch verlaufenden *schizophrenen Psychosen* ist Fluspirilen dann geeignet, wenn wöchentliche Injektionen empfehlenswert sind bzw. Patienten diese kurzen Injektionsintervalle auch tolerieren. Die Langzeitmedikation mit Fluspirilen erfolgt i. allg. erst nach Behandlung der akuten psychotischen Symptomatik mit einem oralen Neuroleptikum.

Fluspirilen wird in einer Dosis von 1,5 mg als "Wochentranquilizer" angeboten. Auch in niedrigerer Dosierung können aber alle den Neuroleptika eigenen Nebenwirkungen auftreten. Eine routinemäßige Anwendung ist daher *nicht* zu empfehlen (Ausnahme s. S. 337).

24.4 Dosierung

Stationär 3–12 mg i.m., ambulant 2–6 mg i.m. im Abstand von 7 Tagen. Die wöchentliche parenterale Fluspirilendosis soll der täglichen oralen Haloperidoldosis entsprechen.

24.5 Nebenwirkungen

Störend wirken sich die initiale Müdigkeit über 1–2 Tage, zumindest nach den ersten Injektionen, aus. Eine Akathisie tritt häufiger auf. Auf vegetative Nebenwirkungen muß besonders bei älteren Patienten geachtet werden. Routineuntersuchungen und -hinweise s. *Allgemeiner Teil.*

24.6 Kontraindikationen

Akute Alkohol-, Schlafmittel-, Analgetika- und Psychopharmakaintoxikationen; Parkinson-Krankheit.
Relative Kontraindikationen: Vorsicht bei Leber- und Nierenschäden, kardialer Vorschädigung und hirnorganischen Erkrankungen.

25 Pimozid

Antalon (Arzneimittelwerk Dresden)
oral: Tbl.   – 2 mg (50 Tbl.)

Orap (Janssen)
oral: Tbl.   – 1 mg (75 Tbl.)
               Tbl.   – 4 mg (20, 50 Tbl.) (**Orap forte**)

25.1 Chemie

1-{1-[4,4-Bis(4-fluorphenyl)-butyl]-4-piperidy l}-benzimidazolin-2-on;
Diphenylbutylpiperidinderivat.

25.2 Eigenschaften

Pimozid gehört, ebenso wie Fluspirilen, zu der Gruppe der Diphenyl-
butylpiperidinderivate, die den Butyrophenonen chemisch strukturver-
wandt sind. Pimozid wird fast vollständig resorbiert und hat eine Eliminationshalbwertszeit von ca. 55 h. Die Substanz kann daher in einer oralen Einzeldosis am Tage gegeben werden.

25.3 Indikationen

Pimozid ist zur Langzeitmedikation bei *chronisch-schizophrenen* Patienten dann geeignet, wenn die tägliche Einnahme der Medikation gewährleistet ist.

25.4 Dosierung

Einschleichender Beginn mit 2–4 mg, Erhaltungsdosis 2–8 mg, Höchstdosis für die routinemäßige Behandlung 16 mg täglich. Nur bei höherer
Dosierung zweimalige Gabe pro Tag.

Maximaldosen bis zu 100 mg täglich sind beschrieben; s. aber zur Problematik
dieser Dosishöhe S. 216.

25.5 Nebenwirkungen

Die Nebenwirkungen sind ähnlich häufig wie beim Haloperidol; auch
kommen extrapyramidalmotorische Symptome vor. Bei Behandlungsbeginn können innere Unruhe und Schlaflosigkeit auftreten. Routineuntersuchungen und -hinweise s. *Allgemeiner Teil.*

25.6 Kontraindikationen

Akute Alkohol-, Schlafmittel-, Analgetika- und Psychopharmakaintoxikationen; Parkinson-Krankheit.
Relative Kontraindikationen: Vorsicht bei Leber- und Nierenschäden,
kardialer Vorschädigung und schweren hirnorganischen Erkrankungen.

Benzamide

26 Sulpirid

Arminol (Krewel)
oral: Kps.   – 50 mg (20, 50 Kps.)
               Tbl.   – 200 mg (20, 50 Tbl.)
parenteral: Amp.   – 100 mg/2 ml (6 Amp.)

Dogmatil (Synthelabo)
oral: Kps.   – 50 mg (20, 50, 100 Kps.)
               Tbl.   – 200 mg (20, 50, 100 Tbl.) **(Dogmatil forte)**
               Saft   – 5 mg = 1 ml (200 ml)
parenteral: Amp.   – 100 mg/2 ml (6 Amp.)

Meresa (Dolorgiet)
oral: Kps.   – 50 mg (20, 50, 100 Kps.)
               Tbl.   – 200 mg (20, 50, 100 Tbl.) **(Meresa forte)**
parenteral: Amp.   – 100 mg/3 ml (6 Amp.)

Neogama (Hormosan)
oral: Kps. – 50 mg (20, 50, 100 Kps.)
       Tbl. – 200 mg (20, 50, 100 Tbl.) **(Neogama forte)**

26.1 Chemie

N-[(1-Ethyl-2-pyrrolidinyl)-methyl]-2-methoxybenzamid-5-sulfonamid;
Anisamidderivat; substituiertes Benzamid.

26.2 Eigenschaften

Sulpirid ist ein schwaches bis mittelstarkes Neuroleptikum. Sulpirid wirkt über die Blockade der D_2-artigen Rezeptoren; es wird mehr im mesolimbischen als im nigrostriatalen System angereichert. Möglicherweise sind aufgrund dieser von den übrigen Neuroleptika abweichenden Verteilung extrapyramidalmotorische Nebenwirkungen seltener. In tierexperimentellen Verhaltensstudien hat Sulpirid, ähnlich wie Clozapin, keine kataleptogene Wirkung.

Durch Sulpirid wird über eine Blockade von Dopamin-Rezeptoren im tuberoinfundibulären System die Prolaktinkonzentration relativ stark erhöht. In niedriger Dosierung scheint Sulpirid eine antidepressive Wirkung zu haben, weil dann wahrscheinlich die durch Blockade präsynaptischer DA-Rezeptoren verursachte gesteigerte Neurotransmitterfreisetzung die Antagonisierung postsynaptischer Rezeptoren funktionell überwiegt. Die schizophrene Positiv-Symptomatik wird wahrscheinlich erst ab einer Dosis von 300–600 mg beeinflußt. Sulpirid hat eine Eliminationshalbwertszeit von etwa 8 h. Pharmakologisch aktive Metaboliten werden nicht gebildet.

26.3 Indikationen

Eine gute Wirkung wird bei *wahnhaften Psychosen* beschrieben. Sulpirid kann auch bei Patienten mit *chronisch-schizophrenem Verlauf*, besonders bei Antriebsminderung, verordnet werden. Eine sedierende Wirkung tritt nicht ein. Bei depressiven Syndromen kann ein Versuch mit Sulpirid vorgenommen werden, wenn vorher ein Standardantidepressivum versagt hat. Sulpirid hat auch antivertiginöse und antiemetische Wirkungen; hierfür genügen relativ niedrige Dosen.

26.4 Dosierung

Bei schizophrenen Patienten einschleichend beginnen bis zu einer Erhaltungsdosis von 300–1000 mg; Maximaldosis 1600 mg täglich oral. Die letzte Medikation soll nicht nach 15 Uhr erfolgen. I.m.-Injektionen sind möglich; die Dogmatil-Injektionslösung kann auch i.v. verabreicht werden.

Zur antidepressiven Therapie ist eine Dosierung von 150–200 mg täglich zu empfehlen.

26.5 Nebenwirkungen

In niedriger Dosierung sind die Nebenwirkungen gering. Extrapyramidalmotorische Symptome können ab ca. 300 mg täglich auftreten, sind aber wenig stark ausgeprägt und selten. Kardiotoxische oder hepatotoxische Eigenschaften wurden bis jetzt nicht beobachtet. Bei höherer Dosierung treten vegetative Nebenwirkungen auf. Erregungszustände, Einschlafstörungen, Amenorrhö und Galaktorrhö kommen vor (unter Sulpirid kommt es im Vergleich zu anderen Neuroleptika zu hohen Prolaktinspiegeln); eine Änderung der Krampfschwelle bei Epilepsie ist möglich. Zu Risiken bei i.v.-Injektionen s. S. 204; Routineuntersuchungen und -hinweise s. *Allgemeiner Teil.*

26.6 Kontraindikationen

Akute Alkohol-, Schlafmittel-, Analgetika- und Psychopharmakaintoxikationen.
Relative Kontraindikationen: Vorsicht ist bei schweren Leber- und Nierenschäden, kardialen Vorschädigungen oder schweren hirnorganischen Erkrankungen geboten.

Benzisoxazole

---

27 Risperidon

Risperdal (Janssen/Organon)
oral: Tbl.   – 1 mg (20, 100 Tbl.)
            Tbl.   – 2 mg (20, 50, 100 Tbl.)
            Tbl.   – 3 mg (20, 50, 100 Tbl.)
            Tbl.   – 4 mg (20, 50, 100 Tbl.)

27.1 Chemie

3-{2-[4-(6-Fluoro-1,2-benzisoxazol-3-yl)-1-piperidinyl]ethyl}-6,7,8,9-tetra-
hydro-2-methyl-4H-pyrido(1,2-a)pyrimidin-4-on; Benzisoxazolderivat.

27.2 Eigenschaften

Risperidon ist ein neuentwickeltes Neuroleptikum aus der Reihe der Benzisoxazole. Die Substanz bindet mit hoher Affinität an 5-HT$_2$-, weniger
auch an D$_2$-artige Dopaminrezeptoren, α_1-adrenerge und H$_1$-Histaminre-
zeptoren. Die Affinität zu α_2-adrenergen Rezeptoren ist gering. Azetylcholinrezeptoren werden nicht beeinflußt. Der kombinierte Antagonismus an 5-HT$_2$- und D$_2$-artigen Rezeptoren mit einem deutlichen Überwiegen der Blockade von 5-HT$_2$-Rezeptoren wird als mögliches Wirkprinzip
einer neuen Gruppe von Neuroleptika, die auch Clozapin und Zotepin
umfaßt, diskutiert (s. S. 174).

Risperidon wird vollständig resorbiert, maximale Plasmaspiegel werden nach 1–2 h erreicht. Die Substanz wird teilweise zu dem ebenfalls
antipsychotisch wirksamen Metaboliten 9-Hydroxy-Risperidon metabolisiert. Die Eliminationshalbwertszeit von Risperidon beträgt ca. 3 h, die
des Metaboliten ca. 24 h. Die Plasmaeiweißbindung von Risperidon beträgt 88%, die von 9-Hydroxy-Risperidon 77%. Die Ausscheidung beider

Substanzen erfolgt überwiegend renal; bei älteren Patienten und bei Patienten mit Nierenfunktionsstörungen wurden höhere Plasmaspiegel und längere Eliminationshalbwertszeiten gemessen.

27.3 Indikationen

Chronische schizophrene Psychosen mit positiver und negativer Symptomatik. Risperidon wirkt auch bei akuter produktiver Symptomatik, allerdings muß berücksichtigt werden, daß bei einer empfohlenen Dosis von 6 mg keine sedierenden oder psychomotorisch dämpfenden Wirkungen beobachtet werden.

Nach nordamerikanischen Vergleichsstudien zeigt Risperidon in einer Dosis von 6 mg im Vergleich zu niedrigeren und höheren Dosen die beste Wirkung (Marder u. Meibach 1994, Chouinard et al. 1994). Eingeschlossen wurden Patienten mit chronischer Schizophrenie mit überwiegender Negativ-Symptomatik. Haloperidol wurde allerdings nur in einer hohen Dosis von 20 mg gegeben; damit fehlt der notwendige Vergleich mit niedrigeren Dosen. Dennoch legen diese Studienergebnisse nahe, daß die extrapyramidalmotorischen Nebenwirkungen unter Risperidon im Vergleich zu Haloperidol bei vermutlich gleicher therapeutischer Wirkung geringer sind (s. auch Peuskens 1995). Untersuchungen über die Wirkung von Risperidon bei akuten schizophrenen Psychosen gegen Haloperidol oder Perphenazin zeigen vergleichbare antipsychotische Effekte. Es fehlen auch aussagekräftige Studien gegen Neuroleptika mit geringen extrapyramidalmotorischen Symptomen, etwa Clozapin und Sulpirid. Für die therapieresistente Schizophrenie liegen noch keine Ergebnisse mit Risperidon vor.

27.4 Dosierung

Die wirksamen Dosierungen liegen bei chronischen Schizophrenien zwischen 4 und 12 mg, optimal wahrscheinlich bei 6 mg täglich, verteilt auf 2 Einzelgaben. Bei akuter Schizophrenie muß die Dosis erhöht werden. Es wird die einschleichende Aufdosierung über 3 Tage empfohlen (s. unten). Bei älteren Patienten sowie Patienten mit Nieren- oder Leberfunktionsstörungen soll eine Tageshöchstdosis von 4 mg nicht überschritten werden.

27.5 Nebenwirkungen

Extrapyramidalmotorische Nebenwirkungen treten dosisabhängig auf. In der für Risperidon bisher angegebenen Optimaldosis von 6 mg täglich sind sie geringer als unter Haloperidol (10–20 mg/Tag). Das Risiko für Spätdyskinesien kann derzeit nicht abgeschätzt werden.

Durch die starken α_1-adrenolytischen Eigenschaften von Risperidon kann es, insbesondere zu Beginn der Behandlung und bei höheren Dosierungen, zur orthostatischen Hypotonie kommen. Daher sind besonders bei älteren Patienten und Patienten mit kardiovaskulären Erkrankungen der Behandlungsbeginn mit niedrigen Dosierungen und die vorsichtige Dosissteigerung erforderlich. Eine Wirkungsverstärkung von Antihypertensiva (insbesondere α_1-Blocker) ist möglich. Andere vegetative Nebenwirkungen sind wegen der fehlenden anticholinergen Eigenschaften von Risperidon nicht zu erwarten.

Gleichzeitige Einnahme von Risperidon und Phenothiazinen, SSRI, TZA und verschiedenen β-Blockern kann zu erhöhten Risperidon-Plasmaspiegeln führen; durch einen verminderten Metabolismus von Risperidon sinken jedoch gleichzeitig die Konzentrationen des länger wirksamen aktiven Metaboliten ab.

Routineuntersuchungen und -hinweise s. *Allgemeiner Teil*.

· 27.6 Kontraindikationen

Akute Alkohol-, Schlafmittel-, Analgetika- und Psychopharmakaintoxikationen.

Relative Kontraindikationen: Vorsicht bei Leber- und Nierenschäden, kardialer Vorschädigung und hirnorganischen Erkrankungen. Besondere Vorsicht auch bei Vorliegen eines M. Parkinson, einer Epilepsie (obwohl Risperidon die Krampfschwelle nicht ungünstig beeinflussen soll) oder eines prolaktinabhängigen Tumors.

Rauwolfia-Alkaloide

Rauwolfia-Alkaloide und andere Indolderivate spielen heute in der psychiatrischen Pharmakotherapie keine Rolle mehr. *Reserpin* war früher neben Chlorpromazin ein sehr häufig verordnetes Antipsychotikum. Es hat aber in höherer Dosierung starke Nebenwirkungen und sollte in der psychiatrischen Pharmakotherapie nicht mehr verordnet werden. Als Antihypertonikum wird Reserpin in niedriger Dosierung in der inneren Medizin verwendet. In der psychiatrischen Pharmakotherapie wurden früher Dosen von 2–6 mg täglich oral verabreicht.

IV Tranquilizer

Allgemeiner Teil

1 Definition und Einteilung

Unter dem Begriff Tranquilizer werden sehr verschiedene Substanzgruppen mit angstlösender und sedierender Wirkkomponente zusammengefaßt. Die meisten Tranquilizer haben auch eine schlafinduzierende Wirkung. Zusätzlich gehören zum breiten pharmakologischen Wirkungsspektrum, besonders bei den Benzodiazepinen, muskelrelaxierende und antikonvulsive Eigenschaften. Als Synonyme werden Begriffe wie *Psychosedativa*, *Ataraktika* und *Anxiolytika* gebraucht (zum Begriff Minor-Tranquilizer s. S. 337).

Das erste Pharmakon, das als moderner Tranquilizer bezeichnet wurde, war das 1946 entwickelte Carbaminsäurederivat *Meprobamat*. Auf der Suche nach möglichst langfristig wirkenden Muskelrelaxanzien war das Meprobamat aus dem Mephenesin entwickelt worden. Erst Jahre später ging man dazu über, die angstlösende und sedative Wirkung des Meprobamats auszunutzen und sprach dann von einer "Tranquilizerwirkung". Meprobamat ist heute wegen seines hohen Abhängigkeitspotentials in der psychiatrischen Pharmakotherapie *obsolet*. Auch die *Barbiturate*, die bereits Anfang des 20. Jahrhunderts als Schlafmittel therapeutisch Verwendung fanden, haben eine anxiolytische Wirkung; allerdings ist – anders als bei den Benzodiazepinen – der Dosisbereich bis zum Auftreten einer Sedation und Schlafinduktion sehr klein. Ein wichtiger Schritt für die Entwicklung der Tranquilizer war 1960 die Einführung des *Chlordiazepoxids*, des ersten Vertreters der Benzodiazepinderivate. 1963 folgte *Diazepam*; heute gibt es mit 12 Substanzen eine große Zahl von Benzodiazepinderivaten, die mit Abstand die wichtigste und am weitesten verbreitete Gruppe der Tranquilizer darstellt.

Die Benzodiazepine lassen sich entsprechend ihrer chemischen Struktur grob in 5 Untergruppen einteilen (Abb. 12).

Bei den 1,4-Benzodiazepinen handelt es sich um einen bizyklischen Kern aus einem meist halogen- oder nitrosubstituierten Benzolkern und

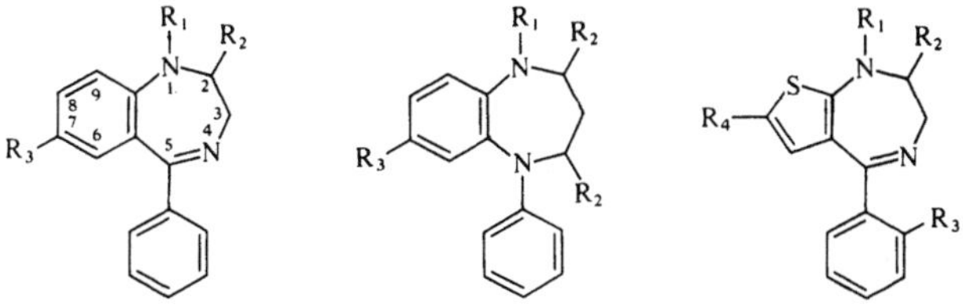

1.4−Benzodiazepin
z.B. Diazepam: −R$_1$: −CH$_3$
          −R$_2$: =O
          −R$_3$: −Cl

1.5−Benzodiazepin
Clobazam: −R$_1$: −CH$_3$
        −R$_2$: =O
        −R$_3$: −Cl

1.4−Thienodiazepin
Clotiazepam: −R$_1$: −CH$_3$
         −R$_2$: =O
         −R$_3$: −Cl
         −R$_4$: −CH$_2$CH$_3$

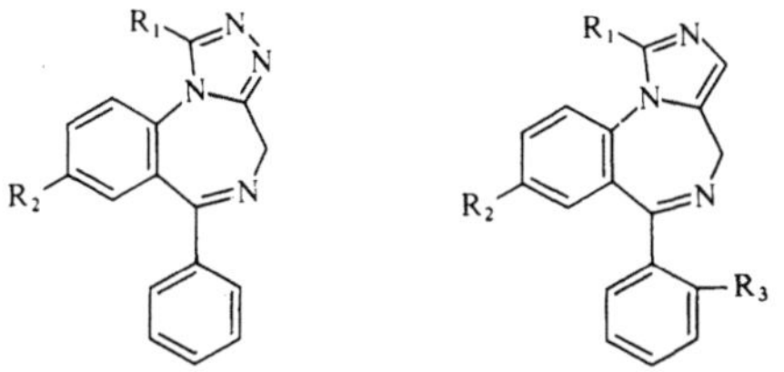

1.4−Triazolobenzodiazepin
z.B. Alprazolam: −R$_1$: −CH$_3$
           −R$_2$: −Cl

1.4−Imidazolobenzodiazepin
z.B. Midazolam: −R$_1$: −CH$_3$
          −R$_2$: −Cl
          −R$_3$: −F

Abb. 12. Chemische Struktur von Benzodiazepinen. Für Midazolam ist in der Bundesrepublik lediglich eine Indikation in der Anästhesie zur Prämedikation festgelegt.

einem 7gliedrigen Heterozyklus mit 2 Stickstoffatomen in 1,4-Stellung sowie einem Phenylrest in 5-Stellung.

Eine Verschiebung eines Stickstoffatoms nach Position 5 – wie bei dem 1,5-Benzodiazepin Clobazam – oder ein Austausch des Benzolrings durch einen Thiophenring – wie bei dem Thienodiazepin Clotiazepam – verändern das Wirkungsprofil nicht. Weiterentwicklungen stellen Triazolo- und Imidazolobenzodiazepine dar, wobei jeweils über Position 1 und 2 ein Triazol- oder Imidazolring in das Molekül eingefügt werden (Abb. 12).

Obwohl das Benzodiazepin *Clonazepam* auch eine anxiolytische und sedativ-hypnotische Wirkung hat, ist es in Deutschland nur für neurologische Indikationen ausgewiesen.

Neuentwicklungen sind *Zopiclon* aus der Reihe der *Zyklopyrrolone* und *Zolpidem* aus der Reihe der Imidazopyridine. Obwohl beide Substanzen keine Benzodiazepine sind, binden sie auch am GABA$_A$-Rezeptorkomplex. Sie werden nur als Hypnotika eingesetzt.

Neben den Benzodiazepinen finden noch folgende Substanzgruppen als Tranquilizer Verwendung:

- Azapirone,
- Diphenylmethanderivate,
- β-Rezeptorenblocker,
- Antidepressiva,
- Neuroleptika,
- pflanzliche Präparate.

Aus der Gruppe der *Azapirone* ist derzeit nur *Buspiron* mit einem von den Benzodiazepinen deutlich unterschiedenen Wirkmechanismus und Wirkprofil im Handel.

Aus der *Diphenylmethanreihe* wird das *Hydroxyzin* nur in einer Kurzfassung dargestellt, weil die Bedeutung für die psychiatrische Pharmakotherapie noch offen ist.

β-Rezeptorenblocker können bei vorwiegend körperlicher Angstsymptomatik und situationsabhängiger Angst, z. B. Prüfungsangst, eingesetzt werden. In der psychiatrischen Pharmakotherapie finden v. a. lipophile Substanzen mit einer kurzen Eliminationshalbwertszeit wie *Oxprenolol* (Trasicor) und *Propranolol* (z. B. Dociton) Verwendung. Von einer speziellen Beschreibung der Eigenschaften der β-Rezeptorenblocker wird in diesem Grundriß abgesehen, sie findet sich in der internistischen Literatur.

Für viele *Antidepressiva* sind Angststörungen eine wichtige Indikation (s. S. 38 bzw. 40). Antidepressiva, die mit hoher Affinität Histaminrezeptoren blockieren (z. B. Doxepin, Amitriptylin, Trimipramin, Mianserin, Maprotilin), wirken außerdem sedierend und schlafinduzierend.

Im Kapitel Antidepressiva wird auch der trizyklische Tranquilizer Opipramol besprochen. *Opipramol* nimmt in strukturchemischer Hinsicht eine Mittelstellung zwischen den Antidepressiva und den Neuroleptika ein. Die Ringstruktur des Opipramols gleicht der der TZA; die Seitenkette mit dem endständigen Piperazinylring ist ein strukturchemisches Charakteristikum vieler Neuroleptika. Sie ist jedoch auch Strukturelement des Tranquilizers Hydroxyzin, einer Substanz, die ausgeprägte antihistaminische, daneben auch anticholinerge und α-adrenolytische Eigenschaften aufweist. Opipramol wird nur kurzgefaßt im Text erwähnt, weil es im Vergleich zu den Benzodiazepinen als Tranquilizer nur eine untergeordnete Bedeutung hat.

Neuroleptika können als Tranquilizer nicht generell empfohlen werden. Zum beschränkten Anwendungsbereich von Neuroleptika in der Tranquilizerindikation s. S. 192.

Für das *Carbaminsäurederivat Meprobamat* wurde vom BfArM eine Negativmonographie erstellt. Seine Anwendung in der psychiatrischen Pharmakotherapie ist obsolet. Auch *Barbiturate*, die in niedriger Dosierung über einen engen Dosisbereich angstlösend und beruhigend wirken, sollten in der psychiatrischen Pharmakotherapie nicht mehr eingesetzt werden. Die Zulassung von Barbituraten für psychiatrische Indikationen wurde zudem vom BfArM widerrufen. Diese Substanzgruppe wird im Kapitel *Hypnotika* besprochen.

Natürliche oder synthetisch gewonnene *pflanzliche Präparate* wie Baldrian, Hopfen oder Kavain können durchaus eine sedative oder anxiolytische Wirkung haben. Die bisherigen Untersuchungen zur Wirksamkeit reichen aber für eine Empfehlung zur klinischen Standardanwendung nicht aus.

Breite Indikationsbereiche für Tranquilizer außerhalb der Psychiatrie haben zur *Kritik* an den Psychopharmaka geführt. Es ist sicher richtig, daß v. a. von Tranquilizern ein zu umfangreicher Gebrauch gemacht wird. Doch ist es wenig sinnvoll, gegen den Gebrauch von Tranquilizern prinzipiell zu polemisieren. Das Ziel muß es sein, die Indikationsbereiche möglichst eindeutig zu beschreiben, bei denen die Anwendung von Tranquilizern von Nutzen ist. Wenn es in der täglichen Praxis bedauerlicherweise häufig zur Gewohnheit geworden ist, bei jeglicher Befindlichkeitsstörung, Zuständen von Unlust, Verstimmungen oder "psychischen Störungen" sofort Tranquilizer zu verordnen, dann dürfen deshalb Tranquilizer nicht dafür herhalten, daß Diagnosen oft gar nicht mehr gestellt werden. Tranquilizer ersetzen auch in keinem Fall die Psychotherapie. Voraussetzung für eine Verordnung von Tranquilizern muß die fortlaufende ärztliche Überwachung sein (v. a. hinsichtlich der Entwicklung von Abhängigkeiten). Die wichtigste Frage bei der Verordnung von Tranquilizern lautet, wie vorgegangen werden muß, um die nicht zu bestreitenden therapeutischen Wirkungen von Tranquilizern für den Patienten so gut wie nur irgend möglich nutzbar zu machen.

Tranquilizer werden oft als "Notbehelf" oder als "Hilfsmittel" abgetan. Weder die Überbewertung der Wirkungsmöglichkeiten von Tranquilizern noch eine geringschätzige Abwertung sind eine gute Basis für den therapeutischen Einsatz dieser Medikamente. Der oft von psychotherapeutischer Seite vorgebrachte Einwand, durch Tranquilizergaben werde der Zugang zu einer Psychotherapie in Frage gestellt, ist bisher durch Untersuchungen nicht belegt worden.

2 Neurobiologische Grundlagen

2.1 Pharmakologische Tiermodelle

In vielen Tiermodellen, in denen die anxiolytische Wirkung von Tranquilizern gemessen werden kann, wird im wesentlichen der Einfluß auf sog. Konflikttests überprüft.

Im *Geller-Seifter-Test* werden hungrige Tiere daraufhin konditioniert, sich durch mehrmaliges Drücken eines Hebels Futter zu verschaffen. Während bestimmter Konfliktperioden, die durch Aufleuchten eines Lichtsignals angekündigt werden, wird das Tier zwar für einen einzelnen Hebeldruck mit Nahrung belohnt, gleichzeitig jedoch auch mit einem elektrischen Schock bestraft. Daher tritt bei dem Versuchstier während der Lichtperioden eine Verhaltenshemmung ein, so daß der Hebel kaum noch betätigt wird. Benzodiazepine und andere Tranquilizer erhöhen charakteristischerweise die Anzahl der Hebeldrücke während der Konfliktperioden (Pellow u. File 1984). Beim *Trinktest* nach Vogel wird durstigen Ratten beim Trinken aus einem Röhrchen jedesmal ein Elektroschock versetzt; auch hier steigern Benzodiazepine die Anzahl der tolerierten Schocks auf das 10- bis 15fache (Skolnick u. Paul 1982).

Benzodiazepine und andere Tranquilizer können die durch gleichzeitige Bestrafung eines konditionierten Verhaltens verursachte Hemmung wieder aufheben. Zwischen der klinischen Wirksamkeit anxiolytischer Substanzen und ihrem Einfluß auf konfliktgehemmtes Tierverhalten läßt sich eine gute Korrelation finden. In einigen bestimmten Konflikttests wurde über Toleranzphänomene bei den Benzodiazepinwirkungen auf das Tierverhalten berichtet (File 1984).

Benzodiazepine können auch *nichtkonditioniertes Verhalten* ändern. Setzt man Mäuse in einen teilweise beleuchteten Behälter mit 2 Kammern und mißt anschließend, wie oft die Tiere vom Hellen ins Dunkle wechseln, so zeigt sich, daß nach Gabe von Benzodiazepinen vermehrt ein exploratives Verhalten ohne Zunahme der zufälligen motorischen Aktivität auftritt (Pellow u. File 1984). Auch hier kann eine Korrelation zur klinischen Wirksamkeit nachgewiesen werden.

Benzodiazepine können die Wirkung einer Vielzahl von *Krampfgiften*, z. B. Pentetrazol, antagonisieren. Da wiederum eine gute Korrelation zwischen der Fähigkeit verschiedener Benzodiazepine, pentetrazolinduzierte Krämpfe zu verhindern, und ihrer klinischen Wirksamkeit als Tranquilizer existiert, wird dieses Tiermodell häufig als Screening benutzt, um Versuchspräparate auf ihre anxiolytische Aktivität hin zu testen (Skolnick u. Paul 1982). Darüber hinaus haben Tranquilizer auch eine *muskelrelaxierende* Wirkung. Früher wurde vermutet, daß die muskel-relaxierende Wirkung für die Tranquilizerwirkung spezifisch ist, wie es ähnlich für die kataleptische Wirkung bei Neuroleptika und die anticholinerge Wirkung bei Antidepressiva angenommen wurde. Für die Benzodiazepine mag dieser Sachver-halt zutreffen, da sie alle – besonders in höherer Dosierung – den Skelettmuskel-tonus herabsetzen können (s. aber auch S. 289: partielle Agonisten). Erfahrungen mit dem neuen Anxiolytikum Buspiron, das nicht muskelrelaxierend wirkt, zeigen jedoch, daß die Hypothese eines notwendigen Zusammenhangs zwischen neuro-logisch-somatischen und psychischen Wirkungen bei psychotropen Substanzen wohl für keine Gruppe der modernen Psychopharmaka mehr aufrechtzuerhalten ist.

Die *antiaggressive* Wirkung der *Tranquilizer* zeigt sich darin, daß das durch Ängstlichkeit bedingte Kampfverhalten von Versuchstieren durch diese Substan-zen gedämpft wird, ohne daß die Tiere gleichzeitig sediert würden.

Tranquilizer haben nicht die spezifische Wirkung auf *bedingte Fluchtreflexe* von Versuchstieren, die für Neuroleptika charakteristisch ist.

Die trizyklische Verbindung *Opipramol*, der gleichzeitig eine antidepressive Wirkung zugeschrieben wird, nimmt pharmakologisch eine Mittelstellung zwi-schen Tranquilizern und Antidepressiva ein.

Der 5-HT$_{1A}$-Agonist Buspiron zeigt in pharmakologischen Tests ein gemischtes anxiolytisch-antidepressives Wirkprofil. Als für die Prüfung der Funktion von 5-HT$_{1A}$-Rezeptoren spezifische Tiermodelle gelten das *Serotonin-Syndrom*, das *Circling* sowie der *8-OH-DPAT-Drug-discrimination-Test* (De Vry et al. 1989). Auch in verhaltensorientierten Modellen unterscheiden sich 5-HT$_{1A}$-Agonisten von Benzodiazepinen (De Vry et al. 1991).

2.2 Biochemie

2.2.1 Synthese und Abbau des Neurotransmitters GABA

Der Angriffspunkt der Benzodiazepine sind spezifische *Benzodiazepinrezeptoren* (Möhler u. Okada 1977, Squires u. Braestrup 1977) an GABAergen Synapsen. GABA, eine neutrale Aminosäure, ist der wichtigste inhibitorische Neurotrans-mitter im ZNS; bis zu 30% aller Synapsen im Gehirn sind GABAerg.

GABA entsteht durch Decarboxylierung mit Hilfe des Enzyms Glutaminsäure-decarboxylase aus Glutaminsäure (Abb. 13). Diese wiederum wird durch Transami-nierung aus der α-Ketoglutarsäure, einem Intermediärprodukt des Zitronensäurezy-klus, gebildet. Nach der Ausschüttung von GABA aus Speichervesikeln in den Nerve-nendigungen in den synaptischen Spalt und der Interaktion mit spezifischen GABA-Rezeptoren auf der postsynaptischen Membran wird der Transmitter über einen natriumabhängigen Mechanismus wieder in die präsynaptischen Nervenendigungen oder in benachbarte Gliazellen aufgenommen und dort durch die GABA-Trans-aminase zu Bernsteinsäuresemialdehyd metabolisiert. Dabei fungiert α-Ketoglutar-

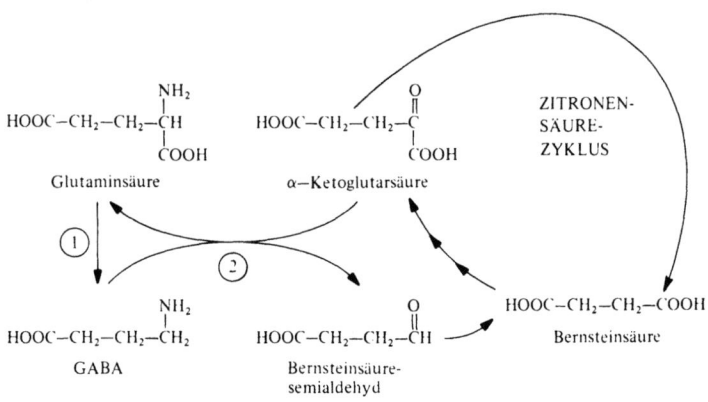

① Glutaminsäuredekarboxylase
② GABA-Transaminase

Abb. 13. GABA-Stoffwechsel (vereinfachtes Schema). Erklärung s. Text.

säure als Akzeptor der Aminogruppe, wodurch diese in den unmittelbaren Vorläufer der GABA, nämlich Glutaminsäure, umgewandelt wird. Beim Abbau der GABA entsteht also gleichzeitig deren direkter Vorläufer. Über den Zitronensäurezyklus sind GABA-Synthese und Abbau eng mit dem Glukosestoffwechsel verknüpft.

2.3 Molekularpharmakologie

2.3.1 GABA$_A$-Rezeptorkomplex

GABA-Rezeptoren können nach pharmakologischen, neurochemischen und elektrophysiologischen Kriterien in 2 Subtypen unterteilt werden (Bowery et al. 1984) (siehe Tabelle 8):
Benzodiazepine und auch Barbiturate steigern das Bindungsvermögen der GABA an die A-Rezeptoren und verstärken dadurch die GABA-Wirkung auf die Leitfähigkeit des Chloridionenkanals, wodurch es über einen Einstrom von Chloridionen zu einer Hyperpolarisation und dadurch zu einer Mindererregbarkeit der Nervenzelle kommt. GABA$_B$-Rezeptoren werden von diesen beiden Substanzgruppen nicht beeinflußt.
Durch GABA kann eine präsynaptische (vermittelt über Interneuronen wie z. B. Renshaw-Zellen) und eine postsynaptische Hemmung herbeigeführt werden. Bei der präsynaptischen Hemmung wird die Transmitterfreisetzung an exzitatori-

Tabelle 8. Subtypen der GABA-Rezeptoren

	GABA$_A$-Rezeptor	GABA$_B$-Rezeptor
Agonisten	Muscimol	Baclofen
Antagonisten	Bicucullin	δ-Aminovaleriansäure
Rezeptor-gekoppelte Mechanismen	ionenkanalgekoppelt, Zunahme der Membran-leitfähigkeit für Chloridionen	G-Protein-gekoppelt, Abnahme der Membran-leitfähigkeit für Kalziumionen; Aktivierung eines Kaliumkanals, Hemmung der Adenylylzyklase

schen Synapsen vermindert; bei der postsynaptischen Hemmung nimmt die Erregbarkeit des gehemmten Zielneurons auf exzitatorische Impulse ab (Haefely 1983).

Benzodiazepine verstärken die hemmende Funktion GABAerger Neuronen, indem sie mit *spezifischen Benzodiazepinrezeptoren* im ZNS interagieren (Richards u. Möhler 1984). Für die verschiedenen Benzodiazepine besteht eine gute Korrelation zwischen der in vitro gemessenen Affinität zum Rezeptor und der pharmakologischen Aktivität in vivo. Daher ist anzunehmen, daß es sich bei diesen Bindungsstellen um physiologisch relevante Rezeptoren handelt. Barbiturate, Ethanol, Antiepileptika und GABA-Agonisten zeigen keine nennenswerte Affinität für die Benzodiazepinbindungsstellen. Die Verteilung von Benzodiazepinrezeptoren im ZNS ist ungleichmäßig; die höchsten Rezeptordichten finden sich im Großhirnkortex, im limbischen System sowie im Zerebellum; nur relativ wenige Benzodiazepinbindungsstellen weisen Rückenmark, Pons und Medulla oblongata auf.

Durch molekularbiologische Methoden wie Klonierung und Sequenzierung der DNS konnte in den letzten Jahren das Wissen über den supramolekularen GABA$_A$-Benzodiazepinrezeptorkomplex entscheidend erweitert werden. Man nimmt an, daß er ein aus 5 Proteinketten zusammengesetztes Heteropentamer ist, dessen Untereinheiten 5 verschiedenen Klassen von Proteinketten (α, β, γ, δ, ρ) (Lüddens et al. 1991) zugehören (Abb. 14). Zur Zeit sind für mindestens 3 dieser Klassen mehrere Subtypen bekannt, nämlich $α_{1-6}$, $β_{1-3}$ und $γ_{1-3}$. Zwischen den einzelnen Klassen der Proteinketten ist die Aminosäurensequenz zu 20–30% identisch, für die Subtypen einer Klasse beträgt die Sequenzhomologie ca. 70%.

Die physikochemischen und pharmakologischen Eigenschaften des GABA$_A$-Rezeptorkomplexes werden durch die Art der Zusammensetzung aus verschiedenen Untereinheiten bestimmt (Verdoorn et al. 1990). Offenbar ist der GABA$_A$-Rezeptorkomplex in der Regel aus zwei α-, einer γ- und zwei β-Ketten zusammengesetzt (evtl. auch aus einer α-, zwei β- und zwei γ-Ketten), wobei die transmembranären Segmente der Proteinhelices zusammen den Chloridionenkanal bilden. Die Benzodiazepinbindungsstelle ist auf einer α-Untereinheit lokalisiert, während sich der GABA-Rezeptor möglicherweise auf einer β-Kette befindet. Für die Interaktion von Benzodiazepinen mit ihren Bindungsstellen und die dadurch hervorgerufene allosterische Modulation des GABA$_A$-Rezeptorkomplexes ist zusätzlich eine γ-Untereinheit von grundlegender Bedeutung (Pritchett et al. 1989, Bureau u. Olsen 1993). Die Lage der Bindungsstellen für die Barbiturate, Neurosteroide und Picrotoxin auf den verschiedenen Ketten des GABA$_A$-Rezeptorkomplexes ist noch nicht eindeutig geklärt. Für die Kopplung zwischen dem GABA-Rezeptor, der Benzodiazepinbindungsstelle und dem Ionenkanal ist offenbar besonders die α-Kette von Bedeutung.

2.3.2 Benzodiazepin-Bindungsstellen und -Liganden

Die verschiedenen α-Untereinheiten bedingen für bestimmte Liganden unterschiedliche Bindungsaffinitäten für den GABA$_A$-Rezeptorkomplex. Während die Affinität von Diazepam für die α$_1$-, α$_2$-, α$_3$- und α$_5$-Ketten etwa gleich ist, bindet z. B. das Imidazopyridin Zolpidem mit hoher Affinität an α$_1$-, deutlich geringer auch an α$_2$- und α$_3$-Ketten, jedoch kaum an die α$_5$-Untereinheit. Für die α$_6$-Untereinheit zeigen Benzodiazepinagonisten im Gegensatz zu dem partiellen inversen Agonisten Ro 15–4513 (s. S. 289 f.) keine Affinität, und die α$_4$-Kette enthält nach in-vitro-Befunden offenbar keine Bindungsstelle für Benzodiazepinliganden. Durch Austausch einer einzigen Aminosäure auf der α$_1$-Kette kann das Bindungsverhalten von Benzodiazepinagonisten grundlegend verändert werden (Kleingoor et al. 1993). Neben der γ-Kette kommt – abhängig von der jeweiligen α-Untereinheit – offenbar auch der β-Kette eine funktionelle Bedeutung für die Wirkeigenschaften eines Benzodiazepin-Liganden zu (Lüddens et al. 1994). Mittlerweile sind rezeptoraktive Substanzen wie das antikonvulsiv wirksame *Loreclezol* bekannt, die lediglich an der β$_2$- oder der β$_3$-Untereinheit angreifen und mit keiner der bisher bekannten Bindungsstellen am GABA$_A$-Rezeptorkomplex interagieren (Wafford et al. 1994).

Die verschiedenen α-Untereinheiten zeigen eine regionalspezifische Verteilung im ZNS. GABA$_A$-Rezeptorkomplexe mit α$_1$-Untereinheiten werden z. B. im Zerebellum, im Kortex und im Hippokampus gefunden, α$_2$-Untereinheiten hingegen kommen auf Motoneuronen und ebenso wie α$_3$- und α$_5$-Ketten im Hippokampus vor, und die α$_6$-Variante ist ausschließlich auf Körnerzellen im Zerebellum lokalisiert (Lüddens et al. 1990). Die α$_1$-Untereinheit wird bei über 50% aller GABA$_A$-Rezeptorkomplexe im Gehirn gefunden.

Zwar ist noch nicht geklärt, inwieweit bestimmte Wirkungen von Benzodiazepinliganden distinkten Subtypen von α-Untereinheiten in GABA$_A$-Rezeptorkomplexen zugeordnet werden können; es ist aber denkbar, für bestimmte α-Untereinheiten spezifische Benzodiazepinliganden selektive Effekte ohne störende Nebenwirkungen entfalten.

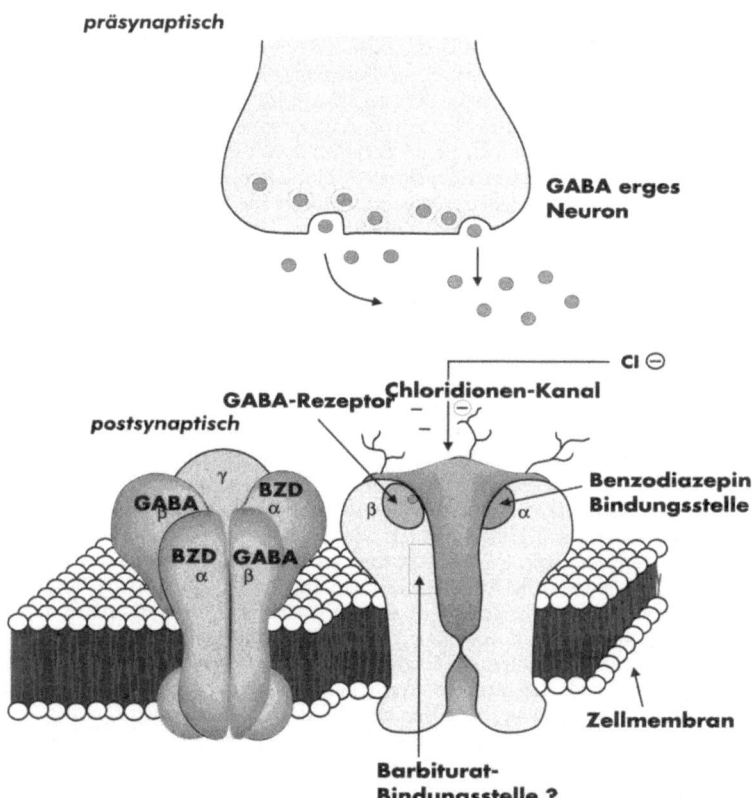

Abb. 14. Hypothetisches Strukturmodell des GABA$_A$-/Benzodiazepinrezeptor/Chloridionenkanal-Komplexes. Der GABA$_A$-abhängige Chloridionenkanal besteht aus einem $2\alpha2\beta\gamma$-Heteropentamer. Die Benzodiazepinbindungsstelle liegt auf der α-Untereinheit, der GABA-Rezeptor und evtl. die Barbituratbindungsstelle befinden sich auf der β-Kette. Durch die Bindung von GABA an ihren Rezeptor öffnet sich der Ionenkanal; durch Einstrom von Chloridionen wird das Zellinnere hyperpolarisiert. Durch Interaktion von Benzodiazepinagonisten mit deren Bindungsstellen nimmt die Öffnungshäufigkeit des Chloridionenkanals bei gleichbleibender GABA-Konzentration zu, während Barbiturate die Öffnungsdauer verlängern.

Benzodiazepintranquilizer verursachen als Agonisten an Benzodiazepinrezeptoren eine positive allosterische Modulation und führen zu einer Verstärkung der GABA-Wirkung, während *inverse Benzodiazepinagonisten*, wie z. B. das β-*CCMA* (β-Carbolincarboxylmethylamid), als negative allosterische Modulatoren die Kopplungsfunktion des Benzodiazepinrezeptors verschlechtern. Eine dritte Klasse von Benzodiazepinliganden, die *Benzodiazepinantagonisten*, wie z. B. *Flumazenil*, entfalten am Rezeptor keine Eigenaktivität, blockieren aber durch kompetitive Interaktion am dem Benzodiazepinrezeptor sowohl die Wirkung von Agonisten als auch die Effekte von inversen Agonisten.

Zwischen vollen Benzodiazepinagonisten mit einer intrinsischen Aktivität von +1, Benzodiazepinantagonisten mit einer intrinsischen Aktivität von 0 und vollen inversen Benzodiazepinagonisten mit einer intrinsischen Aktivität von –1 gibt es fließende Übergänge. So hat z. B. der *partielle* Agonist *Bretazenil* (Ro 16–6028) eine intrinsische Aktivität von +0,4, während die des partiellen inversen Agonisten Ro 15–4513 bei –0,2 liegt. Benzodiazepinantagonisten wie *Flumazenil* (Anexate) heben die klinischen Wirkungen von Benzodiazepin-agonisten auf und können klinisch bei Benzodiazepinintoxikationen oder zur Beendigung einer Benzodiazepinanästhesie angewandt werden. Von partiellen Benzodiazepinagonisten erhofft man sich ein differentielles Wirkspektrum im Sinne selektiver Wirkungen. Der partielle Agonismus bestimmter Liganden ist nicht durch eine spezifische Interaktion mit bestimmten α-Untereinheiten oder GABA$_A$-Rezeptorkomplexsubtypen erklärbar; Benzodiazepin-Liganden können an distinkten Rezeptorsubtypen sowohl eine präfererentielle Affinität als auch eine partiell-agonistische Wirkung zeigen (Puia et al. 1992, Knoflach et al. 1993, Wafford et al. 1993). Da es unter Benzodiazepinagonisten dosisabhängig zu vorübergehenden Störungen der Aufmerksamkeit, der Konzentrationsfähigkeit und der Gedächtnisleistungen kommen kann, wird vermutet, daß partielle *inverse* Benzodiazepinagonisten bei kognitiven Störungen im Rahmen von Demenzen eine positive Wirkung haben könnten.

Durch Aktivierung des GABA-Rezeptors tritt eine Konformationsänderung ein, wodurch der Chloridionenkanal geöffnet wird. Binden nun Benzodiazepinagonisten an ihren Rezeptor, wird die Kopplung zwischen dem GABA-Rezeptor und dem Chloridionenkanal verbessert und die GABA-Wirkung verstärkt, so daß die Öffnungshäufigkeit einzelner Chloridionenkanäle bei gleichbleibender GABA-Konzentration zunimmt, da sich die apparente Affinität des GABA-Rezeptors für den Neurotransmitter erhöht. Auch *Barbiturate* verstärken die durch GABA vermittelte neuronale Hemmwirkung. Zum einen erhöhen sie die Bindung von GABA und Benzodiazepinen an ihre jeweiligen Rezeptoren, zum anderen verlängern sie die Öffnungsdauer der einzelnen Chloridionenkanäle. Toxische Wirkungen der Barbiturate können dadurch erklärt werden, daß sie dosisabhängig zu einer von GABA unabhängigen Zunahme der Chloridionenleitfähigkeit führen, während die viel weniger toxischen Benzodiazepine die Kopplung zwischen GABA-Rezeptor und Chloridionenkanal nur bis zu einem bestimmten Grenzwert steigern können.

Benzodiazepinagonisten sind dann am wirksamsten, wenn die GABA-Konzentration im synaptischen Spalt weniger als halbmaximale Wirkungen hervorruft.

Die GABA-induzierte Erhöhung der Leitfähigkeit der Chloridionenkanäle durch Benzodiazepine kann nicht weiter gesteigert werden, wenn in der Synapse maximal wirksame GABA-Konzentrationen vorliegen. Benzodiazepinagonisten verbessern also lediglich im unteren GABA-Konzentrationsbereich die Feinabstimmung zwischen GABA-Rezeptor und Chloridionenkanal – dies allerdings sehr effektiv.

Nach Aktivierung der GABA-Rezeptoren durch GABA nimmt die Affinität der Benzodiazepine für ihre Rezeptoren zu *(GABA-shift)*. Benzodiazepinantagonisten zeigen keinen GABA-shift, d. h. ihre Affinität zum Rezeptor verändert sich durch GABA nicht, während inverse Benzodiazepinagonisten einen entgegengesetzten GABA-shift aufweisen: GABA führt bei diesen Substanzen zu einer Abnahme ihrer Affinität zum Rezeptor. Durch Überprüfung des GABA-shifts können also in vitro Benzodiazepinagonisten von Antagonisten und inversen Agonisten unterschieden werden (Haefely 1983).

Durch β-CCMA, den Methylamidester des β-Carbolin-3-carboxylats, einen inversen Benzodiazepinagonisten, ließen sich beim Menschen schwere Angstzustände auslösen, die nach intravenöser Verabreichung eines Benzodiazepinagonisten sistierten (Dorow et al. 1983).

Der partielle inverse Benzodiazepinagonist *Ro 15–4513*, das Azidderivat von Flumazenil, kann im Tierversuch die neuropharmakologischen Wirkungen von Alkohol innerhalb kurzer Zeit so effektiv und relativ spezifisch antagonisieren, daß anzunehmen ist, daß wesentliche psychotrope Effekte des Alkohols durch Interaktion mit dem GABA-abhängigen Chloridionenkanal zustandekommen. Unter den bekannten Benzodiazepin-Liganden weist lediglich Ro 15–4513 eine hohe Affinität für die auf den Körnerzellen des Zerebellums lokalisierte α_6-Kette auf (Lüddens et al. 1990). In einer Untersuchung an Ratten, die unter Alkohol oder Diazepam eine abnorm vermehrte Stand- und Gangataxie zeigen, wurde eine Punktmutation in der α_6-Kette, welche Bindungseigenschaften und Sensitivität des Rezeptors für Benzodiazepinagonisten einschneidend verändert, als mögliches molekularbiologisches Korrelat gefunden (Korpi et al. 1993).

Als molekulare Grundlage der unter Benzodiazepinagonisten bekannten Toleranzphänomene werden eine Herunterregulation der GABA$_A$-Rezeptorkomplexe und/oder eine Entkopplung der Benzodiazepinbindungsstelle vom Chloridionenkanal angenommen. Unter *längerdauernder Benzodiazepin-Gabe* scheint es neben einer zeitlich und regional unterschiedlichen Verminderung der α_1- und der α_5-Kette v. a. zu einer Reduktion der mRNA für die γ_2-Untereinheit zu kommen (Zhao et al. 1994). Die Promoterregion für das Gen der humanen α_1-Kette konnte kürzlich an ein Reportergen gekoppelt werden; dessen Transkription wird durch chronische Gabe von Benzodiazepinagonisten herabreguliert (Kang et al. 1994). Die Kopplung zwischen den verschiedenen Bindungsstellen von Liganden für den GABA$_A$-Rezeptorkomplex kann durch Proteinphosphorylierung verändert werden (Leidenheimer et al. 1993).

Unter *chronischer Alkoholgabe* kommt es im Tierversuch zu differentiellen Konzentrationsveränderungen der mRNA bestimmter α-Ketten des GABA$_A$-Rezeptorkomplexes; u. a. steigen die mRNA-Spiegel für die α_6-Untereinheit im Zerebellum an, während sie für die α_1-Kette im Kortex absinken (Mhatre u. Ticku 1992). Für die $\gamma 2$-Untereinheit wurden 2 Splicing-Varianten beschrieben; für die Verstärkung der Wirkungen von Ethanol am GABA$_A$-Rezeptorkomplex soll eine Phosphorylierung des längeren Isotyps γ_{2L} notwendig sein (Wafford u. Whiting 1992).

Zweiwertige Kationen wie *Zink,* Nickel, Cadmium und Kupfer können den Chloridionenfluß am GABA$_A$-Rezeptorkomplex über einen Angriffspunkt an der extrazellulären Öffnung des Kanals nonkompetitiv hemmen, während das dreiwertige Lanthan diesen offenbar verstärkt (Ma und Narahashi 1993, Kume et al. 1994). Zink blockiert vermutlich nur jene GABA$_A$-Rezeptorkomplexe, die keine γ-Kette tragen und daher nicht durch Benzodiazepin-Liganden moduliert werden (Davies et al. 1993).

2.3.3 Andere Bindungsstellen und Liganden am GABA$_A$-Rezeptorkomplex

In Analogie zu den Endorphinen und Enkephalinen, den endogenen Liganden der Opiatrezeptoren, lassen sich auch natürliche Liganden mit benzodiazepinähnlicher Funktion vermuten (sog. Endozepine). Der "Diazepam Binding Inhibitor" (DBI), ein Protein aus 105 Aminosäuren, soll als inverser Benzodiazepinagonist im Tierversuch anxiogen wirken. Denselben Effekt sollen DBI-Untereinheiten aus 18 bzw. 8 Aminosäuren haben. Darüber hinaus sind Interaktionen von DBI mit peripheren Benzodiazepinbindungsstellen beschrieben worden.

Auch Metaboliten von Progesteron und Deoxykortikosteron (DOC) wie Allopregnanolon oder Allotetrahydro-DOC (THDOC) können als sog. *Neurosteroide* die Funktion des GABA$_A$-Rezeptorkomplexes über einen Angriffspunkt in der Nähe der Barbituratbindungsstelle modulieren und haben ähnliche antikonvulsive und sedativ-hypnotische Wirkungen. Diese Steroidmetaboliten können zwar zumindest teilweise im ZNS synthetisiert werden; es ist bisher aber nicht gesichert, daß sie physiologische Liganden für den GABA-abhängigen Chloridionenkanal darstellen.

Möglicherweise entfalten auch bestimmte *Inhalationsanästhetika* wie Halothan, Enfluran oder Isofluran – zumindest teilweise – ihre narkotische Wirkung über einen Angriffspunkt am GABA$_A$-Rezeptorkomplex (Harris et al. 1993). Im Gegensatz zu Benzodiazepin-Liganden ist jedoch die γ-Kette für deren Wirkung ohne Bedeutung (Lin et al. 1993).

2.3.4 Andere Transmitter- und Rezeptorsysteme

Noradrenerge, dopaminerge und *serotonerge Neuronensysteme* stehen unter inhibitorischem GABA-Einfluß und werden durch Benzodiazepine dosisabhängig in ihrer Aktivität gehemmt. Serotoninantagonisten wie Methysergid, Cyproheptadin oder der spezifische $5HT_2$-Antagonist Ritanserin haben ebenfalls eine anxiolytische Wirkung. Auch dem α_2-Adrenorezeptoragonisten Clonidin (s. S. 430) wird über eine Aktivitätshemmung des noradrenergen Locus coeruleus im Pons ein angstlösend-sedierender Effekt zugeschrieben, während der α_2-Adrenozeptorantagonist Yohimbin anxiogen wirken kann.

Das Azapiron *Buspiron* hat ein relativ spezifisches Wirkprofil: Bei guter anxiolytischer Wirksamkeit hat Buspiron – anders als Benzodiazepinagonisten – weder sedierende noch muskelrelaxierende und auch keine antikonvulsiven Effekte. Die Substanz hat keine Affinität zur Benzodiazepinbindungsstelle und bindet auch nicht an GABA-Rezeptoren. Als primärer Angriffspunkt von Buspiron und vergleichbaren Substanzen wie *Ipsapiron* oder *Gepiron* wird heute ein Subtyp von Serotoninrezeptoren, der 5-HT_{1A}-Rezeptor, angesehen, der v. a. in den Raphekernen, im Hippokampus und im frontalen Kortex gefunden wird. Der 5-HT_{1A}-Rezeptor ist inhibitorisch an die Adenylylzyklase gekoppelt; auf elektrophysiologischer Ebene kommt es nach Stimulation dieses Rezeptors zu einer Hyperpolarisation des Neurons durch Öffnen von Kaliumkanälen. Buspiron und andere Azapirone wirken an den somadendritischen 5-HT_{1A}-Autorezeptoren im Raphebereich als volle Agonisten, an den postsynaptischen 5-HT_{1A}-Rezeptoren im Hippokampus als partielle Agonisten. Durch die Stimulation von Autorezeptoren im Bereich der Raphekerne dämpft Buspiron die Impulsfrequenz und dadurch die Aktivität serotonerger Neuronensysteme. Ähnlich wie auch unter Benzodiazepinen wird hierdurch offenbar der serotonerge Input vom Nucleus raphe dorsalis zum septohippokampalen System gehemmt und dadurch ein anxiolytischer Effekt bewirkt.

Darüber hinaus weist Buspiron auch eine mäßiggradige Affinität zu D_2-artigen-Rezeptoren auf, wobei der Substanz sowohl DA-agonistische als auch DA-antagonistische Wirkungen zukommen (Riblet et al. 1982); hauptsächlich wird eine Blockade präsynaptischer D_2-artiger Rezeptoren angenommen (Eison u. Eison 1984). Die Aktivität noradrenerger und cholinerger Neuronengruppen wird gesteigert.

3 Klinik

3.1 Pharmakokinetik und Wechselwirkungen

Die Kinetik eines Benzodiazepins wird von seiner molekularen Struktur, seinen physikochemischen Eigenschaften, wie z. B. Lipophilie, und durch das biologische Verhalten des metabolisierenden Organismus bestimmt. Aufgrund ihrer stark lipophilen Struktur werden die Benzodiazepine bei oraler Gabe gut und relativ schnell resorbiert. Die am schnellsten absorbierten Benzodiazepine sind Diazepam und Dikaliumclorazepat, die dann in Nordazepam umgewandelt werden. Lorazepam und Alprazolam werden relativ schnell, Oxazepam und Prazepam relativ langsam absorbiert.

Rasch absorbierte Benzodiazepine weisen einen schnellen pharmakodynamischen Wirkungsbeginn auf.
   Bei der Metabolisierung der Benzodiazepine spielen 2 Stoffwechsel-
schritte eine wichtige Rolle:

a. oxidative hepatische Biotransformationen, d. h. zum einen die oxidative Demethylierung bzw. Dealkylierung am Stickstoffatom (①, Abb. 15)
   und zum anderen die aliphatische Hydroxylierung (②);
b. Konjugation mit Glukuronsäure an einer ursprünglich vorhandenen
   oder in einem vorherigen Stoffwechselschritt gebildeten Hydroxylgruppe (③).

Nach der Metabolisierung werden die Benzodiazepinabbauprodukte über die
Niere ausgeschieden. Da nur ein verschwindend geringer Anteil der Benzodiazepine unverändert über die Niere ausgeschieden wird, kann ihre direkte renale
Exkretion gegenüber der metabolischen Inaktivierung vernachlässigt werden.
Eine Übersicht über die verschiedenen Abbauwege gibt Abb. 15.
   Dabei ist zu beachten, daß die beiden oxidativen hepatischen Biotransformationen – oxidative Demethylierung bzw. Dealkylierung und aliphatische Hydroxylierung – langsam ablaufen und meist zu pharmakologisch wirksamen Metaboliten führen, die ihrerseits wieder eine lange Eliminationshalbswertszeit besitzen
können. Die Konjugation mit Glukuronsäure an einer ursprünglich vorhandenen
oder in einem vorhergehenden Hydroxylierungsschritt angehängten Hydroxylgruppe geschieht dagegen schnell und führt unmittelbar zu renal eliminierbaren
Produkten. Hieraus wird verständlich, daß Benzodiazepine, die wie z. B. Lorazepam, Lormetazepam und Oxazepam bereits eine Hydroxylgruppe besitzen, sofort
glukuronidiert werden können, so daß deren Eliminationshalbwertszeit mit ungefähr 10 h relativ kurz ist. Diazepam dagegen wird zuerst zu Nordazepam (Nordiazepam, N-Desmethyldiazepam) dealkyliert, anschließend zu Oxazepam hydroxyliert und kann erst dann als Konjugat ausgeschieden werden.
   Da die Metabolisierung, und damit auch die totale Clearance (d. h. diejenige
Blut- oder Plasmamenge, aus der das Arzneimittel pro Zeiteinheit vollständig
entfernt wird), die neben dem Verteilungsvolumen die Eliminationshalbwertszeit
einer Substanz bestimmt, aus der chemischen Struktur ableitbar sind, lassen sich
i. allg. aus der Zugehörigkeit zu einer der verschiedenen Untergruppen Schlüsse
hinsichtlich der pharmakologischen Eigenschaften und klinischen Wirkung ziehen. So werden beispielsweise die 1,4-Benzodiazepine mit einer Ketogruppe in
Stellung 2, die 1,4-Benzodiazepin-2-one – hierzu zählen neben dem Diazepam,
dem Prototyp dieser Gruppe, auch Nordazepam und eine Vielzahl weiterer Benzodiazepine – oxidativ metabolisiert und haben lange Halbwertszeiten, wobei die
oxidativen Abbauprodukte in der Regel selbst wieder pharmakologisch wirksam
sind. Die 3-Hydroxybenzodiazepine (z. B. Oxazepam, Lorazepam) werden nicht
oxidativ, sondern über die Hydroxylgruppe in Stellung 3 durch Konjugation mit
Glukuronsäure metabolisiert, wodurch die Substanzen wasserlöslich und pharma-

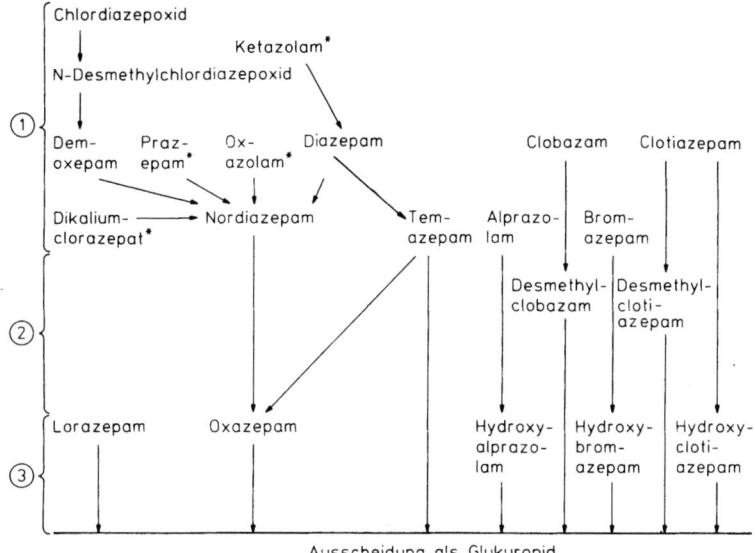

(1) Demethylierung/Dealkylierung
(2) Hydroxylierung
(3) Glukuronidierung
*   Pharmakologisch nicht oder kaum aktive Prodrugs

Abb. 15. Metabolisierungsschema von Benzodiazepinen

kologisch inaktiv werden. Ebenfalls oxidativ abgebaut, aber wesentlich schneller als die 2-Ketobenzodiazepine, werden die Triazoloabkömmlinge wie Alprazolam. Alprazolam wird an 2 Positionen des Moleküls hydroxyliert und anschließend glukuronidiert, wobei die pharmakologisch wirksamen Hydroxymetaboliten nur in vernachlässigbar kleinen Mengen im Kreislauf erscheinen und daher klinisch nicht von Bedeutung sind. Clotiazepam trägt eine Ethylgruppe am Thiophenring, weshalb die Substanz rasch zu Hydroxyethyl-, Azetyl-, Carbonyl- und Hydroxymethylcarbonylmetaboliten verstoffwechselt wird. Außerdem wird Clotiazepam auch N-demethyliert. Die Hydroxylderivate können die Blut-Hirn-Schranke nicht passieren und sind demnach nicht im ZNS wirksam. Metaclazepam ist ein 1,4-Benzodiazepin mit einem Alkoxymethylsubstituenten in Position 2. Die Substanz wird schrittweise O- und/oder N-demethyliert und hydroxyliert. Es existieren pharmakologisch wirksame Metaboliten.

Hinsichtlich der Metabolisierung der Benzodiazepinderivate ist darüber hinaus von Bedeutung, daß sowohl die Demethylierung als auch die Hydroxylierung
eine deutliche Abhängigkeit von der allgemeinen Leberfunktion und vom Alter
aufweisen, während dies für die Glukuronidierung nicht zutrifft. Durch höheres
Alter und z. B. eine Leberzirrhose, aber auch durch Wechselwirkungen mit anderen Pharmaka, wie etwa dem H_2-Rezeptorenblocker Cimetidin, kann die Eliminationshalbwertszeit von Diazepam und Nordazepam verlängert werden, während
die Verstoffwechselung von Oxazepam und Lorazepam hiervon nicht beeinflußt
wird. Obwohl die Plasmakonzentrationen von Diazepam und Nordazepam bei
gleichzeitiger Gabe von Cimetidin um 50–60% ansteigen, scheint diese Arzneimit-
telinteraktion klinisch jedoch keine Bedeutung zu haben (Greenblatt et al. 1984a).
Auch SSRI wie Fluoxetin oder Fluvoxamin, Isoniazid, Östrogene, Propranolol und
Disulfiram können den oxidativen Abbau der Benzodiazepine hemmen, während
durch Probenecid der Konjugationsprozeß inhibiert werden kann. Alkohol scheint
die Bioverfügbarkeit der Benzodiazepine zu steigern, indem er ihre Resorption
verbessert und bei akuter Einnahme auch ihre oxidative Metabolisierung hemmt
(Sellers 1984). Ob Rauchen die Halbwertszeit von Diazepam verkürzt, ist fraglich.
Eine renale Insuffizienz hat i. allg. keinen Einfluß auf die Pharmakokinetik von
Benzodiazepinen. Zu weiteren Wechselwirkungen von Benzodiazepinen s. S. 523 f.

Sowohl *Diazepam* als auch *Chlordiazepoxid* und *Dikaliumclorazepat* werden nach *intramuskulärer Injektion* nur langsam und teilweise unzuverlässig absorbiert (wegen einer Auskristallisation der Substanzen an der
Injektionsstelle), so daß die orale Applikationsweise der intramuskulären
vorgezogen werden sollte (Ochs 1983). Eine Ausnahme macht hier *Lorazepam*, das nach intramuskulärer Applikation nicht langsamer resorbiert
wird als nach oraler.

Nordazepam stellt für viele Präparate den entscheidenden Metaboliten dar. Für fast alle sog. *Prodrugs* ist es die eigentliche Wirkungssub-
stanz; bei diesen Präparaten kommt die pharmakologische Wirkung erst
durch ihre metabolische Umwandlung in Nordazepam zustande. Dikaliumclorazepat wird bereits im sauren Magensaft rasch zu Nordazepam
umgewandelt, Prazepam langsam erst bei der ersten Leberpassage. Daraus wird ersichtlich, daß beispielsweise die Wirksamkeit von Dikaliumclorazepat eingeschränkt ist, wenn es zusammen mit einem Antazidum
verabreicht wird.

Die Einteilung der Benzodiazepinderivate erfolgt oft nach pharmakokinetischen Gesichtspunkten, also nach der Art der Metabolisierung im
Organismus und nach der Halbwertszeit. Dabei ist zu berücksichtigen,
daß eine Vielzahl von Benzodiazepinderivaten zu aktiven Metaboliten
mit in der Regel längerer Halbwertszeit als die Muttersubstanz verstoffwechselt werden.

Unter der Einschränkung, daß auch eine Klassifikation der Benzodiazepine nach ihrer Halbwertszeit relativ willkürlich erscheinen muß, und unter Berücksichtigung der Tatsache, daß die Eliminationshalbwertszeiten der Benzodiazepine und ihrer Metaboliten eine vergleichsweise große intra- und interindividuelle Variabilität aufweisen, können die aufgeführten Substanzen in 3 Gruppen eingeteilt werden:

I. Benzodiazepine mit langer Halbwertszeit und lang wirksamen aktiven Metaboliten:

Diazepam (20–40 h)	Nordazepam (36–200 h)
	Oxazepam (4–15 h)
– Chlordiazepoxid (5–30 h)	Demoxepam (ca. 45 h)
	Nordazepam (36–200 h)
	Oxazepam (4–15 h)
– Dikaliumclorazepat[1] (1–2 h)	Nordazepam (36–200 h)
	Oxazepam (4–15 h)
– Metaclazepam (ca. 7–23 h)	Desmethylmetaclazepam (ca. 10–35 h)
– Prazepam[1] (ca. 1,5 h)	Nordazepam (36–200 h)
	Oxazepam (4–15 h)
– Clobazam (12–60 h)	Desmethylclobazam (50–100 h)

II. Benzodiazepine mit mittlerer bis kurzer Halbwertszeit und mit aktiven Metaboliten:

– Alprazolam (10–15 h)	(Hydroxyalprazolam: 12–15 h)
– Bromazepam (10–20 h)	Hydroxybromazepam (kurz)
– Clotiazepam (3–15 h)	Desmethylclotiazepam
	Hydroxyclotiazepam (ca. 18 h)

III. Benzodiazepine mit mittlerer bis kurzer Halbwertszeit ohne aktive Metaboliten:
- Lorazepam (8–24 h)
- Oxazepam (4–15 h)

Nach einer *einmaligen* Dosis wird die Dauer der pharmakodynamischen Wirkung eines Benzodiazepins nicht durch seine Halbwertszeit, sondern durch das Ausmaß seiner Verteilung im Organismus bestimmt. Benzodiazepine mit ausgeprägter Verteilung in lipidhaltige periphere Gewebe wie Diazepam weisen nach einmaliger Applikation trotz relativ langer Halbwertszeit nur eine kurze Wirkungsdauer auf, da durch Rückdiffusion der Substanzen aus dem zentralen Kompartiment in die peripheren Gewebe wirksame Konzentrationen im Gehirn nur

---

[1] Diese Substanz trägt selbst nicht oder kaum zur Wirkung bei („Prodrug").

relativ kurze Zeit aufrechterhalten werden können. Diazepam hat das größte Verteilungsvolumen im Organismus, gefolgt von Nordazepam. Oxazepam, Lorazepam und besonders Clobazam und Alprazolam weisen einen geringeren Verteilungsgrad auf. Nach Aufdosierung der Benzodiazepine und Erreichen von Steady-state-Bedingungen stellt die Serumeliminationshalbwertszeit (bisher kurz als Halbwertszeit bezeichnet) mit gewissen Einschränkungen ein geeignetes Maß für das Abklingen der Wirkung dar. Allerdings gibt es z. Z. noch keine hinreichend gesicherten Beziehungen zwischen Plasmakonzentrationen einerseits und therapeutischen Wirkungen bzw. unerwünschten Nebenwirkungen andererseits, wie sie für einige Antidepressiva und Lithium existieren. Adaptionsphänomene und Toleranzentwicklungen scheinen hier für die Benzodiazepinwirkungen und ihre Dauer ebenso von Bedeutung zu sein wie Anflutungsgeschwindigkeit und Rezeptorbesetzung (Assoziations- und Dissoziationskonstanten) im Gehirn; diese ebenfalls wichtigen Größen können durch die Plasmakonzentration als solche nicht abgebildet werden. Weiterhin führen die intra- und interindividuell unterschiedlichen Verteilungs- und Clearanceverhältnisse beim Menschen zu erheblichen Variationen und besonders im Alter zu verlängerten Benzodiazepinhalbwertszeiten.

Die Gefahr der *Kumulation* besteht v. a. bei den Benzodiazepinen, die wie z. B. Diazepam, Dikaliumclorazepat oder Chlordiazepoxid durch Dealkylierung und Hydroxylierung, also langsam, verstoffwechselt werden. Bei Benzodiazepinen, die durch Konjugation mit Glukuronsäure inaktiviert werden (z. B. Oxazepam, Lorazepam), ist eine Kumulation wenig wahrscheinlich.

3.2 Indikationen

Die Indikationen, die zunächst besprochen werden, beziehen sich im wesentlichen auf die Benzodiazepine; spezielle Indikationen für andere Substanzgruppen werden am Ende dieses Kapitels aufgeführt.

Es ist bisher *nicht* geklärt, ob die einzelnen Benzodiazepine *unterschiedliche Wirkungsprofile* haben. Es ist grundsätzlich vorstellbar, daß die einzelnen Benzodiazepine unterschiedliche Affinitäten zu den verschiedenen Rezeptorsubtypen besitzen. Vom pharmakologisch-biochemischen Standpunkt sind aber nach derzeitigem Kenntnisstand zwischen den einzelnen Benzodiazepinen dann keine spezifischen Wirkungsunterschiede zu erwarten, wenn *äquipotente Dosen* verordnet werden. So haben etwa bei höherer Dosierung alle Benzodiazepintranquilizer eine *anxiolytische, sedativ-hypnotische, antiaggressive, muskelrelaxierende und antikonvulsive Wirkung.* Die Behauptung, daß Prodrugs mit verzögerter Wirkstoffanflutung vergleichsweise weniger sedierende

Nebenwirkungen hätten, erscheint derzeit noch nicht hinreichend empirisch belegbar.

Unterschiedlich sind bei den verschiedenen Benzodiazepinen allerdings die Resorptionsgeschwindigkeit, das Verteilungsvolumen, die Halbwertszeit, die Metabolisierung zu wirksamen oder unwirksamen Metaboliten und die verschiedenen Verstoffwechselungsschritte. Dadurch kommt es bei einigen Benzodiazepinen zu einem sehr schnellen (Diazepam, Dikaliumclorazepat) oder relativ schnellen (z.B. Lorazepam) und schließlich nur zu einem relativ langsamen (z.B. Oxazepam, Prazepam) Wirkungseintritt (s. Pharmakokinetik, S. 291 ff.). Bei *Unruhezuständen* ist nach oraler Gabe von Diazepam, Nordazepam oder Dikaliumclorazepat aufgrund schneller Resorption ein rascher Wirkungseintritt zu erwarten; allerdings weisen diese Benzodiazepine ein relativ großes Verteilungsvolumen auf, so daß die Wirkung aufgrund der Rückdiffusion der pharmakologisch aktiven Substanz aus dem zentralen Kompartiment in die peripheren Gewebe nur kurz sein kann und evtl. eine nochmalige Verabreichung notwendig wird. Bei Lorazepam und Alprazolam, die eine geringe periphere Verteilung haben, bleiben pharmakologisch wirksame Konzentrationen im zentralen Kompartiment länger erhalten.

Grundsätzlich können Benzodiazepine bei allen *Angst- und Unruhezuständen*, unabhängig von ihrer nosologischen Zuordnung, verschrieben werden. (Der Begriff *Angstzustand* wird im *Speziellen Teil* als Sammelbegriff für die verschiedenen Angstsyndrome – wie in der früheren Auflage – beibehalten. Bei Klassifikationen beziehen wir uns sonst auf die DSM-III-R-Kriterien.)

Da bei einigen Angsterkrankungen, wie der Panikstörung und der generalisierten Angststörung, gerade bei längerfristiger Therapie *Antidepressiva* den Benzodiazepinen vorzuziehen sind, werden diese Krankheitsbilder mit ihren Indikationen für Psychopharmaka im Kapitel „Antidepressiva" beschrieben. Benzodiazepine haben aber in der *Akutbehandlung* psychiatrischer Erkrankungen eine wichtige Indikation. Ähnlich wie bei den depressiven Syndromen gibt es unabhängig von diagnostischen Einordnungen auch bei Angststörungen wichtige Zielsymptome für die Verordnung von Benzodiazepinen: *Angst, Unruhe, motorische Spannung, Hypervigilanz*, besonders mit *Gereiztheit, vegetativer Überregbarkeit* und *Schlafstörungen*.

Der therapeutische Effekt von Benzodiazepinen bei diesen Symptomen beruht darauf, daß sie rasch beruhigend und affektiv entspannend wirken, ohne in niedrigeren Dosierungen gleichzeitig eine nennenswerte Schlafinduktion hervorzurufen. Die engen Beziehungen zwischen Affektivität und vegetativen Funktionen machen es außerdem verständlich, daß Tranquilizer mit ihrem emotional entspannenden Effekt auch auf psychosomatische Symptome – besonders in den ersten Tagen der Behandlung – wirken können.

In hohen Dosen wirken alle Tranquilizer mehr oder weniger ausgeprägt hypnotisch; diese Komponente kann man sich bei der Behandlung von Schlafstörungen zunutze machen. Für die Prodrug-Benzodiazepine (s. S. 294) wird im *Speziellen Teil* eine Indikationseinengung allein auf *Angstzustände* vorgenommen; die verzögerte Anflutung des wirksamen Metaboliten nach oraler Medikation macht diese Präparate für die akute Behandlung, besonders auch der psychotischen Angstzustände, weniger geeignet.

Werden Benzodiazepine *älteren Patienten* verordnet, so sollte bevorzugt auf kurzwirksame Substanzen ohne aktive Metaboliten (Alprazolam, Lorazepam, Oxazepam) zurückgegriffen werden. Wegen des verzögerten Metabolismus sind meist niedrigere Dosen als bei jüngeren Patienten ausreichend. Gerade bei alten Patienten können schon bei niedrigen Dosierungen die Nebenwirkungen der Benzodiazepine (Sedierung, Ataxie, psychomotorische und kognitive Verlangsamung) zu schwerwiegenden Beeinträchtigungen führen. Bei verwirrten oder dementen Patienten sind wegen paradoxer Benzodiazepin-Wirkungen ggf. Neuroleptika zu bevorzugen (s. auch S. 190 und S. 302).

3.2.1 Panikstörung

Akute Panikattacken können durch Benzodiazepingabe (z. B. Diazepam 5–10 mg oder Lorazepam 1–2 mg) in der Regel kupiert werden; ggf. können Benzodiazepine auch i.v. appliziert werden. Als *Erhaltungsmedikation* sollten als Mittel der 1. Wahl Antidepressiva gewählt werden (s. S. 38). Kommt es darunter nicht zu einer völligen Unterdrückung der Panikattacken, ist es in Einzelfällen vertretbar, daß der Patient – sofern dies nicht einer evtl. durchgeführten Verhaltenstherapie entgegenwirkt – zur Bedarfstherapie (p.r.n.) einer auftretenden Panikattacke ein Benzodiazepinpräparat bereithält (alternative bzw. zusätzliche verhaltenstherapeutische Maßnahmen s. S. 39). Erst wenn all diese Therapiestrategien ausgeschöpft sind, kann erwogen werden, ob ein Benzodiazepinpräparat auch längerfristig gegeben werden soll (s. aber S. 304).

3.2.2 Generalisierte Angststörung

Aufgrund neuerer Untersuchungen ist bei dieser Indikation die Wirksamkeit von Antidepressiva (s. S. 40) und Benzodiazepinen als gleichwertig anzusehen. *Benzodiazepine* in der niedrigst notwendigen Dosierung können aufgrund ihres gegenüber den Antidepressiva schnelleren Wirkungseintritts dann besser verordnet werden, wenn die Symptome sehr stark ausgeprägt sind, eine akute Hilfe erforderlich machen und wenn die Erkrankung einen kurzen Vorverlauf hat, so daß sich auch nur eine kurze Behandlungsperiode abzeichnet. Die Indikation für eine niedrigdosierte Benzodiazepingabe ist auch dann gegeben, wenn die vegetative Symptomatik ganz im Vordergrund steht, weil diese durch die Verordnung von Antidepressiva häufig, zumindest in der ersten Behandlungsphase, noch verstärkt werden kann. Aus diesen Empfehlungen ist ableitbar, daß Antidepressiva und Benzodiazepine vorübergehend auch kombiniert werden können. Zur Psychotherapie s. S. 40

3.2.3 Depression

Bei der Akutbehandlung der ängstlich-agitierten Komponente und der Schlafstörungen bei der Depression haben Benzodiazepine als Zusatzmedikation zur antidepressiven Basistherapie eine wichtige Indikation (s. auch S. 45 f.). Es werden zunächst die niedrigst wirksamen Dosierungen bei zusätzlich bestehender Angstsymptomatik gewählt. Die sedierende Komponente ggf. auch höherer Dosen von Benzodiazepinen kann besonders bei *Suizidalität* genutzt werden. Bei gehemmter Depression, Stupor und Mutismus ist Lorazepam zunächst in einer einmaligen oralen Dosis von 2 mg indiziert. Bei Besserung der Symptomatik kann Lorazepam für die folgenden Tage in einer Dosis von 2–5 mg täglich zusammen mit einem Antidepressivum oder Neuroleptikum verabreicht werden (s. S. 186). Zur primären antidepressiven Wirkung der Benzodiazepine s. S. 45 f.; zur Therapie der Schlafstörungen s. 3.2.5 u. Kap. V.

3.2.4 Schizophrenie

Angstzustände im Rahmen einer Schizophrenie werden zunächst mit Neuroleptika behandelt. Ist durch diese spezifische Medikation die Begleitangst nicht schnell beherrschbar oder imponiert die Angst als Leitsymptom der Psychose, kann vorübergehend das Neuroleptikum mit

einem Benzodiazepin kombiniert werden. Darüber hinaus haben Benzodiazepine bei Psychosen auch eine günstige Wirkung auf Agitiertheit und
Hyperaktivität. Eine Wirkung der Benzodiazepine – auch in sehr hohen
Dosen – auf die schizophrene Kernsymptomatik ist bisher nicht genügend belegt. Auch bei der Schizophrenie gilt die Forderung nach möglichst frühzeitigem Absetzen des Tranquilizers. Bei Patienten mit Katatonen Symptomen und Mutismus ist zunächst eine orale Gabe von Lorazepam (2 mg) indiziert. Wird die Einnahme verweigert, kann eine einmalige
parenterale Injektion von Lorazepam zur differentialdiagnostischen Abklärung erwogen werden (s. S. 46). Bei Erfolg ist auch hier eine Loraze-
pam-Gabe in Kombination mit einem Neuroleptikum für die folgenden
Tage sinnvoll.

3.2.5 Schlafstörungen

Die Indikation für Benzodiazepinhypnotika ist in einem eigenen Kapitel
dargestellt. Jedes ausreichend schnell resorbierte Benzodiazepin kann als
Schlafmittel verwendet werden. Bei zu schnellem und leichtfertigem Einsatz von Benzodiazepinen als Schlafmittel kann es aber möglich sein, daß
der Patient sich frühzeitig auch an die anderen, für den Patienten zunächst positiv empfundenen Begleitwirkungen gewöhnt und somit das
Abhängigkeitsrisiko steigt. Falls eine Indikation für Benzodiazepine bei
Schlafstörungen gegeben ist, sollte die Dosis so niedrig wie möglich gehalten werden.

3.2.6 Psychiatrische Akutsituationen

Diese Indikation wird in Kapitel XIV dargestellt. Die Substanz der Wahl
ist Diazepam, weil sie zum einen oral schnell resorbiert wird und zum
anderen parenteral applizierbar ist (zur pharmakologischen Begründung
s. S. 291 bzw. 294).

3.2.7 Persönlichkeitsstörungen

Zur Behandlung von Persönlichkeitsstörungen mit Benzodiazepinen s.
Kap. X.

3.2.8 Weitere Indikationen

In der *Neurologie* finden Benzodiazepine als zentrale Muskelrelaxanzien zur Behandlung einer Muskelspastik und als Antiepileptika Verwendung. Die antikonvulsive Wirkung der Benzodiazepine wird v. a. beim Diazepam und beim Clonazepam zur Unterbrechung von Grand-mal-Anfällen bzw. eines Status epilepticus ausgenutzt. Diazepam wird auch bei Verstimmungs- und Erregungszuständen von Krampfkranken verordnet. In der *Anästhesie* werden intravenös applizierbare Benzodiazepine zur Einleitung einer Narkose und als Kurzzeitanästhetika gegeben.

Anwendungsgebiete für Tranquilizer liegen darüber hinaus in weiteren *Fachgebieten* außerhalb der Psychiatrie, wie in der Inneren Medizin, der Frauenheilkunde und der Pädiatrie. Gerade in diesen psychiatriefernen Fachgebieten sollten strengste Indikationen für Benzodiazepine gestellt werden.

3.3 Weitere Medikamente zur Behandlung von Angststörungen

Die wichtigste Medikamentengruppe zur Behandlung von Angststörungen sind *Antidepressiva* (s. S. 40 bzw. S. 335).

Auch *Buspiron* hat, wie die Benzodiazepine, eine anxiolytische Wirkung, deckt aber nicht das ganze Wirkungsspektrum dieser Gruppe ab. Wegen der langen Wirklatenz kann es bei akuten Angstzuständen *nicht* eingesetzt werden. Da eine Abhängigkeitsentwicklung unter dieser Substanz, die sich durch die primäre $5-HT_{1A}$-agonistische Wirkung auszeichnet, nicht beobachtet worden ist, ist eine Indikation bei jenen Patienten zu sehen, bei denen im Rahmen einer generalisierten Angststörung ein erhöhtes Abhängigkeitsrisiko besteht. Buspiron muß hier eher als Alternative zu den Antidepressiva gesehen werden. Vorteilhaft ist weiterhin die fehlende Interaktion zwischen Buspiron und Alkohol.

Für β-*Rezeptorenblocker* besteht ein bedingter Anwendungsbereich, wenn im Rahmen der Angstzustände somatische Symptome und Streßsituationen als Auslöser im Vordergrund stehen (s. S. 335 f.).

Bei Angststörungen sollte dann auf *Neuroleptika* zurückgegriffen werden, wenn ein Verdacht auf Alkoholabhängigkeit oder Polytoxikomanie besteht und sich Antidepressiva als wirkungslos bei dieser speziellen Indikation gezeigt haben. Auch bei älteren, ängstlich-agitierten Patienten werden Neuroleptika häufiger angewendet, weil Benzodiazepine bei *geriatrischen Patienten* zu paradoxen Wirkungen führen können (s. S. 302).

3.4 Unerwünschte Wirkungen

Benzodiazepine haben eine sehr gute Verträglichkeit und eine sehr große therapeutische Breite. Allerdings gibt es Hinweise, daß Benzodiazepine nach jahrelangem Gebrauch in hohen Dosierungen zu irreversiblen kognitiven Störungen führen können (Tata et al. 1994). Zu den Nebenwirkungen, die gehäuft v. a. bei älteren Menschen vorkommen, zählen – besonders am Anfang – *Müdigkeit, Schläfrigkeit, Konzentrationsschwäche* und *Einschränkung der Aufmerksamkeit*. Benzodiazepine können aufgrund ihrer sedierenden Wirkung die Reaktionszeit verlängern und die visuomotorische Koordination herabsetzen. Daher muß besonders bei erstmaliger Einnahme bzw. bei Dosiserhöhung mit einer *eingeschränkten Fahrtüchtigkeit* gerechnet werden (s. dazu auch S. 455).

Hierbei werden v. a. langwirksame Benzodiazepine mit aktiven Metaboliten angeschuldigt. Da sich auf die sedierende Wirkung der Benzodiazepine in der Regel innerhalb weniger Tage eine Toleranz entwickelt, dürfte – weitgehend unabhängig von der Halbwertszeit des Benzodiazepins – eher der gelegentliche oder intermittierende als der chronische Gebrauch die Verkehrstauglichkeit einschränken. Bei gleichzeitiger Einnahme von Alkohol und Benzodiazepintranquilizern muß von einer starken Beeinträchtigung der Fahrtüchtigkeit ausgegangen werden.

Bei höherer Dosierung können gelegentlich *dysarthrische* und *ataktische Störungen* hinzukommen. Die *muskelrelaxierende* Wirkung wird oft als die unangenehmste Nebenwirkung empfunden. Benzodiazepine können, besonders in höherer Dosierung und nach intravenöser Verabreichung, eine *anterograde Amnesie* hervorrufen. *Appetitzunahme, Minderung des sexuellen Verlangens* und *Menstruationsstörungen* werden beobachtet. Überempfindlichkeitsreaktionen, hepatotoxische und hämatologische Nebenwirkungen sind sehr selten. Bei Substanzen mit langer oder mittellanger Halbwertszeit und/oder länger wirksamen aktiven Metaboliten muß wegen *Kumulationsphänomenen* vermehrt mit unerwünschten Nebenwirkungen gerechnet werden.

Bei sehr schneller *intravenöser Verabreichung* von Benzodiazepinen kann es zu vorübergehenden *Atemdepressionen, Blutdruckabfall* und u. U. sogar zum *Herzstillstand* kommen. Besondere Vorsicht ist in dieser Hinsicht auch bei Kombination mit Clozapin geboten (s. S. 254). Nach i.v.-Verabreichung von Diazepam sind lokale *Gefäßirritationen* bis hin zu Thrombophlebitiden beschrieben worden, die unter neuen Präparationsformen (Stesolid, Valium MM) nicht auftreten sollen.

Für einige neuere Benzodiazepine geben die Hersteller die Kontraindikation "akutes Engwinkelglaukom" an. Eine Gefahr scheint hier aus pharmakologischer

Sicht nicht zu bestehen, solange Benzodiazepine in therapeutischen Dosen gegeben werden. Gleiches gilt für Benzodiazepine in der Hypnotikaindikation.

Bei einer *akuten Überdosierung* mit Benzodiazepinen treten folgende Symptome auf:

- Schläfrigkeit und allgemeine Apathie,
- anterograde Amnesie,
- Verlangsamung motorischer Abläufe,
- muskuläre Schwäche,
- Doppelbilder,
- Dysarthrie und Ataxie,
- Schwindelzustände, Übelkeit und Kopfschmerz.

Bei Überdosierungen mit Benzodiazepinen ist es bisher nicht zu Todesfällen gekommen.

Nach *chronischer Einnahme hoher Benzodiazepindosen* können zusätzlich auftreten:

- dysphorische Verstimmungszustände,
- Vergeßlichkeit und psychische Leistungsminderung,
- extreme muskuläre Schwäche mit Reflexverlust,
- Appetitlosigkeit

Vor allem nach hohen Benzodiazepindosen sind *Paradoxphänomene* möglich:

- Agitiertheit,
- Euphorisierung,
- Erregungszustände,
- Schlaflosigkeit.

Diese Paradoxwirkungen wie Reizbarkeit und auch Wutreaktionen sind häufiger bei älteren Menschen und bei Patienten mit einer gereizten Grundstimmung zu beobachten. Es wird vermutet, daß Benzodiazepine zuvor gehemmtes Verhalten disinhibieren.

Zu Benzodiazepinen in Schwangerschaft und Stillzeit s. Kap. XII.

3.5 Abhängigkeitsrisiko und Entzugsproblematik

Bei längerer Anwendung von Benzodiazepinen kann es neben chronischen Intoxikationssymptomen zu *Abhängigkeitsentwicklungen* und – bei *plötzlichem* Absetzen – zu *Entzugssymptomen* kommen (zur Definition der Abhängigkeit von psychotropen Substanzen nach DSM-III-R s. S. 400 f.).

Das *Abhängigkeitsrisiko*, und damit auch das Risiko für das Auftreten eines Entzugssyndroms nimmt zu, wenn

— *höhere Dosen verabreicht werden*; in diesem Zusammenhang problematisch sind vor allem die kurzwirksamen Benzodiazepine, z. B. Alprazolam und Lorazepam, die zur Therapie der Panikstörung (mit oder ohne Agoraphobie) zuweilen in hohen Dosen verabreicht werden. Die Verordnung hoher Benzodiazepindosen sollte auf Akutsituationen beschränkt bleiben;
— *Benzodiazepine über längere Zeiträume eingenommen werden*; nach etwa 4monatiger Einnahme einer therapeutischen Benzodiazepindosis muß in der Regel mit dem Auftreten eines Entzugssyndroms gerechnet werden. Allerdings können leichtere Entzugssyndrome und Reboundsymptome auch schon nach erheblich kürzeren Zeiträumen auftreten; nach regelmäßiger Einnahme kurzwirksamer Hypnotika können Reboundphänomene schon nach wenigen Tagen beobachtet werden.

Abhängigkeitsentwicklungen und Entzugssyndrome nach abruptem Absetzen des Pharmakons sind unter langwirksamen und kurzwirksamen Benzodiazepinen wahrscheinlich gleich häufig. Entzugssyndrome treten jedoch bei Substanzen mit kurzer Halbwertszeit abrupter auf und verlaufen häufig schwerer (s. unten). Zur Problematik der langfristigen Verordnung von Benzodiazepinen bei Angsterkrankungen s. S. 310 f.

Die Frage der *Häufigkeit* von Abhängigkeitsentwicklungen wird in der Literatur kontrovers diskutiert (z. B. bei Schmidt et al. 1989, Uhlenhuth et al. 1988); auf der einen Seite wird auf die relativ geringe Zahl von Patienten mit Abhängigkeitsentwicklungen und Entzugssymptomen im Vergleich zur Menge der insgesamt verordneten Benzodiazepine hingewiesen (Ladewig 1982, Woods u. Winger 1995), auf der anderen Seite steht es außer Frage, daß Benzodiazepinabhängigkeit und -mißbrauch den Arzt häufig vor schwierige diagnostische und therapeutische Aufgaben stellen und für den Patienten selbst oft mit einem hohen Risiko verbunden sind. Epidemiologische Studien an einem unselektierten Patientengut fehlen jedoch.

Abhängigkeitsentwicklungen kann primär nur durch *strenge Indikationsstellung* für Benzodiazepine durch den behandelnden Arzt vorgebeugt werden. Sie sollten in der Regel nicht länger als 4–6 Wochen, auch nicht als Adjuvans bei psychotischen Angstzuständen, verordnet werden. Es muß immer die *niedrigste nötige Dosierung* gewählt werden (z. B. Lorazepam 0,5 mg, Diazepam 2,0 mg täglich). Gute anxiolytische Wirkungen lassen sich oft schon mit erstaunlich geringen Benzodiazepindosen erzielen.

*Besteht bei einem Patienten anscheinend die Notwendigkeit, Benzo-
diazepine länger als 6 Wochen zu verordnen, sollte der Psychiater zur
weiteren diagnostischen Abklärung und zur Frage nach Alternativen hinzugezogen werden.*

Vier Patientengruppen sind besonders abhängigkeitsgefährdet (Salzman et al. 1990):

1. Patienten mit *Suchtanamnese* (Alkoholabhängigkeit, Alkoholmiß-
   brauch, Polytoxikomanie, Drogenanamnese); hier ist die Verordnung von Benzodiazepinen nicht indiziert, statt dessen können Antidepressiva oder ggf. Neuroleptika gegeben werden,

2. Patienten mit *chronischen körperlichen Erkrankungen,* häufig assoziiert mit *Schmerzsyndromen,*

3. Patienten mit *dysthymer Störung* und *Persönlichkeitsstörungen* (v. a.
   dependente Persönlichkeit und Borderlinestörung),

4. Patienten mit *chronischen Schlafstörungen.* Benzodiazepine verlieren nach wenigen Wochen ihre sedativ-hypnotische Wirkung; es ist
   unklar, ob sie dann noch wegen ihrer pharmakologischen Eigenschaften oder nur in *Erwartung* ihres Nutzens eingenommen werden. Häufig verhütet die weitere Einnahme nur das Auftreten einer
   Reboundinsomnie.

Chronische Einnahme von Benzodiazepinen führt in der Regel zu einer Abnahme
("down-regulation") der Benzodiazepinbindungsstellen auf dem $GABA_A$-Rezep-
torkomplex. Abruptes Absetzen führt dann durch mangelnde GABAerge Transmission zu zentraler Disinhibition mit den typischen Zeichen der zentralen Erregung im Benzodiazepinentzug.

Es lassen sich 3 *Typen von Absetzsymptomen* nach abruptem Absetzen von Benzodiazepinen unterscheiden:

1. *Reboundsymptome* wie Unruhe, Angst und Schlaflosigkeit können zwar akut
   recht ausgeprägt sein, verschwinden aber in der Regel innerhalb einiger Tage.
2. *Rückfallsymptome* sind als wiederauftretende Angstsymptomatik nur schwer
   von der Grunderkrankung, die zu der Einnahme des Benzodiazepins geführt
   hat, unterscheidbar. Halten sie längere Zeit an, so müssen sie als primäre
   Krankheitssymptome betrachtet werden. Um eine Absetzsymptomatik handelt
   es sich also nur dann, wenn die Beschwerden einige Zeit nach Absetzen des
   Benzodiazepins verschwinden.

3. Eigentliche *Entzugssymptome* zeichnen sich dadurch aus, daß sie vor Verordnung der Medikation nicht vorhanden waren. Je nach Halbwertszeit des eingenommenen Benzodiazepinpräparates treten sie ca. 2 bis 10 Tage nach Absetzen
der Medikation auf, erreichen schnell ein Maximum und dauern gewöhnlich
5–15 Tage. Auch Krampfanfälle sind noch nach einem Zeitraum von 2 Wochen
nach Absetzen der Benzodiazepine beobachtet worden.

In etwa 50% der Fälle kommt es zu *leichteren Entzugssymptomen:*
- vermehrte Angst und innere Unruhe,
- Schlaflosigkeit,
- erhöhte Irritabilität und Dysphorie,
- Übelkeit und Erbrechen,
- Tachykardie, Schwitzen, Tremor,
- Kopfschmerzen und Muskelverspannungen.

Bei etwa 20% der Patienten mit Absetzphänomenen treten schwere Entzugssym-
ptome auf:
- Krampfanfälle (meistens Grand mal),
- Verwirrtheitszustände,
- Oszillopsien, Dysmorphopsien mit verzerrter Wahrnehmung unbewegter
  Objekte,
- Photophobie, Hyperosmie, Hyperakusis, Dysästhesien,
- kinästhetische Störungen im Sinne einer "perzeptuellen Ataxie",
- Muskelzittern und -faszikulationen,
- Depersonalisations- und Derealisationsphänomene,
- Psychoseartige Zustände im Sinne paranoid-halluzinatorischer oder ängstlich-
  depressiver Syndrome oder Delirien.

Besonders über die Grundkrankheit hinausgehende Symptome einer ei-
gentümlichen qualitativen und quantitativen *Wahrnehmungsverände-
rung* gelten als relativ typisch für Benzodiazepinentzugsreaktionen.
  Bei der sog. "low-dose-dependence" (oder auch "therapeutic-dose-de-
pendence"), d. h. einer Abhängigkeit bei Langzeiteinnahme üblicher,
therapeutisch verordneter Dosen, können Entzugserscheinungen langsam protrahiert zunehmen und dann auch über viele Wochen einen
fluktuierenden Verlauf nehmen. Die Unterscheidung zwischen Rück-
fallsymptomatik und wiederauftretender primärer Angstsymptomatik
ist dann häufig unmöglich (s. oben).
Epidemiologische Angaben über die Häufigkeit von Entzugssymptomen nach
chronischer Benzodiazepineinnahme sind stark von den zur Definition eines
Entzugssyndromes benutzten Kriterien abhängig. Literaturangaben zur Entzugs-
symptomhäufigkeit nach einjähriger Behandlungsdauer mit Benzodiazepinen
schwanken deshalb zwischen 1–5% (Marks 1983) und 30% (Lader u. Petursson
1983) aller derart behandelten Patienten.

3.5.1 Vorbeugung von Benzodiazepinentzugssymptomen

Die klinisch wichtigste Strategie zur Vorbeugung von Entzugssymptomen ist die *stufenweise Dosisreduktion* über einen Zeitraum von mehreren Wochen; manchmal können auch Monate erforderlich sein. Ein praktikables Vorgehen ist z. B., die ersten 50% einer Benzodiazepin-Dosis relativ zügig, die nächsten 25% deutlich langsamer und die letzten 25% sehr langsam und vorsichtig abzusetzen (Owen und Tyrer 1983). Beim Entzug hoher Benzodiazepin-Dosen und von Benzodiazepinen mit mittellanger bis kurzer Halbwertszeit kann auch zu Beginn der Absetzphase ein noch vorsichtigeres Vorgehen empfohlen werden; es sollte dann eine Dosisverminderung lediglich alle 6–8 Tage vorgenommen werden, die dabei höchstens ein Viertel der vorherigen täglichen Dosis betragen und während der letzten beiden Wochen in noch kleineren Schritten erfolgen sollte. Diese langsame, stufenweise Dosisreduktion sollte insbesondere beim Entzug von hochpotenten kurzwirksamen Benzodiazepinen durchgeführt werden, da Entzugssymptome bei diesen Substanzen abrupter auftreten und stärker ausgeprägt sein können als bei Benzodiazepinen mit langer Halbwertszeit. Es ist bisher nicht gesichert, ob bei Einhaltung dieser Empfehlungen zur Dosisreduktion der Entzug von kurzwirksamen Benzodiazepinen durch die Substitution von Benzodiazepinen mit langer Halbwertszeit erleichtert werden kann. Der Benzodiazepinentzug kann durch Verordnung sedierender Antidepressiva abgemildert werden; die breitesten Erfahrungen liegen hier für Doxepin vor (s. S. 86). Buspiron kann Benzodiazepinentzugssymptome nicht abmildern. Durch vorübergehende Verordnung von β-Rezeptorenblockern, z.B. Propranolol 40–120 mg täglich, können somatische Entzugssymptome gelindert werden. Ähnliches gilt für Carbamazepin (s. S. 123) und möglicherweise auch für Clonidin (s. S. 430); ausreichende Erfahrungen beim Benzodiazepinentzug liegen mit diesen Substanzen jedoch noch nicht vor.

3.6 Kontraindikationen

Als *absolute* Kontraindikation für Benzodiazepine gilt aufgrund der muskelrelaxierenden Wirkung die *Myasthenia gravis*. Weitere Kontraindikationen sind das akute Engwinkelglaukom (s. aber S. 302) und eine bekannte *Benzodiazepinüberempfindlichkeit*. Benzodiazepine können weiterhin eine vorbestehende Ataxie verstärken und die Wirkungen von Alkohol, Opiaten und Barbituraten potenzieren.

Zur Verordnung von Benzodiazepinen in Schwangerschaft und Stillzeit s. Kap. XII.

Eine *relative* Kontraindikation für Benzodiazepine besteht in der stationären Therapie bei einer Abhängigkeitsanamnese. Für eine ambulante Behandlung mit Benzodiazepinen stellt eine Abhängigkeitsanamnese eine absolute Kontraindikation dar.

3.7 Routinehinweise

Vor und während der Therapie mit Benzodiazepinen sind routinemäßige Labor-, EKG- oder EEG-Untersuchungen nicht nötig. Bei *älteren* Menschen sind oft niedrigere Dosen ausreichend, u. a. aufgrund einer vermehrten Empfindlichkeit und weil die oxidativen Metabolisierungsschritte verzögert sind. Auch bei Patienten mit *Leber- und Nierenfunktionsstörungen* kann die Wirkstoffelimination reduziert sein. Alle Patienten müssen eindringlich darauf hingewiesen werden, daß zumindest in der 1. Woche die *Verkehrstauglichkeit* eingeschränkt ist und besonders zu Beginn der Einnahme von Benzodiazepinen die oben genannten Nebenwirkungen auftreten können. Patientinnen im *gebärfähigen* Alter müssen das Risiko einer Einnahme von Benzodiazepinen im 1. Trimenon der Schwangerschaft kennen (s. Kap. XII). Schließlich sind alle Patienten auf das *Abhängigkeitsrisiko* und eine mögliche *Entzugssymptomatik* hinzuweisen. Der Patient sollte daher schon zu Beginn der medikamentösen Behandlung darauf aufmerksam gemacht werden, daß Benzodiazepine *nur über einen beschränkten Zeitraum* verordnet werden können. Wegen der Potenzierungsgefahr dürfen gleichzeitig *keine anderen sedierenden Pharmaka*, besonders aber kein Alkohol, eingenommen werden.

3.8 Dosierung und Behandlungsdauer

Dosierungsrichtlinien, wie sie bei den Antidepressiva und teilweise bei den Neuroleptika beschrieben wurden, können bei Tranquilizern noch schwerer gegeben werden, da die Spanne der therapeutischen Dosisbreite und die interindividuelle Variabilität hinsichtlich erwünschter und unerwünschter Wirkungen bei Benzodiazepinen sehr groß ist. Es sollte jedoch angestrebt werden, Benzodiazepine nur über einen *möglichst kurzen Zeitraum* (4–6 Wochen) und in möglichst niedriger, aber ausreichend wirksamer Dosierung zu verabreichen.

Prinzipiell soll mit der *kleinsten wirksamen Dosis* eines Benzodiaze-pins begonnen werden und diese bei klinischer Wirksamkeit auch über die Dauer der Therapie beibehalten werden. Eine wirksame anxiolyti-sche Behandlung ist in aller Regel – wenn die Indikation gegeben ist – auch längerfristig ohne Dosissteigerungen möglich. Eine *Toleranz* ge-genüber der *anxiolytischen* Wirkung der Benzodiazepine tritt gewöhn-lich *nicht* ein, ganz im Gegensatz zum sedierenden Effekt, gegen den sich sehr schnell eine – allerdings nicht immer vollständige – Toleranz ent-wickeln kann. Auch gegenüber den muskelrelaxierenden und antikon-vulsiven Wirkungen tritt eine Toleranz ein.

Hat man die Indikation zu einer medikamentösen Behandlung mit Benzodiazepinen gestellt, soll bei *ambulanter Therapie* wegen der großen individuellen Unterschiede die erste Dosis abends zu Hause ge-testet werden. Dabei macht man sich die hypnotische Wirkung der Ben-zodiazepine zunutze. Zu Beginn können beispielsweise 2 mg Diazepam zur Nacht gegeben werden. Diese Dosis kann – wenn nötig – bis zum Eintritt einer zufriedenstellenden Wirkung innerhalb von 3–4 Tagen auf 10–15 mg Diazepam gesteigert werden; bei Patienten ohne vorherigen Tranquilizer- oder Alkoholgebrauch sind 10 mg Diazepam zumeist aus-reichend. Bei sehr ängstlichen Patienten können zu Therapiebeginn auch 3mal 5 mg Diazepam über den Tag verteilt oder 15 mg zur Nacht gegeben werden. Auch später soll bei den langwirksamen Substanzen die Hauptdosis zur Nacht gegeben werden. Bei den meisten Benzodiazepi-nen mit längeren Halbwertszeiten und mit wirksamen Metaboliten reicht i. allg. eine abendliche Dosis aus. Dabei muß allerdings berück-sichtigt werden, daß durch Verteilungsphänomene die Wirkungsdauer auch von Benzodiazepinen mit längerer Halbwertszeit relativ kurz sein kann, wenn noch keine Steady-state-Bedingungen eingetreten sind. Bei Substanzen mit einer kürzeren Halbwertszeit (z. B. Lorazepam) sollten 2–4 Dosierungen während des Tages gewählt werden. Bei vorübergehen-den und erfahrungsgemäß nur kurz andauernden Angstzuständen kön-nen Benzodiazepine mit kürzerer Halbwertszeit lediglich bei Bedarf von den Patienten eingenommen werden. Ein vollständiger Wirkungseintritt erfolgt i. allg. nach 1–7 Tagen; dann sind Steady-state-Bindungen einge-treten. Falls keine Besserung erreicht wird, kann die Dosis erhöht wer-den. Wenn nach 3- bis 4wöchiger Behandlungsdauer in ausreichender therapeutischer Dosierung noch immer kein zufriedenstellender Effekt nachweisbar ist, sollte daran gedacht werden, daß entweder eine *Kreuz-toleranz* bei Alkohol- und/oder Sedativaabusus vorliegt oder die Indika-tion für Benzodiazepine falsch gestellt ist.

Unter *klinischen Bedingungen* können, z. B. bei ängstlichen Erregungszuständen, wesentlich höhere Dosen (z. B. 20–60 mg Diazepam
oder 5–10 mg Lorazepam) über den Tag verteilt gegeben werden. Dabei
ist besonders hervorzuheben, daß in psychiatrischen Akutsituationen
beispielsweise Diazepam, Flunitrazepam, Lorazepam oder Lormetazepam unter sorgfältiger Kontrolle von Atmung und Kreislauf auch langsam i.v. appliziert werden können. Nach intravenöser Gabe kommt es
zum schnellsten Anstieg der Serumkonzentration (zur i.v.-Applikation
von Dikaliumclorazepat s. *Spezieller Teil* S. 323); bei *Diazepam* und *Dikaliumclorazepat* konnte gezeigt werden, daß die *orale Applikationsweise* der intramuskulären *vorzuziehen* ist, weil sie rascher zu einem ausreichenden Konzentrationsanstieg des Wirkstoffs im Serum führt. Bei
Lorazepam sind orale und intramuskuläre Applikationsweise hinsichtlich Schnelligkeit und Zuverlässigkeit der Resorption gleichwertig.

Im Unterschied zu Antidepressiva sollen Tranquilizer in aller Regel
nach klinischer Besserung wieder *langsam abgesetzt* werden. Bei Patienten mit *chronifizierten schweren Krankheitsverläufen*, die nur unter einer wirksamen Benzodiazepinmedikation ein beschwerdefreies Leben
führen können und deren Symptomatik durch Antidepressiva und/oder
zusätzliche psycho- und soziotherapeutische Maßnahmen nicht gebessert werden konnte, ist eine langfristige Benzodiazepinverordnung gerechtfertigt; die Indikation sollte durch den Psychiater gestellt werden.

Es wird immer wieder beobachtet, daß *ältere Patienten* oft jahrelang
eine geringe Benzodiazepindosis, besonders als Hypnotikum, benötigen,
ohne daß die Dosis gesteigert werden müßte. Solche Benzodiazepinver-
ordnungen sind dann akteptabel, wenn

1. der Versuch gemacht worden ist, Benzodiazepine durch niedrigdosierte
   sedierende Antidepressiva auszutauschen (zur Problematik einer längerfristigen Verabreichung von Neuroleptika s. S. 337),
2. die Patienten über 60 Jahre alt sind,
3. ein Psychiater die Diagnose bei der Verordnung abgesichert hat und
4. die Einnahmegewohnheiten und der psychische und körperliche Status
   des Patienten regelmäßig kontrolliert werden können.

Stets sollte nur *ein* Benzodiazepin verordnet werden. Die gleichzeitige
Gabe mehrerer Benzodiazepine führt nur zu verstärkten Nebenerschei-
nungen und nicht zu einer besseren Wirkung. Schlafstörungen können
durch Erhöhung der abendlichen Dosis behoben werden.

Zur Verordnungsdauer von Benzodiazepinen möchten wir auf ein Problem hinweisen, für das wir z. Z. keine auch nur annähernd befriedigende
Lösung anbieten können. Es wird geraten, Benzodiazepine nach 4–6 Wo-

chen abzusetzen, und es wird darauf hingewiesen, daß nach einer Dauergabe von 4 Monaten Absetzsymptome auftreten können; schließlich wird das Risiko einer Abhängigkeitsentwicklung bei längerer Verordnungsdauer betont. Wir wissen aber auch, daß bei vielen Patienten eine nicht nur kurzfristige Verordnung von Benzodiazepinen deswegen nicht eingehalten werden kann, weil der erreichte Therapieerfolg durch Absetzen der Benzodiazepine abrupt unterbrochen würde. Bei einer stationären Benzodiazepinbehandlung wird zwar – wenn irgend möglich – versucht, noch während des Klinikaufenthaltes das Benzodiazepin wieder abzusetzen; der Versuch mißlingt nicht selten, und der niedergelassene Arzt wird aufgefordert, den Absetzversuch zu beenden. In der Klinik kann die ausschleichende Therapie der Benzodiazepine auch deswegen nicht immer beendet werden, weil Patienten oft mit sehr hohen Dosen eingewiesen werden und die Medikation nur sehr langsam reduziert werden darf (s. S. 307). Diese Taper-Periode übersteigt bei vielen Patienten den stationären Aufenthalt. Die Situation wird noch komplizierter durch die in den USA schon lange ausgeübte, in Deutschland jetzt vom BfArM genehmigte Indikation von Alprazolam in höherer Dosierung bei der Panikstörung auch über einen Zeitraum von mehreren Monaten hinaus. Auf dem Raster der althergebrachten Empfehlungen, die auch in dieser Auflage wiederholt werden, und den zitierten Problemen, muß für jeden Patienten individuell versucht werden, ein Schema zu finden, das Nutzen und Risiko der Benzodiazepin-Verordnung von Schritt zu Schritt neu abwägt.

Benzodiazepine

1 Alprazolam

Cassadan (Arzneimittelwerk Dresden)
oral: Tbl. – 0,25 mg (10, 20, 50 Tbl.)
       Tbl. – 0,5   mg (10, 20, 50 Tbl.)

Tafil (Upjohn)
oral: Tbl. – 0,5 mg (10, 20, 50 Tbl.) **(Tafil mite)**
       Tbl. – 1,0 mg (10, 20, 50 Tbl.)

Xanax (Upjohn)
oral: Tbl. – 0,5 mg (10, 20, 50 Tbl.)
       Tbl. – 0,5 mg (10, 20, 50 Tbl.)

1.1 Chemie

8-Chlor-1-methyl-6-phenyl-4H-1,2,4-triazolo[4,3,a]-1,4-benzodiazepin;
1,4-Triazolobenzodiazepin.

1.2 Eigenschaften

Alprazolam ist ein Triazolobenzodiazepin; durch den chemisch stabilen Triazolring wird das Molekül zum Trizyklus und unterscheidet sich in Struktur und Metabolismus von den klassischen Benzodiazepinen. Alprazolam wird schnell bis mittelschnell resorbiert. Die Substanz hat eine Halbwertszeit von 10–15 h. Wirksame Metaboliten sind für die klinische Wirkung kaum von Bedeutung.

1.3 Indikationen

Angstzustände. Bei Angstzuständen im Rahmen von Psychosen kann Alprazolam vorübergehend als Adjuvans verordnet werden. Vom BfArM ist aufgrund großangelegter Studien eine spezielle Zulassung für Panikstörungen und deren längerfristige Behandlung erteilt worden, allerdings mit folgenden Auflagen:

- „Panikstörungen mit und ohne Agoraphobie, sofern therapeutische Alternativen nicht erfolgreich waren oder nicht geeignet sind."
- „Die längerfristige Behandlung und die Verordnung höherer Dosierungen (über 4 mg täglich hinaus) darf nur durch einen Psychiater erfolgen."

1.4 Dosierung

2- bis 4mal 0,25–0,5 mg täglich; maximal 4 mg täglich. Aufgrund der kurzen bis mittellangen Halbwertszeit ist eine 2- bis 4malige Verabreichung über den Tag verteilt zu empfehlen.

1.5 Nebenwirkungen und Kontraindikationen

Siehe S. 332.

2 Bromazepam

Bromazanil (Hexal)
oral: Tbl.   – 3 mg (10, 20, 50 Tbl.)
             Tbl.   – 6 mg (10, 20, 50 Tbl.)

Bromazepam-neuraxpharm (Neuraxpharm)
oral: Tbl.   – 6 mg (20, 50 Tbl.)

Durazanil (Durachemie)
oral: Tbl.   – 6 mg (10, 20, 50, 100 Tbl.)

Gityl (Krewel)
oral: Tbl.   – 6 mg (10, 20, 50 Tbl.)

Lexotanil (Roche)
oral: Tbl.   – 6 mg (10, 20, 50 Tbl.)

neo-OPT (Optimed)
oral: Tbl.   – 6 mg (10, 20, 50 Tbl.)

Normoc (Merckle)
oral: Tbl.   – 6 mg (10, 20, 50 Tbl.)

2.1 Chemie

7-Brom-1,3-dihydro-5-[2-pyridyl]-2H-1,4-benzodiazepin-2-on; 1,4-Benzo-diazepin.

2.2 Eigenschaften

Bromazepam hat eine stabile Brombindung in der Position 7, die auch bei der Metabolisierung nicht freigesetzt wird, und einen Pyridinring in Stellung 5. Bromazepam wird relativ schnell resorbiert und hat eine Halbwertszeit von 10-20 h. Pharmakologisch aktive Metaboliten sind klinisch nicht von Bedeutung. Die muskelrelaxierende Wirkung soll geringer, die antikonvulsive Wirkung stärker als beim Chlordiazepoxid sein.

2.3 Indikationen

Angstzustände. Bromazepam ist zur Sedierung weniger geeignet; so tritt Müdigkeit in der Regel nur zu Beginn der Behandlung auf. Bei psychotischen Angstzuständen kann Bromazepam vorübergehend als Adjuvans verordnet werden.

2.4 Dosierung

3–6 mg täglich in 2–4 Einzeldosen. In der Klinik bis 24 mg täglich.

2.5 Nebenwirkungen und Kontraindikationen

Siehe S. 332.

---

3 Chlordiazepoxid

Librium (Roche)
oral: Drg.   – 5 mg (50 Drg.)
              Kps.   – 10 mg (20, 50 Kps.)
              Tbl.   – 25 mg (10, 20, 50 Tbl.) **(Librium Tabs)**

Multum (Chephasaar)
oral: Tbl.   - 5 mg (20, 50 Tbl.)
              Tbl.   – 10 mg (20, 50 Tbl.)
              Tbl.   – 25 mg (20, 50 Tbl.)

Radepur 10 (Arzneimittelwerk Dresden)
oral: Tbl.   – 10 mg (20, 100 Tbl.)

Kombinationspräparat
Limbatril (Roche)
Chlordiazepoxid + Amitriptylin (s. Amitriptylin)

3.1 Chemie

7-Chlor-2-methylamino-5-phenyl-3H-1,4-benzodiazepin-4-oxid; 1,4-Benzodiazepin.

3.2 Eigenschaften

Chlordiazepoxid wurde als erstes Benzodiazepinderivat 1960 in die psychiatrische Pharmakotherapie eingeführt. Chlordiazepoxid hat in pharmakologischen Untersuchungen die für Tranquilizer typischen antiaggressiven, antikonvulsiven und muskelrelaxierenden Eigenschaften. Chlordiazepoxid weist variable und insbesondere bei älteren Patienten verzögerte Absorptionszeiten auf. Die Substanz hat eine Halbwertszeit von 5 bis zu 30 h und wird zu den langwirksamen aktiven Metaboliten Demoxepam und Nordazepam abgebaut, weshalb es bei längerdauernder regelmäßiger Verabreichung zu ausgeprägten Kumulationsphänomenen kommen kann.

3.3 Indikationen

Angstzustände. Bei psychotischen Angstzuständen kann Chlordiazepoxid vorübergehend als Adjuvans verordnet werden. In der Neurologie wird die muskelrelaxierende Wirkung von Chlordiazepoxid bei schmerzhaften Muskelspasmen und spastischen Lähmungen therapeutisch genutzt.

Das Kombinationspräparat Chlordiazepoxid + Amitriptylin ist *nicht empfehlenswert.* Bei depressiven Syndromen wird zumeist der Anteil des Antidepressivums zu gering gewählt. Auch wird das Kombinationspräparat oft langfristig verordnet; damit steigt die Abhängigkeitsgefährdung durch Einnahme des Benzodiazepinanteils.

3.4 Dosierung

Ambulant 5-50 mg, stationär 15 bis maximal 150 mg täglich. Bei Muskelspasmen anfangs 50 mg, später 30 mg täglich.

3.5 Nebenwirkungen und Kontraindikationen

Siehe S. 332.

4 Clobazam

Frisium 10/20 Tabs (Hoechst)
oral: Tbl.   – 10 mg (10, 20, 50 Tbl.)
            Tbl.   – 20 mg (10, 20, 50 Tbl.)

4.1 Chemie

7-Chlor-1-methyl-5-phenyl-1H-1,5-benzodiazepin-2,4(3H,5H)-dion;
1,5-Benzodiazepin.

4.2 Eigenschaften

Clobazam unterscheidet sich von den 1,4-Benzodiazepinen durch die Verschiebung des Stickstoffatoms in die 5-Stellung und die Ausbildung einer zweiten Carboxamidgruppe. Clobazam wird mittelschnell resorbiert und hat eine Halbwertszeit um 24 h. Die Halbwertszeit des aktiven Metaboliten ist mehr als doppelt so lang wie die der Muttersubstanz. Bei längerdauernder regelmäßiger Applikation muß daher mit einer Wirkstoffkumulation gerechnet werden. Die antikonvulsiven Eigenschaften sind ähnlich stark wie beim Diazepam ausgeprägt; die sedierenden und muskelrelaxierenden Eigenschaften sollen geringer als beim Diazepam sein.

4.3 Indikationen

Angstzustände. Bei psychotischen Angstzuständen kann Clobazam vorübergehend als Adjuvans verordnet werden. Eine Sedierung tritt i. allg. nur bei Beginn der Therapie auf.

4.4 Dosierung

20–30 mg täglich. Höchstdosis 60 mg täglich.

4.5 Nebenwirkungen und Kontraindikationen

Siehe S. 332.

5 Clotiazepam

Trecalmo (Tropon)
oral: Tbl.   – 5 mg (10, 20, 50 Tbl.)
             Tbl.   – 10 mg (10, 20, 50 Tbl.)
             Tbl.   – 20 mg (20 Tbl.) (Trecalmo Tabs)

5.1 Chemie

7-Ethyl-5-[2-chlorphenyl]-1-methyl-1,3-dihydro-2H-thieno[2,3-e]-1,4-dia-
zepin-2-on; 1,4-Thienodiazepin.

5.2 Eigenschaften

Clotiazepam ist bisher als einziges Thienodiazepin im Handel. Die Substanz wird schnell resorbiert und hat eine kurze bis mittellange Halb-
wertzeit von 3–15 h. Ein Teil der Metaboliten ist mittellang pharmakologisch wirksam.

5.3 Indikationen

Angstzustände. Bei psychotischen Angstzuständen kann Clotiazepam als Adjuvans vorübergehend verordnet werden.

5.4 Dosierung

10–30 mg täglich. Höchstdosis 60 mg täglich. Wegen der relativ kurzen Halbwertszeit sollte die Tagesdosis auf 2–4 Einzeldosen verteilt werden.

5.5 Nebenwirkungen und Kontraindikationen

Siehe S. 332.

6 Diazepam

Diazepam Desitin (Desitin)
rektal:	Tube	– 5 mg/2,5 ml (5 Mikroklistiere)
	Tube	– 10 mg/2,5 ml (5 Mikroklistiere)
parenteral:	Amp.	– 10 mg/2 ml (5 Amp.)

Diazepam-Lipuro (Braun Melsungen)
parenteral:	Amp.	– 10 mg/2 ml (nur AP)

Diazepam-ratiopharm (Ratiopharm)
oral:	Tbl.	– 2 mg (10, 20, 50 Tbl.)
	Tbl.	– 5 mg (10, 20, 50 Tbl.)
	Tbl.	– 10 mg (10, 20, 50 Tbl.)
	Trpf.	– 10 mg = 20 Trpf. = 1 ml (25 ml)
rektal:	Supp.	– 5 mg (5 Supp.)
	Supp.	– 10 mg (5 Supp.)
parenteral:	Amp.	– 10 mg/2 ml (5 Amp.)

Diazepam Stada (Stadapharm)
oral:	Tbl.	– 5 mg (20, 50 Tbl.)
	Tbl.	– 10 mg (20, 50 Tbl.)

Diazepam Weimer (Weimer)
oral: Tbl.   – 5 mg (10, 20, 50 Tbl.)

Duradiazepam (Durachemie)
parenteral: Amp.   - 10 mg/2 ml (5 Amp.)

Faustan (Arzneimittelwerk Dresden)
oral: Tbl.   – 5 mg (30 Tbl.)
rektal: Supp.   – 10 mg (10 Supp.)
parenteral: Amp.   – 10 mg/2 ml (10 Amp.)

Lamra (Merckle)
oral: Tbl.   – 10 mg (20, 50 Tbl.)

Stesolid (Dumex)
parenteral: Amp.   – 10 mg/2 ml (10 Amp.)
rektal: Tube   – 5 mg/2,5 ml (4 Mikroklistiere)
               Tube   – 10 mg/2,5 ml (4 Mikroklistiere)

Tranquase (Azupharma)
oral: Tbl.   – 5 mg (20, 50 Tbl.)
               Tbl.   – 10 mg (20, 50 Tbl.)

Tranquo-Tablinen (Sanorania)
oral: Tbl.   – 5 mg (20, 50 Tbl.)
               Tbl.   – 10 mg (20, 50 Tbl.)

Valium (Roche)
oral: Tbl.   – 2 mg (nur KP)
               Tbl.   – 5 mg (10, 20, 50 Tbl.)
               Tbl.   – 10 mg (10, 20, 50 Tbl.)
               Trpf.   – 10 mg = 30 Trpf. = 1 ml (25 ml) **(Valiquid 0,3)**
rektal: Supp.   – 5 mg (5 Supp.)
               Supp.   – 10 mg (5 Supp.)
parenteral: Amp.   – 10 mg/2 ml (5 Amp.) **(Valium 10)**
               Amp.   – 10 mg/2 ml (5 Amp.) **(Valium MM)**

6.1 Chemie

7-Chlor-1,3-dihydro-1-methyl-5-phenyl-2H-1,4-benzodiazepin-2-on;   1,4-Benzodiazepin.

6.2 Eigenschaften

Diazepam wurde einige Jahre nach Chlordiazepoxid in die psychiatrische Pharmakotherapie eingeführt. Die pharmakologischen und klinischen Eigenschaften ähneln Chlordiazepoxid; die Dosen zur Erreichung ähnlicher Wirkungsqualitäten sind beim Diazepam geringer.

Diazepam wird oral sehr schnell und vollständig resorbiert und hat eine Halbwertszeit von 20–40 h. Nach Einmaldosierung von Diazepam ist die Wirkung wegen des großen Verteilungsvolumens allerdings nur kurzdauernd. Pharmakologisch aktive Metaboliten sind das Nordazepam (Halbwertszeit meist zwischen 50 und 100 h) und das klinisch vergleichsweise weniger relevante Oxazepam (Halbwertszeit zwischen 4 und 15 h). Kumulationserscheinungen sind daher möglich. Diazepam kann parenteral appliziert werden, wobei die Absorption nach oraler Gabe schneller und vollständiger ist als nach intramuskulärer Applikation. Bei rektaler Applikation erfolgt die Resorption ähnlich schnell wie nach oraler Gabe, jedoch nicht ganz so zuverlässig. Diazepam zeigt nach oraler Verabreichung den schnellsten Wirkungseintritt von allen Benzodiazepinen.

6.3 Indikationen

Angstzustände. In der psychiatrischen Akutsituation ist Diazepam bei Unruhe und ängstlich-agitierten *Erregungszuständen* – auch wenn diese im Rahmen einer Psychose auftreten – indiziert. Auch außerhalb einer Notfallsituation kann Diazepam bei psychotischen Angstzuständen vorübergehend als Adjuvans verordnet werden. Diazepam ist für den Notfallkoffer unentbehrlich. Bei psychomotorischen Erregungszuständen nach Mißbrauch von halluzinogenen Drogen, besonders beim "Horrortrip", kommt es nach Diazepam (langsam i.v.) zu einer schnellen Beruhigung. Bei gelegentlicher Einmaldosierung ist Diazepam als *Hypnotikum* gut geeignet.

In der Neurologie wird Diazepam als *Muskelrelaxans* und zur Unterbrechung eines *Status epilepticus* eingesetzt.

6.4 Dosierung

Ambulant 2–15 mg, stationär 5–60 mg täglich oral. Besonders bei älteren Patienten und bei Patienten mit hirnorganischen Erkrankungen einschleichender Beginn mit 2 mg, evtl. langsame Steigerung auf 4–6 mg täglich oral. Bei Einschlafstörungen 5–20 mg abends. In der psychiatrischen Akutsituation bei ängstlich-agitierten Erregungszuständen 10 mg oral, i.v. oder i.m. (1- bis 2malige Wiederholung im Abstand von jeweils 30 min ist möglich, allerdings sollten 40 mg in den ersten 24 h nur in Ausnahmefällen überschritten werden). I.v.-Injektionen müssen sehr langsam erfolgen (Gefahr der Atemdepression, s. S. 302).

6.5 Nebenwirkungen und Kontraindikationen

Siehe S. 332.
Nach i.v.-Injektion von Diazepam wurden lokale Gefäßreaktionen bis hin zu Thrombophlebitiden beschrieben, die unter neuen Präparationsformen (Stesolid, Valium MM) nicht auftreten sollen.

7a Dikaliumclorazepat

Tranxilium (Sanofi Winthrop)

oral:	Kps.	– 5 mg (10, 20, 50 Kps.)
	Kps.	– 10 mg (10, 20, 50 Kps.)
	Kps.	– 20 mg (10, 20, 50 Kps.)
	Tbl.	– 20 mg (10, 20, 50 Tbl.) **(Tranxilium Tabs)**
	Tbl.	– 50 mg (10 Tbl.)
parenteral:	Trocken- Amp.	– 50 mg (5,5 x 5 Trockenamp. mit Lösungsmittelamp. 2,5 ml) **(Tranxilium injizierbar)**
	Trocken- Amp.	– 100 mg (5 Trockenamp. mit Lösungsmittelamp. 5 ml) **(Tranxilium injizierbar)**

7a.1 Chemie

7-Chlor-2,2-dihydroxy-3-carboxy-5-phenyl-1,2-dihydro-3H-1,4-benzodia-
zepin-dikaliumsalz; 1,4-Benzodiazepin.

7a.2 Eigenschaften

Dikaliumclorazepat stellt eine Prodrug dar und wird schon im sauren
Magenmilieu pH-abhängig rasch zur eigentlichen Wirksubstanz Nordazepam hydrolysiert, die dann sehr schnell in ausreichenden Wirkspiegeln
im Plasma erscheint. Siehe weiter 7b Nordazepam.

7a.3 Indikationen

Siehe 7b: Nordazepam

7a.4 Dosierung

Empfohlene Höchstdosis ist 20 mg in einer abendlichen Einzelgabe. Stationär können auch deutlich höhere Dosen gegeben werden. Zur Anxiolyse sind in der Regel relativ niedrige Dosen ausreichend. Eine i.v.-Injek-
tion sollte langsam vorgenommen werden (nicht mehr als 100 mg pro
Injektion).

7a.5 Nebenwirkungen und Kontraindikationen

Siehe S. 332.

7b Nordazepam

Tranxilium N Tropfen (Sanofi Winthrop)
oral: Lsg.   – 5 mg = 24 Trpf. = 1 g Lsg. (30 g)

7b.1 Chemie

7-Chlor-1,3-dihydro-5-phenyl-2H-1,4-benzodiazepin-2-on; 1,4-Benzodia-
zepin. Synonyma: N-Desmethyldiazepam, Nordiazepam.

7b.2 Eigenschaften

Nordazepam wird nach oraler Gabe rasch und vollständig resorbiert; maximale Plasmaspiegel werden nach weniger als 1 h gemessen. Die Substanz hat eine Eliminationshalbwertszeit von ca. 50–100 h und kumuliert
daher bei wiederholter Verabreichung, bis sie zu dem für die klinische
Wirkung weniger wichtigen Oxazepam abgebaut wird. Antazida führen
bei Einmaldosierung zu langsamerer Resorption und geringeren Wirkspiegeln. Gleichzeitige Einnahme von Cimetidin oder oralen Antikonzep-
tiva kann die Eliminationshalbwertszeit weiter beträchtlich verlängern.
Nach i.m.-Injektion verläuft die Absorption langsamer und die Bioverfügbarkeit scheint etwas geringer zu sein als nach oraler Gabe. Nach i.v.-Ap-
plikation scheinen die klinischen Wirkungen, insbesondere Sedierung, im
Vergleich zur oralen Verabreichung verzögert einzutreten.

7b.3 Indikationen

Angstzustände. Bei psychotischen Angstzuständen kann Nordazepam
vorübergehend als Adjuvans verordnet werden.

7b.4 Dosierung

Empfohlen werden 2,5–15 mg täglich in einer abendlichen Einzelgabe.

7b.5 Nebenwirkungen und Kontraindikationen

Siehe S. 332.

8 Lorazepam

Duralozam (Durachemie)
oral: Tbl.   – 1 mg (20, 50 Tbl.)
               Tbl.   – 2,5 mg (20, 50 Tbl.)

Laubeel (Desitin)
oral: Tbl.   – 1 mg (10, 20, 50 Tbl.)
               Tbl.   – 2,5 mg (10, 20, 50 Tbl.)

Lorazepam-neuraxpharm (Neuraxpharm)
oral: Tbl.   – 1 mg (20, 50 Tbl.)
               Tbl.   – 2,5 mg (20, 50 Tbl.)

Pro Dorm (Synthelabo)
oral: Tbl.   – 1 mg (10, 20 Tbl.)
               Tbl.   – 2,5 mg (10, 20 Tbl.)

Punktyl (Krewel)
oral: Tbl.   – 1 mg (50 Tbl.)
               Tbl.   – 2,5 mg (50 Tbl.)

Somagerol (Brenner-Efeka)
oral: Tbl.   – 1 mg (10, 20, 50 Tbl.)
               Tbl.   – 2,5 mg (10, 20, 50 Tbl.)

Tavor (Wyeth)
oral: Tbl.   – 0,5 mg (10, 20, 50 Tbl.)
               Tbl.   – 1 mg (10, 20, 50 Tbl.)
               Tbl.   – 2 mg (10, 20, 50 Tbl.) **(Tavor Tabs)**

Tbl.   – 2,5 mg (10, 20, 50 Tbl.)
Plättchen   – 1 mg (50 Plättchen) **(Tavor Expidet)**
Plättchen   – 2,5 mg (50 Plättchen) **(Tavor Expidet)**
parenteral: Amp.   – 2 mg/1 ml (10, 50 Amp.)

Tolid (Dolorgiet)
oral: Tbl.   – 1 mg (10, 20, 50 Tbl.)
            Tbl.   – 2,5 mg (10, 20, 50 Tbl.)

8.1 Chemie

7-Chlor-3-hydroxy-5-(1-chlorphenyl)-1,2-dihydro-3H-1,4-benzodiazepin
-2-on; 1,4-Benzodiazepin.

8.2 Eigenschaften

Lorazepam unterscheidet sich von Oxazepam in der chemischen Struktur
nur durch ein zusätzliches Chloratom. Lorazepam wird relativ schnell
absorbiert und hat eine Halbwertszeit um 12–15 h. Die Substanz hat keine
aktiven Metaboliten. Klinisch zeigten sich gegenüber Diazepam in kontrollierten Untersuchungen bezüglich der anxiolytischen Wirkungen keine Unterschiede; in Einzelfällen wird allerdings – im Vergleich zu Diazepam – eine stärkere anxiolytische und sogar euphorisierende Wirkung
beobachtet; es ist möglich, daß dann aber auch das Risiko einer Abhängigkeitsentwicklung steigt. Ataktische Störungen sollen seltener sein. Müdigkeit tritt vorwiegend zu Beginn der Behandlung auf. Lorazepam hat
eine stupor- und mutismuslösende Wirkung.

8.3 Indikationen

Angstzustände. Bei psychotischen Angstzuständen kann Lorazepam vorübergehend als Adjuvans verordnet werden. Für psychiatrische Notfälle
steht eine parenterale Applikationsform zur Verfügung (langsame i.v.-In-
jektion!). Für Patienten, die nicht schlucken können, liegen mit Tavor
Expidet lyophilisierte Plättchen vor, die sich in wenigen Sekunden auf der
Zunge auflösen. Wegen der Sofortlöslichkeit ist bei Non-Compliance des
Patienten ein Zurückhalten der Medikation im Mund nicht möglich.

8.4 Dosierung

Ambulant 0,25–5 mg meist in 2–4 Einzeldosen, stationär bis 10 mg täglich; vor dem Schlafengehen 1–2,5 mg. Im Vergleich zum Diazepam wird
nur 1/4 der Dosis für die gleiche Wirkung benötigt.

8.5 Nebenwirkungen und Kontraindikationen

Siehe S. 332.

---

9 Metaclazepam

Talis (Organon)
oral: Tbl.   – 10 mg (10, 20, 50 Tbl.)
              Trpf.   – 10 mg = 1 ml = 30 Trpf. (20, 50 ml)

9.1 Chemie

7-Brom-1-methyl-2-methoxy-methyl-5-(2'-chlorphenyl)-2,3-dihydro-1H-
1,4-benzodiazepin; 1,4-Benzodiazepinderivat.

9.2 Eigenschaften

Metaclazepam ist ein 1,4-Benzodiazepin mit einer Methoxymethylgruppe in Position 2. Metaclazepam wird schnell resorbiert, die Bioverfügbarkeit liegt zwischen 40 und 75%. Die Eliminationshalbwertszeit beträgt 7–23 h. Bei höheren Dosierungen oder Einnahme über längere Zeiträume kann es zur Kumulation kommen.

9.3 Indikationen

Angstzustände. Bei psychotischen Angstzuständen kann Metaclazepam als Adjuvans vorübergehend verordnet werden.

9.4 Dosierung

5–30 mg täglich; meist sind 15 mg täglich ausreichend.

9.5 Nebenwirkungen und Kontraindikationen

Siehe S. 332.

---

10 Oxazepam

Adumbran (Thomae)
oral: Tbl.   – 10 mg (10, 20, 50 Tbl.)
               Tbl.   – 50 mg (10, 20, 50 Tbl.) **(Adumbran forte)**

Azutranquil (Azuchemie)
oral: Tbl.   – 10 mg (20, 50 Tbl.)

Durazepam (Durachemie)
oral: Tbl.   – 10 mg (20, 50, 100 Tbl.)
               Tbl.   – 50 mg (10, 20, 50 Tbl.) **(Durazepam forte)**

Noctazepam (Brenner-Efeka)
oral: Tbl.   – 10 mg (10, 20, 50, 100 Tbl.)

Oxa-Puren (Klinge-Nattermann Puren)
oral: Tbl.   – 10 mg (20, 50 Tbl.)

Oxazepam-neuraxpharm (Neuraxpharm)
oral: Tbl.   – 10 mg (20, 50 Tbl.)
               Tbl.   – 50 mg (20, 50 Tbl.)

Oxazepam-ratiopharm (Ratiopharm)
oral: Tbl.   – 10 mg (10, 20, 50 Tbl.)
               Tbl.   – 50 mg (20, 50 Tbl.)
               Kps.   – 30 mg (10, 20, 50 Kps.)
                         (Oxazepam retard-ratiopharm)

Oxazepam Stada (Stada)
oral: Tbl.   – 10 mg (20, 50 Tbl.)

Praxiten (Wyeth)
oral: Tbl.   – 10 mg (10, 20, 50, 75 Tbl.)
               Tbl.   – 15 mg (10, 20, 50 Tbl.)
               Tbl.   – 50 mg (10, 20, 50 Tbl.) **(Praxiten forte)**

Sigacalm (Siegfried)
oral: Tbl.   – 10 mg (20, 50, 100 Tbl.)
               Tbl.   – 50 mg (10, 20, 50 Tbl.) **(Sigacalm forte)**

Uskan (Desitin)
oral: Tbl.   – 10 mg (10, 20, 50 Tbl.)
               Tbl.   – 20 mg (10, 20, 50 Tbl.)

10.1 Chemie

7-Chlor-3-hydroxy-5-phenyl-1,2-dihydro-3H-1,4-benzodiazepin-2-on;
1,4-Benzodiazepin.

10.2 Eigenschaften

Oxazepam wird relativ langsam resorbiert und erscheint deshalb zur
Akuttherapie und als Hypnotikum weniger geeignet. Die Substanz hat
keine aktiven Metaboliten, die Halbwertszeit beträgt zwischen 4 und 15 h.
Die sedierende Eigenschaft von Oxazepam ist geringer als die von Diaze-
pam. Oxazepam hat im Metabolismus der Benzodiazepine eine wichtige
Schlüsselstellung (s. S. 292).

10.3 Indikationen

Angstzustände. Bei psychotischen Angstzuständen kann Oxazepam vorübergehend als Adjuvans verordnet werden.

10.4 Dosierung

10–60 mg täglich oral, meist in 2–4 Einzeldosen. Stationär in Ausnahmefällen bis zu 150 mg.

10.5 Nebenwirkungen und Kontraindikationen

Siehe S. 332.

11 Prazepam

Demetrin (Gödecke/Parke-Davis)
oral: Tbl.   – 10 mg (10, 20, 50 Tbl.)
               Tbl.   – 20 mg (10, 20, 50 Tbl.) **(Mono Demetrin)**

11.1 Chemie

7-Chlor-1-[cyclopropyl-methyl]-5-phenyl-1,2-dihydro-3H-1,4-benzodiaze-
pin-2-on; 1,4-Benzodiazepin.

11.2 Eigenschaften

Prazepam ist eine Prodrug und wird nach relativ langsamer Resorption
zur eigentlichen Wirksubstanz Nordazepam umgewandelt, die nach etwa
3–7 h maximale Wirkspiegel erreicht und mit einer Halbwertszeit von ca.
50–100 h kumuliert. Aufgrund des verzögerten Wirkungseintritts ist Prazepam zur Akuttherapie und als Hypnotikum weniger geeignet.

11.3 Indikationen

Angstzustände.

11.4 Dosierung

10–30 mg täglich. Einmaldosierung ist möglich.

11.5 Nebenwirkungen und Kontraindikationen

Siehe S. 332.

Nebenwirkungen und Kontraindikationen unter allen Benzodiazepinen

Nebenwirkungen

Besonders bei höherer Dosierung und zu Beginn der Behandlung können Müdigkeit, Schwindel, Koordinationsstörungen und Schleiersehen auftreten. Beeinträchtigungen des Reaktionsvermögens können zur Fahruntüchtigkeit führen. Selten treten paradoxe Reaktionen mit gesteigerter Aktivität, Reizbarkeit und auch Wutreaktionen auf.
Nach anfänglich hohen Dosen und nach i.v.-Injektionen müssen – v. a. bei älteren Patienten – Blutdruck- und Pulskontrollen erfolgen. Vorwiegend nach längerem Gebrauch werden manchmal neurologische Symptome wie Ataxie, Dysarthrie und allgemeine muskuläre Schwäche beobachtet, letztere kann gelegentlich mit kollaptischen Erscheinungen verwechselt werden. Seltener sind Gewichtszunahme und Libidominderung. Bei längerfristiger Verordnung erhöht sich das Abhängigkeitsrisiko. Routinehinweise s. *Allgemeiner Teil.* S. 308.

Kontraindikationen

Akute Alkohol-, Schlafmittel-, Analgetika- und Psychopharmakaintoxikationen. Myasthenie. Akutes Engwinkelglaukom (s. aber S. 302). Benzodiazepin-Überempfindlichkeit.
Relative Kontraindikationen: Ataxie, gleichzeitiger Alkoholgenuß, Alkoholabhängigkeit oder -mißbrauch, Suchtgefährdung, schwere Leber- und Nierenschäden.

Azapirone

12 Buspiron

Bespar (Bristol)
oral: Tbl.   – 5 mg (30, 60 Tbl.)
               Tbl.   – 10 mg (30, 60 Tbl.)

12.1 Chemie

8-{4-[4-(2-Pyrimidinyl)piperazinyl-(1)-butyl]}-8-azaspiro[4,5]decan-7,9
-dion-Monohydrochlorid; Azapiron.

12.2 Eigenschaften

Buspiron ist ein Pyrimidinylpiperazinderivat aus der Stoffklasse der Azapirone. Die Substanz wirkt als partieller Agonist an 5-HT_{1A}-Rezeptoren.
Buspiron wird relativ schnell resorbiert. Die Halbwertszeit beträgt nur
2–3 h; deshalb sollte die Tagesdosis auf 3–4 Einzeldosen verteilt werden.
Buspiron wird zu mehreren hydroxylierten Metaboliten und durch oxidative Spaltung zu 1-Pyrimidinylpiperazin abgebaut, das etwa 25% der pharmakologischen Aktivität der Muttersubstanz, darüber hinaus α_2-antago-
nistische Eigenschaften, aufweist.
   Buspiron wirkt anxiolytisch, ohne gleichzeitig zu sedieren. Die Substanz hat *keine* muskelrelaxierenden oder antikonvulsiven Eigenschaften. Nach vorliegenden Untersuchungen soll Buspiron nicht zu einer Einschränkung der psychomotorischen Leistungsfähigkeit und Reaktionsbereitschaft führen und daher die Fahrtauglichkeit nicht herabsetzen;
dennoch können Veränderungen des Reaktionsvermögens, und damit
der Verkehrstüchtigkeit, nicht ausgeschlossen werden. Alkoholwirkungen
sollen unter Buspiron nicht verstärkt werden. Die Gefahr von Gewöhnung, Mißbrauch und Abhängigkeitsentwicklungen besteht nicht, auch
Entzugssyndrome wurden nicht beobachtet.

Beim Umsetzen von Benzodiazepinen auf Buspiron ist Vorsicht geboten. Die Patienten können bei schlagartigem Absetzen von Benzodiazepinen Entzugssymptome entwickeln, die durch Buspiron nicht unterdrückt werden. Zwischen Benzodiazepinen und Buspiron besteht – anders als zwischen Benzodiazepinen und Barbituraten – keine Kreuztoleranz. Für Patienten, welche die rasch einsetzende anxiolytische oder sedierende Wirkung von Benzodiazepinen kennen bzw. eine unmittelbare Symptombeseitung erwarten, ist Buspiron wenig geeignet. Dasselbe gilt für benzodiazepinabhängige Patienten.

12.3 Indikationen

Angstzustände, besonders generalisierte Angststörung leichter bis mittelstarker Ausprägung.

Das Präparat ist zur Sedierung bei Unruhezuständen *nicht* geeignet und kann auch als Adjuvans bei psychotischen Angstzuständen nicht empfohlen werden. Buspiron wirkt nicht bei Panikattacken.

12.4 Dosierung

15–30 mg täglich. Höchstdosis 60 mg täglich. Die Dosis sollte langsam gesteigert werden; die anxiolytische Wirkung tritt dosisabhängig mit einer Verzögerung von ca. 14 Tagen ein.

12.5 Nebenwirkungen

Unter Buspiron kann es zu Schwindel, Magenbeschwerden, Übelkeit, Durchfall, Kopfschmerzen, Nervosität, Erregung, Schlaflosigkeit und Benommenheit kommen. Bei höheren Einzeldosen ab 20 mg kann dosisabhängig eine Dysphorie auftreten.

12.6 Kontraindikationen

Akute Alkohol-, Schlafmittel-, Analgetika- und Psychopharmakaintoxikationen. Schwere Leber- und Nierenfunktionsstörungen. Myasthenie, akutes Engwinkelglaukom. Während der Schwangerschaft und in der Stillzeit sollte Buspiron nicht verordnet werden.

Diphenylmethanderivate

13 Hydroxyzin

Atarax (UCB)
oral: Tbl.   – 25 mg (10, 20, 50, 100 Tbl.)
             Saft   – 20 mg = 10 ml (200 ml) (**Atarax liquidum**)

Elroquil N (Rodleben)
oral: Tbl.   – 25 mg (10, 20, 50 Tbl.)

Hydroxyzin hat neben der antihistaminischen Wirkung adrenolytische, anticholinerge, antiemetische, spasmolytische, analgetische und hypotone Eigenschaften. Die vegetativen Wirkungen treten in therapeutischen Dosen kaum in Erscheinung. Das Präparat wird in der Inneren Medizin häufig verordnet. Für die Psychiatrie ist die Bedeutung solange *fraglich*, bis nicht durch weitere Studien sowohl die Überlegenheit gegen Placebo als auch die Gleichwirksamkeit gegen Benzodiazepinen gezeigt wird.

Dosierung: Ambulant 30-75 mg, stationär 100–200 mg täglich.

β-Rezeptorenblocker

Die Indikation von β-Rezeptorenblockern zur Behandlung von Angststörungen ist im Vergleich zu Benzodiazepinen relativ eng.

Bei Patienten mit Angstsymptomatik läßt sich oft das Überwiegen eines psychischen oder somatischen Anteils erkennen. Bei Überwiegen der "somatischen Angst" können u. a. funktionelle kardiovaskuläre Symptome, Magen-Darm-Beschwerden, Schwitzen und Tremor auftreten. Da β-adrenerg vermittelte Symptome mit β-Rezeptorenblockern gut zu beeinflussen sind, wurde der Versuch gemacht, auch das somatische Beschwerdebild, das im Rahmen einer Angstsymptomatik auftritt, mit β-Rezeptorenblockern zu beeinflussen. Die bisherigen Ergebnisse erlauben den Schluß, daß bei Patienten mit Angstsymptomatik und *Überwiegen der somatischen Symptome* in einem ersten Behandlungsschritt β-Rezeptorenblocker (z. B. Propranolol (Dociton), 30–120 mg, ggf. bis 320 mg) indiziert sind. Bei Überwiegen der psychischen Symptome sollte zuerst ein Antidepressivum erprobt werden.

Eine weitere Indikation für β-Rezeptorenblocker wird in der einmaligen Verabreichung bei psychischen *Streßsituationen*, z. B. bei Examensangst oder Rednerangst, gesehen. Die sympathikoadrenale Erregung bei psychischem Streß kann durch β-Rezeptorenblocker gedämpft werden. Im Gegensatz zu Tranquilizern der Benzodiazepinreihe haben β-Rezeptorenblocker keine sedierende Eigenschaft, die sich in den genannten Situationen negativ auswirken könnte. Vor der Behandlung mit β-Rezeptorenblockern müssen die Kontraindikationen beachtet werden (obstruktive Lungenerkrankungen, Herzinsuffizienz, AV-Überleitungsstörungen, Bradykardie, insulinpflichtiger Diabetes, Sinusknotensyndrom, Hypotonie, periphere Durchblutungsstörungen).

In der Neurologie finden β-Rezeptorenblocker auch zur Behandlung des *Tremors* und zur *Migräneprophylaxe* Verwendung.

Der *Wirkungsmechanismus* von β-Rezeptorenblockern bei Angststörungen ist bisher nicht endgültig geklärt. Zwar konnten durch Rezeptorbindungsstudien β-Rezeptoren (vornehmlich vom $β_1$-Typ) in verschiedenen Hirnstrukturen in unterschiedlicher Dichte nachgewiesen werden, doch bestehen Zweifel, ob als Angriffspunkte dieser Substanzen ausschließlich ZNS-Strukturen, und damit die Hemmung zentraler adrenerger Mechanismen, in Frage kommen. Auch β-Rezeptorenblocker, die wegen ihrer geringen Lipophilität kaum die Blut-Hirn-Schranke überwinden können, wirken wahrscheinlich anxiolytisch. Demnach könnte man im Sinne der James-Lange-Theorie annehmen, daß durch eine Verminderung der somatischen Angstsymptome in der Peripherie (z. B. Herzklopfen, Schwitzen, Tremor) sekundär auch psychische Angstsymptome reduziert werden. Darüber hinaus ist gezeigt worden, daß β-Rezeptorenblocker auch an Serotoninrezeptoren (insbesondere vom 5-HT_{1B}-Typ) binden und diese blockieren können.

Antidepressiva

Die Indikation für TZA bei der Panikstörung – die meisten Untersuchungen beziehen sich auf *Imipramin* und *Clomipramin* – ist gesichert. Auch *Tranylcypromin* ist wirksam. Eine weitere Alternative sind die *SSRI*. Bei der generalisierten Angststörung scheint die therapeutische Wirkung der TZA den Benzodiazepinen ebenbürtig zu sein (s. S. 40). Die Wirkung von Antidepressiva setzt nicht so schnell ein wie die von Benzodiazepinen. Der Vorteil einer längerfristigen Behandlung von Angstzuständen mit Antidepressiva liegt im fehlenden Abhängigkeitspotential dieser Substanzgruppe. Die antihistaminische Wirkkomponente, die bei Imipramin nur gering ausgeprägt ist, scheint für den anxiolytischen Effekt nicht ausschlaggebend zu sein. Die sedierende und teilweise schlafanstoßende Wirkung von antihistaminisch wirksamen Antidepressiva wie *Doxepin*, *Amitriptylin*, *Trimipramin* oder *Mianserin* macht aber auch diese Substanzen zu nützlichen Alternativen zu Benzodiazepinen, wenn *gleichzeitig* eine *Sedierung* angestrebt wird. Antidepressiva empfehlen sich zur Angstbehandlung insbesondere auch bei Patienten mit einer *Abhängig-keitsanamnese*. Auf mögliche Nebenwirkungen müssen die Patienten vor Behandlungsbeginn hingewiesen werden.

Der trizyklischen Substanz *Opipramol* (Insidon; Regeldosis 150 mg) wird neben der anxiolytischen auch eine antidepressive Wirkung nachgesagt. Bei ängstlich-depressiven Syndromen findet Opipramol in der Praxis auch häufig Verwendung. Die Wirkung von Opipramol für die genannten Indikationen ist jedoch noch nicht ausreichend belegt. Daher wird auf diese Substanz hier nicht weiter eingegangen.

Neuroleptika

Neben hochpotenten, nicht oder kaum sedierenden Neuroleptika wie Fluspirilen, Flupentixol und Fluphenazin, die von den Herstellern als "Minor-Tranquilizer" angeboten werden, kommen sedierend wirkende Neuroleptika wie Levomepromazin, Chlorprothixen oder Prothipendyl ebenfalls bei der Behandlung von Angstzuständen und Schlaflosigkeit zur Anwendung. Da von Neuroleptika keine Abhängigkeitsentwicklungen bekannt sind, eignen sich diese Substanzen, ähnlich wie die Antidepressiva, besonders zur Sedierung und Anxiolyse von Patienten mit *Abhängigkeits-anamnese*. Die Dosierung liegt dabei relativ niedrig und beträgt in der Regel weniger als die Hälfte der antipsychotisch wirksamen Dosis. Vor allem bei älteren, ängstlich-agitierten Patienten oder bei alten Menschen mit *dementiellen Prozessen* kommen Neuroleptika zum Einsatz, weil Benzodiazepine bei *geriatrischen Patienten* nicht selten zu paradoxen Wirkungen führen. Allerdings müssen dann besonders die kardialen und vegetativen Nebenwirkungen dieser Neuroleptika beachtet werden. Gerade bei dieser Patientengruppe muß auch an die Möglichkeit der Auslösung eines Delirs durch anticholinerg wirkende Substanzen gedacht werden; dann kann auf Substanzen ohne anticholinerge Eigenschaften wie *Melperon* oder *Pipamperon* zurückgegriffen werden. Bei kardial vorgeschädigten Patienten können auch stärker wirksame Neuroleptika (z. B. Haloperidol) in niedriger Dosierung verabreicht werden.

Auch bei niedrigen Dosen von Neuroleptika kann es besonders bei alten Menschen zu *extrapyramidalmotorischen Störungen* im Sinne eines Parkinsonoids und zu Spätdyskinesien kommen, wenn diese Mittel wiederholt bzw. längerfristig verabreicht werden. Eine Studie (Tegeler et al. 1990) zeigt zwar, daß Spätdyskinesien unter einer Behandlung mit

niedrigdosierten Neuroleptika nach einem Beobachtungszeitraum von
18 Monaten nicht häufiger sind als unter Dauertherapie mit Benzodiazepinen; in bezug auf mögliche Blutbildveränderungen und die hierdurch
notwendigen Kontrollen sowie in Hinsicht auf das Risiko von Spätdyskinesien unter Langzeittherapie ist das Nebenwirkungsrisiko der längerdauernden Neuroleptanxiolyse unseres Erachtens jedoch noch nicht sicher abzuschätzen, weshalb es *in jedem Einzelfall sorgfältig* gegen die
Gefahr der Abhängigkeitsentwicklung unter Benzodiazepinen abgewogen werden muß. Neuroleptika sollten aufgrund ihres Nebenwirkungsprofils nur bei denjenigen Krankheitsbildern angewandt werden, für die
keine zumindest gleichwertigen medikamentösen Alternativen zur Verfügung stehen. *Grundsätzlich sind deshalb Antidepressiva und Benzodiazepine zur Behandlung von Angststörungen den Neuroleptika vorzuziehen.* Antidepressiva bieten gegenüber den Neuroleptika auch den Vorteil
der möglichen Kontrolle von Plasmaspiegeln. Hat man sich dennoch –
aus einem der o. g. Gründe – für die Anxiolyse mittels Neuroleptika
entschieden, so wird – wegen der im Regelfall hohen Compliance von
Patienten mit Angststörungen – meist die Verordnung einer oralen Medikation ausreichend sein; die häufig praktizierte wöchentliche Applikation von Depotneuroleptika hat selten eine rationale Grundlage.

Pflanzliche Präparate

Auch pflanzliche Präparate wie Baldrian oder Extrakte aus dem Johanniskraut
oder der Kavapflanze finden Anwendung als Tranquilizer. *D,L-Kavain* (Ka-
vaform N, Neuronika) ist das synthetisch hergestellte Razemat eines Alkaloids
des Kavastrauches. Der Trockenextrakt aus den oberirdischen Anteilen des *Jo-
hanniskrauts* (Hypericum perforatum L.) wird auch als Antidepressivum angeboten (z. B. Esbericum forte, Jarsin 300, Sedariston). Die Wirksamkeit dieser
Präparate als Sedativa oder Anxiolytika, teilweise auch als Antidepressiva, wurde
zwar in mehreren, auch placebokontrollierten Studien untersucht; diese weisen
aber überwiegend methodische Mängel auf, so daß eine Wirksamkeit derzeit
nicht belegt erscheint; insbesondere ist eine Gleichwirksamkeit mit den eigentlichen Antidepressiva und Tranquilizern nicht nachgewiesen. Bis zum Vorliegen
methodisch einwandfreier Studien können diese Präparate daher zur breiteren
klinischen Anwendung *nicht empfohlen* werden.
  Bei leichteren Störungen kann jedoch das fehlende Therapierisiko einen Versuch mit pflanzlichen Präparaten rechtfertigen. Eine solche Verordnung ist dann
aber nach dem heutigen Wissensstand einer Placebotherapie gleichzusetzen. Zur
Anwendung pflanzlicher Präparate als Hypnotika s. S. 370.

Carbaminsäurederivate

Aus der Gruppe der Carbaminsäurederivate hatte früher das *Meprobamat* (Visano N) eine gewisse Bedeutung. Meprobamat hat eine gute Tranquilizerwirkung, besitzt aber von allen Tranquilizern das größte Abhängigkeitsrisiko. Bei einer Dauereinnahme von über 1,2 g täglich entsteht sogar mit großer Wahrscheinlichkeit eine Abhängigkeit. Meprobamat hat außerdem einen hohen Toxizitätsgrad. Für Meprobamat wurde daher vom BfArM eine Negativmonographie erstellt. Das Präparat ist heute in der psychiatrischen Pharmakotherapie *obsolet*. Das früher als Tranquilizer eingesetzte Carbaminsäurederivat *Guaifenesin findet gelegentlich noch Anwendung als Sekretolytikum.*

V Hypnotika

1 Prinzipien der Diagnostik und Therapie von Schlafstörungen

Jedes Pharmakon, das Schlaf erzeugt, kann als Hypnotikum bezeichnet werden; es handelt sich somit bei den Hypnotika oder Schlafmitteln nicht um eine scharf abgrenzbare Arzneimittelgruppe. Bei allen Hypnotika zeigt sich bei der klinischen Anwendung, daß die schlafmachende Wirkung und evtl. auftretende Nebenwirkungen wie Hangover-Effekte nicht nur von der Art des zu verabfolgenden Pharmakons, sondern v. a. auch von dessen Dosis abhängen. Das bedeutet aber, daß bei allen Fragen nach der Definition von Hypnotika immer auch *quantitative* Gesichtspunkte berücksichtigt werden müssen. Wird die Dosis richtig gewählt, so wirkt ein Schlafmittel hypnotisch. In zu geringer Dosierung hat das Pharmakon lediglich eine sedative Wirkung, die dann durchaus der eines Tranquilizers ähnelt. In hoher Dosierung kann das gleiche Pharmakon – mit Ausnahme der Benzodiazepine und ähnlich wirkender Substanzen – eine narkotische Wirkung entfalten. Diese Skala der Wirkungsintensitäten (sedativ – hypnotisch – narkotisch) hängt außerdem von der Applikationsart ab, da diese für die Anflutungsgeschwindigkeit im ZNS bestimmend ist. Die Wirkungsintensität und insbesondere die Häufigkeit unerwünschter Nebenwirkungen werden weiterhin durch die Kumulationsfähigkeit der einzelnen Hypnotika beeinflußt.

Die *Ursachen* von Schlafstörungen sind äußerst vielfältig. Sehr oft ist es das Zusammentreffen verschiedener Faktoren, das dann zu Schlafstörungen führt. Diese Gesichtspunkte müssen bei der Verordnung von Schlafmitteln berücksichtigt und immer wieder überprüft werden. Vor der Verordnung von Schlafmitteln muß *immer* versucht werden herauszufinden, welche Ursachen der Schlafstörung zugrunde liegen, und eine kausale Therapie angestrebt werden. Dies gilt insbesondere für *situative* bzw. *umweltbedingte* Schlafstörungen (z.B. Lärm, unregelmäßige Schlafzeiten durch Schichtarbeit etc.). Auch kann es unter der Einnahme von *Psychopharmaka* (z. B. MAOH, Psychostimulanzien) oder anderen *Medikamenten* (z. B. Kortisonpräparate, Schilddrüsenhormone, Thyreostatika, α-Methyldopa, β-Rezeptorenblocker, Sympathomimetika, Kontrazeptiva und Zytostatika) zu vorübergehenden oder auch längerdauernden Schlafstörungen kommen. Schlafstörungen können Symptome einer *nicht primär zentral bedingten Erkrankung* sein (z. B. Herzinsuffizienz, Kreislaufregulationsstörungen – insbesondere bei alten Menschen – , Schmerzsyndrome). Solche Schlafstörungen müssen durch eine auf die Grundstörung gerichtete Therapie behoben werden. Manche Formen von Schlafstörungen bei bestimmten Grundkrankheiten sprechen u. U. auf Schlafmittel ungünstig an (z. B. bei zerebrovaskulärer Insuffizienz oder bei Narkolepsie). Deswegen sollten hier Schlafmittel möglichst nicht eingesetzt werden; häufig lassen sich diese Schlafstörungen noch am besten durch anregend oder stimulierend wirkende Pharmaka beeinflussen (z. B. bei Schlafstörungen im Zusammenhang mit einer Narkolepsie s. S. 397; Koffein bei Patienten mit zerebrovaskulärer Insuffizienz – "starker Kaffee als Schlafmittel"). In der Geriatrie werden mitunter auch paradoxe Reaktionen nach Einnahme von Hypnotika beobachtet.

Vor der Verordnung von Schlafmitteln muß immer daran gedacht werden, daß Schlafstörungen häufig ohne Einsatz von Medikamenten zu behandeln sind. Der Placeboeffekt gewinnt bei der Behandlung von Schlafstörungen besondere Bedeutung. Oft ist allein die Tatsache, daß ein Medikament eingenommen wird, therapeutisch wirksam. Dieser Placeboeffekt ist in mehr oder minder großem Umfang Teil jeder Schlafmittelmedikation und sollte systematisch ausgenutzt werden. Auf die vielfältigen Gesichtspunkte der Schlafstörungen und deren Behandlungsmöglichkeiten kann in diesem Zusammenhang nicht eingegangen werden. Prinzipiell sollte man sich aber an die Faustregel halten, daß Hypnotika nur nach Ausschöpfen anderer Behandlungsmöglichkeiten gegeben werden sollten. Schlafstörungen sind manchmal durch Schlafmittel nicht zu beseitigen. In solchen Fällen ist vor Dosissteigerungen und/oder Übergang zu immer stärker wirksamen Hypnotika oder gar Kombinationen mehrerer Hypnotika nachdrücklich zu warnen.

Vor der Verordnung von Schlafmitteln ist die besondere *Art* der Schlafstörungen näher zu analysieren. Hierzu gehört die möglichst genaue Charakterisierung des Tagesrhythmus, der Lebensgewohnheiten und der Schlafsituation des Patienten vor und nach Manifestation der Schlafstörung. Man muß die Art der Schlafstörung (z. B. Ein- oder Durchschlafstörung, Früherwachen), Schlaflänge, Schlafrhythmus und Häufigkeit der Schlafunterbrechung differenziert erfassen.

Wenn Schlafmittel verordnet werden, ist immer mit einer *möglichst niedrigen Dosis* zu beginnen. *Absetzversuche* sollen *möglichst frühzeitig* (evtl. bereits nach wenigen Tagen) gemacht werden. Schlafmittel sollten möglichst *nicht für längere Zeiträume*, d. h. nicht für mehr als 4 Wochen, verordnet werden. Bei intermittierenden Schlafstörungen ist die Einnahme von Schlafmitteln in 4–6 Nächten/Monat vertretbar.

So sehr zur Vorsicht im Umgang mit Schlafmitteln zu raten ist, so darf man sich jedoch auch nicht scheuen, in bestimmten Situationen Hypnotika in ausreichender Dosis zu verordnen. So müssen bei Suizidalität oder bei plötzlich auftretenden Schlafstörungen, z.B. im Rahmen von Psychosen, Schlafmittel von vornherein vergleichsweise hoch dosiert werden. Eine unzureichende medikamentöse Versorgung z.B. schlafgestörter suizidaler Patienten kann schwerwiegende Folgen haben.

Die wesentlichen *Risiken* bei der Verordnung von Schlafmitteln liegen in der *Toleranzentwicklung*, in der Ausbildung psychischer und physischer *Abhängigkeit* und – mit Ausnahme der Benzodiazepine und vergleichbarer Substanzen wie Zopiclon oder Zolpidem – in der Toxizität höherer Dosen. Außerdem ist zu beachten, daß es gar nicht so selten auch zu unbeabsichtigten Überdosierungen kommt. Schließlich ist mit der oft großen Kumulationsneigung von Schlafmitteln immer auch die Gefahr von chronischen Intoxikationen und *Hangover-Wirkungen* verknüpft. Bei *langfristiger Anwendung* von Hypnotika kommt es oft zu ausgeprägten Antriebsstörungen und erheblichem Initiativ- und Interesseverlust, zur Verlangsamung des Denkens und emotionaler Abstumpfung. Bei chronischer Überdosierung treten Sprachstörungen, Nystagmus und Ataxie auf (s. S. 302).

Durch *Barbiturate* – nicht jedoch durch Benzodiazepine – kann es zu einer *Enzyminduktion* kommen, so daß neben der Wirkung von Kumarinderivaten und Kontrazeptiva auch die Wirkung von gleichzeitig verordneten Psychopharmaka verringert wird. So erhöht Phenobarbital die Urinausscheidung von Chlorpromazin.

Die Furcht vor Gewöhnung und Nebenwirkungen versuchen Patient und Arzt dadurch zu besänftigen, daß die Schlafmittel häufig gewechselt werden. Sicherlich ist es nicht selten zweckmäßig, daß der verordnende Arzt das Schlafmittel wechselt und auf ein Präparat aus einer anderen Wirkstoffgruppe übergeht (z.B. von einem Benzodiazepin auf ein sedierendes Antidepressivum), wenn er gezwungen ist, Hypnotika über längere Zeit zu verordnen. Der Medikamentenwechsel sollte jedoch nicht das Gefühl der weitgehenden Sicherheit vor Komplikationen heraufbeschwören, als ob durch dieses Vorgehen alle Nebenwirkungen und nachteiligen Folgen nun vermieden würden. Außerdem ist die Wirkstoffcharakteristik der beiden Hypnotika und eine evtl. bestehende Kreuztoleranz zu beachten. So sollte z. B. der Wechsel von einem Benzodiazepinpräparat auf ein Antidepressivum überlappend ausschleichend erfolgen, um Reboundphänomenen durch abruptes Absetzen vorzubeugen.

Eine Senkung der Therapierisiken wird oft auch von der Kombination verschiedener hypnotisch wirkender Medikamente erwartet. Diese Annahme wird durch die Propagierung der im Handel befindlichen Kombinationspräparate gestützt; sie ist jedoch sicher *nicht* berechtigt. Oft ergeben sich unübersichtliche *Potenzierungseffekte*. Auch bei Kombinationen von Hypnotika mit anderen zentral wirksamen Pharmaka oder mit Alkohol kann es zu Potenzierungswirkungen kommen. Wenn Kombinationen oder Kombinationspräparate verschrieben werden, sollte der Arzt immer die Charakteristika (Toxizität, Wirkungsdauer etc.) der einzelnen Substanzen und mögliche Interaktionen kennen. Zuvor sollte er sich jedoch die Frage stellen, ob es überhaupt zweckmäßig ist, Kombinationspräparate zu verordnen. Der Sinn, mehrere wirkungsähnliche Medikamente zu kombinieren, liegt u. a. darin, die erwünschte Wirkung zu verstärken sowie gleichzeitig Häufigkeit, Zahl und Intensität unerwünschter Begleitwirkungen zu senken. Außerdem wird von Medikamentenkombinationen oft erwartet, daß neue, zusätzliche günstige Wirkungen auftreten, die die Einzelkomponenten nicht haben. Das Vorhandensein solcher zusätzlicher erwünschter Effekte ist aber nur ausnahmsweise untersucht worden. Nicht einmal eine Abschwächung der Nebenwirkungen ist zu erwarten. Da alle Substanzen auch dosierungsabhängige unerwünschte Reaktionen auslösen können, kann das Nebenwirkungsrisiko von Kombinationspräparaten sogar größer sein als bei der Verordnung einzelner Pharmaka. Das Konzept der medikamentösen Kombination ist in keinem Bereich der Arzneimitteltherapie mehr strapaziert worden als bei den Schlaf- und Schmerzmitteln.

Obwohl gerade bei den Schlafmitteln Verordnungsgewohnheiten gelegentlich auf wenig oder gar nicht belegten Überzeugungen und Ansichten beruhen, gebührt heute sicherlich den *Benzodiazepinhypnotika* und von der Wirkung her vergleichbaren Substanzen wie *Zopiclon* oder *Zolpidem* bei der Behandlung von Schlafstörungen der Vorzug. Diese Substanzen weisen im Vergleich zu den anderen Schlafmitteln eine viel größere therapeutische Breite und ein geringeres Abhängigkeitspotential auf. Insbesondere nach längerfristiger Anwendung können jedoch auch bei diesen Pharmaka Toleranz- und Abhängigkeitsentwicklungen auftreten. Einzelfälle von Toleranzentwicklungen mit erheblicher Dosissteigerung wurden auch für Zolpidem und Zopiclon berichtet; auch

Entzugssyndrome und Krampfanfälle (nach abruptem Absetzen) und psychotische Reaktionen sollen vorkommen (Cavallaro et al. 1993, Ansseau et al. 1992, Aranko et al. 1991). Derzeit kann noch nicht entschieden werden, ob derartige Komplikationen unter Zolpidem und Zopiclon seltener sind als unter Benzodiazepinhypnotika.

Clomethiazol eignet sich wegen seiner guten hypnotischen Wirkung auch als Schlafmittel; bei der Verwendung dieser Substanz in der Hypnotikaindikation ist aber größte Zurückhaltung zu üben, da es rasch zu einer Abhängigkeitsentwicklung kommen kann. Die Anwendung von Clomethiazol sollte auf geriatrische Patienten mit hartnäckigen, anders nicht behandelbaren Schlafstörungen beschränkt bleiben. Der Nutzen einer längerfristigen Verordnung ist dann immer gegen das Abhängigkeitsrisiko abzuwägen (s. auch S. 303).

Barbiturate sind heute wegen der großen Gefahr von Abhängigkeitsentwicklungen und gravierender Nebenwirkungen als Hypnotika obsolet. Vom BfArM wurde für Barbiturate als Hypnotika eine Negativmonographie erstellt. Auch die bromhaltigen Monoureide *Bromisoval* und *Carbromal* sowie das Chinazolinonderivat *Methaqualon* waren zuletzt als Schlafmittel obsolet. Sie wurden in Deutschland inzwischen vom Markt genommen.

Jeder auf Vollständigkeit abzielende *Überblick über Hypnotika* wird letztlich doch unvollständig bleiben und dann doch wegen der Vielfalt hypnotisch wirkender Pharmaka obendrein noch unübersichtlich sein. Deswegen erschien es ratsam, einen solchen Überblick auf die praktisch wichtigsten Gruppen zu beschränken. Innerhalb der Gruppen sind die Empfehlungen einzelner Pharmaka immer nur als Beispiele gedacht; an die Stelle der erwähnten Substanzen und Präparate können durchaus noch andere treten.

2 Benzodiazepinhypnotika

Eine strenge Unterteilung der Benzodiazepinderivate in Tranquilizer einerseits und Hypnotika andererseits ist nicht möglich. Wie alle Benzodiazepine weisen auch die Benzodiazepinhypnotika ein einheitliches pharmakologisches Profil auf und wirken dosisabhängig anxiolytisch, sedativhypnotisch sowie muskelrelaxierend und antikonvulsiv. Da jedoch zwischen den einzelnen Substanzen beträchtliche pharmakokinetische Unterschiede bestehen, erscheint eine differenzierte klinische Anwendung und Bewertung vertretbar. Nicht selten scheinen aber für die Einordnung von Benzodiazepinen in bestimmte Indikationsgebiete pharmakologische Gesichtspunkte weniger maßgebend zu sein. So wird z. B. Lorazepam als

Tranquilizer (z. B. Tavor) und als Hypnotikum (Pro Dorm) angeboten. Da alle ausreichend schnell resorbierten Benzodiazepine, insbesondere Diazepam, im Prinzip als Schlafmittel eingesetzt werden können, haben beide Indikationen sicher ihre Berechtigung. Für den sedativ-hypnotischen Effekt können jedoch geringgradig höhere Dosen nötig sein als für die anxiolytische Wirkung. Allerdings muß bei regelmäßiger Anwendung langwirksamer Substanzen mit aktiven Metaboliten, wie z. B. Diazepam, mit Kumulations- und Hangover-Phänomenen gerechnet werden, die bei einem Hypnotikum unerwünscht sind. Daher erscheint beispielsweise Diazepam nur bei gelegentlicher Einnahme als Hypnotikum geeignet. Übrigens kann nicht selten schon durch die anxiolytische Komponente der Benzodiazepine eine schlaffördernde Wirkung erreicht werden.

Auch unter Benzodiazepinhypnotika treten alle typischen Benzodiazepinnebenwirkungen auf (s. S. 302). Insbesondere können Benzodiazepinhypnotika eine *Einschränkung der Fahrtüchtigkeit* bedingen. Darüber hinaus können sie zu *Abhängigkeitsentwicklungen* führen. Werden Benzodiazepinhypnotika nach längerer regelmäßiger Einnahme *plötzlich* abgesetzt, kann es zu den von Benzodiazepinen beschriebenen Entzugssymptomen kommen, wobei dann häufig eine vermehrte Schlaflosigkeit, die sog. *Reboundinsomnie*, im Vordergrund steht. Im Vergleich zu den Barbituraten sind Mißbrauch und Abhängigkeit bei Benzodiazepinen aber seltener zu beobachten. Auch haben Benzodiazepine eine sehr viel größere therapeutische Breite; außerdem scheint sich auch eine Toleranz auf die hypnotische Wirkung langsamer und in etwas geringerem Maß als bei den anderen Hypnotika zu entwickeln. Zur Kontraindikation "akutes Engwinkelglaukom" s. S. 302.

Benzodiazepine verändern dosisabhängig die *Schlaf-EEG-Parameter*. Die Einschlaflatenz wird verkürzt, Häufigkeit und Dauer nächtlicher Wachphasen nehmen ab, die Gesamtschlafzeit ist verlängert. Zwar ist der REM-Schlaf bei verlängerter REM-Latenz reduziert, doch ist diese Verminderung des REM-Anteils geringer als bei vergleichbaren Schlafmitteln (mit Ausnahme des Chloralhydrats). Das Non-REM-Stadium 2 und Schlafspindeln sind vermehrt, während der Tiefschlaf (Stadien 3 und 4) und Stadium 1 insgesamt abnehmen.

Da bei Schlafstörungen häufig Einschlafschwierigkeiten zu beobachten sind, muß für Hypnotika eine schnelle und zuverlässige Resorption sowie eine rasche Anflutung wirksamer Substanzkonzentrationen ins ZNS gefordert werden. Alle erwähnten Benzodiazepinhypnotika werden relativ rasch im Magen-Darm-Trakt absorbiert.

Die *Metabolisierung* von Benzodiazepinen mit 7-Nitrosubstituenten *(Flunitrazepam, Nitrazepam)* erfolgt ganz oder teilweise durch Reduktion der Stickstoffgruppe zu pharmakologisch unwirksamen 7-Amino-Abkömmlingen und anschließender Azetylierung. Flunitrazepam wird darüber hinaus durch eine oxidative Stickstoffdemethylierung zum aktiven Metaboliten Desmethylflunitrazepam und anschließend durch Hydroxylierung zu Desmethylhydroxyflunitrazepam abgebaut. *Flurazepam* wird durch schrittweisen Abbau der N-Alkylseitenkette zu Aldehydderivaten und Hydroxyethylflurazepam metabolisiert, die nach einmaliger oraler Dosis rasch im Plasma erscheinen und dann ausgeschieden werden. Der Hauptmetabolit Desalkylflurazepam erscheint dagegen etwas langsamer im Plasma, hat jedoch eine äußerst lange Halbwertszeit. Flurazepam selbst läßt sich im Plasma nicht nachweisen und dürfte daher zur klinischen Wirkung kaum beitragen. Jeweils etwa 10% einer Flurazepamdosis sollen in Desalkylflurazepam umgewandelt werden.

Lormetazepam und *Temazepam* zählen zu den 3-Hydroxybenzodiazepinen und werden durch Konjugation mit Glukuronsäure metabolisch inaktiviert. In geringem Maß wird Temazepam zu Oxazepam und Lormetazepam zu Lorazepam abgebaut. Der Metabolismus von *Triazolam* erfolgt über Hydroxylierung an 2 verschiedenen Positionen des Moleküls; diese Metaboliten erscheinen jedoch nur in sehr niedrigen Konzentrationen im Plasma und dürften zur klinischen Wirkung nicht beitragen. *Brotizolam* wird in der Leber fast vollständig durch Oxidation verstoffwechselt, wobei die beiden hydroxylierten Hauptmetaboliten ebenfalls pharmakologisch aktiv sind und mit derselben Geschwindigkeit wie die Muttersubstanz aus dem Plasma eliminiert werden. *Loprazolam* wird hauptsächlich zum Piperazin-N-Oxid des Loprazolam, zu Hydroxyloprazolam und Azetamidoloprazolam abgebaut. Der Piperazin-N-Oxid-Metabolit ist pharmakologisch aktiv, das Hydroxyloprazolam ist nur schwach pharmakologisch wirksam.

Die Benzodiazepinhypnotika können entsprechend ihrer Halbwertszeiten und ihrer Metabolisierung in pharmakologisch aktive Metaboliten wie folgt unterteilt werden:

I.   Benzodiazepinhypnotika mit langer Halbwertszeit bzw. mit sehr lang
     wirksamen aktiven Metaboliten
-    Flurazepam[1] (1–2 h)   Desalkylflurazepam (40–250 h)
                                  Hydroxyethylflurazepam (ca. 1–3 h)

IIa. Benzodiazepinhypnotika mit mittellanger Halbwertszeit und *mit* aktiven Metaboliten
-    Flunitrazepam (10–30 h)   Desmethylflunitrazepam (20–30 h)
                                  Desmethylhydroxyflunitrazepam (?)

IIb. Benzodiazepinhypnotika mit mittellanger Halbwertszeit ohne aktive
     Metaboliten
-    Nitrazepam (15–30 h)

---

[1] Diese Substanz trägt selbst nicht oder kaum zur Wirkung bei ("Prodrug").

III. Benzodiazepinhypnotika mit kurzer Halbwertszeit und mit pharmakologisch aktiven, aber kaum relevanten Metaboliten

- Brotizolam (4–7 h) 9-Hydroxymethylbrotizolam (ca. 4–7 h)
   (6-Hydroxymethylbrotizolam)
- Loprazolam (6–8 h) Loprazolam-N-Oxid (4–8 h)
- Lormetazepam (8–14 h) (Lorazepam)
- Temazepam (5–14 h) (Oxazepam)

IV. Benzodiazepinhypnotika mit ultrakurzer Halbwertszeit und ohne pharmakologisch relevante aktive Metaboliten

- Triazolam (1,5–5 h) (Hydroxytriazolam (2–4 h))

Bei Verordnung von Benzodiazepinhypnotika mit langen oder mittellangen Halbwertszeiten und mit aktiven Metaboliten kann es am Tag nach der abendlichen Einnahme zu *Hangover-Effekten* mit unerwünschter Tagessedierung, Müdigkeit, Konzentrationsschwäche und Einschränkungen der kognitiven Leistungsfähigkeit und Aufmerksamkeit mit *verminderter Verkehrstauglichkeit* aufgrund herabgesetzter Reaktionsfähigkeit kommen. Mit Hangover-Wirkungen muß jedoch *auch* bei Substanzen mit kürzerer Halbwertszeit gerechnet werden, wenn diese in höherer Dosierung eingenommen werden. In gewissen Grenzen wird also die Wirkungsdauer auch durch die gewählte Dosis beeinflußt.

Die Gefahr einer Kumulation pharmakologisch aktiver Substanzen besteht hauptsächlich bei Benzodiazepinhypnotika mit langer oder mittellanger Halbwertszeit und länger wirksamen Metaboliten (v. a. bei Flurazepam, aber auch bei Flunitrazepam und Nitrazepam). Bei wiederholter Verabreichung solcher Substanzen muß v. a. bei älteren Patienten über 60 Jahren und bei Patienten mit Leber- und Nierenerkrankungen mit *Kumulationsphänomenen* und – dadurch bedingt – vermehrten Nebenwirkungen, besonders Muskelrelaxation und ataktische Störungen, gerechnet werden, die gerade bei alten Menschen zu einer *erhöhten Unfallgefahr* (Frakturen!) führen können. Dieses Akkumulationsverhalten ist bei Schlafmitteln im Prinzip unerwünscht. Um die Häufigkeit unerwünschter Nebenwirkungen so gering wie möglich zu halten, sollte generell und insbesondere bei den oben erwähnten Patientengruppen sowie bei Patienten in einem reduzierten Allgemeinzustand die niedrigste wirksame Dosierung gewählt werden.

Falls Patienten neben Schlafstörungen auch an Angstzuständen leiden, kann eine Anxiolyse an dem der nächtlichen Einnahme folgenden Tag erwünscht und daher die Verordnung eines länger wirksamen Benzodiazepinderivats mit tagsüber persistierenden Plasmaspiegeln (z. B. Flurazepam, Flunitrazepam bzw. Nitrazepam) indiziert sein. Auch sollen

Entzugssymptome, wie z. B. eine Reboundinsomnie, nach Absetzen einer längerfristigen Medikation bei Benzodiazepinen mit längerer Halbwertszeit nur in geringem Ausmaß zu beobachten sein.

Sehr kurz wirksame Benzodiazepine (z. B. Triazolam) können tagsüber zu Entzugssymptomen mit Angst und innerer Unruhe führen. Für Durchschlafstörungen mit häufigem Zwischen- oder Früherwachen scheinen diese Benzodiazepinhypnotika *weniger* geeignet zu sein.

Benzodiazepine mit einer relativ kurzen Halbwertszeit um 6–12 h und ohne bzw. mit pharmakologisch nicht relevanten aktiven Metaboliten (s. Gruppe III der Benzodiazepinhypnotika) garantieren eine hinreichend lange sedativ-hypnotische Wirkung, kumulieren aber bei einmaliger nächtlicher Verabreichung auch bei wiederholter Anwendung nicht wesentlich. Eine Rebound-Symptomatik mit Angstzuständen am nächsten Tag tritt nicht auf, und überdauernde Überhangwirkungen im Sinne einer unerwünschten Sedierung sind gering. Zur Behandlungsdauer bzw. zur Gefahr von Mißbrauch und Abhängigkeit s. S. 308 und S. 303; auf die potenzierende Wirkung von Alkohol wird auf S. 307 hingewiesen.

3 Zyklopyrrolone und Imidazopyridine

Zur Gruppe der neuentwickelten "*Non-Benzodiazepinhypnotika*" zählen das Zyklopyrrolon *Zopiclon* und das Imidazopyridin *Zolpidem*.

Zopiclon und Zolpidem sind zwar strukturchemisch von den Benzodiazepinen verschieden, haben ihren Angriffspunkt jedoch auch an der Benzodiazepinrezeptor-Untereinheit am GABA$_A$-Rezeptorkomplex und führen dadurch wie die Benzodiazepine zu einer Verstärkung der GABAergen Signalübertragung. Beide Substanzen können Benzodiazepinagonisten von ihren Bindungsstellen verdrängen; ihre Wirkungen können durch den Benzodiazepinantagonisten Flumazenil aufgehoben werden. Insofern bezieht sich die Bezeichnung "Non-Benzodiazepinhypnotika" *lediglich* auf die *strukturchemische Einordnung*, nicht aber auf Wirkmechanismus und pharmakologisches Wirkungsspektrum dieser neuen Substanzen; hierin sind sie den Benzodiazepinagonisten durchaus vergleichbar. Zolpidem weist eine präferentielle Affinität zu dem mit der α_1-Untereinheit verknüpften Subtyp des Benzodiazepinrezeptors auf.

Schlaf-EEG-Parameter werden durch Zopiclon und Zolpidem in geringerem Ausmaß verändert als durch herkömmliche Benzodiazepinhypnotika. In schlafpolygraphischen Untersuchungen wurde häufig keine Reduktion des Tiefschlafs (slow wave sleep; Schlafstadien 3 und 4) gefunden – unter Zopiclon gelegentlich sogar eine Zunahme –, und auch der REM-Schlaf zeigte sich im Gegensatz zu Benzodiazepinhypnotika, die zu einer REM-Suppression führen können, nur wenig oder nicht beeinflußt. Außerdem wurden in verschiedenen Studien unter "*Non-Benzodiazepinhypnotika*" kaum kognitive Beeinträchtigungen bzw. Hangover-Effekte registriert. Allerdings kann hieraus kein qualitativer Unterschied zwischen den neuen Pharmaka und Benzodiazepinhypnotika abgeleitet werden, denn die Schlaf-EEG- und kognitiven Parameter, bei denen Wirkunterschiede beobachtet wurden, sind zum einen von der Dosierung und zum anderen von den pharmakokinetischen Eigenschaften einer Substanz abhängig. Bei vorsichtiger Bewertung der vorliegenden Ergebnisse *fehlt* daher bislang ein überzeugender Nachweis, daß "*Non-Benzodiazepinhypnotika*" einem in vergleichbar niedriger Dosis verabreichten Benzodiazepinhypnotikum mit kurzer Halbwertszeit in bezug auf unerwünschte Effekte auf die Schlafarchitektur und Hangover-Wirkungen tatsächlich überlegen wären.

Nach Absetzen von "Non-Benzodiazepinhypnotika" wurden in den bisher durchgeführten Studien weniger Reboundphänomene wie Reboundinsomnie oder REM-Rebound beobachtet als unter Benzodiazepinhypnotika, woraus u. a. auch auf ein geringeres Abhängigkeitspotential dieser Substanzen geschlossen wurde. Die Datenbasis hierzu ist aber noch zu schmal, als daß sichere Aussagen über ein Fehlen von Reboundphänomenen oder Abhängigkeitsentwicklungen möglich wären. Über Einzelfälle von Toleranzentwicklungen und Entzugssyndromen ist schon berichtet worden (s. S. 364).

Sowohl Zopiclon als auch Zolpidem werden schnell absorbiert und erreichen ca. 1 h (Zopiclon) bzw. 2 h (Zolpidem) nach oraler Einnahme maximale Plasmaspiegel. Beide Substanzen werden extensiv metabolisiert. Zopiclon wird hauptsächlich über eine hydrolytische Spaltung der Esterbrücke zwischen der Pyrrol- und der Pyrazinuntereinheit des Moleküls abgebaut, darüber hinaus wird die Substanz an der Seitenkette N-oxidiert bzw. demethyliert. Nur der N-Oxid-Metabolit ist geringgradig pharmakologisch aktiv. Zolpidem wird zum überwiegenden Teil durch Oxidation von Methyl- zu Carboxylgruppen und aromatische Hydroxylierung abgebaut; alle Metaboliten sind pharmakologisch inaktiv.

Analog zu den Benzodiazepinhypnotika können die "*Non-Benzodiazepinhypnotika*" aufgrund ihrer pharmakokinetischen Eigenschaften den Gruppen III und IV der Benzodiazepinhypnotika zugeordnet werden:

ad III. "Non-Benzodiazepinhypnotikum" mit kurzer Halbwertszeit ohne pharmakologisch relevante aktive Metaboliten
–   Zopiclon (4–7 h)   (Zopiclon-N-Oxid: 3,5–6 h)

ad IV. "Non-Benzodiazepinhypnotikum" mit ultrakurzer Halbwertszeit ohne pharmakologisch aktive Metaboliten
–   Zolpidem (1–3,5 h)

Benzodiazepinhypnotika

---

1 Brotizolam

Lendormin (Boehringer Ingelheim)
oral: Tbl.   – 0,25 mg (10, 20 Tbl.)

1.1 Chemie

2-Brom-4-(2-chlorphenyl)-9-methyl-6H-thieno[3,2-f][1,2,4]-triazolo[4,3
-a][1,4]diazepin; Thieno-triazolo-1,4-Benzodiazepin.

1.2 Eigenschaften

Brotizolam ist ein 1,4-Benzodiazepin, das sich als Hetrazepin strukturchemisch von den anderen Benzodiazepinen unterscheidet. Das Hypnotikum
bindet mit sehr hoher Affinität an den Rezeptor. Nach schneller Resorption aus dem Magen-Darm-Trakt beträgt die Bioverfügbarkeit 70%. Maximale Plasmaspiegel werden 0,8–1 h nach Einnahme erreicht, die Eliminationshalbwertszeit liegt bei 4–7 h; bei älteren Patienten steigt sie auf
6–9 h an. Die beiden Hauptmetaboliten 9-Hydroxymethylbrotizolam und
6-Hydroxybrotizolam unterscheiden sich wahrscheinlich weder in Affinität zum Rezeptor noch in der Eliminationshalbwertszeit von der Muttersubstanz. Eine Kumulation tritt bei Gesunden nicht auf.

1.3 Indikationen

Ein- und Durchschlafstörungen.

1.4 Dosierung

0,25 mg. Es können auch, vor allem bei älteren Patienten, 0,125 mg ausreichend sein.

1.5 Nebenwirkungen und Kontraindikationen

Siehe S. 362.

---

2 Flunitrazepam

Flunitrazepam-ratiopharm (Ratiopharm)
oral: Tbl.   – 1 mg (10, 20 Tbl.)

Rohypnol (Roche)
oral: Tbl.   – 1 mg (10, 20 Tbl.)
parenteral: Amp.   – 2 mg/1 ml (5 Amp.) *BtmVV*

Flunitrazepam-neuraxpharm (Neuraxpharm)
oral: Tbl.   – 1 mg (10, 20 Tbl.)

2.1 Chemie

5-[2-Fluorphenyl]-1-methyl-7-nitro-1H-1,4-benzodiazepin-2(3H)-on;   1,4-Benzodiazepin.

2.2 Eigenschaften

Flunitrazepam, die fluorierte und N-methylierte Analogsubstanz zu Nitrazepam, ist ein hochwirksames Benzodiazepinhypnotikum. Durch die Substituenten wird eine Wirkungsverstärkung mittels einer erhöhten Affinität der Substanz zum Rezeptor erreicht. Flunitrazepam hat eine Halbwertszeit von 10–30 h. Der aktive Metabolit Desmethylflunitrazepam hat eine Halbwertszeit von 20–30 h. Aufgrund der langen Halbwertszeiten sind Kumulationsentwicklungen bei wiederholter Einnahme und dadurch zunehmend Hangover-Effekte insbesondere bei älteren Patienten möglich.

Im Jahr 1994 wurde die 2-mg-Tablette ebenso wie die parenterale Applikationsform wegen Mißbrauchs durch (meist Opiat-)Abhängige der BtmVV unterstellt. Die Galenik der 1-mg-Tablette wurde geändert, so daß eine mißbräuchliche i.v.-Anwendung nicht mehr möglich ist.

2.3 Indikationen

Ein- und Durchschlafstörungen.

Die parenterale Applikationsform findet v. a. in der Anästhesiologie und Intensivpflege Verwendung und darf i.v. nur langsam und unter sorgfältiger Kontrolle der kardiorespirativen Funktionen injiziert werden.

2.4 Dosierung

Ambulant 0,5–2 mg; stationär höchstens 4 mg.

2.5 Nebenwirkungen und Kontraindikationen

Siehe S. 362.

Aufgrund der langen Halbwertszeit der Substanz besteht im Vergleich zu anderen Benzodiazepin-Hypnotika ein deutlich erhöhtes Risiko von Hangover-Effekten und Kumulationsentwicklungen.

3 Flurazepam

Dalmadorm (Roche)
oral: Tbl.   – 30 mg (10, 20 Tbl.)

Flurazepam-ratiopharm (Ratiopharm)
oral: Kps.   – 15 mg (10, 20 Kps.)
             Kps.   – 30 mg (10, 20 Kps.)

Flurazepam Riker (3 M Medica)
oral: Kps.   – 15 mg (20 Kps.)
             Kps.   – 30 mg (20 Kps.)

Staurodorm Neu (Dolorgiet)
oral: Tbl.   – 27,42 mg (20, 30 Tbl.)

3.1 Chemie

7-Chlor-1-[2-(diethylamino)-ethyl]-5-[2-fluorphenyl]1H-1,4-benzodiaze-
pin-2(3H)-on; 1,4-Benzodiazepin.

3.2 Eigenschaften

Flurazepam wird rasch zu den aktiven Metaboliten Hydroxyethylflurazepam und Flurazepamaldehyd und mittelschnell zu Desalkylflurazepam
verstoffwechselt. Eine Akkumulation der Hydroxyethyl- oder Alde-
hydmetaboliten ist wegen der kurzen Halbwertszeit dieser Substanzen
nicht zu befürchten; das Desalkylflurazepam akkumuliert jedoch entsprechend seiner langen Halbwertszeit von 40–250 h langsam und erreicht
nach mehreren Tagen Steady-state-Konzentrationen. Aufgrund der aus-

geprägten Kumulation der aktiven Substanz Desalkylflurazepam nach
wiederholter regelmäßiger Applikation können Sedierungseffekte während
des Tages mit Beeinträchtigung der psychomotorischen Leistungsfähigkeit auftreten.

3.3 Indikationen

Ein- und Durchschlafstörungen, besonders wenn zusätzlich anxiolytische
Effekte während des Tages beabsichtigt sind.

3.4 Dosierung

Ambulant 15–30 mg; stationär bis zu 60 mg.

3.5 Nebenwirkungen und Kontraindikationen

Siehe S. 362.
    Aufgrund der langen Halbwertszeit der Substanz besteht im Ver-
gleich zu anderen Benzodiazepin-Hypnotika ein deutlich erhöhtes Risiko von Hangover-Effekten und Kumulationsentwicklungen.

4 Loprazolam

Sonin (Lipha)
oral: Tbl.   – 1 mg (10, 20 Tbl.)

4.1 Chemie

6-(2-Chlorphenyl)-2,4-dihydro-2-[(4-methyl-1-piperazinyl)methylen]-
8-nitro-1H-imidazol[1,2-a][1,4]benzodiazepin-1-on;
Imidazolo-1,4-Benzodiazepin.

4.2 Eigenschaften

Loprazolam ist ein 1,4-Benzodiazepin aus der Gruppe der Imidazolobenzodiazepine. Nach nahezu vollständiger Resorption aus dem Magen-
Darm-Trakt beträgt die Bioverfügbarkeit etwa 80%. Maximale Plasmaspiegel werden im Mittel 2,4 h nach Einnahme erreicht, die Eliminationshalbwertszeit liegt bei 6–8 h; bei älteren Patienten kann sie erheblich
auf bis zu 20 h ansteigen. Das Piperazin-N-Oxid als Hauptmetabolit des
Loprazolam hat etwa die Hälfte der pharmakologischen Aktivität der
Muttersubstanz. Eine Kumulation tritt bei Gesunden nicht auf.

4.3 Indikationen

Ein- und Durchschlafstörungen.

4.4 Dosierung

1–2 mg. Bei älteren Patienten sollte mit 0,5 mg begonnen werden. Verzögerter Wirkeintritt bei Einnahme auf vollen Magen.

4.5 Nebenwirkungen und Kontraindikationen

Siehe S. 362.

5 Lormetazepam

Ergocalm (Brenner-Efeka)
oral: Tbl.   – 1 mg (10, 20 Tbl.)
           Tbl.   – 2 mg (10, 20 Tbl.) (**Ergocalm Tabs**)

Loretam (Wyeth)
oral: Kps.   – 0,5 mg (10, 20, 30 Kps.)
           Kps.   – 1 mg (10, 20, 30 Kps.)
           Kps.   – 2 mg (10, 20, 30 Kps.)

Noctamid (Schering)
oral: Tbl.   – 0,5 mg (10, 20, 30 Tbl.)
           Tbl.   – 1 mg (10, 20, 30 Tbl.)
           Tbl.   – 2 mg (10, 20, 30 Tbl.)
parenteral: Amp.   – 0,2 mg/1 ml (10 Amp. zu 10 ml) (**Noctamid i.v.**)

Repocal Lormeta (Desitin)
oral: Tbl.   – 1 mg (10, 20 Tbl.)
           Tbl.   – 2 mg (10, 20 Tbl.)

5.1 Chemie

7-Chlor-5-[2-chlorphenyl]-3-hydroxy-1-methyl-1H-1,4-benzodiazepin-2
(3H)-on; 1,4-Benzodiazepin.

5.2 Eigenschaften

Lormetazepam ist das N_1-methylierte Analogon zu Lorazepam, es weist
also auch eine Hydroxylgruppe in Position 3 auf. Die Affinität von Lormetazepam zum Benzodiazepinrezeptor ist wie die des Flunitrazepams oder
Lorazepams sehr hoch. Lormetazepam hat eine Halbwertszeit von 8–14 h
und keine klinisch relevanten aktiven Metaboliten. Eine nennenswerte
Kumulation von Lormetazepam erscheint wegen der relativ kurzen Halbwertszeit unwahrscheinlich. Hangover-Effekte sind gering, können jedoch insbesondere bei überhöhter Dosierung verstärkt auftreten.

5.3 Indikationen

Ein- und Durchschlafstörungen.
   Die parenterale Applikation wird in der Anästhesiologie und Intensivpflege u. a. zur Prämedikation und Narkoseeinleitung verwandt.

5.4 Dosierung

Ambulant 0,5–1 mg; stationär bis 1–2 mg.

5.5 Nebenwirkungen und Kontraindikationen

Siehe S. 362.

6 Nitrazepam

Dormalon (Pharma Wernigerode)
oral: Trpf.   – 5 mg = 35 Trpf. (20 ml)

Dormo-Puren (Klinge-Nattermann Puren)
oral: Tbl.   – 5 mg (20 Tbl.)

Eatan-N (Desitin)
oral: Tbl.   – 10 mg (10, 20 Tbl.)
Imeson (Desitin)
oral: Tbl.   – 5 mg (10, 20 Tbl.)

Mogadan (Roche)
oral: Tbl.   – 5 mg (10, 20, Tbl.)
            Trpf.   – 5 mg = 20 Trpf. = 1 ml (10, 50 ml)

Nitrazepam-neuraxpharm (Neuraxpharm)
oral: Tbl.   – 5 mg (20 Tbl.)
            Tbl.   – 10 mg (20 Tbl.)

Novanox (Pfleger)
oral: Tbl.   – 5 mg (20 Tbl.)
            Tbl.   – 10 mg (20 Tbl.) **(Novanox forte)**

Radedorm (Arzneimittelwerk Dresden)
oral: Tbl.   – 5 mg (20 Tbl.)

6.1 Chemie

1,3-Dihydro-7-nitro-5-phenyl-2H-1,4-benzodiazepin-2-on; 1,4-Benzodiazepin.

6.2 Eigenschaften

Nitrazepam ist ein 7-Nitrobenzodiazepin. Durch den Nitrosubstituenten wird die Wirkung im Vergleich zu halogensubstituierten Benzodiazepinen verstärkt; das 7-Chloranalogon zu Nitrazepam wäre Nordazepam. Die Halbwertszeit von Nitrazepam beträgt 15–30 h, zumeist liegt sie bei etwa 25 h. Beide Metaboliten von Nitrazepam weisen keine nennenswerte pharmakologische Aktivität auf. Aufgrund der mittellangen Halbwertszeit muß jedoch mit Hangover-Effekten am Tag und einer Kumulation des Wirkstoffs nach wiederholter Gabe gerechnet werden.

6.3 Indikationen

Ein- und Durchschlafstörungen, wenn zusätzlich eine anxiolytische Wirkung am Tag erwünscht ist.
Nitrazepam wird teilweise auch als Antiepileptikum (z. B. BNS-Krämpfe) eingesetzt.

6.4 Dosierung

Ambulant 2,5–10 mg; stationär bis höchstens 20 mg. Bei älteren Patienten sollte eine Dosis von 5 mg möglichst nicht überschritten werden.

6.5 Nebenwirkungen und Kontraindikationen

Siehe S. 362.
Wenngleich die Halbwertszeit im Vergleich zu Flunitrazepam und Flurazepam mittellang ist, ist das Risiko eines Hangover-Effekts gegeben.

7 Temazepam

Neodorm SP (Nordmark)
oral: Kps. – 20 mg (10, 20 Kps.)

Norkotral Tema (Desitin)
oral: Kps. – 10 mg (10, 20 Kps.) **(Norkotral Tema mite)**
       Kps. – 20 mg (10, 20 Kps.)

Planum (Farmitalia)
oral: Kps. – 10 mg (10, 20, 30 Kps.) **(Planum mite)**
       Kps. – 20 mg (10, 20, 30 Kps.)

Remestan (Wyeth)
oral: Kps. – 10 mg (10, 20, 30 Kps.) **(Remestan mite)**
       Kps. – 20 mg (10, 20, 30 Kps.)

Temazepam-ratiopharm (Ratiopharm)
oral: Kps. – 10 mg (10, 20 Kps.)
       Kps. – 20 mg (10, 20 Kps.)

7.1 Chemie

7-Chlor-1,3-dihydro-3-hydroxy-1-methyl-5-phenyl-2H-1,4-benzodiazepin
-2-on; 1,4-Benzodiazepin.

7.2 Eigenschaften

Temazepam ist das 3-Hydroxyderivat des Diazepams oder das N_1-methylierte Analogon zu Oxazepam. Die Substanz hat eine Halbwertszeit von 5–14 h; sie hat keine klinisch relevanten aktiven Metaboliten. Wegen seiner relativ kurzen Halbwertszeit unterliegt Temazepam kaum dem Risiko einer Kumulation; auch Hangover-Effekte scheinen nur bei höherer Dosierung nachweisbar zu sein.

7.3 Indikationen

Ein- und Durchschlafstörungen.
Temazepam kann bei mehrmaliger Gabe in geringer Dosierung auch als Anxiolytikum verwendet werden.

7.4 Dosierung

Ambulant 10 bis höchstens 40 mg; stationär bis 60 mg. Als Anxiolytikum kann Temazepam in einer Dosis von 2- bis 3mal 10 mg gegeben werden.

7.5 Nebenwirkungen und Kontraindikationen

Siehe S. 362.

8 Triazolam

Halcion (Upjohn)
oral: Tbl.   – 0,125 mg (7, 10, 14 Tbl.) **(Halcion mite)**
            Tbl.   – 0,25 mg (7, 10, 14 Tbl.)

Triazolam ist ebenso wie Alprazolam ein Triazolobenzodiazepin und unterscheidet sich von diesem nur durch ein zusätzliches Chloratom am Phenylring. Die Halbwertszeit von Triazolam liegt zwischen 1,5 und 5 h. Das Molekül wird über Hydroxylierungen an 2 verschiedenen Positionen metabolisiert; die Metaboliten erscheinen jedoch nur in so geringen Mengen im Plasma, daß sie zur klinischen Wirkung kaum beitragen dürften. Wegen der sehr kurzen Halbwertszeit besteht bei Triazolam kein Kumulationsrisiko; auch Hangover-Effekte treten i. allg. nur bei höheren Dosen auf.

Da aufgrund von mehrfach beschriebenen Nebenwirkungen unter Triazolam – besonders Ängstlichkeit, anterograde Amnesie und Ver-

wirrtheitszustände – die Nutzen-Risiko-Relation ungünstiger als bei anderen Benzodiazepinhypnotika ist (Greenblatt et al. 1984b, Kales 1990, van der Kroef 1979), erscheint die Verschreibung der Substanz bei Einschlafstörungen trotz des Vorteils der ultrakurzen Halbwertszeit derzeit *nicht empfehlenswert.*
Dosierung: 0,125–0,25 mg täglich.

Nebenwirkungen und Kontraindikationen unter allen Benzodiazepinhypnotika

Nebenwirkungen

Besonders bei hohen Dosen oder bei älteren Patienten muß bei allen Benzodiazepinhypnotika mit Überhangeffekten wie verminderter psychomotorischer Leistungsfähigkeit und Reaktionsbereitschaft gerechnet werden. Müdigkeit, Schwindel, Koordinationsstörungen und Schleiersehen können auftreten. Selten treten paradoxe Reaktionen mit gesteigerter Aktivität, Reizbarkeit und auch Wutreaktionen auf.

Vorwiegend nach längerem Gebrauch werden neurologische Symptome wie Ataxie, Dysarthrie und allgemeine muskuläre Schwäche beobachtet, letztere kann gelegentlich mit kollaptischen Erscheinungen verwechselt werden. Seltener sind Gewichtszunahme und Libidominderung. Bei längerfristiger Verordnung erhöht sich das Abhängigkeitsrisiko. Routinehinweise s. Allgemeiner Teil.

Kontraindikationen

Akute Alkohol-, Schlafmittel-, Analgetika- und Psychopharmakaintoxikationen. Myasthenie. Akutes Engwinkelglaukom (s. aber S. 302). Benzodiazepinüberempfindlichkeit.
Relative Kontraindikationen: Ataxie, gleichzeitiger Alkoholgenuß, Alkoholabhängigkeit oder -mißbrauch, schwere Leber- und Nierenschäden.

Zyklopyrrolone

9 Zopiclon

Ximovan (Rhône-Poulenc)
oral: Tbl.   – 7,5 mg (10, 20 Tbl.)

9.1 Chemie

6-(5-Chlor-2-pyridyl)-6,7-dihydro-7-oxo-5H-pyrrolo[3,4b]pyrazin-5-yl-4
-methylpiperazin-1-carboxylat; Zyklopyrrolon.

9.2 Eigenschaften

Zopiclon gehört als Zyklopyrrolon nicht zur Stoffklasse der Benzodiazepine. Es interagiert aber überlappend mit der Benzodiazepinbindungsstelle am $GABA_A$-Rezeptorkomplex und kann Benzodiazepine aus der
Bindung verdrängen. In einigen klinischen Studien wurde unter Zopiclon
– anders als häufig unter Benzodiazepinhypnotika – keine Abnahme des
REM- und des Tiefschlafs beobachtet. Insgesamt ähneln die Wirkungen
von Zopiclon auf Schlaf-EEG-Parameter jedoch denjenigen der Benzodiazepine, allerdings sind sie offenbar quantitativ geringer ausgeprägt. Zopiclon wird relativ rasch absorbiert (T_{max} ca. 1 h) und extensiv metabolisiert. Die Bioverfügbarkeit liegt bei 80%. Ein Metabolit, das N-Oxid-De-
rivat von Zopiclon, das zu 11% aus einer Zopiclondosis gebildet wird, ist
gering pharmakologisch aktiv. Die Eliminationshalbwertszeit von Zopiclon liegt bei etwa 5 h und kann im Alter bzw. bei Leberinsuffizienz auf
etwa 8 h bzw. 11 h verlängert sein, während bei Patienten mit Niereninsuffizienz keine Veränderung auftritt. Aufgrund der genannten pharmako-

kinetischen Parameter besteht kein Kumulationsrisiko; auch die Gefahr
von Hangover-Effekten ist gering.

9.3 Indikationen

Ein- und Durchschlafstörungen.

9.4 Dosierung

Regeldosis ambulant 7,5 mg; stationär bis 15 mg. Bei älteren Patienten mit
Leberschädigung oder bei Patienten mit obstruktiven Atemwegserkran-
kungen wird eine Dosis von 3,75 mg empfohlen.

9.5 Nebenwirkungen

Die Nebenwirkungen sind ähnlich wie unter Benzodiazepinhypnotika mit
kurzer Eliminationshalbwertszeit (s. S. 344 und 345). Besonders bei höherer Dosierung kann es zu Tagessedierung mit Benommenheit, Müdigkeit,
eingeschränktem Reaktionsvermögen und Gedächtnisstörung kommen.
Mundtrockenheit und ein bitterer Geschmack im Mund können auftreten. Reboundeffekte nach Absetzen und Entzugssyndrome traten nach
bisherigen Erfahrungen auch nach mehrmonatiger Behandlung zwar nur
in seltenen Fällen auf, sind jedoch angesichts des Wirkmechanismus und
der noch beschränkten klinischen Erfahrungen nicht ausgeschlossen
(s. S. 349).

9.6 Kontraindikationen

Akute Alkohol-, Schlafmittel-, Analgetika- und Psychopharmakaintoxikationen. Myasthenie. Überempfindlichkeit auf Zyklopyrrolone.
Relative Kontraindikationen: gleichzeitiger Alkoholgenuß, Alkoabhän-
gigkeit oder -mißbrauch, Suchtgefährdung, schwere Leber- und Nierenschäden.

Imidazopyridine

10 Zolpidem

Bikalm (Byk Gulden)
oral: Tbl.   – 10 mg (10, 20 Tbl.)

Stilnox (Synthelabo)
oral: Tbl.   – 10 mg (10, 20 Tbl.)

10.1 Chemie

N,N,6-trimethyl(methyl-4-phenyl)-2-imidazo[1,2a]pyridin-3-acetamid;
Imidazopyridin.

10.2 Eigenschaften

Zolpidem ist strukturchemisch zwar kein Benzodiazepin, entfaltet seine Wirkung jedoch durch Interaktion mit dem $GABA_A$-Benzodiazepinrezeptorkomplex und verdrängt die Benzodiazepine von ihrer Bindungsstelle. Die Substanz bindet präferentiell an bestimmte Subtypen von Benzodiazepinrezeptoren (s. S. 280). Zolpidem wird relativ schnell absorbiert (T_{max} ca. 1,8 h) und extensiv zu pharmakologisch nichtaktiven Metaboliten abgebaut. Die Bioverfügbarkeit liegt bei ca. 67%. Die Eliminationshalbwertszeit von Zolpidem liegt bei etwa 2,5 h und kann im Alter aufgrund einer verringerten Clearance länger sein. Bei Leberinsuffizienz ist die Eliminationshalbwertszeit deutlich auf ca. 10 h verlängert. Aufgrund der genannten pharmakokinetischen Parameter besteht kein Kumulationsrisiko; auch Hangover-Effekte treten kaum auf.

10.3 Indikationen

Einschlafstörungen.

10.4 Dosierung

Ambulant: 10–20 mg; Regeldosis 10 mg; stationär wahrscheinlich höher.
Bei Patienten über 65 Jahren und bei eingeschränkter Leber- oder Nierenfunktion Beginn mit 5 mg; Dosen über 10 mg sollten bei alten Patienten
nicht verordnet werden.

10.5 Nebenwirkungen

Die Nebenwirkungen sollen geringer als unter Benzodiazepinhypnotika
mit längerer Eliminationshalbwertszeit sein. Prinzipiell können jedoch
unter Zolpidem alle den Benzodiazepinen eigenen Nebenwirkungen (s.
S. 302) auftreten. Insbesondere bei hoher Dosierung sind Tagessedierung,
Benommenheit und eingeschränktes Reaktionsvermögen möglich. Kopfschmerzen, Übelkeit und Schwindelgefühl können auftreten. Berichte
über Reboundeffekte unter Zolpidem sind widersprüchlich. Einerseits
wurde berichtet, daß Reboundeffekte und Entzugssyndrome auch nach
mehrmonatiger Behandlung nicht auftreten sollen (Schlich et al. 1991).
Andererseits wurden Einzelfälle von Toleranzentwicklungen mit erheblicher Dosissteigerung beobachtet; auch Entzugssyndrome und psychotische Reaktionen sollen vorkommen (s. S. 343 f.).

10.6 Kontraindikationen

Akute Alkohol-, Schlafmittel-, Analgetika- und Psychopharmakaintoxikationen. Myasthenie. Überempfindlichkeit auf Imidazopyridine.
Relative Kontraindikationen: gleichzeitiger Alkoholgenuß, Alkoholabhängigkeit oder -mißbrauch, Suchtgefährdung, schwere Leber- und Nierenschäden.

Derivate von Alkoholen und Aldehyden

Abkömmlinge von Alkoholen und Aldehyden sind seit langem als Hypnotika bekannt und bewähren sich auch heute noch als Schlafmittel. *Chloralhydrat* (Chloraldurat) kann als Einschlafmittel empfohlen werden und birgt weniger Risiken in sich als Barbiturate. Chloralhydrat wird schnell resorbiert und in Leber und Niere sehr rasch zum eigentlich aktiven Metaboliten Trichlorethanol (Halbwertszeit 7–9 h) reduziert, der allerdings bei Vorschädigung dieser Organe zu weiteren Parenchymschäden führen kann. Trichlorethanol wird nach seiner Glukuronidierung renal eliminiert, darüber hinaus auch zu der hypnotisch unwirksamen Trichloressigsäure (Halbwertszeit 4 Tage) weitermetabolisiert. Die Wirkungsdauer von Chloralhydrat beträgt etwa 5 h. In Dosen bis zu 1 g wird der REM-Schlaf nicht gehemmt. Bei regelmäßiger Verabreichung tritt nach einigen Tagen aufgrund einer Enzyminduktion ein deutlicher Wirkungsverlust ein. Die hypnotische Dosis liegt bei 0,5–2 g.

Bei Tagesdosierungen von 4 g und höher kann es zu toxischen Erscheinungen kommen. Die therapeutische Breite von Chloralhydrat ist gering; die letale Dosis beträgt 6–10 g. Sucht und Gewöhnung können auftreten. Bei plötzlichem Entzug nach längerer Anwendung sind delirante Zustände und Krämpfe beschrieben worden. Wegen des schlechten bitteren Geschmacks und der schleimhautreizenden Wirkung wird Chloralhydrat in Kapselform verabreicht, daneben ist auch eine rektale Applikation möglich. Als Nebenwirkungen sind Übelkeit, Verwirrtheitszustände und allergische Reaktionen beschrieben worden. Bei Patienten mit Magen-Darm-Erkrankungen (Gastritis, Ulkusleiden), Leberkrankheiten, Nieren- und Herzinsuffizienz darf Chloralhydrat nicht gegeben werden, da halogenhaltige Kohlenwasserstoffe leberschädigend wirken, bei Niereninsuffizienz kumulieren und das Herz bzw. dessen Reizleitungssystem gegen Katecholamine sensibilisieren können. Zu Interaktionen von Chloralhydrat s. S. 525; die Wirkung von Antikoagulanzien wird durch Chloralhydrat verstärkt.

Antihistaminika

Zu den Antihistaminika, die als Schlafmittel freiverkäuflich im Handel sind, zählen *Diphenhydramin* (z. B. Benadryl), *Doxylamin* (z. B. Hoggar N) und *Meclozin* (z. B. Bonamine). Diphenhydramin hat eine Halbwertszeit von ca. 6 h und einen pharmakologisch aktiven Metaboliten, Doxylamin eine Halbwertszeit von 8–10 h. Meclozin ist wegen einer Wirklatenz von 2–4 h allenfalls als Durchschlafmittel geeignet.

Die Einzeldosis beträgt bei Diphenhydramin 50 mg, bei Doxylamin 25 mg und bei Meclozin 150 mg. Im Vergleich zu den eigentlichen Hypnotika ist die schlafinduzierende Wirkung der Antihistaminika nicht so stark ausgeprägt, ihre Toxizität ist jedoch höher als die von Benzodiazepinhypnotika oder ähnlich wirkenden Substanzen. Bei den genannten zentral wirksamen Antihistaminika muß die zusätzliche anticholinerge Wirkungskomponente bedacht werden, die bei prädisponierten Patienten zu einem akuten Glaukomanfall oder Harnverhalt führen kann. Außerdem sind besonders bei älteren Patienten paradoxe Erregungszustände beschrieben worden.

Auch das antihistaminisch und anticholinerg wirksame Phenothiazin *Promethazin* hat in einer Dosis von 10–75 mg eine gute schlafanstoßende Wirkung (Halbwertszeit 8–15 h) und kann auch intramuskulär verabreicht werden (s. auch S. 230).

Antidepressiva

Antidepressiva mit antihistaminischen und/oder $5\text{-}HT_2$-antagonistischen Eigenschaften, z.B. *Doxepin* (Aponal, Sinquan), *Amitriptylin* (z. B. Saroten), *Trimipramin* (z. B. Stangyl), *Mianserin* (z. B. Tolvin) und mit Einschränkungen (verzögerte Resorption!) auch *Maprotilin* (z. B. Ludiomil), wirken schlaffördernd und können als Hypnotika eingesetzt werden. Sie sind v. a. bei abhängigkeitsgefährdeten Patienten indiziert. Die schlafinduzierende Dosis liegt bei den trizyklischen Substanzen in der Regel zwischen 25 und 100 mg, bei Mianserin bei 30–90 mg.

Bei bestehender Therapie mit einem solchen dämpfenden Antidepressivum kann bei Schlafstörungen die abendliche Dosis erhöht werden. Erhalten Patienten andere Antidepressiva als die eben genannten, können diese sedierenden Antidepressiva abends zusätzlich verordnet werden (z. B. Amitriptylin). Hierbei müssen jedoch die anticholinergen Nebenwirkungen insbesondere von Doxepin, Amitriptylin und Trimipramin beachtet werden.

Neuroleptika

Initial dämpfende, niedrigpotente Neuroleptika, z.B. *Levomepromazin*, *Chlorprothixen*, *Prothipendyl*, *Melperon* und *Pipamperon* haben eine schlafinduzierende Wirkung. Patienten, die an Schlafstörungen leiden und wegen psychotischer Störungen unter einer Neuroleptikatherapie stehen, sollten stets zuerst eine höhere abendliche Dosis von Neuroleptika erhalten. Unter Beibehaltung der täglichen Dosismenge kann z. B. auf die mittägliche Dosis verzichtet werden oder die morgendliche und mittägliche Dosis kann um die Hälfte reduziert werden, um so die Abenddosis um 21 Uhr zu verdoppeln. Reicht eine solche Dosisverschiebung nicht aus, um die Schläfstörungen zu beheben, kann in Ausnahmefällen ein zusätzlich initial dämpfendes Neuroleptikum verordnet werden. Erst nach solchen Versuchen soll bei Patienten, die unter Neuroleptikatherapie stehen und weiterhin unter Schlafstörungen leiden, zusätzlich ein Hypnotikum gegeben werden.

Wenn Patienten ein Neuroleptikum nicht zur antipsychotischen Behandlung, sondern als Hypnotikum erhalten, muß immer daran gedacht werden, daß Neuroleptika besondere Nebenwirkungen haben können (extrapyramidalmotorische Störungen, Spätdyskinesien, besonders bei trizyklischen Substanzen auch vegetative Störungen). In der Klinik ist eine Anwendung von Neuroleptika in der Indikation als Schlafmittel durchaus möglich, sie sollte in der ambulanten Therapie aber nicht zur Regel werden. Vorzugsweise sollten wenig antidopaminerg bzw. anticholinerg wirksame Substanzen wie Melperon (Eunerpan; 25–100 mg) oder Pipamperon (Dipiperon; 40–80 mg) verordnet werden. Dies gilt besonders für geriatrische Patienten. Bei abhängigkeitsgefährdeten Patienten sind Neuroleptika als Hypnotika immer den Benzodiazepinen vorzuziehen. In diesem Fall können aber auch schlafinduzierende Antidepressiva als zumindest gleichwertige Alternativen verordnet werden.

Barbiturate

Barbiturate waren bis zur Einführung der Benzodiazepinhypnotika die am häufigsten verwendeten Schlafmittel. Da sie den Benzodiazepinen im Hinblick auf Nebenwirkungen, therapeutische Breite und Schwere von Vergiftungserscheinungen, Toleranzentwicklung sowie Mißbrauch und Abhängigkeitspotential deutlich unterlegen sind, wurden sie in den letzten Jahren zu Recht zunehmend weniger zur Behandlung von Schlafstörungen verordnet. Barbiturate dürfen heute als Hypnotika nicht mehr verordnet werden. Vom BfArM wurde für die Barbiturate als Hypnotika inzwischen eine Negativmonographie erstellt; die psychiatrischen Indikationen wie Schlafstörungen wurden zurückgezogen.

Alle Barbiturate wirken dosisabhängig zunächst sedierend, dann hypnotisch, schließlich narkotisch. Abhängig von ihrer chemischen Struktur weisen die verschiedenen Barbiturate jedoch Unterschiede in ihren pharmakologischen Eigenschaften, und damit hinsichtlich der Schnelligkeit des Wirkungseintritts und der Wirkungsdauer auf. Lang wirksame Barbiturate (z. B. Phenobarbital) finden als Antikonvulsiva Verwendung.

Als subsynaptischen Angriffspunkt der Barbiturate vermutet man Bindungsstellen an den Chloridionenkanälen GABAerger Neurone (s. S. 287). Durch Barbiturate wird die durch GABA induzierte Hemmwirkung auf Neuronen verstärkt.

Barbiturate verändern relativ stark die Schlafarchitektur; sie verlängern das Stadium 2 des Non-REM-Schlafes und verkürzen die REM-Phasen sowie das Stadium 4 des Non-REM-Schlafes. Nach Absetzen der Barbiturate kann es zu einem *REM-Rebound* mit Verlängerung der REM-Phasen und Alpträumen kommen.

Kumulationsphänomene nach regelmäßiger Einnahme sind schon bei den mittellang wirksamen Barbituraten nachzuweisen, bei den lang wirksamen sind sie ausgeprägt vorhanden, so daß die Patienten auch noch am nächsten Tag über *Hangover-Effekte* mit Müdigkeitserscheinungen, Gleichgewichtsstörungen und Einschränkungen kognitiver Leistungen klagen. Darüber hinaus bestehen die Gefahren einer *Barbituratgewöhnung*, der *Barbituratsucht*, der *Kumulationsgefahr* und der *hohen Toxizität bei Überdosierung*. Durch Enzyminduktion und vermutlich auch Adaptionsvorgänge im ZNS ist zumeist schon nach etwa 10 Tagen eine zunehmende Toleranzentwicklung nachweisbar, so daß zur Aufrechterhaltung eines ausreichend hypnotischen Effektes höhere Dosen notwendig werden. Bei hoher und langfristiger Dosierung von Barbituraten kann es zu psychischen Veränderungen kommen (von euphorischen Stimmungsänderungen bis zu symptomatischen Psychosen). Nach *Barbituratabusus* entstehen Entzugssymptome meist innerhalb von 24 h und erreichen einen Gipfelpunkt nach 2–3 Tagen. Therapeutisch ist ein *sukzessiver Entzug* des Barbiturates über mindestens 4–6 Wochen notwendig (s. auch S. 438). Bei plötzlichem Entzug können ängstliche Unruhe, Anfälle und delirante Zustände auftreten.

Pflanzliche Präparate

Von vielen Seiten wird eine hypnotische Wirksamkeit pflanzlicher Präparate überhaupt in Frage gestellt. Für solche Präparate werden oft nur einzelne Beobachtungen an schlafgestörten Patienten als Rechtfertigung für die Anwendung und als Beweis für die Wirksamkeit aufgeführt; die pharmakologische Begründung ist im Vergleich hierzu oft vage. Dennoch gelingt es in der täglichen Praxis häufig, mit diesen Präparaten auszukommen. Das ist dann mit dem Vorteil des fehlenden Therapierisikos verknüpft. Man muß sich bei jedem schlafgestörten Patienten auch immer wieder vor Augen halten, daß es womöglich gar keines hochwirksamen Hypnotikums, sondern nur eines Placebo bedarf, um den Nachtschlaf zu normalisieren. Vor diesem Hintergrund ist es sicher gut, wenn man auch einige dieser schwach wirksamen Medikamente verordnen kann. So sollte man durchaus an die Verordnung von *Hopfen- und Baldrianpräparaten* (z. B. Valdispert) denken, wenn bei leichten Schlafstörungen eine medikamentöse Therapie erstmals nötig ist und das anfängliche Ausbleiben eines hypnotischen Effekts kein Therapierisiko bedeutet. Die wirksamen Baldrianinhaltsstoffe mancher Präparate sind die Valepotriate. *Gewarnt* werden muß allerdings vor *Mischpräparaten*, die vom Namen her an pflanzliche Präparate denken lassen, jedoch neben Baldrianauszügen als weitere Komponenten andere Hypnotika, z. B. aus der Gruppe der Barbiturate, enthalten. Auch sollten Präparate mit pflanzlichen Wirkstoffen nicht in Form alkoholhaltiger Tropfen verordnet werden.

VI Nootropika

1 Definition und Einteilung

Als Nootropika werden zentral wirkende Substanzen bezeichnet, die die Hirnleistung, insbesondere Gedächtnis, Konzentrations- und Auffassungsfähigkeit, Aufmerksamkeit, Urteilsvermögen und Orientierung verbessern und die Beeinträchtigung sozialer Alltagsaktivitäten beheben können. Die Substanzen entstammen verschiedensten pharmakologischen Gruppen und haben unterschiedliche Wirkmechanismen. Es wird vermutet, daß die Nootropika noch funktionsfähige Nervenzellverbände zu optimaler Leistung anregen (Stabilisierung der adaptiven Kapazität) oder vor pathologischen Einflüssen (z.B. Störung des zerebralen, energetischen oder Transmittermetabolismus) schützen können (protektive Kapazität).

Im strengen Sinn werden insbesondere im außerdeutschen Sprachraum mit *Nootropika* nur solche Psychopharmaka bezeichnet, die von der chemischen Struktur und vom Wirkungsmechanismus her dem *Piracetam* als Prototyp dieser Substanzgruppe gleichen; in den deutschsprachigen Ländern hat die Bezeichnung eine Begriffserweiterung auf alle bei dementiellen Erkrankungen angewandten Pharmaka erfahren.

Die Forschung zur Wirkungsweise und zur klinischen Wirksamkeit der Nootropika hat in den letzten Jahren zugenommen. Die Kenntnisse zur Pharmakodynamik basieren heute vor allem auf tierexperimentellen Untersuchungen, die als Modelle für physiologische Altersveränderungen beim Tier – und so hypothetisch für die Pathogenese der Demenz – gelten können. Auch die methodischen Ansätze zur Therapieevaluation von Nootropika sind erweitert worden, nicht zuletzt durch neue Empfehlungen zum Wirksamkeitsnachweis von Nootropika (Amaducci et al. 1990, Konsensus-Papier BGA 1991). Bemühungen um einen Fortschritt bei der Entwicklung neuer Nootropika und die dringende Notwendigkeit der

Einführung zweifelsfrei wirksamer Nootropika in die Klinik sind der Anlaß zu einer Erweiterung dieses Kapitels in dieser Auflage. Es kann dennoch nicht übersehen werden, daß ein nach empfohlenen Richtlinien (Konsensus-Papier BGA 1991) befriedigender Wirksamkeitsnachweis für die derzeit auf dem Markt befindlichen Nootropika nicht erbracht ist (s. aber Tacrin, S. 381).

Die *diagnostische Klassifikation* der Krankheiten, bei denen Nootropika eingesetzt werden, hat sich in den letzten Jahren geändert. Früher faßte der Begriff "hirnorganisches Psychosyndrom" im klinischen Alltag und bei klinischen Prüfungen die heterogenen Gruppen organisch bedingter psychischer Störungen zusammen. Heute besteht Einigkeit darüber, daß gerade die Diagnostik mit syndromorientierten Kriterienlisten für organisch bedingte psychische Störungen nach DSM-III-R sowohl für den klinischen Gebrauch als auch für wissenschaftliche Untersuchungen eine wertvolle Hilfe leistet. Diese Klassifikation korrespondiert auch mit der ICD-10-Klassifikation. In beiden Diagnosesystemen ist allerdings die klassifikatorische Einordnung der leichten Demenz nicht befriedigend gelöst. Gerade im deutschsprachigen Raum wird mit dem Begriff Demenz bei nur geringem Grade der Beeinträchtigung der Hirnleistung sehr behutsam umgegangen.

Die *Demenz* ist das Zielsyndrom für Nootropika. Nach der syndromalen Klassifikation werden erst in zweiter Ebene ätiopathogenetische Gesichtspunkte berücksichtigt. Insbesondere muß die Zielgruppe der häufigeren Demenz vom *Alzheimer-Typ* von der selteneren *vaskulären Form* ("Multiinfarktdemenz") und den *Mischformen* abgegrenzt werden. Der syndromale Einstieg bei der Behandlung der Demenz ist auch deswegen leicht möglich, weil – abgesehen von Tacrin – die meisten Substanzen mit dem Anspruch nootroper Wirksamkeit keine pathogenetische Spezifität beanspruchen können.

Klinisch werden zunächst die sekundären Demenzen (z. B. bei internistischen Erkrankungen, chronischen Intoxikationen oder Hypovitaminosen), die primär zerebralen nichtdegenerativen Demenzen (z. B. nach entzündlichen Erkrankungen des Gehirns) und die primär zerebralen degenerativen Demenzen bei Chorea Huntington und Morbus Parkinson für die Nootropikaindikation ausgeschlossen. Dieser diagnostische Ausschluß besagt aber nicht, daß nicht auch bei diesen Erkrankungen bestimmte Nootropika wirksam sein könnten. Zunächst zentriert sich die Forschung allerdings auf die Therapieevaluation von Nootropika bei Demenzen vom Alzheimer-Typ und der Multiinfarktdemenz.

Das BfArM hat von den vielen im Handel befindlichen Präparaten nur 3 Nootropika mit "positiven Aufbereitungsmonographien" verabschiedet: *Co-dergocrin, Pyritinol* und *Piracetam*. In den frühen 80er Jahren wurden bereits *Nicergolin* und *Ginkgo* neu zugelassen. Alle 5 Präparate erfüllen die heute geforderten Kriterien zum Wirksamkeitsnachweis nur sehr ungenügend und werden deshalb in diesem Grundriß nur in der Kurzfassung vorgestellt. *Nimodipin* wird als Substanz mit einem spezifischen und theoretisch vielversprechenden Wirkmechanismus ausführlich dargestellt, obwohl alle heute geforderten Bedingungen für einen Wirksamkeitsnachweis von Nootropika auch von diesem Präparat unseres Erachtens nicht hinreichend erfüllt werden.

2 Neurobiologische Grundlagen

2.1 Pharmakologische Tiermodelle

Tierexperimente nehmen eine wichtige Stellung im Screening neu zu entwickelnder Substanzen ein. Neben biochemischen, histologischen und neurohistochemischen Untersuchungen am ZNS werden u. a. die lokomotorische und exploratorische Aktivität sowie das emotionale Verhalten, die Koordinationsleistungen, die kognitiven Fähigkeiten und Adaptionsleistungen beim Tier untersucht (Konsensus-Papier BGA 1991). Modelle zur physiologischen Altersveränderung beim Tier werden entwickelt.

Bei der Suche nach neuen Nootropika werden zudem Modellsituationen bei jungen und alten Probanden hinzugezogen. Sie basieren in der Regel auf der experimentellen Induktion von wichtigen Aspekten kognitiver Leistungsstörungen, wie z.B. Leistungsbeeinträchtigungen in Streßmodellen, oder durch Scopolamin oder auf Störungen der allgemeinen Reaktivität bei geistiger und emotionaler Belastung. Daneben kommt der Auswahl von Probanden nach Zielsymptomen (z.B. Verlangsamung, mangelnde Belastbarkeit) eine Bedeutung als Prüfmodell zu.

2.2 Histopathologische Befunde bei der Alzheimer-Demenz

Typisch für die Alzheimer-Demenz sind die histopathologischen Veränderungen (Übersicht bei Selkoe 1994). *Senile Plaques* sind große Aggregate eines Proteins mit β-Faltblattstruktur und einem Molekulargewicht von ca. 4 kDa, des sog. Amyloid-β-Proteins (Aβ4). Senile Plaques finden sich bei Patienten mit Alzheimer-Demenz in großer Anzahl bevorzugt in limbischen Strukturen und den Assoziationskortizes. *Neurofibrilläre Bündel* bestehen aus paarigen, helikal umeinandergewundenen Filamenten (paired helical filaments, PHF), die dicht gepackt in den Zellkörpern von Neuronen liegen. Neurofibrilläre Bündel sind häufig gerade in jenen Neuronen lokalisiert, die in Hirnareale mit hoher Dichte an senilen Plaques projizieren (basales Vorderhirn mit Nucleus basalis Meynert, Hirnstamm mit Locus coeruleus und Raphekerne). Daneben ist das histopathologische Bild der Alzheimer-Demenz durch Zelluntergänge insbesondere mittlerer und großer Pyramidenzellen sowie dystrophische Vorgänge an zahlreichen Neuriten gekennzeichnet. In deutlich geringerem Umfang und begrenzt auf umschriebene Hirnareale (Hippokampus, Amygdala) kommen derartige histologische Veränderungen auch beim normalen Alternsprozeß vor.

Als ein wichtiges neuropathologisches Korrelat für Diagnose und Schweregrad einer Alzheimer-Demenz wird die Abnahme der kortikalen Synapsendichte, insbesondere im parietotemporalen und frontalen Kortex, angesehen (Masliah u. Terry 1993), der ein kortikokortikales Diskonnektionssyndrom zur Folge hat (De Lacoste u. White 1993).

2.3 Pathobiochemische Befunde zur Alzheimer-Demenz

Neben den beschriebenen histopathologischen Veränderungen finden sich in den Gehirnen von Patienten mit Alzheimer-Demenz eine Vielzahl von Störungen der synaptischen Transmission, die mindestens teilweise als Folge der strukturellen Veränderungen angesehen werden müssen. Für besonders charakteristisch wurde zunächst ein hochgradiger Zellverlust im Nucleus basalis Meynert gehalten, von dem ca. 90% der cholinergen Projektionen zum Neokortex ausgehen. Die Aktivität des Enzyms Cholinazetyltransferase (CAT), die das Azetylcholin synthetisiert, ist besonders in Kortex und Hippokampus reduziert; das Ausmaß der Verminderung soll mit der Schwere der kognitiven Einbußen korrelieren. Histochemisch wurde darüber hinaus ein Verlust der Azetylcholinesterase im Gehirn festgestellt. In Rezeptorbindungsstudien wurde eine Abnahme von muskarinischen (präsynaptischen) M_2-Rezeptoren gefunden; auch die Dichte von nikotinischen Azetylcholinrezeptoren ist deutlich reduziert. Während sich unter Physostigmin, einem Azetylcholinesterasehemmer, Lernleistungen verbessern sollen, wurde über eine Verschlechterung kognitiver Funktionen durch den muskarinischen Azetylcholinantagonisten Scopolamin berichtet. Diese Befunde führten zu der Hypothese, der Alzheimer-Demenz liege ein Defizit cholinerger Systeme zugrunde, das durch entsprechende Therapiestrategien kompensiert werden könne (*Azetylcholin-Hypothese* der Alzheimer-Demenz). Mittlerweile ist bekannt, daß die CAT-Reduktion nicht spezifisch für die Demenz vom Alzheimer-Typ ist und daß neben einem cholinergen Defizit auch andere Neurotransmitter wie Noradrenalin, Serotonin, GABA, Glutamat, Somatostatin und das Corticotropin Releasing Hormone (CRH) betroffen sind. Insbesondere die als exzitatorischer Transmitter wirkende Aminosäure *Glutamat* steht im Mittelpunkt des Interesses, da der für Gedächtnisleistungen eine zentrale Rolle spielende Hippokampus wesentliche Afferenzen von glutamatergen Neuronen des entorhinalen

Kortex erhält; gerade diese Neuronen sind von den strukturellen Veränderungen
der Alzheimer-Demenz besonders und zu einem relativ frühen Zeitpunkt betroffen. Neuronen (z.B. im Hippokampus), die glutamaterge Afferenzen erhalten,
reagieren auf Noxen wie Ischämie besonders empfindlich, da Glutamat, im Über-
schuß freigesetzt, neurotoxisch wirkt. Aus diesen Befunden wurde die Hypothese
abgeleitet, daß dem bei der Alzheimer-Demenz eintretenden Neuronenverlust im
Hippokampus eine vermehrte Freisetzung von Glutamat durch (degenerierende)
glutamaterge Neurone oder eine erhöhte Glutamat-Sensitivität hippokampaler
Neurone zugrundeliege.

2.4 Bildung und Prozessierung von Amyloidproteinen

Aβ4 wird durch proteolytische Abspaltung aus einem größeren Vorläufer-Prote-
in, dem β-Amyloid-Präkursor-Protein (β–APP), gebildet (Multhaup et al. 1993).
β-APP ist ein integrales Membran-Glykoprotein, das in drei verschiedenen Isoformen vorkommt, wovon β-APP695 nahezu ausschließlich im Gehirn – und hier
insbesondere in Neuronen – exprimiert wird. Seine Funktion ist offenbar, synaptische Verbindungen auszubilden und protektiv aufrechtzuerhalten sowie Neuro-
nenwachstum und -differenzierung zu steuern. Nach Schädigung von Nervenzellen wird β-APP695 vermehrt gebildet, so daß vermutet wurde, daß es Teil eines
"Wundheilungsprozesses" zur Aufrechterhaltung des neuronalen Kontaktnetzes
sein könnte.
    Eine wichtige Hypothese zur Pathogenese der Alzheimer-Demenz besagt, daß
der proteolytische Abbau von APP aufgrund eines Gendefekts fehlerhaft erfolgt
und Aβ4 dadurch vermehrt abgelagert wird. Aβ4 ist schwer löslich und bildet den
Kristallisationskern für senile Plaques.
    Das membranständige APP kann über verschiedene Abbauwege prozessiert
werden. Während die α-Sekretase ein lösliches APP-Abbauprodukt bildet, das
auch im humanen Liquor nachweisbar ist, führt offenbar der β-Sekretase-Weg zur
Abspaltung von potentiell amyloidogenem Aβ4. Von entscheidender Bedeutung
ist nun, daß der α-Sekretase-Weg durch eine rezeptorvermittelte Stimulation der
Proteinkinase C aktiviert werden kann. Wichtig sind hier offenbar M_1- und M_3-
Cholinozeptoren, darüber hinaus auch 5-HT$_2$- sowie Bradykinin- und Vasopres-
sinrezeptoren (Nitsch u. Growdon 1994). Diese Ergebnisse bilden die rationale
Grundlage für Therapieansätze, über eine Veränderung der APP-Prozessierung
mittels Stimulation von muskarinischen Azetylcholinrezeptoren (bzw. von 5-HT$_2$-
Rezeptoren) die Bildung von nichtamyloidogenen APP-Spaltprodukten zu steigern. Die Therapieergebnisse mit M-Cholinozeptoragonisten sind jedoch bislang
nicht ermutigend (s. S. 390).

2.5 Bildung und Prozessierung von Neurofibrillenproteinen

Nach einer neueren neuropathologischen Stadieneinteilung der Alzheimer-Demenz ist besonders die neurofibrilläre Degeneration von Bedeutung, während die Plaquebildung weniger mit dem Schweregrad der Demenz korreliert (Braak u. Braak 1991). Wesentlicher Bestandteil der neurofibrillären Bündel ist das sog. tau-Protein, aus dem sich die PHF zusammensetzen (Goedert 1993). Tau-Proteine sind für Aufbau und Stabilisierung von Mikrotubuli verantwortlich. Im menschlichen Gehirn werden mehrere Isoformen von tau exprimiert, die unterschiedliche Phosphorylierungsstellen aufweisen. Bei der Alzheimer-Demenz ist tau hyperphosphoryliert. Aufgrund dieser abnormen Phosphorylierung kommt es offenbar zum einen zu einer Aggregation von PHF-tau, zum anderen zu einer verringerten Bindung an die Mikrotubuli, wodurch diese möglicherweise destabilisiert werden und vitale Funktionen wie z. B. den axonalen Transport nicht mehr wahrnehmen können. Die Phosphorylierung bzw. Dephosphorylierung von tau wird durch ein Gleichgewicht der Aktivität von Proteinkinasen und/oder Proteinphosphatasen reguliert, u. a. durch eine mitogen-abhängige bzw. eine prolin-gerichtete Kinase sowie eine Glykogensynthasekinase. Wie bei der APP-Prozessierung könnte daher auch der Phosphorylierungsstatus von tau zukünftig einen rationalen Angriffspunkt für die Entwicklung einer antidementiell wirksamen Pharmakotherapie bieten.

2.6 Immunologische Befunde bei der Alzheimer-Demenz

Durch eine Reihe von Studien konnte gezeigt werden, daß auch chronisch-entzündliche Prozesse und immunologische Mechanismen an der Entstehung einer Alzheimer-Demenz beteiligt sind (Aisen u. Davis 1994). Beispielsweise lassen sich Akutphaseproteine wie das α_1-Antichymotrypsin und Komplementfaktoren wie C3 in Plaques oder Neurofibrillenbündeln nachweisen. Besonders dem Cytokin Interleukin-6, das bei Alzheimer-Demenz im Gehirn offenbar vermehrt synthetisiert wird und im Tierversuch zu neurodegenerativen Veränderungen führt, wird eine pathogenetische Rolle zugeschrieben (Bauer 1994). Diese Befunde bilden die empirische Basis für die hypothesengesteuerte klinische Prüfung von antiinflammatorischen Substanzen (s. S. 381).

2.7 Genetische Befunde zur Alzheimer-Demenz

Das APP-Gen liegt auf dem langen Arm von Chromosom 21. Diese Tatsache könnte im Sinne einer "Erhöhung der Gendosis" erklären, warum bei 30-40jährigen Patienten mit einer Trisomie 21 (Down-Syndrom) der histologische Gehirnbefund nicht von dem eines viel älteren Patienten mit Alzheimer-Demenz zu unterscheiden ist. Schon bei Kindern mit Trisomie 21 finden sich amorphe Ablagerungen von Aβ4.

In mehreren Familien mit autosomal-dominanter Vererbung der Alzheimer-Demenz konnten verschiedene Punktmutationen im β–APP-Gen nachgewiesen werden. Allerdings kann ein autosomal-dominanter Erbgang nur für 6–7% aller Alzheimer-Fälle angenommen werden, und bei wiederum nur 5–15% dieser familiären Erkrankungsform sollen APP-Genmutationen von Bedeutung sein. Auch eine Assoziation von familiär auftretenden Alzheimer-Fällen mit den Chromosomen 14 und 19 wurde beschrieben. Die sporadisch auftretenden Alzheimer-Demenzen sind jedoch mit über 90% der Fälle weitaus häufiger als die familiären Subtypen. Diesen sporadischen Formen dürfte vermutlich eine komplexere molekulare Ursache zugrunde liegen.

Schließlich soll erwähnt werden, daß eine genetische Variante eines Plasmalipoproteins, das Apolipoprotein E4, bei Patienten mit einer Alzheimer-Demenz etwa 4- bis 10mal häufiger als in der gleichaltrigen Allgemeinbevölkerung vorkommt (Saunders et al. 1993). Vermutlich handelt es sich bei dem Allel für das Apolipoprotein E4 um ein Suszeptibilitätsgen, das die Geschwindigkeit der Krankheitsexpression beeinflußt.

2.8 Wirkmechanismen von Nootropika

Zur *Wirkungsweise* der im Handel befindlichen Nootropika gibt es eine Reihe von Vermutungen: Ergotalkaloide wie *Co-dergocrin* und *Nicergolin* sind partielle Antagonisten an noradrenergen α_2-Rezeptoren, können D_2-artige Rezeptoren stimulieren und auch mit 5-HT_2-Rezeptoren in Interaktion treten. *Piracetam* soll den GABA-Gehalt des Gehirns vermehren. Meclofenoxat, Pyritinol, Piracetam und die Ergotalkaloide können die Impulsfrequenz der Neuronen des noradrenergen Kerngebiets des Locus coeruleus steigern. Für fast alle der erwähnten Substanzen werden eine Verbesserung der Glukoseverwertung und eine Zunahme bzw. Stabilisierung energiereicher Nukleotidphosphate angegeben. *Pentoxifyllin* und ein in vivo gebildeter Metabolit des *Xantinolnicotinats* ähneln im Molekülaufbau dem Adenosinantagonisten Koffein. *Vinpocetin* hemmt möglicherweise die Adenosin-Rückaufnahme. *Ginkgolid B*, ein Inhaltsstoff von Ginkgo biloba, ist ein Antagonist des plättchenaktivierenden Faktors (PAF), der an der Pathogenese ischämisch bedingter Schädigungen von Neuronen beteiligt sein könnte.

Möglicherweise spielt eine *gestörte intrazelluläre Kalziumhomöostase* sowohl bei vaskulären als auch bei primär degenerativen Demenzen eine gewisse Rolle. Kalziumantagonisten können durch Interaktion mit spannungsabhängigen Kalziumkanälen bei Hypoxie eine intrazelluläre Kalziumüberladung und nachfolgende Zellstoffwechselstörungen teilweise verhindern. *Nimodipin* ist ein Kalziumantagonist aus der Gruppe der 1,4-Dihydropyridine und bindet an Kalziumkanäle vom L-Typ. Diesen Subtyp eines spannungsabhängigen Kalziumkanals (daneben kennt man T- und N-Typen) zeichnet der ausgeprägte "langsame" Kalziumdurchfluß aus, der durch Nimodipin effektiv gehemmt wird. Im Vergleich zu verwandten Substanzen wie Nifedipin ist Nimodipin besser hirngängig und zeigt eine größere Selektivität für zerebrale Gefäße. Nimodipin hat zwar auch eine vasodilatatorische Wirkung; die in verschiedenen Tiermodellen (z.B. experimentell induzierte Amnesie, experimentell erzeugte Hirnläsionen, Hypoxietoleranz) nachweisbaren psychotropen und neuroprotektiven Effekte der Substanz werden jedoch hauptsächlich mit einer Interaktion mit spezifischen Bindungsstellen im Bulbus olfactorius, Hippokampus und Kortex in Zusammenhang gebracht. Auch Diphenylalkylamine wie *Cinnarizin* und *Flunarizin* wirken als Kalziumantagonisten und haben darüber hinaus antihistaminerge Eigenschaften.

Die intraneuronale Kalziumhomöostase kann auch durch rezeptorgesteuerte Kalziumkanäle wie über den durch Glutamat stimulierten NMDA-Rezeptor oder adenosinerge Mechanismen beeinflußt werden. Die in präklinischen Untersuchungen mit kompetitiven oder nonkompetitiven NMDA-Antagonisten oder Adenosinantagonisten erzielten neuroprotektiven Wirkungen wurden bisher jedoch nur vereinzelt in klinischen Studien überprüft.

3 Klinik

3.1 Therapeutische Grundprinzipien

Bei der Beurteilung einer *therapeutischen Wirksamkeit* von Nootropika bei der Demenz ist zu berücksichtigen, daß eine *Besserung* der Symptomatik nicht regelmäßig erwartet werden kann, sondern allein schon das *Verhindern einer Progredienz* der kognitiven Symptomatik therapeutisch wichtig ist. Solche Beobachtungen sind nur in Langzeituntersuchungen möglich. In den Empfehlungen zum Wirksamkeitsnachweis von Nootropika besteht Übereinkunft darüber, daß der Nachweis einer Wirksamkeit bei der Behandlung einer Demenz sich auf 3 Beobachtungsebenen – dem psychopathologischen Befund, der Ebene objektivierender Leistungsverfahren und der in engem Zusammenhang mit der Alltagsaktivität stehenden Verhaltensebene – abbilden muß. Werden diese 3 Merkmalsgruppen unabhängigen Beobachtern zugeordnet, kann von einer zunehmenden Objektivität der Wirksamkeitsbeurteilung und ihrer klinischen Relevanz in dem Maße ausgegangen werden, in dem die unabhängigen Beobachter zu konvergenten Urteilen kommen. Ein Nootropikum kann dann als wirksam angesehen werden, wenn auf *jeder* der 3 Ebenen relevante Zielparameter der Demenz eine signifikante Verbesserung zeigen. Diese Forderung wird derzeit bei vorsichtiger Bewertung der vorliegenden Ergebnisse von keinem der im Handel befindlichen Nootropika erfüllt. Eine Ausnahme bildet u. E. lediglich das derzeit im Zulassungsverfahren beim BfArM befindliche Tacrin (s. S. 381).

Falls bei einer Demenz zusätzlich ein *depressives* oder *paranoides* Syndrom vorliegt, sollte der Patient auch mit einem Antidepressivum oder Neuroleptikum behandelt werden (s. S. 35 ff. und S. 190). Für die für manche Nootropika reklamierte antidepressive Wirkung fehlt bisher der Nachweis. Da Antidepressiva oder Neuroleptika mit anticholinergen Eigenschaften die kognitiven Funktionen zusätzlich verschlechtern können, sollten diese Substanzen bei dementen Patienten nur unter sehr sorgfältiger Kontrolle zum Einsatz kommen. Als trizyklische Antidepressiva kämen Nortriptylin und Desipramin zunächst in Frage; falls zusätzlich eine Sedierung gewünscht wird, kann z. B. Mianserin verordnet werden. Möglicherweise eröffnet sich bei der antidepressiven Behandlung kognitiv gestörter Patienten ein Indikationsfeld für reversible MAO-Hemmer und für SSRI.

Bei Vorliegen einer internistischen Grund- oder Begleiterkrankung sollte eine *internistische Behandlung* vorrangig sein. So kommt es durch die Therapie einer Herzinsuffizienz, einer Herzrhythmusstörung oder pathologischer Blutdruckwerte manchmal auch zu einer Steigerung der zentralen Durchblutung und einem Rückgang der psychopathologischen Auffälligkeiten. Falls sich durch solche internistischen Maßnahmen die psychische Symptomatik nicht bessert, kann aufgrund individueller Erfahrung ein Versuch mit einem handelsüblichen Präparat aus der Nootropikagruppe gemacht werden. Wenn aber nach ca. 12 Wochen auch unter ausreichender Dosierung kein therapeutischer Effekt eintritt, sollte das Präparat abgesetzt werden. Es wurde darauf hingewiesen, daß das Verhindern einer Progredienz bereits ein wichtiges Therapieziel sein kann; dennoch ist eine langfristige Behandlung mit Nootropika so lange nicht gerechtfertigt, bis Langzeituntersuchungen einen progredienzverhütenden Effekt nachgewiesen haben. Die zu häufige Anwendung von Nootropika in der Praxis ist aber verständlich, weil gerade bei Patienten mit prognostisch ungünstigen chronifizierten Erkrankungen wie der Demenz jede Therapie mit auch nur geringsten Erfolgschancen gerechtfertigt sein kann. Neben der internistischen Therapie und der vorübergehenden Therapie mit Nootropika ist daran zu denken, daß eine wichtige Therapieaufgabe auch darin liegt, das soziale Umfeld zu erhalten bzw. neu zu ordnen. Schließlich können all diese Maßnahmen durch das behutsame Trainieren kognitiver Leistungen unterstützt werden.

3.2 Klinische Prüfungen bei Alzheimer-Demenz

In Analogie zur *Therapie* beim Morbus Parkinson, die darauf zielt, ein dopaminerges Defizit durch dopaminerg wirkende Pharmaka auszugleichen, ist auch bei der Alzheimer-Demenz versucht worden, Transmitter-Defizite medikamentös zumindest teilweise zu kompensieren. Das Hauptaugenmerk galt dabei zunächst dem wahrscheinlich in besonderem Maße betroffenen cholinergen System (s. oben). Von umfangreichen Studien mit Tetrahydroaminoakridin (THA, Tacrin) und vereinzelten Untersuchungen mit Physostigmin abgesehen, konnten klinische Prüfungen mit Azetylcholinpräkursoren wie Cholin oder Lezithin oder cholinergen Agonisten wie RS 86 jedoch bislang *keinen* überzeugenden Nachweis eines positiven Effektes erbringen. Positive Resultate erhofft man sich von Pharmaka, die einen Agonismus am postsynaptischen M_1-Rezeptor mit einem Antagonismus am präsynaptischen M_2-Rezeptor verbinden. Die Beobachtung, daß der *MAO-B-Hemmer* Selegilin den Krankeitsprozeß bei Morbus Parkinson verlangsamen kann, führte zu Therapieversuchen auch bei der Alzheimer-Demenz. Zum einen soll die Aktivität der MAO vom B-Typ bei der Alzheimer-Demenz erhöht sein, zum anderen wird Selegilin, das auch ein potentes Antioxidans ist, ein neuroprotektiver Effekt zugeschrieben. Erste Erfahrungen mit Selegilin deuten zwar auf eine mögliche Verbesserung der Gedächtnisleistungen hin; ob diese Effekte auch klinisch signifikant sind, bedarf jedoch der weiteren Prüfung. Tranylcypromin und andere Antidepressiva sind ebenso wie L-DOPA und Dopaminagonisten bzgl. der kognitiven Defizite der Alzheimer-Demenz wahrscheinlich unwirksam. Auch die Ergebnisse mit Serotoninagonisten sind inkonsistent.

In einer kürzlich publizierten Doppelblindstudie mit dem nichtsteroidalen Antiphlogistikum *Indometacin*, das die Blut-Hirn-Schranke überwinden kann, wurde gezeigt, daß diese Substanz die Progredienz der Alzheimer-Demenz verzögern kann (Rogers et al. 1993); allerdings waren die Stichprobenumfänge in dieser Untersuchung gering, so daß dieser Befund an einem größeren Patientenkollektiv erst noch repliziert werden muß, bevor Behandlungsempfehlungen gegeben werden können.

3.3 Therapie mit Tacrin

Der 1993 in den USA zugelassene Azetylcholinesterase-Hemmstoff *Tacrin* (Tetrahydroaminoakridin, THA) erfüllt derzeit als *einziges* Medikament alle der o. g., auf verschiedenen Beobachtungsebenen liegenden Kriterien, die als Anforderungen an den Wirksamkeitsnachweis einer antidementiell wirksamen Substanz gestellt werden müssen. Aus diesem Grund soll Tacrin hier ausführlich dargestellt werden, obwohl es in der Bundesrepublik Deutschland (noch) nicht im Handel ist.*

---

* Bei Drucklegung dieser Auflage wurde Tacrin vom BfArM in der Indikation „leichte bis mittelschwere Demenz bei Alzheimer-Krankheit" zugelassen.

Tacrin ist ein oral bioverfügbarer, im ZNS wirksamer reversibler Azetylcholinesterase-Hemmstoff ohne Spezifität für verschiedene Subtypen des Enzyms. Konzentrationsabhängig hat die Substanz zusätzlich andere pharmakodynamische Effekte wie z. B. nichtkompetitive Hemmung der Dopamin- und Serotonin-Rückaufnahme, Interaktion mit NMDA-Rezeptoren, Blockade von Kalium-Kanälen sowie Antagonismus von muskarinischen Rezeptoren, insbesondere $M_{(2)}$-Cholinozeptoren (Hakansson 1993). Pharmakokinetisch unterliegt Tacrin einem extensiven First-pass-Metabolismus, der in einer relativ niedrigen und interindividuell sehr variablen Bioverfügbarkeit von ca. 17% resultiert. Die Substanz wird über eine aromatische Ringhydroxylierung, vornehmlich über das Cytochrom-P-450-Isoenzym 1A2, metabolisiert und anschließend glukuronidiert. Zumindest einige der hydroxylierten Metaboliten, z. B. 1-Hydroxy-Tacrin, sind ebenfalls als Azetylcholinesterase-Hemmer pharmakologisch aktiv. Die Eliminationshalbwertszeit von Tacrin liegt bei 2–4 h.

In einer kürzlich publizierten placebokontrollierten klinischen Prüfung über 30 Wochen bei mehr als 650 Patienten wurden unter Tacrin in einer maximalen Dosis von 160 mg/Tag signifikante Effekte hinsichtlich der klinischen Globalbewertung, der fremdanamnestischen Einschätzung durch Bezugspersonen und neuropsychologischer Meßparameter (kognitive Subskala der Alzheimer's Disease Assessment Scale, ADAS) berichtet. Unter einer Dosis von 80 mg/Tag wurde keine und unter 120 mg/Tag nur eine punktuelle Besserung bzgl. der Wirksamkeitskriterien gefunden (Knapp et al. 1994). Insgesamt waren die Ergebnisse für die Wirksamkeitsparameter über alle Behandlungs- und Dosisgruppen breit gestreut. Die unter Tacrin dosisabhängig beobachtete Besserung war zwar nur moderat in der Ausprägung, unter Placebo zeigte sich jedoch im Gegensatz dazu eine weitere leichte bis mäßiggradige Verschlechterung der Symptomatik.

Insgesamt bestätigt diese große Vergleichsstudie frühere Untersuchungen mit geringeren Stichprobenumfängen, bei denen für niedrigere Dosen wie z. B. 80 mg/Tag zum Teil widersprüchliche Ergebnisse gefunden wurden (Davis et al. 1992, Wilcock et al. 1993, Maltby et al. 1994). Als Indikation für Tacrin gilt eine "wahrscheinliche" Demenz vom Alzheimer-Typ leichten bis mittleren Schweregrades (Mini Mental State Examination, MMSE: 10 bis einschl. 26 Punkte). Diese Diagnose muß durch einen Facharzt abgesichert werden.

Tacrin wird langsam einschleichend dosiert. Man beginnt mit 4mal 10 mg täglich, wobei alle 6 Wochen je nach Verträglichkeit um 40 mg auf eine Zieldosis von 120–160 mg/Tag erhöht wird. Falls der Patient diese

Dosistitration nicht verträgt, soll die Steigerung noch langsamer vorgenommen werden. Aufgrund der kurzen Halbwertszeit soll Tacrin 4mal täglich eingenommen werden.

Tacrin ist keine gut verträgliche Substanz. Nebenwirkungen sind sehr häufig und betreffen v. a. Leberenzymerhöhungen und cholinerge Begleiteffekte wie u. a. Übelkeit und Erbrechen, weswegen die Medikation bei vielen Patienten abgesetzt werden mußte. Unter der Dosis von 160 mg/Tag absolvierten nur 28% der Patienten die gesamte Behandlungsdauer. Hierbei waren die Drop-outs zur Hälfte auf Leberenzymerhöhungen zurückzuführen (definiert durch eine GPT-Erhöhung auf über den dreifachen Wert der oberen Normgrenze) (Knapp et al. 1994, Watkins et al. 1994). Mindestens ein Drittel aller Patienten haben bei höheren Dosen hauptsächlich periphere cholinerge Nebenwirkungen (Übelkeit, Erbrechen und Dyspepsie durch Zunahme der Magensäuresekretion, Diarrhö, Bradykardie, Hypotonie, Schwitzen, Hypersalivation), wodurch knapp 20% der Therapieabbrüche bedingt waren. Wie vom Wirkmechanismus her zu erwarten, verschlechtert Tacrin auch Parkinson-Symptome. Die cholinergen Nebenwirkungen, nicht aber die Leberenzymerhöhungen, korrelieren mit den Plasmaspiegeln.

Die potentielle Hepatotoxizität von Tacrin erfordert wöchentliche Kontrollen der Leberenzyme (GOT, γ-GT, Bilirubin und insbesondere der GPT) über 30 Wochen bzw. bis mindestens 6 Wochen nach Dosiserhöhung, danach weiterhin zumindest in Abständen von 3 Monaten (Empfehlung der Herstellerfirma: 1.–12. Woche wöchentliche GPT-Kontrolle, 13.–24. Woche 14tägige GPT-Kontrolle, danach vierteljährliche GPT-Kontrollen). Bei ca. 30% der Patienten wird ein Anstieg der GPT auf das Dreifache, bei ca. 5% der Patienten auf das Zehnfache der Norm beobachtet. Es wird empfohlen, bei einem GPT-Anstieg auf mehr als das Fünffache der Norm Tacrin abzusetzen. Bei einer GPT-Erhöhung auf das Doppelte des oberen Normwertes müssen die Kontrollen wöchentlich fortgesetzt werden.

Nach Absetzen von Tacrin waren die Leberenzymerhöhungen in der Regel reversibel, meist innerhalb von 4–6 Wochen. Nach Reexposition haben zwar offenbar die meisten Patienten eine erneute Tacrin-Medikation unter langsamer Dosiserhöhung vertragen, ohne daß die Leberenzyme erneut über das Dreifache der Norm anstiegen, hieraus sind aber bislang keine Empfehlungen ableitbar, da genaue Informationen darüber, wie lange und mit welchen Dosen die Reexposition versucht wurde, nicht vorliegen. Wurden nach Reexposition erneut Leberenzymerhöhungen beobachtet, war die Latenzzeit bis zum Auftreten nach Reexposition kürzer als zuvor. Bei Patienten mit einem Ikterus bzw. einer Ge-

samtbilirubin-Erhöhung auf 3 mg/dl ist eine Reexposition nicht statt-
haft.

Lebernebenwirkungen traten häufiger bei Frauen und jüngeren Patienten auf. Die Tacrin-Plasmakonzentrationen sind bei Frauen im Mittel
um 50% höher, offenbar aufgrund einer geringeren Aktivität von Cyto-
chrom-P-450 1A2. Bei Rauchern liegen die Tacrin-Plasmaspiegel niedriger. Interaktionen sind z. B. mit Fluvoxamin, Theophyllin oder Cimetidin bekannt; Wechselwirkungen mit anderen Antidepressiva oder Neuroleptika sind bisher kaum erforscht. Theoretisch ist jedoch aus pharmakodynamischen Gründen eine Verstärkung von neuroleptikainduzierten extrapyramidalmotorischen Nebenwirkungen zu befürchten.
Eine Interaktion von Tacrin mit anderen Pharmaka, die ebenfalls durch
die Leber verstoffwechselt werden, ist möglich. Eine Komedikation mit
potentiell hepatotoxischen Substanzen muß vermieden werden.

Die Metabolisierung von Tacrin ist sättigbar, so daß bei zunehmender Dosissteigerung die Plasmakonzentrationen überproportional ansteigen können. Die Einnahme von Tacrin zu den Mahlzeiten senkt die
Plasmaspiegel um 30–40% und reduziert dadurch die Nebenwirkungen,
jedoch offenbar auch die Wirksamkeit des Medikaments.

Wie andere Azetylcholinesterase-Hemmer kann Tacrin bei Überdosierung eine cholinerge Krise auslösen. Cholinomimetika sollen nicht
mit Tacrin kombiniert werden, weil dieses Risiko sich sonst zusätzlich
erhöhen würde. Tacrin steigert wahrscheinlich die Muskelrelaxation
nach Succinylcholin. Wegen der Verstärkung des Vagotonus ist Vorsicht
beim Sick-Sinus-Syndrom, wegen einer Steigerung der Magensäuresekretion Vorsicht bei Ulkusleiden geboten. Miktionsbehinderungen, Anfälle und eine Verschlechterung eines vorbestehenden Asthma-Leidens
sind ebenfalls bekannt.

Tacrin gehört der Substanzklasse der Akridine an, von denen einige
bei Tieren karzinogen sind; eine karzinogene Wirkung kann auch für
Tacrin nicht ausgeschlossen werden.

Zwar ist bei Tacrin – anders als bei anderen zur Behandlung der
Demenz eingesetzten Substanzen – der Nachweis der Wirksamkeit nach
strengen Prüfkriterien bei der Alzheimer-Demenz erbracht. Die Substanz stellt insofern einen Fortschritt in der psychiatrischen Pharmakotherapie dar, mit der sich für nicht wenige demente Patienten die Hoff-
nung auf eine zumindest zeitweilige Besserung ihres Leidens verbindet.
Doch ist bislang eine Prädiktion des Therapieerfolgs nicht möglich, und
ein klinisch bedeutsamer Effekt ist bei nur 20–30% der Patienten zu
erwarten. Tacrin hat aufgrund der vielen Nebenwirkungen nur eine geringe therapeutische Breite. Seine Anwendung erfordert eine zuverlässi-

ge Bezugsperson, die sicherstellt, daß der Patient das Medikament korrekt einnimmt und die nötigen umfangreichen Kontrolluntersuchungen (u.a. Leberenzyme, insbesondere GPT) durchgeführt werden können.

Tacrin ist nicht kausal wirksam. Es verlangsamt aber die Progredienz der Symptomatik und zögert den Krankheitsprozeß um ca. 6–12 Monate hinaus. Bisher ist nicht ausreichend bekannt, ob sich Patienten auch über einen Behandlungszeitraum von über 30 Wochen hinaus noch weiter bessern. Die Langzeiterfahrungen generell und insbesondere mit den notwendigen hohen wirksamen Dosen sind beschränkt. Die klinischen Ergebnisse mit Tacrin basieren auf einer selektierten Studienpopulation: Die in die klinischen Prüfungen aufgenommenen Patienten waren internistisch gesund und ohne internistische Begleitmedikation. Für einen größeren Patientenkreis müssen Sicherheit und Verträglichkeit von Tacrin sowie die Anwendbarkeit in der Routinebehandlung noch weiter untersucht werden.

Bei Tacrin handelt es sich also um ein Medikament, bei dem *die Bewertung des klinischen Nutzens in Relation zu den Nebenwirkungen für jeden Therapieversuch eine auf den jeweiligen Einzelfall abgestimmte eingehende Abwägung und Beratung des Patienten und seiner Angehörigen bzw. Betreuer erfordert,* gerade weil diese Patienten häufig nicht mehr hinreichend einsichts- und kooperationsfähig sind.

1 Co-dergocrin

Circanol (3 M Medica)
oral:	Tbl.	– 1 mg (20, 50, 100, 250 Tbl.)
	Tbl.	– 1,5 mg (20, 50, 100 Tbl.) **(Circanol 1,5)**
	Tbl.	– 4,5 mg (20, 50, 100 Tbl.) **(Circanol special)**
	Lsg.	– 1 mg = 25 Trpf. = 1 ml (25, 50, 100, 200 ml)
	Lsg.	– 2 mg = 4 Pumpstöße = 1 ml (50, 100 ml) **(Circanol forte)**

Dacoren (Nattermann)
oral:	Tbl.	– 4,5 mg (20, 50, 100 Tbl.) **(Dacoren special)**
	Pastillen	– 4,5 mg (20, 50, 100 Pastillen) **(Dacoren special Tabs)**
	Lsg.	– 1 mg =20 Trpf. = 1 ml (50, 100, 200 ml)
	Lsg.	– 3 mg = 20 Trpf. = 1 ml (50, 100 ml) **(Dacoren special)**

DCCK (Rentschler)
oral:	Tbl.	– 1 mg (30 Tbl.)
	Kps.	– 2,5 mg (30, 60, 100 Kps.) **(DCCK retard 2,5)**
	Ret.kps.	– 4,5 mg (30, 60, 100 Ret.kps.) **(DCCK Depot 4,5)**
	Lsg.	– 1 mg = 20 Trpf. = 1 ml (30, 60, 100 ml)
parenteral:	Amp.	– 0,3 mg/1 ml (5 Amp.)

Defluina N (Nattermann)
oral:	Tbl.	– 1,5 mg (50, 100 Tbl.)
	Lsg.	– 1 mg = 20 Trpf. = 1 ml (50, 100 ml)

DH-Tox-Tablinen forte (Sanorania)
oral:	Tbl.	– 2 mg (50, 100 Tbl.)

Ergodesit (Desitin)
oral:	Tbl.	– 2 mg (20, 50, 100 Tbl.) **(Ergodesit forte)**
	Ret.tbl.	– 5 mg (20, 50, 100 Ret.tbl.) **(Ergodesit spezial)**
	Lsg.	– 2 mg = 1 ml (50, 100 ml) **(Ergodesit forte)**

Ergoplus (Hormosan)
oral:	Tbl.	– 1 mg (50 Tbl.)
	Tbl.	– 3 mg (20, 50, 100 Tbl.) **(Ergoplus spezial)**
	Ret.kps.	– 2,5 mg (50, 100 Ret.kps.) **(Ergoplus retard)**
	Trpf.	– 1 mg = 20 Trpf. = 1 ml (50, 100 ml)
	Lsg.	– 2 mg = 2 Hübe = 1 ml (30, 100 ml) **(Ergoplus spezial)**

Hydergin (Sandoz)
oral:	Tbl.	– 2 mg (20, 50, 100 Tbl.) **(Hydergin forte)**
	Tbl.	– 4 mg (20, 50, 100 Tbl.) **(Hydergin spezial)**
	Trpf.	– 1 mg = 20 Trpf. = 1 ml (50, 100 ml)
	Trpf.	– 2 mg = 20 Trpf. = 1 ml (30, 100 ml) **(Hydergin forte)**
parenteral:	Amp.	– 0,3 mg/1 ml (5 Amp.)
	Amp.	– 1,5 mg/5 ml (5 Amp.)

Hydro-Cebral-ratiopharm (Ratiopharm)
oral: Ret.kps. − 2,5 mg (20, 50, 100 Ret.kps.)
              Ret.kps. − 5 mg (20, 50, 100 Ret.kps.)
              Trpf.   − 1 mg = 25 Trpf. = 1 ml (50, 100 ml)

Nehydrin (TAD) *(100% Dehydroergocristin)*
oral: Drg.   − 1 mg (30, 50, 100, 200 Drg.)
              Lsg.   − 1 mg = 1 ml (30, 50, 100, 200 ml)

Nehydrin N (TAD)
oral: Tbl.   − 1 mg (50, 100 Tbl.)
              Ret.kps. − 2,5 mg (50, 100 Ret.kps.) **(Nehydrin N forte)**
              Ret.kps. − 5 mg (50, 100 Ret.kps.) **(Nehydrin N spezial)**
              Lsg.   − 1 mg = 1 ml (50, 100 ml)

Novofluen (Engelhard)
oral: Tbl.   − 1,5 mg (100 Tbl.)
              Tbl.   − 4,5 mg (100 Tbl.)
              Lsg.   − 1 mg = 20 Trpf. = 1 ml (100 ml)

Orphol (Sanofi Winthrop)
oral: Tbl.   − 1,5 mg (20, 50, 100 Tbl.)
              Tbl.   − 4,5 mg (20, 50, 100 Tbl.) **(Orphol spezial)**
              Brausetbl.   − 4,5 mg (20, 50 Brausetbl.)
              Lsg.   − 1 mg = 20 Trpf. = 1 ml (50, 100, 200 ml)

Sponsin (Farmasan)
oral: Ret.kps. − 2,5 mg (50, 100 Ret.kps.) **(Sponsin forte)**
              Ret.kps. − 4,5 mg (50, 100 Ret.kps.) **(Sponsin spezial)**
              Lsg.   − 1 mg = 20 Trpf. = 1 ml (50, 100 ml)

Synonym: Dihydroergotoxin

Co-dergocrin ist eine Mischung der hydrierten Mutterkornalkaloide Dihydroergocornin, Dihydroergocristin, Dihydro-α–Ergocryptin und Dihydro-β-Ergocryptin im Verhältnis 3:3:2:1. Der Nachweis der therapeutischen Wirksamkeit von Co-dergocrin bei dementiellen Syndromen ist noch nicht in ausreichender Weise erbracht. Zum gegenwärtigen Zeitpunkt muß Co-dergocrin daher als für die psychiatrische Pharmakotherapie *entbehrlich* betrachtet werden.

Dosierung: Generelle Dosierungsempfehlungen können an dieser Stelle nicht gegeben werden, da die Bioverfügbarkeit der Substanz stark von der galenischen Zubereitung des einzelnen Präparates abhängt. Dosierungsempfehlungen sind den Produktinformationen der Hersteller zu entnehmen.

2 Ginkgo biloba

Gingium (Hexal)
oral: Tbl.   – 1 Tbl. = Trockenextrakt aus Ginkgo-biloba-Blättern
                         (stand.: auf 9,6 mg Ginkgoflavonglykoside) (20, 50, 100,
                         200 Tbl.)
               Trpf.   – 1 ml = 16 Trpf. = Trockenextrakt aus Ginkgo-biloba-
                         Blättern 40 mg (stand.: auf 9,6 mg Ginkgoflavonglykoside)
                         (30, 100, 200 ml)

Ginkgo 405 Duopharm (Duopharm)
oral: Drg.   – 1 Drg. = Ginkgoblättertrockenextrakt (10:1) 40,5 mg
                         (60, 90, 120 Drg.)

Ginkgo-Dragées (Salushaus)
oral: Drg.   – 1 Drg. = Ginkgoblättertrockenextrakt (10:1) 40,5 mg
                         (40, 80 Drg.)

Ginkgo Heumann (Heumann)
oral: Kps.   – 1 Kps. = Ginkgoblättertrockenextrakt (10:1) 40,5 mg
                         (20, 50, 100 Kps.)

Ginkobil N ratiopharm (Ratiopharm)
oral: Tbl.   – 1 Tbl. = Trockenextrakt (50:1) aus Ginkgo-biloba-
                         Blättern 40 mg (stand.: Ginkgoflavonglykoside 9,6 mg,
                         Terpenlaktone [Ginkgolide, Bilobalid] 2,4 mg)
                         (20, 50, 100, 200 Tbl.)

Ginkodilat (Azupharma)
oral: Tbl.   – 1 Tbl. = Trockenextrakt (50:1) aus Ginkgo-biloba-
                         Blättern 40 mg (stand.: Ginkgoflavonglykoside 9,6 mg,
                         Terpenlaktone [Ginkgolide, Bilobalid] 2,4 mg)
                         (20, 50, 100 Tbl.)

Ginkopur (Klinge-Nattermann Puren)
oral: Tbl.   – 1 Tbl. = Trockenextrakt (50:1) aus Ginkgo-biloba-
                         Blättern 40 mg (stand.: Ginkgoflavonglykoside 9,6 mg,
                         Terpenlaktone [Ginkgolide, Bilobalid] 2,4 mg)
                         (20, 50, 100, 200 Tbl.)

Isoginkgo (Durachemie)
oral: Tbl.   – 1 Tbl. = Trockenextrakt (50:1) aus Ginkgo-biloba-
                         Blättern 40 mg (stand.: Ginkgoflavonglykoside 9,6 mg,
                         Terpenlaktone [Ginkgolide, Bilobalid] 2,4 mg)
                         (20, 50, 100 Tbl.)

Kaveri (Lichtwer)

oral: Tbl. – 1 Tbl. = Trockenextrakt (50:1) aus Ginkgo-biloba-Blättern 30 mg (stand.: 25% Ginkgoflavonglykoside = 7,5 mg, 6% Terpenlaktone [Ginkgolide, Bilobalid] = 1,8 mg) (120, 240 Tbl.)

Trpf. – 100 ml = Trockenextrakt (50:1) aus Ginkgo-biloba-Blättern 2 g (stand.: 25% Ginkgoflavonglykoside = 500 mg, 6% Terpenlaktone [Ginkgolide, Bilobalid] = 120 mg) (100, 200, 400 ml) **(Kaveri N)**

Rökan (Intersan)

oral: Tbl. – 1 Tbl. = Trockenextrakt aus Ginkgo-biloba-Blättern 40 mg (stand.: auf 9,6 mg Ginkgoflavonglykoside und 2,4 mg Terpenlaktone [Ginkgolide, Bilobalid]) (20, 50, 100, 200 Tbl.)

Trpf. – 1 ml = Trockenextrakt aus Ginkgo-biloba-Blättern 40 mg (stand.: auf 9,6 mg Ginkgoflavonglykoside und 2,4 mg Terpenlaktone [Ginkgolide, Bilobalid]) (30, 100, 200 ml) **(Rökan-flüssig)**

Tebonin (Schwabe)

oral: Tbl. – 1 Tbl. = Trockenextrakt aus Ginkgo-biloba-Blättern (50:1) 40 mg (stand.: auf 9,6 mg Ginkgoflavonglykoside und 2,4 mg Terpenlaktone [Ginkgolide, Bilobalid]) (20, 50, 100, 200 Tbl.) **(Tebonin forte)**

Trpf. – 100 ml = Trockenextrakt aus Ginkgo-biloba-Blättern (50:1) 4 g (stand.: auf 960 mg Ginkgoflavonglykoside und 240 mg Terpenlaktone [Ginkgolide, Bilobalid]) (25, 50, 100, 200 ml) **(Tebonin forte)**

Das Pflanzenalkaloid Ginkgo biloba ist über die o. g. Präparate hinaus in zahlreichen homöopathischen Präparaten enthalten. Der Nachweis der therapeutischen Wirksamkeit von Ginkgo biloba bei dementiellen Syndromen ist noch nicht in ausreichender Weise erbracht. Zum gegenwärtigen Zeitpunkt muß Ginkgo biloba daher als für die psychiatrische Pharmakotherapie *entbehrlich* betrachtet werden.

Dosierung: Generelle Dosierungsempfehlungen können an dieser Stelle nicht gegeben werden, da die Dosierung von der Art des verwendeten Präparates abhängt.

3 Nicergolin

Circo-Maren (Krewel)

oral: Tbl. – 10 mg (20, 50, 100 Tbl.)

Tbl. – 20 mg (20, 50, 100 Tbl.) **(Circo-Maren forte)**

parenteral: Amp. – 4 mg Trockensubst. (je 8 Fl. Trockensubst. + Lösungsmittel)

Duracebrol (Durachemie)
oral: Kps.   – 5 mg (50, 100 Kps.)
               Kps.   – 10 mg (50, 100 Kps.)

Ergobel (Hormosan)
oral: Tbl.   – 10 mg (20, 50, 100 Tbl.)
               Tbl.   – 20 mg (28, 84 Tbl. Kalenderpckg.) **(Ergobel long)**
parenteral: Amp.   – 4 mg Trockensubst. (je 8 Fl. Trockensubst.+
                             Lösungsmittel)

Memoq (Gödecke/Parke-Davis)
oral: Kps.   – 5 mg (100 Kps.) **(Memoq mite)**
               Kps.   – 10 mg (50, 100 Kps.)

Nicergolin-neuraxpharm (Neuraxpharm)
oral: Tbl.   – 5 mg (20, 50, 100 Tbl)
               Tbl.   – 10 mg (20, 50, 100 Tbl.)

Nicergolin-ratiopharm (Ratiopharm)
oral: Kps.   – 5 mg (20, 50, 100 Kps.)
               Kps.   – 10 mg (20, 50, 100 Kps.)

Nicerium (Hexal)
oral: Drg.   – 5 mg (25, 50, 100 Drg.)
               Drg.   – 10 mg (25, 50, 100 Drg.)

Sermion (Farmitalia)
oral: Tbl.   – 30 mg (30, 60, 100 Tbl.) **(Sermion 30)**
               Brausetbl.   – 30 mg (30, 60, 100 Brausetbl.) **(Sermion 30)**
parenteral: Amp.   – 4 mg (je 10 Fl. Trockensubst. + Lösungsmittel)

Der Nachweis der therapeutischen Wirksamkeit von Nicergolin, das als Mutter-
kornalkaloid zahlreiche zentrale und periphere Effekte entfaltet, bei dementiellen
Syndromen ist noch nicht in ausreichender Weise erbracht. Zum gegenwärtigen
Zeitpunkt muß Nicergolin daher als für die psychiatrische Pharmakotherapie
entbehrlich betrachtet werden.

Dosierung: Beginn mit 30 mg täglich oral. Erhaltungsdosis zumeist 10–15 mg
täglich oral. Bei Patienten mit eingeschränkter Nierenfunktion Dosisreduktion.
Parenterale Applikation ist möglich.

4 Nimodipin

Nimotop (Bayer/Tropon)
oral: Tbl.   – 30 mg (42, 126 Tbl.)

4.1 Chemie

1,4-Dihydro-2,6-dimethyl-4-(3-nitrophenyl)-3,5-pyridin-dicarbonsäure-
iso-propyl-(2-methoxy-ethyl)-ester; 1,4-Dihydropyridinderivat.

4.2 Eigenschaften

Nimodipin ist ein Kalziumantagonist aus der Reihe der 1,4-Dihydropyridine. Die Substanz ist bereits seit 1984 für die Prophylaxe und Therapie ischämischer neurologischer Defizite infolge zerebraler Vasospasmen nach Subarachnoidalblutung zugelassen (als Nimotop S). Nimodipin ist ein Kalziumantagonist, der bevorzugt Hirngefäße dilatiert; erst bei höheren Dosen werden auch Koronargefäße beeinflußt.

Nimodipin hat mannigfache Einflüsse auf die Kalziumhomöostase der Zelle (s. auch *Allgemeiner Teil*, S. 379). Der genaue Wirkmechanismus für eine mögliche Wirksamkeit bei Hirnleistungsstörungen im Alter ist jedoch nicht bekannt. Im Tierexperiment verbessert Nimodipin die zerebrale Durchblutung, ohne daß Steal-Phänomene auftreten. Dieser Effekt, der besonders die kleinen Hirngefäße betrifft, konnte auch am Menschen nachgewiesen werden. Im Tierverhaltensexperiment konnten die positiven Auswirkungen auf Lern- und Gedächtnisleistungen besonders des alten Tieres gezeigt werden. Bisher konnten jedoch die vielversprechenden präklinischen Befunde in Therapiestudien beim Menschen nicht reproduziert werden.

Nach rascher Resorption unterliegt Nimodipin einem hohen First-pass-Metabolismus. Die Substanz ist zu 97–99% an Plasmaeiweiße gebunden. Die Eliminationshalbwertszeit liegt bei etwa 1 h.

4.3 Indikationen

Behandlung dementieller Syndrome, sofern diesen nicht eine spezifisch zu behandelnde Erkrankung zugrunde liegt. Über den Nutzen der Pharmakotherapie dementieller Syndrome beim derzeitigen Kenntnisstand s. *Allgemeiner Teil.*

4.4 Dosierung

Standarddosierung für psychiatrische Indikationen ist 3mal 30 mg täglich; einschleichender Beginn ist empfehlenswert.

4.5 Nebenwirkungen

Vor allem bei erhöhter Ausgangslage kann es zu stärkerer Blutdrucksenkung mit reflektorischer Tachykardie kommen. Nicht selten sind Schwindel und Kopfschmerzen, Magen-Darm-Beschwerden, Hautrötung, Wärme- und Hitzegefühl; auch periphere Ödeme werden beobachtet. Bei einigen Patienten kommt es zu Schlaflosigkeit und Unruhezuständen als Zeichen der übermäßigen zentralen Anregung. Vereinzelt wurde über das Auftreten von Hyperkinesien und depressiven Verstimmungen berichtet.

Kalziumantagonisten der 1,4-Dihydropyridinklasse sollen – insbesondere zu Beginn der Behandlung oder bei Dosiserhöhung – zu Angina pectoris bzw. bei Patienten mit bestehender Angina pectoris zu einer Zunahme von Häufigkeit, Dauer und Schweregrad der Anfälle führen können. Vereinzelt wurde auch das Auftreten eines Myokardinfarktes unter dieser Substanzklasse beschrieben.

Bei Kombination mit Cimetidin kann es zu einem Anstieg der Nimodipinplasmaspiegel kommen. Vorsicht ist auch bei der Kombination von Nimodipin mit anderen Psychopharmaka geboten, da ausreichende Erfahrungen über Interaktionen bisher nicht vorliegen.

4.6 Kontraindikationen

Schwere Einschränkungen der Leberfunktion. Bei schwerer Einschränkung der Herz-Kreislauf- oder der Nierenfunktion (glomeruläre Filtrationsrate unter 20 ml/min) sollte die Behandlungsnotwendigkeit sorgfältig abgewogen werden.

Relative Kontraindikation: Hypotonie (RR systolisch unter 90 mm Hg).

5 Piracetam

Avigilen (Brenner-Efeka)
oral: Tbl.   – 800 mg (30, 60, 90 Tbl.)
parenteral: Amp.   – 1000 mg/5 ml (10 Amp.)

Cerepar N (Merckle)
oral: Tbl.   – 1200 mg (20, 50 Tbl.)

Cuxabrain (TAD)
oral: Tbl.   – 800 mg (30, 60, 90 Tbl.)
               Tbl.   – 1200 mg (20, 50, 100 Tbl.)

Durapitrop (Durachemie)
oral: Tbl.   – 800 mg (20, 50, 100 Tbl.)
               Tbl.   – 1200 mg (20, 50, 100 Tbl.)
               Lsg.   – 333 mg = 1 ml (100 ml)

Encetrop (Siegfried)
oral: Tbl.   – 800 mg (30, 50, 100 Tbl.)
               Lsg.   – 333,33 mg = 1 ml (100 ml) **(Encetrop liquidum)**

Memo-Puren (Klinge-Nattermann Puren)
oral: Tbl.   – 800 mg (20, 50, 100 Tbl.)

Nootrop (UCB)
oral: Tbl.   – 800 mg (30, 60, 90 Tbl., 126 Tbl. Kalenderpckg.)
                             (Nootrop 800)
               Tbl.   – 1200 mg (20, 50, 100 Tbl., 112 Tbl. Kalenderpckg.)
                             (Nootrop 1200)
oral: Lsg.   – 333,33 mg = 1 ml (75, 150, 300 ml; 36, 72 Trinkamp. 3,6 ml)
                             (Nootrop liquidum)
               Granulat   – 200 mg = 1 Btl. (50, 100 Btl.)
parenteral: Amp.   – 1000 mg/5 ml (12 Amp.)
               Amp.   – 3000 mg/15 ml (4, 20 Amp.)
               Inf.fl.   – 12 g/60 ml (5, 10 Inf.fl.)

Normabraïn (Cassella-Riedel)
oral: Tbl.   – 800 mg (30, 60, 90 Tbl., 252 Tbl. Kalenderpckg.)
                             (Normabraïn 800)
               Tbl.   – 1200 mg (20, 50, 100, 112, 168 Tbl.) **(Normabraïn 1200)**
               Kps.   – 400 mg (60 Kps.)
               Lsg.   – 333,33 mg = 1 ml (150, 325 ml; 36, 72 Trinkamp. 3,6 ml)
                             (Normabraïn liquidum)
               Granulat   – 200 mg = 1 Btl. (50, 100 Btl.)
parenteral: Amp.   – 1000 mg/5 ml (10 Amp.)
               Amp.   – 3000 mg/15 ml (4 Amp.)
               Inf.fl.   – 12 g/60 ml (1, 5, 10 Inf.fl.)

Novocetam 800 (Beiersdorf)
oral: Tbl.   – 800 mg (30, 60, 90 Tbl.)

Piracebral (Hexal)
oral: Tbl.   – 800 mg (20, 50, 100 Tbl.)
               Tbl.   – 1200 mg (20, 50, 100 Tbl.)
               Lsg.   – 333 mg = 1 ml (100 ml)

Piracetam 800 Heumann (Heumann)
oral: Tbl.   – 800 mg (20, 50, 100 Tbl.)
               Lsg.   – 333,33 mg = 1 ml (75, 100, 150 ml)

Piracetam 800 Verla (Verla)
oral: Tbl.   – 800 mg (30, 50, 100 Tbl.)

Piracetam-neuraxpharm (Neuraxpharm)
oral: Tbl.   – 800 mg (20, 50, 100 Tbl.)
               Tbl.   – 1200 mg (20, 50, 100 Tbl.)
               Lsg.   – 333 mg = 1 ml (150 ml Lsg.)

Piracetam-ratiopharm (Ratiopharm)
oral: Tbl.   – 800 mg (30, 50, 100 Tbl.) **(Piracetam-ratiopharm 800)**
               Tbl.   – 1200 mg (20, 50, 100 Tbl.) **(Piracetam-ratiopharm 1200)**
               Kps.   – 400 mg (30, 50, 100 Kps.) **(Piracetam-ratiopharm 400)**
               Lsg.   – 832 mg = 2,5 ml (75, 150 ml)
                            (Piracetam-ratiopharm-liquidum)
parenteral: Amp.   – 1000 mg/5 ml (10 Amp.)

Der Nachweis der *therapeutischen* Wirksamkeit von Piracetam bei dementiellen
Syndromen ist noch nicht in ausreichender Weise erbracht. Zum gegenwärtigen
Zeitpunkt muß Piracetam daher als für die psychiatrische Pharmakotherapie
entbehrlich betrachtet werden.
    Dosierung: Beginn mit 3mal 800 mg täglich oral. Tageshöchstdosis 4,8 g/Tag.
Bei Niereninsuffizienz ist Dosisanpassung notwendig. Eine von den Herstellern
empfohlene Erhöhung der Dosierung bei parenteraler Applikation ist in der
Nootropika-Indikation nicht begründbar.

---

6 Pyritinol

Encephabol (Merck)
oral: Drg.   – 100 mg (50, 100 Drg.)
               Drg.   – 200 mg (50, 100 Drg., 120 Drg. Kalenderpackg.)
                            (Encephabol forte)
               Susp.   – 80,5 mg = 5 ml (200 ml)
parenteral: Amp.   – 200 mg Trockensubst. (je 15 Amp. Trockensubst. +
                            Lösungsmittel)

Der Nachweis der therapeutischen Wirksamkeit des Pyridoxinderivates Pyritinol
bei dementiellen Syndromen ist noch nicht in ausreichender Weise erbracht.
Zum gegenwärtigen Zeitpunkt muß Pyritinol daher als für die psychiatrische
Pharmakotherapie *entbehrlich* betrachtet werden.
    Dosierung: Empfohlene Dosis 3mal 200 mg täglich oral. Parenterale Applikati-
on ist möglich.

VII Psychostimulanzien

Unter der Bezeichnung Psychostimulanzien werden alle psychisch anregenden, vorwiegend antriebsstimulierenden Pharmaka zusammengefaßt. Synonyma sind Stimulanzien, Psychotonika, Energetika und Energizer. Es handelt sich um eine chemisch sehr heterogene Gruppe.

Das am häufigsten verwendete Psychostimulans ist *Koffein*, ein Vertreter der Gruppe der Methylxanthine. Koffein entfaltet seine Wirkung durch Blockade spezifischer Rezeptoren des Neuromodulators Adenosin im ZNS.

Die Hauptvertreter der heute therapeutisch gebräuchlichen Psychostimulanzien sind die *Amphetaminderivate*. Sie werden auch als "Weckamine" bezeichnet. Während Amphetamin und sein N-Methylanalogon Methamphetamin heute keine medizinische Indikation mehr haben und in der BRD nicht mehr im Handel sind (zum Mißbrauch von Amphetaminen s. S. 419), finden strukturverwandte Verbindungen in begrenztem Umfang therapeutische Verwendung. Zu den noch gebräuchlichen Substanzen zählen *Methylphenidat* (Ritalin), *Fenetyllin* (Captagon), *Amfetaminil* (AN 1) und *Pemolin* (Senior 20, Tradon). Die Verordnung von Methylphenidat und Fenetyllin unterliegt der Betäubungsmittel-Verschreibungsverordnung (BtmVV).

Amphetamin und seine Derivate setzen Dopamin und Noradrenalin aus präsynaptischen Nervenendigungen frei, daneben hemmen sie deren Rückaufnahme in das präsynaptische Neuron. Sie unterdrücken das Gefühl der Müdigkeit und Schläfrigkeit und beheben Gefühle der körperlichen Abgeschlagenheit und Schlappheit. Es kommt häufiger – besonders bei höherer Dosierung – zu einer vorübergehenden Steigerung der Konzentrations- und Leistungsfähigkeit. Meist ist allerdings das subjektive Empfinden für eine Leistungssteigerung größer als eine tatsächliche Leistungs- und Konzentrationszunahme. Da einige Substanzen das Hungergefühl unterdrücken können, werden sie auch als "Appetitzügler" eingesetzt. Die psychomotorisch stimulierende Wirkung geht aber nicht immer mit der appetithemmenden Wirkung parallel. Besonders die psychisch stimulierende Wirkung kann dazu führen, daß Pharmaka dieser Gruppe – auch die "Nichtamphetamine" – mißbräuchlich eingenommen

und nach Eintreten von Gewöhnung schließlich auch süchtig mißbraucht werden. Diese Gefahr ist auch deswegen sehr groß, weil die
appetitzügelnde Wirkung rasch abnimmt. Wegen dieser Suchtgefahr
muß der Indikationsbereich der Psychostimulanzien begrenzt bleiben.

Psychostimulanzien wurden bei den verschiedensten psychiatrischen
Erkrankungen therapeutisch eingesetzt (Chiarello u. Cole 1987). Die Anwendung von Amphetaminderivaten zur Behandlung der Parkinson-
Krankheit, von Depressionen, bei körperlichen Erschöpfungszuständen,
in der Rekonvaleszenz und in der Geriatrie sollte – zumal die Erfolge
durchaus unterschiedlich und von vielen Seiten als fragwürdig hinge-
stellt werden – unterbleiben. *Therapeutische Versuche* mit Amphetaminen sind bei der Narkolepsie und bei hyperkinetischen (hyperaktiven)
Kindern gerechtfertigt. In Einzelfällen der *Therapieresistenz* unter TZA
kann die zusätzliche Gabe von Psychostimulanzien bei Depressionen zur
Wirkungspotenzierung versucht werden (s. S. 72).

Die narkoleptischen Schlafanfälle können meistens durch – allerdings
häufig sehr hohe – Dosen von z. B. *Methylphenidat* (10–60 mg täglich)
behandelt werden; dabei wurde aber in einigen Fällen Gewöhnung beobachtet. Meist kommt man mit 30–40 mg Methylphenidat täglich aus. Da
Methylphenidat nur aus dem leeren Magen resorbiert wird, sollte es
mindestens 45 min vor oder 1 h nach dem Essen eingenommen werden.
Die Substanz sollte in 3 Tagesdosen appliziert werden, nicht jedoch in
den späten Nachmittagsstunden oder am Abend. Zur Behandlung der
Kataplexie sollte vor Anwendung von amphetamin-artigen Pharmaka
immer erst ein Therapieversuch mit *Imipramin* (25–100 mg täglich) oder
Clomipramin (25–75 mg täglich) gemacht werden. Bei der Kombination
von amphetaminähnlichen Psychostimulanzien und trizyklischen Antidepressiva muß der Blutdruck verstärkt überwacht werden (Gefahr einer Hypertonie).

Auch bei gesunden Personen führen Psychostimulanzien zu einem
allgemeinen Wohlgefühl, leichter Euphorie, dem Gefühl einer stärkeren
Leistungs- und Konzentrationsfähigkeit und einem verminderten Nah-
rungs- und Schlafbedürfnis.

An Nebenwirkungen können Tachykardie, Palpitationen, Blutdruckerhöhung, Schlaflosigkeit, Alpträume, Tremor, Kopfschmerzen, Hyperakusis, Mundtrockenheit, Diarrhö und Anorexie auftreten. Erhöhungen
der Leberenzyme können vorkommen. Selten sind motorische oder vo-
kale Tics, die auch nach Absetzen der Medikation weiterbestehen können. Patienten mit Tic oder auch Tourette-Syndrom in der Eigen- oder
Familienanamnese sollten daher mit besonderer Vorsicht mit Stimulanzien behandelt werden.

Zur Auslösung von toxischen Psychosen durch Psychostimulanzien und zur Stimulanzienabhängigkeit s. S. 420.

Modafinil (Modiodal) ist eine neuentwickelte Substanz zur Behandlung der Narkolepsie. Als Wirkmechanismus wird eine Potenzierung der Wirkung von Noradrenalin an zentralen α_1-Rezeptoren angegeben, ohne daß dopaminerge Systeme beeinflußt oder periphere sympathomimetische Effekte auftreten würden. In einer Tagesdosis von 200–400 mg ist Modafinil sowohl gegen Tagesmüdigkeit und Einschlafattacken als auch gegen Kataplexie wirksam. Toleranzphänomene oder Abhängigkeitsentwicklungen wurden bisher nicht beobachtet.

Therapie der Aufmerksamkeits- und Hyperaktivitätsstörung

Hyperaktive Kinder zeigen unter Amphetaminen ein ausgeglicheneres Verhalten (Klicpera 1978). Die Wirkung tritt meistens innerhalb der ersten 3 Behandlungswochen ein. In der genannten Indikation bei Kindern ist das Mißbrauchs- und Abhängigkeitspotential sehr gering. Trotzdem sollte die Behandlung nur vom in der Behandlung dieser Störung Erfahrenen durchgeführt werden.

Erste Wahl bei der Behandlung von hyperaktiven Kindern ist *Methylphenidat* in einer Dosis von 10–60 mg (0,6–1,7 mg/kg Körpergewicht/Tag; Dosisverteilung: 2/3 morgens, 1/3 mittags, s. auch oben). Methylphenidat hat eine Eliminationshalbwertszeit von nur 2–3 h, weshalb Schlafstörungen bei mit Methylphenidat behandelten Kindern nicht gehäuft vorkommen sollen, wenn die Substanz nicht zu spät am Tag eingenommen wird. Andererseits kommt es in Einzelfällen zu Reboundeffekten schon während des Tages.

Das schwache Stimulans *Pemolin* hat eine Eliminationshalbwertszeit von 2–12 h, die bei chronischer Gabe weiter ansteigt. Häufig ist eine morgendliche Einmalgabe (10 mg, selten 20 mg) ausreichend. Die Wirkung von Pemolin setzt jedoch – verglichen mit Methylphenidat – häufig mit einer Verzögerung von mehreren Wochen ein. Darüber hinaus soll Pemolin bei hyperaktiven Kindern weniger zuverlässig wirken als Methylphenidat. Andererseits ist das Abhängigkeitspotential von Pemolin geringer.

Psychostimulanzien sollten bei hyperaktiven Kindern im Rahmen eines verhaltenstherapeutischen Konzeptes angewandt werden. Da sie Wachstum und Gewichtszunahme hemmen können, sollten sie in der niedrigsten wirksamen Dosis verordnet werden. Wenn auch eine Wachstumsverzögerung möglicherweise nach Absetzen des Stimulans durch verstärktes Wachstum kompensiert werden kann, sollte immer wieder geprüft werden, ob die Behandlung durch längere medikationsfreie Intervalle (z. B. Schulferien) unterbrochen werden kann. Hierdurch kann gleichzeitig das Fortbestehen der Behandlungsnotwendigkeit überprüft werden. In der Regel wird das Stimulans spätestens in der Pubertät abgesetzt. Wird die Therapie wegen einer fortbestehenden Aufmerksamkeits- und Hyperaktivitätsstörung fortgesetzt, so muß das erhöhte Mißbrauchspotential von Stimulanzien bei Adoleszenten beachtet werden.

VIII Medikamente zur Behandlung extrapyramidal-motorischer Störungen

Antiparkinsonmittel werden in diesem "Grundriß" aus 2 Gründen berücksichtigt: Sie haben einmal psychische Eigenwirkungen und werden zum anderen in Form von m-Cholinozeptorantagonisten in der psychiatrischen Pharmakotherapie als Adjuvanzien benötigt, wenn unter einer neuroleptischen Therapie extrapyramidalmotorische Nebenwirkungen (s. S. 192) auftreten.

Antiparkinsonmittel zur Behandlung des Parkinsonismus sind schon lange Zeit bekannt. Neben Dopaminvorstufen wie L-DOPA (in der Regel in Kombination mit einem Decarboxylasehemmer wie Benserazid oder Carbidopa), Dopaminagonisten (Bromocriptin, Lisurid), Amantadin, das Dopamin aus präsynaptischen Nervenendigungen freisetzt, und MAO-B-Inhibitoren (L-Deprenyl) handelt es sich zumeist um zentral wirksame *Anticholinergika*, die den verschiedensten chemischen Stoffklassen angehören und häufig auch eine Antihistaminwirkung haben. *Trihexyphenidyl* (Artane) war das erste synthetische Antiparkinsonmittel; danach wurde eine Anzahl weiterer strukturverwandter Substanzen synthetisiert, wie z.B. *Biperiden* (Akineton). Auch *Benzatropin* (Cogentinol) eignet sich für die Behandlung des neuroleptisch bedingten Parkinson-Syndroms. Dopaminerg wirkende Antiparkinsonmittel werden zur Behandlung des neuroleptisch bedingten Parkinson-Syndroms nicht eingesetzt, da durch eine Aktivierung der Dopamin-Rezeptoren eine Symptomprovokation bei einer Psychose hervorgerufen werden kann. An *psychischen Eigenwirkungen* wird bei den *anticholinerg wirkenden Antiparkinsonmitteln* manchmal ein *euphorisierender Effekt* beobachtet. Aus diesem Grund wurden sie auch als "Droge" illegal mißbraucht. Dieser Effekt ist aber andererseits nicht so stark ausgeprägt, als daß er bei depressiven Patienten therapeutisch ausgenutzt werden könnte. Weiterhin kommen unter der Therapie mit Antiparkinsonmitteln ab und zu *delirante Syndrome* vor; diese treten besonders dann auf, wenn mehrere Neuroleptika und anticholinerg wirksame Antiparkinsonmittel gleichzeitig verordnet werden (z.B. Levomepromazin plus Perazin plus Biperiden). Häufiger treten durch Antiparkinsonmittel hervorgerufene delirante Syndrome bei älteren Patienten oder bei Patienten mit hirnorganischen Erkrankungen auf. Therapeutisch hat sich bei den *Frühdyskinesien* z.B. Biperiden (Akineton) sehr gut bewährt. Nach i.v.-Injektion (2,5–5 mg) tritt eine prompte Besserung der extrapyramidalmotorischen Störung ein. Nach Verschwinden der Symptome sollte auf orale Medikation umgesetzt werden. Beim neuroleptisch bedingten *Parkinson-Syndrom* wird eine orale Medikation anticholinerg wirkender Antiparkinsonmittel, z.B. Biperiden, empfohlen. Die Erhaltungsdosis bei diesem Präparat liegt bei 4–12 mg täglich oral. Bei *Akathisie* unter einer Neuroleptikatherapie haben Antiparkinsonmittel in den meisten Fällen keine oder nur eine geringe therapeutische Wirkung. Bei *Spätdyskinesien* sind Anticholinergika wirkungslos. Unter Umständen kann es sogar – sowohl unter anticholinerg als auch unter dopaminerg wirkenden Antiparkinsonmitteln – bei Spätdyskinesien zu einer Intensivierung der Nebenwirkungen kommen. Deshalb sind Antiparkinsonmittel bei Spätdyskinesien kontraindiziert (s. S. 197).

Die anticholinerge Wirkung der Antiparkinsonmittel kann – neben den beschriebenen psychischen Symptomen (Euphorie, delirante Syndrome) – zu *vegetativen Nebenwirkungen* führen. Sie entsprechen weitgehend den Nebenwirkungen, die auch bei Antidepressiva oder Neuroleptika mit anticholinerger Wirkung vorkommen. Besonders muß auf das Auftreten einer möglichen Blasensperre geachtet werden. Bei Engwinkelglaukom, Prostatahypertrophie, Harnverhaltung und schweren kardiovaskulären Komplikationen dürfen anticholinerge Antiparkinsonmittel nicht gegeben werden.

Antiparkinsonmittel sollten *nicht* prophylaktisch zusammen mit Neuroleptika verordnet werden, da einmal die oben beschriebenen Nebenwirkungen oftmals die Therapie erschweren, zum anderen aber extrapyramidalmotorische Symptome keinesfalls regelmäßig unter einer Neuroleptikamedikation auftreten. Bei Verordnung von Antiparkinsonmitteln über längere Zeit müssen in größeren Abständen Absetzversuche gemacht werden, da es bei neuroleptisch bedingten extrapyramidalmotorischen Störungen immer wieder zu Spontanbesserungen kommen kann. Weiterhin ist darauf hingewiesen worden, daß möglicherweise durch anticholinerg wirksame Antiparkinsonmittel die antipsychotische Wirkung von Neuroleptika verringert werden könne, so daß bei hoher Dosierung mit Antiparkinsonmitteln auch höhere Neuroleptikadosen benötigt werden (s. auch S. 220).

IX Medikamente zur Behandlung von Entzugssyndromen und Abhängigkeit

1 Definition und Einteilung

Nach der Definition der WHO wird unter *Drogenabhängigkeit* die periodische oder chronische Einnahme einer psychotropen Substanz verstanden, durch die der Abhängige selbst und/oder die Gemeinschaft geschädigt werden. Die WHO empfiehlt, die Begriffe *Gewöhnung* oder *Sucht* durch den Begriff *Abhängigkeit* zu ersetzen. DSM-III-R nennt 9 Kriterien für eine Abhängigkeit von psychotropen Substanzen (Tabelle 9).

Sowohl WHO als auch DSM-III-R trennen vom Begriff der Abhängigkeit den des *Mißbrauchs*. Hier sind zwar die Kriterien für eine Abhängigkeit nicht erfüllt, die psychotrope Substanz wird jedoch konsumiert

a) "trotz des Wissens um ein ständiges oder wiederholtes soziales, berufliches, psychisches oder körperliches Problem, das durch den Gebrauch der psychotropen Substanz verursacht oder verstärkt wird", oder
b) "in Situationen, in denen ihr Gebrauch eine körperliche Gefährdung darstellt" (DSM-III-R).

Für einige psychotrope Substanzen ist die Trennung in *körperliche* und *psychische Abhängigkeit* sinnvoll. Körperliche Abhängigkeit bezeichnet einen Status des Organismus, in dem gegen die Substanzwirkung(en) eine Toleranz eingetreten ist und die Substanz ständig zugeführt werden muß, um das Auftreten eines (für die jeweilige Substanz spezifischen) Entzugssyndroms zu verhindern. Ein Verhaltensmuster von ständigem, zwanghaftem Beschäftigtsein mit dem Drogengebrauch, der Sicherung der Versorgung mit der Droge sowie ein hohes Rückfallrisiko nach durchgeführtem Entzug kennzeichnen die psychische Abhängigkeit.

Die WHO unterscheidet *7 Typen* der Abhängigkeit von psychotropen Substanzen: Morphin-Typ, Cannabis(Marihuana)-Typ, Barbiturat-Alkohol-Typ, Kokain-Typ,

Tabelle 9. Abhängigkeit von psychotropen Substanzen: Diagnostische Kriterien (DSM-III-R)

A) Wenigstens drei der folgenden Kriterien liegen vor:

(1) Die Substanz wird häufig in größeren Mengen oder länger als beabsichtigt eingenommen.

(2) Anhaltender Wunsch oder ein oder mehrere erfolglose Versuche, den Substanzgebrauch zu verringern oder zu kontrollieren.

(3) Viel Zeit für Aktivitäten, um die Substanz zu beschaffen (z. B. Diebstahl), sie zu sich zu nehmen (z. B Kettenrauchen) oder sich von ihren Wirkungen zu erholen.

(4) Häufiges Auftreten von Intoxikations- oder Entzugssymptomen, wenn eigentlich die Erfüllung wichtiger Verpflichtungen bei der Arbeit, in der Schule oder zu Hause erwartet wird (geht nicht zur Arbeit wegen eines Katers, erscheint „high" in der Schule oder bei der Arbeit, ist intoxiziert, während er auf seine Kinder aufpaßt) oder wenn die Einnahme einer Substanz zur körperlichen Gefährdung führt (z. B. Alkohol am Steuer).

(5) Wichtige soziale, berufliche oder Freizeitaktivitäten werden aufgrund des Substanzmißbrauchs aufgegeben oder eingeschränkt.

(6) Fortgesetzter Substanzmißbrauch trotz Kenntnis eines anhaltenden oder wiederkehrenden sozialen, psychischen oder körperlichen Problems, das durch den Substanzmißbrauch verursacht oder verstärkt wurde (z. B. fortgesetzter Heroinmißbrauch trotz Vorwürfen seitens der Familie, kokaininduzierte Depressionen oder ein Magenulkus, das sich durch Alkoholkonsum verschlechtert).

(7) Ausgeprägte Toleranzentwicklung: Verlangen nach ausgeprägter Dosissteigerung (d. h. wenigstens 50% Dosissteigerung), um einen Intoxikationszustand oder erwünschten Effekt herbeizuführen, oder eine deutlich verminderte Wirkung bei fortgesetzter Einnahme derselben Dosis

Beachte: Die folgenden Kriterien sind nicht unbedingt auf Cannabis, Halluzinogene oder Phencyclidin (PCP) anwendbar:

(8) Charakteristische Entzugssymptome.

(9) Häufige Einnahme der Substanz, um Entzugssymptome zu bekämpfen oder zu vermeiden.

B) Einige Symptome der Störung bestehen seit mindestens 1 Monat oder sind über eine längere Zeit hinweg wiederholt aufgetreten.

Sowohl Kriterium A als auch Kriterium B müssen erfüllt sein.

Amphetamin-Typ, Khat-Typ, Halluzinogen-Typ. Die APA differenziert 10 verschiedene Substanzklassen, die zu Mißbrauch oder Abhängigkeit führen können: Alkohol, Amphetamin oder ähnlich wirkende Sympathikomimetika, Cannabis, Kokain, Halluzinogene, Inhalanzien, Nikotin, Opiate, Phencyclidin oder ähnlich wirkende Arylcyclohexylamine, Sedativa/Hypnotika/Anxiolytika.

Von *Polytoxikomanie* sollte gesprochen werden, "wenn über einen Zeitraum von mindestens 6 Monaten der Betroffene wiederholt psychotrope Substanzen aus wenigstens 3 Kategorien konsumiert hat (nicht eingeschlossen sind Nikotin und Koffein), aber keine psychotrope Substanz für sich allein dominierte. Während dieses Zeitabschnitts wurden die Kriterien für eine Abhängigkeit von psychotropen Substanzen als Gruppe erfüllt, nicht jedoch für eine spezifische Substanz" (DSM-III-R).

2 Alkohol

Im Rahmen des Mißbrauchs und der Abhängigkeit von Alkohol gibt es folgende Syndrome, die z. T. mit Psychopharmaka behandelt werden. Außerdem können Psychopharmaka die Rehabilitation von Alkoholkranken unterstützen.

1. Alkoholintoxikation und pathologischer Rausch,
2. Entzugssyndrome (einschl. Delirium tremens),
3. Alkoholfolgekrankheiten: Wernicke-Enzephalopathie, Korsakow-Syndrom, Alkoholhalluzinose, alkoholischer Eifersuchtswahn,
4. Unterstützung der Rehabilitation/Rückfallprophylaxe.

2.1 Alkoholintoxikation und pathologischer Rausch

Akute Alkoholeffekte stellen in der Regel keine Indikation für eine pharmakotherapeutische Intervention dar. Die *Alkoholintoxikation* (Alkoholrausch) ist bei schwerer Ausprägung eine internistische Notfallsituation. Da die akut toxischen Effekte zumindest teilweise auf die agonistische Wirkung des Alkohols am GABA$_A$-Rezeptorkomplex zurückzuführen sind, können sie durch Gabe von inversen Benzodiazepinagonisten (Ro-15–4513) (s. S. 288) am GABA$_A$-Rezeptorkomplex antagonisiert werden. Diese Behandlungsmethode befindet sich derzeit jedoch noch im experimentellen Stadium. Die Behandlung von Alkoholintoxikationen mit Opiatantagonisten (z. B. Naloxon) hat sich nicht durchgesetzt. Die Erregungszustände des *pathologischen Rausches* erfordern eine Behandlung mit Neuroleptika (z. B. Haloperidol 5–10 mg). Benzodiazepine sind wegen der agonistischen Wirkung am GABA$_A$-Rezeptorkomplex kontraindiziert; sie können die alkoholinduzierte Disinhibition verstärken.

2.2 Alkoholentzugssyndrom und Delirium tremens

In der Behandlung der Alkoholentzugssyndrome, einschließlich des Delirium tremens, sind bestimmte sedierende Pharmaka Mittel der ersten Wahl. In den deutschsprachigen Ländern wird weitaus am häufigsten *Clomethiazol (Spezieller Teil)* verwendet, das sich in den – allerdings wenigen – Vergleichsstudien allen anderen in dieser Indikation gegebenen Pharmaka gegenüber mindestens gleichwertig oder überlegen gezeigt hat (Übersicht bei Shaw 1986). Bei Patienten mit einem hohen Risiko für Komplikationen (Entzugsanfälle oder Delirium tremens in der Anamnese) und bei Patienten mit einem schweren Entzugssyndrom (bis hin zum Delirium tremens) sollte deshalb Clomethiazol Mittel der ersten Wahl sein, während leichtere Entzugssyndrome zunächst mit anderen sedierenden Psychopharmaka behandelt werden können (s. unten). In den USA, in denen Clomethiazol nicht zugelassen ist, werden Alkoholentzugssyndrome mit langwirkenden *Benzodiazepinen*, v. a. Chlordiazepoxid und Diazepam, behandelt. In Vergleichsstudien erwies sich Chlordiazepoxid entweder dem Clomethiazol ebenbürtig (Lapierre et al. 1983) oder unterlegen (McGrath 1975). Die Benzodiazepine werden zunächst in fraktionierten Dosen in kurzen Zeitabständen ("loading", z. B. 5 mg Diazepam stündlich, ggf. auch i.v.) gegeben, um bei ausreichender Sedierung die Dosis langsam zu senken. Bei komplizierten Entzugssyndromen mit halluzinatorischen Zustandsbildern werden zusätzlich *Neuroleptika* gegeben. Dabei sollte Butyrophenonen (z. B. Haloperidol) der Vorzug vor trizyklischen Neuroleptika gegeben werden, da sie die Krampfschwelle weniger ungünstig beeinflussen. Die Mortalität des Delirium tremens steigt allerdings bei Monotherapie mit einem Neuroleptikum – verglichen mit Clomethiazol – deutlich an (Athen 1986).

Eine spezifische, über die Behandlung des Entzugssyndroms hinausgehende präventive Therapie von Entzugsanfällen ist in der Regel nicht notwendig. Bei einem im Entzug eintretenden Status epilepticus kann unter Beachtung der entsprechenden Kautelen Clomethiazol auch i.v. gegeben werden.

Das Antikonvulsivum *Carbamazepin (Spezieller Teil)* wurde inzwischen in der Indikation "Anfallsprophylaxe beim Alkoholentzug unter stationären Bedingungen" vom BfArM zugelassen. Bei leichten bis mittelschweren Entzugssyndromen zeigte sich eine "Gleichwirksamkeit" von Carbamazepin mit Oxazepam (Malcolm et al. 1989) und Clomethiazol (Ritola u. Malinen 1981). In allen genannten Untersuchungen ist jedoch die Patientenzahl sehr klein. Große retrospektive Beobachtungen haben zudem gezeigt, daß bei Behandlung des Alkoholentzugssyndroms mit Carbamazepin – auch in Kombination mit Neuroleptika –, verglichen mit Clomethiazol, die Häufigkeit bzw. Schwere eines Delirium tremens zunahmen (Palsson 1986). Bis zum Vorliegen größerer kontrollierter Studien kann Carbamazepin deshalb allenfalls bei *leichteren Alkoholentzugssyndromen* empfohlen werden.

Leichte Entzugssyndrome können auch mit sedierenden trizyklischen Antidepressiva behandelt werden; sie besitzen – anders als Clomethiazol – kein Abhängigkeitspotential. Die breitesten klinischen Erfahrungen liegen mit *Doxepin* (s. *Spezieller Teil*, S. 438) vor, das gleich zu Beginn der Behandlung hoch dosiert werden sollte (bis 300 mg/Tag). Doxepin ist dem Clomethiazol allerdings hinsichtlich der Unterdrückung progredienter und schwerer Manifestationen des Alkoholentzugs (Halluzinationen, Krampfanfälle) unterlegen. Bei Zunahme des Alkoholentzugssyndroms unter der Therapie mit Doxepin sollte deshalb frühzeitig auf Clomethiazol umgestellt werden, um die Entwicklung eines Delirium tremens zu vermeiden. Doxepin hat sich zwar bei der Behandlung von leichten Entzugssyndromen bewährt, grundsätzlich ist aber davon auszugehen, daß Antidepressiva mit ähnlichem Wirkprofil die gleiche therapeutische Wirkung haben müßten.

Da ein Teil der Alkoholentzugssymptome, z. B. Tremor, vermehrte Schweißneigung, erhöhter Blutdruck und Tachykardie, auf eine noradrenerge Überaktivität der Neurone des Locus coeruleus im Hirnstamm zurückgeführt werden kann, sind bei der Behandlung des Alkoholentzugssyndroms auch Pharmaka wirksam, die das zentrale sympathische System hemmen. Der α_2-Agonist *Clonidin* (*Spezieller Teil*) ist inzwischen in einer parenteralen Applikationsform bei Anwendung in der Intensivmedizin zur Behandlung der Symptome sympathoadrenerger Hyperaktivität im Rahmen des akuten Alkoholentzugssyndromes zugelassen. Clonidin ist wie Doxepin aufgrund der fehlenden delirverhütenden und antikonvulsiven Wirkung dem Clomethiazol bei schweren Entzugssyndromen unterlegen (Robinson et al. 1989).

Auch mit β-*Rezeptorenblockern* existieren Erfahrungen beim Alkoholentzugssyndrom; die Datenbasis ist aber zu schmal, um diese Substanzgruppe für die breitere klinische Anwendung beim Alkoholentzug zu empfehlen.

Bei der Entgiftung von alkoholabhängigen Patienten sollten nach Möglichkeit Vitamine der B-Gruppe, insbesondere *Thiamin* (Vitamin B_1), verabreicht werden, um der Entwicklung einer Wernicke-Enzephalopathie bzw. eines Korsakow-Syndroms (s. unten) *vorzubeugen*. Wegen der bei Alkoholkranken häufig vorhandenen Resorptionsstörung sollten die Vitamine – mindestens 100 mg Thiamin täglich – in den ersten 3 Tagen i.m. verabreicht werden; nach einigen Tagen kann dann auf orale Substitution umgestellt werden. Die parenterale Applikation sollte nur bei Vorhandensein von Symptomen gewählt werden.

2.3 Alkoholfolgekrankheiten

Unter den Alkoholfolgekrankheiten in der Psychiatrie sind die *Wernicke-Enzephalopathie* und das *Korsakow-Syndrom* (im angloamerikanischen Sprachraum zusammengefaßt als *Wernicke-Korsakow-Syndrom*) sowie die *Alkoholhalluzinose* zu nennen. Wichtigste Behandlungsmaßnahme bei der Behandlung der beginnenden *Wernicke-Enzephalopathie* (Encephalopathia haemorrhagica superior; klassische Trias: Verwirrtheit mit Desorientiertheit, Augenmuskellähmungen, Ataxie) ist die hochdosierte Verabreichung von Thiamin, um die Entwicklung der schweren amnestischen Störungen des *Korsakow-Syndroms* zu verhindern. Unter der Gabe von Thiamin (100 mg/die i.m. oder langsam i.v., cave anaphylaktische Zwischenfälle) sind Augenmuskellähmungen, konjugierte Blicklähmungen, Pupillenstörungen und ataktische Störungen zumeist rückbildungsfähig, kognitive Residuen der Erkrankung sind jedoch nicht selten. Glukoseinfusionen können wegen des durch sie ausgelösten gesteigerten Thiaminbedarfes eine bestehende Wernicke-Enzephalopathie verschlimmern, weshalb diesen immer Thiamin zugesetzt werden muß.

Die Behandlung der *Alkoholhalluzinose* und des *alkoholischen Eifersuchtswahns* erfolgt unter Alkoholkarenz nach den Prinzipien der Psychosebehandlung mit Neuroleptika; allerdings sind in diesen Indikationen Neuroleptika offenbar nicht so gut wirksam wie bei paranoid-halluzinatorischen Schizophrenien.

2.4 Rückfallprophylaxe

Es ist mittlerweile belegt, daß die psychotropen Wirkungen von Alkohol (Ethanol) durch dessen Interaktion mit rezeptorgekoppelten Ionenkanälen und Signaltransduktionssystemen vermittelt werden. Neben dem NMDA-Subtyp des Glutamatrezeptors, dem $5\text{-}HT_3$-Rezeptor und dem nikotinischen Azetylcholinrezeptor greift Alkohol insbesondere am $GABA_A$-Benzodiazepin-Rezeptorkomplex an (s. S. 289 f.; Deitrich et al. 1989, Rommelspacher et al. 1991, Samson u. Harris 1992). Während eine akute Alkohol-Gabe über eine Interaktion mit stimulatorischen G-Proteinen zu einer Aktivierung der Adenylylzyklase führt, kommt es nach chronischer Gabe zu einer Verminderung der Empfindlichkeit dieses Enzyms (Hoffman u. Tabakoff 1990). Im Rahmen dieser Effekte auf G_s-Proteine können z. T. auch die Alkoholwirkungen auf das Opioid-System erklärt werden (Charness 1989). Daneben scheinen auch das dopaminerge Belohnungssystem im Gehirn und dessen opioiderge und serotonerge Inputs über die Mediation von Verstärkereffekten bei der Entstehung einer Alkoholabhängigkeit eine Rolle zu spielen (Wise u. Rompre 1989, Koob 1992). Chronische Ethanolgabe kann außerdem zu differentiellen Veränderungen in der Dichte bestimmter Benzodiazepinrezeptorsubtypen (Mhatre u. Ticku 1992) und einer Zunahme von NMDA-Rezeptoren und spannungsabhängigen Kalziumkanälen (Little 1991, Littleton et al. 1992) führen.

Generell ist bei der psychopharmakologischen Behandlung Alkoholabhängiger darauf zu achten, ob nicht gleichzeitig Symptome vorhanden sind, welche die Diagnose einer anderen "Achse-I-Störung" nach DSM-III-R nahelegen, insbesondere einer affektiven Störung oder einer Angst- oder Zwangsstörung. Patienten mit einer "sekundären" Alkoholabhängigkeit auf dem Boden einer aktuell bestehenden, anderen psychiatrischen Achse-I-Störung sollen nach Maßgabe der Behandlungsempfehlungen für die "primäre" Erkrankung adäquat behandelt werden, in aller Regel also mit einem Antidepressivum. Dadurch kann auch die Rückfallrate Alkoholabhängiger signifikant gesenkt werden (Mason et al. 1991, Nunes et al. 1993). Es ist allerdings zu beachten, daß trizyklische Antidepressiva bei alkoholabhängigen Patienten vermehrt einer Demethylierung unterliegen und daher relativ hoch dosiert werden müssen (Ciraulo et al. 1988).

Abhängigkeitsgefährdete Patienten sollten nicht längerfristig auf Benzodiazepin-Tranquilizer oder -Hypnotika eingestellt werden.

In den letzten Jahren wurden unter dem Einfluß neurobiologischer Hypothesen zur Ätiopathogenese von Abhängigkeit und Sucht psychopharmakologische Behandlungsstrategien in der Alkoholrückfallprophylaxe zunehmend mehr akzeptiert und evaluiert, so daß eine Reihe von placebokontrollierten Doppelblindstudien zu verschiedenen Substanzen publiziert wurden.

Substanzen wie *Disulfiram* (Antabus), die bei Alkoholkonsum zu einer Unverträglichkeitsreaktion durch Hemmung des Azetaldehyd-Abbaus führen, knüpfen noch an das Prinzip der "Aversionsbehandlung" an. In einer neueren, recht umfangreichen placebokontrollierten Doppelblindstudie hatte Disulfiram (250 mg/Tag) jedoch im Vergleich zu Placebo weder einen Einfluß auf Zielparameter wie Abstinenzrate, Rückfallquote oder Dauer der Alkoholkarenz noch nahmen soziale Faktoren wie z. B. Arbeitslosigkeit einen günstigeren Verlauf als unter den Kontrollbedingungen (Fuller et al. 1986). Auffällig war, daß Patienten mit guter Compliance – unabhängig von der spezifischen Behandlungsbedingung – vergleichbar hohe Abstinenzraten zeigten; allerdings nahmen die nichtabstinenten Patienten unter Disulfiram an weniger Tagen Alkohol zu sich als unter den Vergleichssubstanzen. Eine weitere Studie konnte zeigen, daß die überwachte Disulfiramgabe bei nonkomplianten Patienten eine deutlich positive Wirkung hatte (Chick et al. 1992).

Wenngleich die Therapie mit Disulfiram hier *nicht mehr empfohlen* wird, sei darauf hingewiesen, daß sie in skandinavischen und osteuropäischen Ländern durchaus noch üblich ist.

Disulfiram hemmt die Oxidation des Alkoholabbauproduktes Azetaldehyd durch die Aldehyddehydrogenase; die dadurch bedingte erhöhte Azetaldehydplasmakonzentration ruft bei Alkoholgenuß die Symptome der Disulfiram-Alkohol-Reaktion (Übelkeit, pochende Kopfschmerzen, Blutdruckabfall, Tachykardie, Atmungsbeschleunigung, Magenbeschwerden u. U. bis zu quälendem Brechreiz und Erbrechen, Hitzegefühl, Schwitzen) hervor. Diese "Aversionsbehandlung" wird heute in Deutschland kaum noch durchgeführt. Sollte im Einzelfall doch eine Behandlung mit Disulfiram erwogen werden, muß der Patient sorgfältig über die mögliche Disulfiram-Alkohol-Reaktion bei evtl. späterem Alkoholgenuß informiert und davor gewarnt werden.

Auch *Lithium* wurde bei der Rückfallprophylaxe der Alkoholabhängigkeit geprüft. In ersten Studien bei *depressiven* alkoholabhängigen Patienten zeigte sich, daß unter Lithium die Zahl der alkoholfreien Tage zunahm. Bei einem bezüglich des Vorkommens einer Depression unselektierten Patientengut erwiesen sich die mit Lithium behandelten Patienten ab einem Serumspiegel von 0,4 mval/l als gebessert, ohne daß hierbei offenbar ein konkommittierender antidepressiver Effekt von Belang war (Fawcett et al. 1987). In einer von der Fallzahl her umfangreicheren placebokontrollierten Doppelblindstudie wurden diese positiven Lithium-Wirkungen jedoch *nicht* bestätigt (Dorus et al. 1989), so daß Lithium zur Rückfallprophylaxe der primären Alkoholabhängigkeit nicht generell empfohlen werden kann.

Der Opiatantagonist *Naltrexon* (s. S. 433) erwies sich in 2 kürzlich publizierten placebokontrollierten Doppelblindstudien in einer Dosis von 50 mg/Tag bei der Alkoholrückfallprophylaxe als wirksam. Effizienzparameter wie Abstinenzrate, Rückfallquote, Zahl der alkoholfreien Tage sowie Häufigkeit und Schwere alkoholbezogener Probleme waren unter Naltrexon signifikant gebessert (O'Malley et al. 1992, Volpicelli et al. 1992). Interessant sind Hinweise auf differentielle Interaktionen zwischen Pharmakotherapie und Psychotherapie (O'Malley et al. 1992): Unter Naltrexon in Kombination mit supportiver Psychotherapie war die Quote der durchgängig alkoholabstinenten Patienten am höchsten, andererseits zeigten unter den nicht vollständig abstinenten Patienten die mit Naltrexon und verhaltenstherapeutischen Bewältigungsstrategien behandelten geringere Rückfallraten bzw. niedrigere Alkoholmengen je "Trink-zwischenfall". – Trotz dieses Wirksamkeitsnachweises kann eine explizite Therapieempfehlung wegen der vergleichsweise geringen Stichproben-umfänge, des in beiden Studien relativ kurzen Evaluationszeitraums von 3 Monaten und der fehlenden Zulassung für die Indikation "Alkoholrück-fallprophylaxe" in Deutschland derzeit nur mit Einschränkungen gegeben werden. Zu Nebenwirkungen von Naltrexon s. S. 434.

Acamprosat, ein azetyliertes Homotaurin-Derivat, fördert die GA-BAerge Neurotransmission und übt indirekt einen antagonistischen Ef-fekt auf postsynaptische Wirkungen des exzitatorischen Aminosäure-Transmitters Glutamat aus. In mehreren placebokontrollierten Dop-pelblindstudien wurde über eine Behandlungsdauer zwischen 3 und 12 Monaten ein rückfallverhütender Effekt in der Alkoholrezidivprophyla-xe gefunden (Lhuintre et al. 1990, Pelc et al. 1992, Ladewig et al. 1993). In einer deutschen Multicenter-Doppelblindstudie über 1 Jahr (Saß et al., persönliche Mitteilung) lag die Zeitdauer bis zum ersten Alkoholrückfall unter Acamprosat durchschnittlich bei 165 Tagen und war damit länger als unter Placebo (112 Tage). Die kumulative Abstinenzdauer betrug un-ter Acamprosat 224 Tage, unter Placebo 162 Tage. Bei Berücksichtigung aller Studienergebnisse waren nach 6 Monaten Behandlungsdauer 31 % der Acamprosat- und 20 % der Placebo-Patienten kontinuierlich alko-holabstinent, nach 1 Jahr noch 22 % der Acamprosat- und 12 % der Placebo-Patienten. Eine moderate Wirkung von Acamprosat in der Al-koholrückfallprophylaxe ist also nachgewiesen. Die Substanz wirkt nur, solange sie verabreicht wird; ein Transfer-Effekt ist nach Beendigung der Therapie nicht nachweisbar. Nach jetzigem Kenntnisstand hat Acam-prosat kein Abhängigkeitspotential; nach abruptem Absetzen treten kei-ne Entzugssymptome auf. Alkoholwirkungen werden durch Acamprosat nicht verstärkt.

Die Dosierungsempfehlung lautet, Patienten mit einem Körperge-wicht von 60 kg und weniger 1332 mg/Tag Acamprosat zu geben (1 Tbl. enthält 333 mg), während Patienten mit einem Gewicht über 60 kg eine Tagesdosis von 1998 mg Acamprosat erhalten sollen (3 x 2 Tbl.).

Die Nebenwirkungen von Acamprosat sind gering. Beschrieben sind gastrointestinale Nebenwirkungen wie Durchfall, gelegentlich auch Übelkeit, selten Erbrechen und abdominelle Schmerzen, außerdem gele-gentlich Juckreiz bzw. makulo-papulöse Erytheme. Für einige Laborpa-rameter wurden unter Acamprosat geringgradig höhere Werte gefunden (Kreatinin, Harnsäure, Cholesterin, Erythrozytenzahl). Im Tierversuch wurden in hohen Dosen Hyperkalzämie, Hyperphosphatämie und Hyperkalziurie beobachtet.

Acamprosat hat beim Menschen mit ca. 11 % eine niedrige Bioverfügbarkeit, die durch gleichzeitige Nahrungsmittelaufnahme noch weiter reduziert wird. Die Halbwertszeit liegt im Mittel bei ca. 13 Stunden. Acamprosat wird in der Leber nicht verstoffwechselt und nicht an Plasmaproteine gebunden. Es wird zu ca. 50 % in unveränderter Form über die Niere ausgeschieden. Es besteht eine lineare Beziehung zwischen der Kreatininclearance und der Acamprosat-Plasmaclearance sowie der Plasmahalbwertszeit von Acamprosat. Eine Niereninsuffizienz, nicht jedoch eine Störung der Leberfunktion, stellt daher eine Kontraindikation für eine Acamprosat-Gabe dar.

Tierexperimentelle und klinische Befunde weisen darauf hin, daß Psychopharmaka, die selektiv mit serotonergen Rezeptoren interagieren oder die 5-HT-Rückaufnahme hemmen, die Alkoholeinnahme reduzieren können (Sellers et al. 1992). Diese Ergebnisse wurden in klinischen Prüfungen mit *SSRI* bei "Problemtrinkern" bei allerdings recht kleinen Stichprobenumfängen und kurzer Untersuchungsdauer von nur 2–4 Wochen bestätigt. SSRI reduzieren – offenbar dosisabhängig – die aufgenommene Alkoholmenge und die Anzahl der Tage, an denen ein Patient Alkohol zu sich nimmt (Naranjo u. Bremner 1993). Die Verum-Placebo-Unterschiede waren bei einer Differenz von ca. 10–20% Reduktion des Alkoholkonsums nur mäßig ausgeprägt, aber statistisch signifikant. In einer weiteren Untersuchung mit Fluoxetin bei Alkoholabhängigen waren positive Effekte nur während der ersten von 4 Behandlungswochen nachweisbar (Gorelick u. Paredes 1992). In einer neuen Studie konnte Fluoxetin keinen zusätzlichen Effekt zur Verhaltenstherapie in der Alkoholrückfallprophylaxe zeigen (Kranzler et al. 1995). Um den Wert von SSRI für die Alkoholrückfallprophylaxe besser abschätzen und Therapieempfehlungen geben zu können, müssen Evaluationsstudien bei einer größeren Anzahl von alkoholabhängigen Patienten und über eine längere Beobachtungsperiode abgewartet werden.

Andere serotonerge Psychopharmaka, wie der partielle $5-HT_{1A}$-Agonist Buspiron (Bruno 1989, Kranzler et al. 1994, Tollefson et al. 1992), der $5-HT_{2A/C}$-Antagonist Ritanserin (Monti u. Alterwain 1991) sowie der $5-HT_3$-Antagonist Ondansetron (Sellers et al. 1992), zeigen bei Alkoholabhängigen nach vorläufigen Berichten ebenfalls eine den Alkoholverbrauch reduzierende Wirkung. Buspiron hat nach diesen vorläufigen Ergebnissen eine Wirkung v. a. auf Craving und Angstsymptome, geringer auch auf die Alkoholaufnahme. Positive Effekte sind bei denjenigen Alkoholabhängigen zu erwarten, bei denen gleichzeitig Symptome i. S. e. generalisierten Angststörung vorliegen. Ondansetron reduzierte zwar bei männlichen Alkoholikern die zugeführte Alkoholmenge während der zweiten Hälfte einer 6wöchigen Behandlungsperiode, nur die niedrigere der beiden Ondansetron-Dosen war jedoch Placebo überlegen.

Unter dem D_2-artigen Dopaminagonisten *Bromocriptin* wurde in einer placebo-kontrollierten Doppelblindstudie über 6 Monate ein abgeschwächtes Verlangen nach Alkohol, ein geringerer Alkoholkonsum und eine Verbesserung psychosozialer Funktionen beobachtet (Borg 1983). In einer weiteren Doppelblindstudie (Dongier et al. 1991) fand sich jedoch auch unter Placebo ein deutlicher Rückgang des Alkoholkonsums, wenngleich sich Bromocriptin bezüglich verschiedener psychopathologischer Parameter signifikant überlegen zeigte.

Vor diesem Hintergrund überraschen Befunde über einen rezidivprophylaktischen Effekt des D_2-artigen Antagonisten *Tiaprid* zur Substanz s. S. 199). Bei alkoholabhängigen Patienten, die z.T. unter ängstlichen oder depressiven Stimmung litten (Shaw et al. 1987, 1994), hatte Tiaprid in einer Dosis von 300 mg/Tag einen positiven Effekt auf Abstinenzstatus, Ausmaß des Alkoholkonsums und psychosoziale Begleitfaktoren. Die Untersuchungen zur rezidivprophylaktischen Wirkung dopaminerger Substanzen bedürfen jedoch noch weiterer Bestätigung. Weder Bromocriptin noch Tiaprid sind vom BfArM in der Indikation „Alkoholrezidivprophylaxe" zugelassen.

3 Benzodiazepine/Barbiturate

Zur Behandlung der Benzodiazepin- bzw. Barbituratabhängigkeit s. S. 86 bzw. S. 438 und S. 306.

4 Opiate

Morphin und seine synthetischen und halbsynthetischen Derivate – darunter als wichtigster Vertreter *Heroin* (Diazetylmorphin) – binden an spezifische Rezeptoren, deren endogene Liganden *Endorphine, Enkephaline* und *Dynorphine* sind. Es sind bisher 4 verschiedene Rezeptortypen (μ, δ, κ, ϵ) bekanntgeworden. Der euphorisierende Effekt der Opiate wird wahrscheinlich über den μ-Rezeptor vermittelt, an dem Morphin und Heroin starke Agonisten sind; κ-Agonisten verursachen eine Dysphorie. μ- und auch δ-Agonisten hemmen die Spontanaktivität zahlreicher Neurone des ZNS (Atemdepression, Schmerzsuppression); vor allem wird die Aktivität der Neurone des Locus coeruleus, eines sympathischen Kerngebiets im Pons, wo das noradrenerge und das endogene Opioidsystem funktionell eng miteinander verknüpft sind, gehemmt, womit zahlreiche Symptome der *Opiatintoxikation* und des *Opiatentzugssyndroms* erklärt werden können.

Opiate verursachen sehr rasch eine starke psychische und physische *Abhängigkeit*. Eine *Toleranz* gegen die verschiedenen Opiatwirkungen entwickelt sich unterschiedlich schnell. Während eine Toleranz gegen die euphorisierende Wirkung sehr rasch entsteht, werden gegen die durch Opiate ausgelöste Miosis und die Obstipation kaum Toleranzentwicklungen beobachtet. Gegen Drogen oder Medikamente, deren Hauptwirkort am gleichen Rezeptor liegt, besteht eine *Kreuztoleranz*.

4.1 Opiatintoxikation

Die Opiatintoxikation ist u. a. durch das Überwiegen der Aktivität des zentralen Parasympathikus gegenüber dem Sympathikus gekennzeichnet (s. oben). Bei anfänglich noch bestehender Euphorie treten zunächst Symptome wie Rötung des Gesichts (flush), Hautjucken, Miosis und Benommenheit auf; Hypotonie, Bradykardie, Hypothermie kommen hinzu, auch Krampfanfälle kommen vor. Bedrohlichste Komplikation der Opiatintoxikation ist die Atemlähmung. Als Folge der Hypoxämie kann sich ein Lungenödem entwickeln (v. a. bei der Intoxikation mit Heroin), auch Rhabdomyolysen mit der Folge eines Nierenversagens wurden beobachtet. Die *Behandlung* besteht – neben der intensivmedizinischen Versorgung – in der i.v.-Injektion des *Opiatantagonisten Naloxon*. Die Dosierung erfolgt abhängig von der Wirkung; initial werden 0,4–2 mg vorzugsweise i.v. verabreicht, die Injektionen können – falls nötig – alle 2–5 min wiederholt werden. Auch i.m.- und s.c.-Gabe ist möglich. Naloxon blockiert alle Rezeptorsubtypen, am effektivsten jedoch den μ-Rezeptor. Die Substanz ruft – im Gegensatz zu anderen μ-Rezeptorantagonisten (z. B. Nalorphin), die an anderen Opiatrezeptoren partiell agonistisch wirken – keine Atemdepression hervor. Die Injektion von Naloxon führt zu einer sofortigen Besserung der Intoxikationssymptome. Bei Opiatabhängigen kann allerdings ein schweres Entzugssyndrom ausgelöst werden, das dann wiederum nur durch Opiate durchbrochen werden kann. Wegen der kurzen Wirkdauer von Naloxon sind häufige Nachinjektionen notwendig, um das Wiederauftreten von Intoxikationssymptomen zu verhindern.

4.2 Opiatentzugssyndrom

Das Opiatentzugssyndrom ist durch Symptome gekennzeichnet, die den pharmakodynamischen Wirkungen der Opiate entgegengesetzt sind. So

Tabelle 10. Stadien des Opiatentzugssyndroms nach letzter Opiatdosis. (Modifiziert nach Blachly 1966, Goodwin u. Guze 1989)

Sta-dium	Symptome	Auftreten der Symptomatik in Stunden nach der letzten Dosis		
		Morphin	Heroin	Methadon
0	Verlangen nach Opiaten, Angst	6	4	12
I	Gähnen, Schwitzen, Tränenfluß, Rhinorrhö, „Yen-Schlaf"	14	8	32–48
II	vermehrte Intensität von Stadium-I-Symptomen; zusätzlich: Mydriasis, Piloerektion, Tremor, Muskelzucken, Hitze- und Kältegefühle, Knochen- und Muskelschmerzen, Anorexie	16	12	48–72
III	vermehrte Intensität von Stadium-II-Symptomen; zusätzlich: Schlaflosigkeit, Blutdruck- und Temperatursteigerung, Tachykardie, Steigerung von Atemfrequenz und -tiefe, Übelkeit, psychosomatische Unruhe	24–36	18–24	> 48*
IV	vermehrte Intensität von Stadium-III-Symptome; zusätzlich: Fieber, Erbrechen, Durchfall, Gewichtsverlust, Spontanejakulation und -orgasmus, Muskelkrämpfe, Hämokonzentration mit Leukozytose; Eosinopenie, Anstieg von Blutzucker und Laktat	36–48	24–36	> 48*

* Diese Angaben stehen unter dem Vorbehalt widersprüchlicher empirischer Daten und Literaturangaben.

ist ein Teil der Symptomatik auf die Enthemmung der noradrenergen Neurone im Locus coeruleus zurückzuführen; es kommt zum sog. "Noradrenalinsturm". Das in der Regel nicht lebensgefährliche, jedoch sehr unangenehme Entzugssyndrom beginnt mit Unruhe, Angst und starkem Verlangen nach Opiaten (Stadium 0 des Opiatentzugssyndroms, Tabelle 10). Nach Auftreten der ersten körperlichen Entzugssymptome fällt der

Abhängige in einen unruhigen Schlaf ("Yen"); zur weiteren Symptomatik des Entzugssyndroms s. Tabelle 10.

Die *Behandlung* des Entzugssyndroms (Übersicht bei Kosten 1990) richtet sich gegen die zentrale noradrenerge Überaktivität. In dieser Indikation ist *Clonidin* am besten geprüft (s. *Spezieller Teil*, S. 430). Auch das antihistaminisch wirksame TZA *Doxepin* (s. S. 86 und *Spezieller Teil*, S. 438) hat einen Platz in der Behandlung des Opiatentzugssyndroms. Während Clonidin die vegetative Entzugssymptomatik besser unterdrückt, hat Doxepin einen günstigeren Einfluß auf die depressive Stimmung. Clonidin und Doxepin sind gegenwärtig die einzigen Pharmaka, die vom BfArM für die Behandlung des Opiatentzugssyndroms zugelassen sind.

Erregungszustände im Opiatentzug werden mit *Neuroleptika* behandelt; bei schweren Unruhezuständen und Schlafstörungen kann unter stationären Bedingungen auch auf *Benzodiazepine* zurückgegriffen werden, wenn deren Anwendung auf wenige Tage beschränkt bleibt.

Eine in den USA gebräuchliche Methode des Opiatentzugs ist die Entgiftung mittels *Methadon*, das dem Opiatabhängigen zunächst als Ersatz für das mißbrauchte Opiat (meist Heroin) gegeben und anschließend über mehrere Tage rasch ausgeschlichen wird (s. S. 414 ff.). Das Entzugssyndrom bei Entgiftung von Methadon setzt wegen der längeren Eliminationshalbwertszeit der Substanz später ein als das Heroinentzugssyndrom. Der Entzug ist deutlich protrahiert und kann bis zu 14 Tage andauern. In der BRD wird das Verfahren nur gelegentlich angewandt; Methadon ist für diese Indikation nicht zugelassen (s. auch unten).

Der Ansatz, das Entzugssyndrom durch eine Kombinationsbehandlung mit Clonidin und dem Opiatantagonisten *Naltrexon* zu verkürzen (Charney et al. 1986), befindet sich noch in der Erprobung; Naltrexon ist für diese Indikation in der BRD nicht zugelassen (s. auch *Spezieller Teil*, S. 433). Ebenfalls noch experimentell ist die Entgiftung mit dem partiellen Opiatagonisten *Buprenorphin* (Temgesic). Buprenorphin soll lediglich eine milde Euphorie verursachen. Während niedrigere Dosen Entzugssyndrome wirksam unterdrücken, wirken hohe Dosen opiatantagonistisch. Auch mit β-*Rezeptorenblockern* läßt sich ein Opiatentzugssyndrom teilweise kupieren. Der Wert von *Baclofen* beim Opiatentzug ist umstritten.

4.3 Rezidivprophylaxe

Nach Abklingen des Opiatentzugssyndroms können noch über viele Monate Schwächegefühl, Leistungsinsuffizienz, Angst und Schlaflosigkeit bestehenbleiben. Während dieser protrahierten Entzugssyndrome ist das Rückfallrisiko hoch. Bei der langfristigen Behandlung opiatabhängiger

Patienten nach erfolgter Entgiftung standen bisher psychotherapeutische und psychosoziale Maßnahmen ganz im Vordergrund. Deren Erfolg muß jedoch – von Ausnahmen abgesehen – als unbefriedigend beurteilt werden. Neben der auf eine strikte Drogenfreiheit ausgerichteten Langzeittherapie wurden daher – v. a. in den USA – in den letzten Jahren alternative bzw. komplementäre Behandlungsverfahren angewandt (Kosten 1990). Hierzu zählt neben der Methadonsubstitutionstherapie auch die sog. „Nüchternheitshilfe" mit *Naltrexon* zur Rückfallverhinderung bei Langzeittherapie (Gonzales u. Brogden 1988). Der partielle Opiatrezeptorantagonist Naltrexon wird *nach erfolgter Opiatentgiftung zur medikamentösen Unterstützung der psychotherapeutisch geführten Entwöhnungsbehandlung vormals Opiatabhängiger* angewandt. Sowohl in klinischen als auch pharmakologischen Untersuchungen konnte gezeigt werden, daß durch die Blockade von Opiatrezeptoren Heroin oder andere i.v. applizierbare Opiate keine euphorisierende Wirkung mehr haben, und damit auch ihren „positiven" Verstärkereffekt verlieren. Patienten unter Naltrexon injizierten in der Folge weniger und seltener Heroin, hatten ein vermindertes Verlangen nach Opiaten und blieben länger in der Therapie. Einschränkend ist anzumerken, daß die Fallzahlen in kontrollierten Vergleichsstudien zumeist klein waren, Langzeitstudien bzw. katamnestische Daten nicht ausreichend vorhanden sind und auch unter Naltrexon längerfristig die Erfolgsquote in der Rückfallverhütung insgesamt nicht hoch ist.

Naltrexon sollte im Rahmen eines integrierten Therapiekonzeptes mit verhaltens- und familientherapeutischen sowie unterstützenden psychosozialen Maßnahmen angewandt werden. Ergebnisse aus der Schweiz (Ladewig 1990) weisen darauf hin, daß Naltrexon eine Bereicherung im Rehabilitationsprozeß von Opiatabhängigen darstellen könnte, insbesondere bei motivierten Patienten im Anschluß an eine stationäre Entgiftung oder in der Übergangsphase nach der stationären Langzeitbehandlung. Da Naltrexon nicht – wie Methadon – als Ersatzdroge anzusehen ist, sondern als "Nüchternheitshilfe" auf Opiatabstinenz abzielt, ist vorgeschlagen worden, vor der Zuweisung eines Patienten in ein Methadonprogramm zuerst einen Versuch mit Naltrexon zu machen (Keup 1990).

Immer breitere Akzeptanz bei der Behandlung von Opiatabhängigen findet auch in Deutschland die Substitution mit dem langwirksamen, oral applizierbaren synthetischen Opiat Methadon, die nachfolgend ausführlich besprochen werden soll. Da Methadon vom BfArM für die Substitutionsbehandlung von Opiatabhängigen nicht zugelassen ist, wird die Substanz nicht im *Speziellen Teil* aufgeführt. Substitutionsbehand-

lungen mit Methadonabkömmlingen (L-α-Azetylmethadol, LAAM) oder
partiellen Opiatagonisten (Buprenorphin, s. oben) befinden sich noch
im experimentellen Stadium (Kosten 1990); erste Studien zeigen jedoch,
daß Buprenorphin eine Alternative zum Methadon in der Substitutionsbehandlung Opiatabhängiger sein könnte (Strain et al. 1994).

4.3.1 Substitutionsbehandlung mit Methadon*

Methadon ist ein vollsynthetisches Opiat, das 1945 synthetisiert wurde.
Die Substanz ist strukturchemisch vom Morphin ableitbar. Vorwiegender
Angriffspunkt im ZNS ist der μ-Opiatrezeptor. In Deutschland ist Metha-
don bisher lediglich zur Behandlung starker Schmerzen zugelassen.
Nachdem die Behandlung von Opiatabhängigen mit Methadon jedoch
bereits 1963 von Dole und Nyswander in New York eingeführt worden war
(Dole u. Nyswander 1965), sind mit dieser Therapieform in zahlreichen
Staaten Erfahrungen gesammelt worden. Wachsende Bedeutung bei der
Substitutionsbehandlung von i.v.-Opiatabhängigen hat Methadon nun
auch in Deutschland erlangt. Als Alternative zum selten erreichbaren Ideal der völligen Drogenfreiheit soll die langfristige Substitution mit einem
langwirksamen, oral einzunehmenden Opiat die psychosoziale Rehabilitation des Opiatabhängigen ermöglichen, um im Idealfall nach erfolgter
Stabilisierung über eine allmähliche Dosisreduktion die vollständige Abstinenz zu erreichen. Die Heroin-Detoxifikation mit Methadon hat sich
wegen der nach Absetzen von Methadon auftretenden protrahierten Entzugssyndrome in Deutschland – anders als z. B. in den USA – nicht
durchgesetzt (Gossop et al. 1989; s. unten).
   Methadon war bis 1994 in Deutschland nur in der linksdrehenden
Form als Levomethadon verfügbar, in allen anderen Ländern ist das
Razemat aus Levomethadon und dem rechtsdrehenden D-Methadon,
das nur etwa 1/50 der analgetischen Potenz des Levomethadons besitzt,
auf dem Markt. Inzwischen ist in Deutschland neben dem Levomethadon auch das Razemat verfügbar. *Bei Dosierungsangaben ist daher darauf zu achten, ob diese sich auf das Razemat oder Levomethadon bezie-
hen.* Wenn im folgenden von Methadon die Rede ist, dann ist jeweils das
Razemat gemeint.
   Ziele der Substitutionsbehandlung von i.v.-Opiatabhängigen mit
Methadon sind die Entkriminalisierung des Abhängigen durch eine Re-

---

* Für die Durchsicht dieses Abschnitts danken wir Herrn Prof. Dr. M. Gastpar, Essen.

duktion der Beschaffungskriminalität, die Distanzierung von der Drogenszene, die Verbesserung von psychischer und körperlicher Gesundheit einschließlich der Reduktion des durch gemeinsamen Gebrauch von Injektionsnadeln bei i.v.-Opiatabhängigen erhöhten HIV-Infektionsrisikos sowie die Reintegration in den Arbeitsprozeß.

Gegen eine Überführung der Heroinabhängigkeit in eine ärztlich kontrollierte Methadonabhängigkeit wird angeführt, daß die Abstinenz als therapeutisches Ideal nicht mehr angestrebt, sondern die Abhängigkeit nur auf eine andere Substanz verlagert werde. Die sozialen Ziele der Methadonprogramme seien darüber hinaus nur in stark strukturierten Programmen, in die man die meisten Opiatabhängigen gar nicht einbinden könne, zu erreichen. Daneben werde von vielen Patienten in Methadonprogrammen ein Beigebrauch anderer suchterzeugender Substanzen betrieben. Die Erfahrungen, die bisher in Deutschland mit dieser Behandlungsmethode gesammelt wurden, reichen aber derzeit nicht aus, um abschließend ihren längerfristigen therapeutischen Wert zu beurteilen.

Die *gesetzliche Grundlage* für den Gebrauch von Levomethadon zur Substitutionsbehandlung von Opiatabhängigen wird in Deutschland von der *Betäubungsmittel-Verschreibungsverordnung BtmVV* gebildet, die kassenrechtlichen Grundlagen der Substitution regeln bundeseinheitlich die *Richtlinien des Bundesausschusses der Ärzte und Krankenkassen für die Einführung neuer Untersuchungs- und Behandlungsmethoden NUB*. Nach diesen Richtlinien ist eine Substitution zu Lasten der gesetzlichen Krankenversicherung bei 2 Indikationsgruppen möglich:
1. Absatz 2.2 der NUB-Richtlinien: Substitution bei Drogenabhängigkeit mit lebensbedrohlichem Zustand im Entzug, bei schweren konsumierenden Erkrankungen, bei opioidpflichtigen Schmerzzuständen, bei AIDS-Kranken, bei unbedingt notwendiger stationärer Behandlung wegen einer akuten oder schweren Erkrankung, bei der dem Abhängigen nicht gleichzeitig gegen seinen Willen ein Drogenentzug zuzumuten ist, sowie in der Schwangerschaft, unter der Geburt und bis zu 6 Wochen nach der Geburt. Wird eine Indikation nach Absatz 2.2 der Richtlinien gestellt, so muß keine Genehmigung für eine Substitution bei der Beratungskommission der zuständigen Kassenärztlichen Vereinigung eingeholt werden (dies wird jedoch trotzdem empfohlen).
2. Absatz 2.3 der NUB-Richtlinien: Substitution bei i.v.-Drogenabhängigen "mit vergleichbar schweren Erkrankungen"; hier muß eine Genehmigung zur Substitutionsbehandlung bei der zuständigen KV-Kommission eingeholt werden.

Substitutionen aus ausschließlich sozialmedizinischer Indikation (langjährig Abhängige mit mehreren gescheiterten Abstinenztherapien; langjährig Abhängige, die aufgrund von Persönlichkeitsstörungen keinen Kontakt zum Drogenhilfssystem finden) können derzeit nicht zu Lasten der Krankenversicherung durchgeführt werden.

Neben den durch die Methadon-Wirkung begründeten Kontraindikationen werden nach den NUB-Richtlinien ein Alter unter 23 Jahren, eine Heroinabhängigkeit unter 4 Jahren Dauer, eine intermittierende Heroinabhängigkeit mit längeren drogenfreien Intervallen sowie eine Polytoxikomanie als Kontraindikationen für eine Substitution mit Methadon betrachtet.

Mit der 4. Betäubungsmittelrechts-Änderungsverordnung vom 23.12.1992, die am 31.1.1993 in Kraft trat, wurde es dem Arzt ermöglicht, opiatabhängigen Patienten im Rahmen einer Substitutionsbehandlung bei Beachtung bestimmter Richtlinien Levomethadon (oder ein anderes zur Substitution zugelassenes Betäubungsmittel) zu verschreiben. Der neue § 2a der BtmVV, der die Substitution regelt, weist jedoch darauf hin, daß Levomethadon nur im Rahmen einer Therapie, die darauf hinzielt, den Drogenabhängigen von seiner Abhängigkeit zu befreien, verschrieben werden sollte. Im Interesse des Zieles der Betäubungsmittelabstinenz habe der behandelnde Arzt darauf hinzuwirken, daß der Betäubungsmittelabhängige kontinuierlich an einer Psycho- und/oder Sozialtherapie teilnehme. Nach § 2a BtmVV darf Levomethadon dem Patienten nur streng kontrolliert für den täglichen Bedarf gegeben werden. Btm-Rezepte sind vom Arzt selbst oder einer Person seines Vertrauens in der Apotheke einzulösen. Unter bestimmten Voraussetzungen (schriftliche Zustimmung der zuständigen Landesbehörde, seit mindestens 12 Monaten erfolgreiche Substitution ohne Hinweise für den Gebrauch von anderen Betäubungsmitteln oder anderen das Ziel der Substitution gefährdenden Stoffen, Verschreibung einer zur parenteralen Anwendung nicht verwendbaren Zubereitung und in für die jeweiligen Anwendungstage abgeteilten Einzeldosen) ist es jedoch möglich, dem Patienten einmal pro Woche ein Rezept mit Verordnungen des Tagesbedarfs in Einzeldosen für maximal 3 Tage auszuhändigen, das er selbst in der Apotheke einlösen darf. In besonderen Fällen ist auch die Vertretung durch einen anderen Arzt für einen Zeitraum von höchstens 30 Tagen möglich. § 2 BtmVV regelt darüber hinaus, daß pro Patient höchstens 1500 mg Levomethadon pro 30 Tage verschrieben werden dürfen (je Anwendungstag nicht mehr als 150 mg). Nach Inkrafttreten der 5. Betäubungsmittelrechts-Änderungsverordnung ist es seit dem 1.2.1994 möglich, Methadon (als Razemat) bis zu einer Höchstdosis von 3000 mg pro 30 Tage (je Anwendungstag nicht mehr als 300 mg) zu verordnen. Das BfArM warnt vor einer Substitution mit Kodein oder Dihydrokodein, da diese Substanzen wegen ihrer im Vergleich zu Methadon kürzeren Wirkdauer zur Anwendung außerhalb ärztlicher Kontrolle zwängen.

Methadon ist dem Morphin etwa äquianalgetisch, das Levomethadon ist etwa doppelt so potent. Die analgetische Wirkdauer liegt zwischen 4 und 6 h, eine durch Methadon induzierte Atemdepression kann bis zu 75 h anhalten. Daneben hat Methadon alle den Opiaten eigenen *Neben*-Wirkungen (Sedierung, Übelkeit bis zum Erbrechen, Mundtrockenheit, Miosis, Spasmen der glatten Muskulatur mit Bronchospasmen und Blasenentleerungsstörungen, selten Blutdruck- und Herzfrequenzabfall). Methadon soll, insbesondere bei oraler Anwendung, weniger als andere

Opiate euphorisierende Wirkungen haben, gelegentlich wird eine Dysphorie beobachtet. Gegen Nebenwirkungen wie Obstipation, Hyperhidrosis, Libidominderung und andere sexuelle Funktionsstörungen sowie Menstruationsstörungen entwickelt sich kaum eine Toleranz. Über EEG-Veränderungen unter Methadon wurde berichtet. Absolute *Kontraindikation* ist eine bekannte Überempfindlichkeit gegen Methadon, relative Kontraindikationen sind Bewußtseinsstörungen, insbesondere wenn sie mit einer Atemdepression einhergehen (z. B. im Rahmen von Psychopharmakaintoxikationen), Zustände mit erhöhtem Hirndruck, Hypotension bei Hypovolämie, Prostatahypertrophie mit Restharnbildung, Gallenwegserkrankungen, obstruktive und entzündliche Darmerkrankungen sowie ein Phäochromozytom.

Untersuchungen zur *Pharmakokinetik* (Jage 1989) von Methadon sind überwiegend mit dem Razemat durchgeführt worden; Levomethadon kann sich daher im Einzelfall abweichend verhalten. Methadon wird nach oraler Gabe rasch resorbiert, maximale Plasmaspiegel werden im Mittel nach ca. 3 h (2–6 h) gemessen. Die Bioverfügbarkeit ist hoch (im Mittel ca. 80%). Die Plasmaeliminationshalbwertszeit liegt bei 24–48 h; sie kann bei Opiatabhängigen deutlich verlängert sein.

Die stark lipophile Substanz wird im Blut zu 60–90% an Eiweiße gebunden (v. a. Albumin und α_1-saures Glykoprotein) und reichert sich sehr stark im Gewebe an. Die starke Gewebebindung bedingt, daß Methadon noch Wochen nach der letzten Einnahme im Gewebe nachweisbar ist. Auch die sehr protrahierten Entzugssyndrome nach Absetzen von Methadon werden hierauf zurückgeführt. Methadon wird extensiv hepatisch metabolisiert, neben den durch oxidative N-Demethylierung entstehenden, pharmakologisch nicht aktiven Metaboliten entstehen zu ca. 2% die aktiven Metaboliten Methadol und Normethadol. Die Ausscheidung erfolgt sowohl renal als auch biliär. Wegen der langsamen Elimination kann es bei rascheren Nachdosierungen zur Kumulation kommen. Bei Nierenerkrankungen kann der renale Ausscheidungsweg fast vollständig durch den biliären ersetzt werden, es fand sich keine Kumulation. Bei – insbesondere akuten – Lebererkrankungen kann die Biotransformation des Methadon jedoch gestört sein, weshalb hier erhöhte Vorsicht geboten ist. Unter Rifampicin, Phenobarbital und Phenytoin wurden durch die hierdurch bewirkte Enzyminduktion absinkende Plasmaspiegel beobachtet. Substanzen, die das P-450-System hemmen (z. B. Cimetidin, Fluoxetin, Fluvoxamin, Kontrazeptiva, Antimykotika, Antiarrhythmika) führen zu höheren Methadon-Plasmakonzentrationen. Über stark erhöhte Desipramin-Plasmaspiegel unter Methadon wurde berichtet. Die Effekte einiger Antihypertonika (z. B. Reserpin, Prazosin, Clonidin) können verstärkt werden. Bei Komedikation mit Antazida ist die Methadon-Absorption verringert.

Die *Dosis* ist für jeden Patienten individuell zu bestimmen, die Bandbreite der verordneten Tagesdosen liegt zwischen 5 und 100 mg Methadon. Da bei zu geringen Methadondosen der Beigebrauch anderer Opiate ansteigt, sollte ausreichend hoch dosiert werden. Die Einstellung erfolgt in der Regel stationär. Begonnen wird mit einer Tagesdosis von 15–20 mg Levomethadon bzw. 30–40 mg Methadon, unabhängig von der bisher eingenommenen Heroindosis. Zu Beginn der Behandlung sollte Methadon in 2 Tagesdosen gegeben werden. Es kann dann durch langsame Dosiserhöhung alle 1–2 Tage in 2,5- bis 5-mg- (Levomethadon) bzw. 5- bis 10-mg-Schritten (Methadon) bis zur Erhaltungsdosis gesteigert werden. Ziel der Behandlung ist die Unterdrückung von Entzugssymptomen unter Vermeidung einer Euphorisierung. Neben der sorgfältigen Erhebung der Drogenanamnese und der Aufklärung des Patienten sollten deshalb Urinkontrollen erfolgen. Spätere Dosisänderungen sollten nur langsam erfolgen (wöchentlich 2,5–5 mg Levomethadon bzw. 5–10 mg Methadon). Über die beste Strategie beim Absetzen von Methadon nach langfristiger Substitution herrscht Uneinigkeit: Einerseits wird empfohlen, Methadon ganz allmählich über mehrere Wochen abzusetzen und dabei von einer möglichst niedrigen Tagesdosis auszugehen, um Entzugssymptome so weit wie möglich zu vermeiden. Andererseits sollen die bei diesem Vorgehen zu beobachtenden sehr protrahierten Entzugssyndrome besonders hohe Rückfallraten bedingen. Um das Absetzen zu erleichtern, können vorübergehend Clonidin oder Doxepin gegeben werden (s. S. 438).

5 Kokain/Amphetamine

Psychostimulanzien wie Kokain und Amphetamine sind zentral wirksame Sympathikomimetika, die zwar keine körperliche, jedoch eine ausgeprägte psychische Abhängigkeit verursachen. Sie hemmen vorwiegend die neuronale Wiederaufnahme von Dopamin und Noradrenalin. Amphetamine setzen darüber hinaus neusynthetisierte Transmitter aus den synaptischen Vesikeln frei. Beide Effekte führen zu erhöhten Neurotransmitterkonzentrationen im synaptischen Spalt. Die erwünschten Wirkqualitäten der Stimulanzien wie Euphorie, Wachheit, Konzentrationssteigerung sowie verbesserte körperliche Leistungsfähigkeit werden vor allem auf die vermehrte Transmission in den mesolimbischen und mesokortikalen Projektionen des dopaminergen Systems zurückgeführt. Dieser Wirkungsmechanismus kann auch zur Erklärung der Komplikationen des (chronischen) Stimulanzienmißbrauchs herangezogen werden.
Schon nach *kurzdauernder* Einnahme von Kokain oder Amphetaminen kann die zentrale dopaminerge Stimulation psychotische Zustands-

bilder mit v. a. optischen Halluzinationen, Beziehungs- und Beeinträchtigungserleben bewirken. Chronischer Mißbrauch führt nicht selten zum Vollbild einer *paranoiden Psychose*. Die derart ausgelösten Psychosen sprechen sehr gut auf Neuroleptika an; häufig verschwinden psychotische Symptome auch ohne jede Therapie, wenn nur die auslösende Droge nicht mehr zugeführt wird.

Chronischer Stimulanzienmißbrauch hat eine Empfindlichkeitsverminderung von Katecholaminrezeptoren zur Folge; klinisch zeigt sich diese als Toleranz, die zur Dosissteigerung zwingt, um die erwünschten Stimulanzieneffekte zu erzielen. Reduktion oder Absetzen der Droge führt dann zum charakteristischen *Entzugssyndrom* mit den Zeichen der verminderten katecholaminergen (v. a. dopaminergen) Transmission: depressive Verstimmung, Erschöpfung, Schlafstörungen im Sinne einer Rebound-Hypermnesie, Hyperphagie und ausgeprägtes Verlangen nach der Droge; Angst- und Erregungszustände können gerade in den ersten Tagen des Entzugs hinzutreten. Diese Symptome halten manchmal mehrere Wochen, selten Monate an.

Zur medikamentösen *Therapie* werden Antidepressiva (z. B. Imipramin oder Desipramin, s. *Spezieller Teil*, S. 438) empfohlen (Übersicht bei Miller et al. 1989); allerdings hat sich in 2 neueren Studien Desipramin in der Reduktion eines während einer Methadonsubstitution betriebenen Kokain-Beigebrauchs Placebo nicht überlegen gezeigt (Kosten et al. 1992, Arndt et al. 1992). Bei Angst- und Erregungszuständen können unter stationären Bedingungen kurzzeitig *Benzodiazepine* gegeben werden. Der Wert von *Dopaminagonisten* wie Bromocriptin oder Piribedil beim Stimulanzienentzug ist umstritten.

Die *Intoxikation* mit Stimulanzien führt zu einer akuten toxischen Psychose, die von starken vegetativen, katecholaminerg vermittelten Effekten wie Tachykardie, Hypertonie, Herzrhythmusstörungen, Schwitzen und Hyperpyrexie begleitet ist; auch generalisierte Krampfanfälle können auftreten. Die *Behandlung* der psychotischen Symptome wird mit *Neuroleptika* durchgeführt, die nicht seltenen Erregungszustände können die Verabreichung von *Benzodiazepinen*, die allerdings eine kokaininduzierte Atemdepression verschlimmern können, erforderlich machen. Auch Krampfanfälle werden mit Benzodiazepinen (z. B. Diazepam) behandelt. Die vegetativen Katecholaminwirkungen können sehr gut mit β-*Rezeptorenblockern* (z. B. Propranolol) gehemmt werden. Ansäuern des Urins durch orale Verabreichung von *Ammoniumchlorid* beschleunigt die Elimination der Droge.

Psychostimulanzien haben in beschränktem Umfang auch ein Indikationsfeld in der Psychiatrie (s. dazu S. 396).

6 Psychotomimetika

Der Gruppe der Psychotomimetika werden alle psychotropen Pharmaka und Drogen zugerechnet, die in Dosierungen, die noch keine wesentlichen peripheren Wirkungen entfalten, beim Menschen zur Manifestation psychopathologischer Phänomene psychotischen Gepräges führen. Dabei kann es sich um Störungen der Stimmung, des Denkens, der Wahrnehmung, des Ich-Erlebens, des Zeit- und Raumerlebens und um rauschartige Bewußtseinsveränderungen handeln. Neben Art, Dosis und Applikationsform der Droge sind Umgebungsfaktoren ("setting") für die Ausgestaltung des Rauschzustandes oft prägend. Für die psychotomimetisch wirkenden Pharmaka gibt es verschiedene Synonyma, die aber nicht unbedingt identische Substanzgruppen bezeichnen: Phantastika, Halluzinogene, Psychodysleptika, Psychomimetika, Psychosomimetika, psychedelische Drogen.

An Experimente mit Psychotomimetika knüpften sich früher Hoffnungen, auf Ursachen und Entstehung der endogenen Psychosen schließen zu können. Man bezeichnete daher auch die durch Psychotomimetika hervorgerufenen psychopathologischen Syndrome als "Modellpsychosen". Die dahinterstehenden Vorstellungen erwiesen sich jedoch in der Vergangenheit als zu einfach. Auch die Versuche, Psychotomimetika – z. B. im Rahmen der "psycholytischen Therapie" (Leuner 1962) – als Adjuvans in der Psychiatrie anzuwenden, sind aufgegeben worden, da Therapieerfolge nicht nachgewiesen werden konnten.

Lysergsäurediethylamid (LSD) ist eine hochaktive Droge; die Verabreichung von nur 25 µg führt bereits zu ZNS-Effekten. LSD ist strukturell dem Serotonin ähnlich. Die Substanz bindet mit hoher Affinität als (partieller) Agonist an $5-HT_{1A}$- und $5-HT_2$-Rezeptoren, weniger auch an $5-HT_{1B}$- und $5-HT_{1C}$-Rezeptoren (Peroutka 1987); über den $5-HT_{1A}$-Autorezeptor wird die elektrische Aktivität der Neurone des dorsalen Nucleus raphe gehemmt (Langer 1987). Die halluzinogenen Wirkungen werden mit großer Wahrscheinlichkeit jedoch über $5-HT_2$-Rezeptoren vermittelt, da potente $5-HT_{1A}$-agonistische Pharmaka (Ipsapiron, Buspiron) nicht halluzinogen wirken. Auch die substituierten Indolalkylamine *Dimethyltryptamin*, *Psylocin* und *Psylocybin* sowie das substituierte Phenylalkylamin *Mescalin* wirken als (partielle) Serotoninagonisten und rufen ähnliche Wirkungen hervor wie LSD; die wirksamen Dosen liegen jedoch höher als bei diesem.

Gegen die LSD-Wirkungen entwickelt sich extrem schnell eine *Toleranz*, die sich nach Absetzen der Droge jedoch ebenso rasch wieder zurückbildet. Gegen verwandte serotonerge Substanzen entsteht eine *Kreuztoleranz*. Nach Absetzen der Droge wird *kein Entzugssyndrom* beobachtet.

Das Abhängigkeitspotential von LSD und verwandten Drogen wird zwar ebenso wie die direkte Toxizität als gering eingeschätzt. Eine Gefahr besteht jedoch bei Auslösung eines "Horrortrips" durch plötzliche suizidale oder fremdaggressive Handlungen. Noch Monate nach der letzten Einnahme von LSD werden gelegentlich "Flashback-Psychosen" beobachtet, deren Symptomatik vom LSD-Rausch ununterscheidbar ist. Ihr Entstehungsmechanismus ist ungeklärt. Die Behandlung besteht primär in der Verabreichung von Benzodiazepinen, ggf. auch von Neuroleptika. Bei besonders disponierten Personen ist nach Einnahme von LSD auch die Auslösung einer chronisch verlaufenden Psychose beschrieben worden, die von einer Schizophrenie nicht zu unterscheiden ist.

δ-9-*Tetrahydrocannabinol* (THC) ist der wichtigste psychoaktive Bestandteil von *Haschisch* und *Marihuana*. Beide Drogen werden aus dem indischen Hanf, Cannabis indica, einer Kulturpflanze des gemeinen Hanfs (Cannabis sativa) gewonnen. Beim Haschisch handelt es sich um das Harz der Pflanze, während Marihuana aus den getrockneten Blättern und Blüten besteht. THC wirkt im Gegensatz zu LSD sedierend, ruft aber – in insgesamt sehr viel höheren Dosierungen – sonst ähnliche Effekte wie dieses hervor. Bei Einnahme niedriger Dosen kommt es zunächst zu somatischen Symptomen, erst später werden Veränderungen von Stimmung und Wahrnehmung beobachtet. Erst mit sehr hohen Dosen werden psychotische Symptome ausgelöst.

Seit einigen Jahren sind spezifische Bindungsstellen für THC im ZNS bekannt (Devane et al. 1988, Herkenham et al. 1988). Vor kurzem gelang es, das Arachidonsäurederivat Anandomid als einen möglichen endogenen Liganden zu charakterisieren (Devane et al. 1992). Ähnlich wie bei anderen mißbräuchlich benutzten psychotropen Substanzen (Opiate, Stimulanzien) werden sowohl dopaminerge als auch über Opiatrezeptoren vermittelte Effekte im "Belohnungssystem" des Gehirns für den Mißbrauch von THC als Rauschdroge verantwortlich gemacht (Chen et al. 1990).

Gegen THC entwickelt sich rasch eine *Toleranz*; diese erstreckt sich teilweise auch auf die Wirkungen von Alkohol und anderen sedierenden Substanzen. Gegen LSD und andere serotonerge Psychotomimetika entsteht keine Kreuztoleranz. Das Abhängigkeitspotential ist geringer als unter Opiaten oder Stimulanzien. Auch die akute Toxizität ist relativ gering. Selbst sehr hohe Dosen führen nur im Ausnahmefall zum Tode. Allerdings wurde auch nach Einnahme THC-haltiger Drogen über das Auftreten von "Horrortrips" und "Flashbacks" berichtet (s. oben). Darüber hinaus können hohe Dosen schizophrenieähnliche Psychosen verursachen bzw. eine Schizophrenie verschlimmern. *Chronischer Marihuana-*

oder Haschischkonsum führt bei abruptem Absetzen zu einem *Entzugssyndrom* mit Ruhelosigkeit, Angst, Erbrechen, Schlafstörungen, Tremor und Hyperpyrexie. Eine pharmakologische Therapie ist selten erforderlich. Langzeitmißbrauch führt zu teilweise schweren *Persönlichkeitsveränderungen*. Konzentrations- und Gedächtnisstörungen, Apathie und Planlosigkeit kennzeichnen diesen auch als "amotivationales Syndrom" bezeichneten Zustand.

Das strukturell dem Ketamin nahestehende Arylcyclohexylamin *Phencyclidin* wurde früher als Anästhetikum eingesetzt. Es verdient Erwähnung v. a. wegen seiner Wirkung als nichtkompetitiver Antagonist an mit dem NMDA-Rezeptor gekoppelten Ca^{2+}-Kanälen. Die psychotropen Wirkungen gleichen denen des LSD.

Auch hirngängige *Anticholinergika* (Atropin, Scopolamin) wirken in höherer Dosierung psychotomimetisch. Daneben besitzen *organische Lösungsmittel* und *Amylnitrit* eine gewisse Bedeutung als psychotomimetische Rauschdrogen.

7 Nikotin

Das Alkaloid Nikotin, das strukturell dem Azetylcholin verwandt ist, entfaltet seine pharmakologischen Effekte überwiegend über nikotinische Azetylcholinrezeptoren; in niedrigen Dosen wirkt Nikotin hier als Agonist, in höheren Dosen als Antagonist. So ist es zu erklären, daß Nikotin biphasisch zunächst stimulierend, bei höheren Dosierungen aber sedierend wirkt. Mit extrem hohen Dosen kann die synaptische Transmission an nikotinischen Azetylcholinrezeptoren vollständig blockiert werden. Die charakteristischen biphasischen Nikotinwirkungen entfalten sich sowohl über das sympathische als auch über das parasympathische Nervensystem. Nach Inhalation treten zunächst Tachykardie, Blutdrucksteigerung und periphere Vasokonstriktion auf, jedoch sind auch Bradykardie und Blutdruckabfall möglich. Niedrige Dosen steigern den Atemantrieb, während sehr hohe Dosen zu einer Atemdepression führen können. Vor allem zu Beginn des Nikotinkonsums treten Übelkeit und Erbrechen, Verstopfung oder Durchfall auf.

Gegen einige Nikotinwirkungen (z. B. Übelkeit, Erbrechen) entwickelt sich rasch eine *Toleranz*, während andere Effekte (z. B. Tachykardie, Blutdrucksteigerung, Vasokonstriktion) auch bei chronischem Nikotinkonsum fortbestehen. Ein sich nach chronischem Nikotinmißbrauch entwickelndes *Entzugssyndrom* ist interindividuell sehr unterschiedlich ausgeprägt und abhängig davon, ob mit dem vorausgegangenen Nikotinkonsum eher stimulierende oder beruhigende Wirkungen hervorgerufen wurden. Häufigste Beschwerden sind Übelkeit, Kopfschmerzen, Obstipation oder Durchfall sowie gesteigerter Appetit. Benommenheit und Müdigkeit bis hin zur depressiven Verstimmung können hinzutreten und manchmal noch Wochen anhalten. Auch Schlafstörungen und Angstzustände sind nicht selten.

Verschiedene pharmakologische Strategien zur Unterdrückung der Entzugssymptome befinden sich im Versuchsstadium. Erste Hinweise deuten zwar auf eine Wirksamkeit von *Doxepin* beim akuten Entzug (Murphy et al. 1990) hin, die Erfahrungen reichen jedoch noch nicht für eine allgemeine Empfehlung aus. *Clonidin* bot in großen kontrollierten Untersuchungen keine bzw. allenfalls kurzfristige Vorteile gegenüber Placebo (Davison et al. 1988, Franks et al. 1989).

Die empfohlene Therapie zur *Raucherentwöhnung* stellt derzeit eine Kombination von *Nikotinpflaster* (s. *Spezieller Teil*, S. 436) und *Verhaltenstherapie* dar (Buchkremer et al. 1989). Dabei wird unter verhaltenstherapeutischen Maßnahmen zunächst das Rauchen eingestellt, während durch das Nikotinpflaster die Nikotinzufuhr noch aufrechterhalten wird. Durch schrittweise Dosisreduktion erfolgt dann die Nikotinentwöhnung.

1 Clomethiazol

Distraneurin (Astra)
oral:	Kps.	– 0,192 g (25, 100 Kps.)
	Tbl.	– 0,5 g (25, 100 Tbl.)
	Mixtur	– 5 g/100 ml (5%ige Lsg.) (300 ml)
parenteral:	Inj.fl.	– 0,8 g/100 ml (0,8%ige Lsg.) (1 Inj.fl. 100 ml, 500 ml)

1.1 Chemie

5-[2-Chlor-ethyl]-4-methyl-1,3-thiazol; Thiazolderivat.

1.2 Eigenschaften

Clomethiazol ist ein synthetisches Thiazolderivat und hat strukturchemische Ähnlichkeit mit Thiamin (Vitamin B$_1$). Seit seiner Einführung 1963 hat sich Clomethiazol bei der Behandlung des Alkoholdelirs durchgesetzt. Klinisch hat die Substanz sedierende, hypnotische und auch antikonvulsive Eigenschaften, so daß sich eine Beschreibung von Clomethiazol auch unter dem Kapitel "Hypnotika" rechtfertigen ließe. Da aber einerseits die Verordnung von Clomethiazol als Hypnotikum vermieden werden sollte (Ausnahme s. unten), andererseits die Bedeutung des Präparates für die Delirbehandlung unbestritten ist, erfolgt die Darstellung hier.

Da das Clomethiazol quasi die "Hälfte", nämlich den um den Pyrimidinanteil verminderten Thiazolanteil des Thiaminmoleküls darstellt, sind Handelsbezeichnungen wie "Distraneurin" oder "Hemineurin" (nicht in der BRD im Handel) gewählt worden.

Der Wirkungsmechanismus von Clomethiazol ist noch nicht bekannt. Es werden jedoch Interaktionen mit inhibitorischen GABAergen Neurone – vermutlich über einen direkten Angriffspunkt am Chloridionenkanal (s. S. 287) – angenommen. Darüber hinaus scheint die Substanz auch die Wirkungen des inhibitorischen Neurotransmitters Glycin verstärken zu können. Im pharmakologischen Tierversuch wirkt Clomethiazol zentral sedierend und antikonvulsiv, zudem auch antiemetisch.

Clomethiazol liegt in verschiedenen Applikationsformen vor, wobei die Kapseln die Clomethiazolbase, Tabletten, Mixtur und Injektionslösung hingegen das

Ethandisulfonatsalz des Clomethiazol enthalten. Eine Kapsel, eine Tablette und 5 ml Mixtur sind einander ungefähr therapeutisch äquivalent. Nach oraler Verabreichung von Kapseln oder Mixtur wird Clomethiazol rasch resorbiert und erreicht nach 15 min (Mixtur) bzw. 30 min (Kapseln) maximale Serumkonzentrationen. Nach Tablettengabe verläuft die Resorption langsamer, maximale Serumspiegel werden erst nach 70 min erreicht. Clomethiazol wird in der Leber rasch und fast vollständig metabolisiert und dann ausschließlich über die Nieren ausgeschieden. Die Metaboliten sind pharmakologisch inaktiv. Die Halbwertszeit von Clomethiazol beträgt 4–6 h.

Während bei Alkoholikern ohne Leberschaden eine raschere Ausscheidung (Halbwertszeit ca. 3 h) gefunden wurde, ist die Halbwertszeit bei Patienten mit Leberschäden auf 8 h erhöht. Aufgrund der pharmakokinetischen Parameter tritt die Clomethiazolwirkung auch bei oraler Gabe rasch ein, klingt jedoch nach kurzer Zeit wieder ab und ist daher gut steuerbar.

1.3 Indikationen

Beim *Alkoholentzugsdelir* ist Clomethiazol das Mittel der ersten Wahl. Die Letalität des Alkoholdelirs konnte durch die Substanz entscheidend gesenkt werden. Clomethiazol kann beim klinischen Entzug (d. h. beim abrupten Absetzen des Alkohols) eingesetzt werden, damit die Gefahr einer Delirmanifestation verringert wird. Auch bei vegetativen Entzugssymptomen (sog. "Prädelirien") kann Clomethiazol zur Vermeidung eines voll ausgebildeten Delirs – dann in geringerer Dosierung – gegeben werden. Indikationen bestehen auch für delirante Syndrome anderer Genese, z. B. Medikamentendelirien, (cave Atemdepression!).

Kommt es bei der therapeutischen Anwendung von zentral wirksamen Pharmaka (z. B. nach Antidepressiva, nach Neuroleptika oder nach zentral wirkenden Anticholinergika) zu einem Delir, so ist sofortiges Absetzen bzw. deutliche Reduktion der verursachenden Pharmaka – entsprechend dem Schweregrad des Delirs – die wichtigste Maßnahme; erst in zweiter Linie sollte an die zusätzliche Verordnung von Clomethiazol gedacht werden. Bei Delirien im Rahmen schwerer Allgemeinkrankheiten (z. B. Infektionskrankheiten, Vergiftungen) steht die Behandlung der Grundkrankheit im Vordergrund. Zur symptomatischen Dämpfung der deliranten Symptome kann zusätzlich Clomethiazol gegeben werden. Bei nichtdeliranten Erregungs- und Unruhezuständen wird man nur dann auf Clomethiazol zurückgreifen, wenn mehrfache Versuche mit hohen Dosen initial dämpfender Neuroleptika und/oder Benzodiazepinen erfolglos waren. Bei Unruhezuständen im Rahmen dementieller Syndrome sollte immer ein Versuch mit Melperon oder Haloperidol vorausgegangen sein.

Wegen der prompten hypnotischen Wirkung liegt es nahe, Clomethiazol auch als *Schlafmittel* einzusetzen. Fast immer ist die Wirkung auch gut. Dennoch ist in diesem Indikationsbereich zu größter Zurückhaltung zu raten, da es unter Clomethiazol zu einer Abhängigkeit kommen kann. Deswegen darf das Präparat auch keinesfalls zur fortführenden Behandlung nach Entziehungskuren (Alkohol, Medikamente) eingesetzt werden. Zur Behebung von schweren Schlafstörungen darf Clomethiazol daher allenfalls kurzfristig gegeben werden. Eine Ausnahme stellen hartnäckige Schlafstörungen bei geriatrischen Patienten dar. Unter sorgfältiger Prüfung einer Abhängigkeitsentwicklung darf Clomethiazol dann auch längerfristig verordnet werden.

Wegen der antikonvulsiven Eigenschaften ist Clomethiazol dann beim *Status epilepticus* indiziert, wenn Diazepam, Clonazepam, Hydantoine und Barbiturate keine Wirkung zeigten.

1.4 Dosierung

Die Dosierung von Clomethiazol soll nicht schematisch, sondern flexibel nach dem jeweiligen klinischen Befund erfolgen. Daher können die folgenden Angaben nur eine Orientierungshilfe darstellen.

Orale Therapie: Wenn irgend möglich, sollte man die orale Medikation vorziehen. Bei prädeliranten Zuständen und leichten Delirien können zu Beginn 2–4 Kapseln oder Tabletten oder 10–15 ml Mixtur verordnet werden. Erfolgt nach dieser initialen Dosierung nach 30 min (mit Kapseln) oder nach 90 min (mit Tabletten) keine ausreichende Sedierung, so können in den ersten 2 h bis zu 6–8 Kapseln, dann in 1- bis 2stündigem Abstand jeweils weitere 2 Kapseln oder Tabletten bis zu einer Höchstdosis von 20 Kapseln oder Tabletten täglich gegeben werden, je nach Sedierungsgrad des Patienten. Gelegentlich sind auch noch höhere Dosierungen nötig, die in der Regel auch toleriert werden. Häufig reicht eine Gabe von 3mal 2 Tabletten während des Tages und 2mal 2 Tabletten während der Nacht. Nach einer initialen Plateauphase von 3–5 Tagen wird Clomethiazol dann innerhalb von 8–10 Tagen ausschleichend abgesetzt.

In der *Geriatrie* gibt man bei längerfristiger Behandlung zu Beginn 1–2 Kapseln (oder 5–10 ml Mixtur); tritt nach 30–60 min kein Schlaf ein, können weitere 1–2 Kapseln (oder 5 ml Mixtur) gegeben werden. Nach ca. 10 Tagen soll die Dosis auf 1 Kapsel (oder 5 ml Mixtur) reduziert werden.

Parenterale Therapie: In schweren Fällen ist eine parenterale Applikation (als i.v.-Injektion oder als Tropfinfusion) nicht zu umgehen. Diese Anwendungsform sollte einer speziell hierfür ausgerüsteten Klinik vorbehalten bleiben, da nur eine sorgfältige stationäre Überwachung die Gewähr gibt, daß Zwischenfälle vermieden werden können (s. Nebenwirkungen). Zu Beginn der Behandlung kann eine i.v.-Injektion über 3–5 min mit 40–100 ml 0,8%iger Infusionslösung in eine große Vene gegeben werden. Bei Dauertropfinfusionen sollte bis zum Eintreten des Schlafes eine Tropfgeschwindigkeit von 60–150 Tropfen/min eingehalten werden. Danach ist die Tropfgeschwindigkeit so einzustellen, daß der Patient in einem oberflächlichen Schlafzustand, aus dem er jederzeit durch Schmerzreize geweckt werden kann, gehalten wird (ca. 10–20 Tropfen/min). In den ersten 6–12 h können 500–1000 ml Lösung (4–8 g) infundiert werden; der Clomethiazolverbrauch kann bei der Infusionsbehandlung 12 bis höchstens 20 g (d. h. 1500–2500 ml der 0,8%igen Infusionslösung) in den ersten 24 h betragen. Nach 1–3 Tagen ist meistens der Übergang auf orale Medikation möglich. Die orale Dosis entspricht der letzten vorherigen Infusionsdosis, die dann schnell reduziert werden sollte. Die *Beendigung der Clomethiazoltherapie* soll so frühzeitig wie möglich erfolgen. Bei einem voll ausgebildeten Alkoholdelir bleibt die volle Dosis bis zum terminalen Tiefschlaf erhalten, dann wird Clomethiazol mit sukzessiver Dosisreduktion innerhalb von 8–14 Tagen abgesetzt. Wenn beim Absetzen Schlafstörungen auftreten, muß auf sedierende Antidepressiva oder auf Neuroleptika übergegangen werden. Unbedingt soll das Beibehalten von Clomethiazol bei suchtgefährdeten Patienten als "Dauerschlafmittel" oder als "Prophylaktikum" gegen erneutes Trinken vermieden werden.

1.5 Nebenwirkungen

Bei *parenteraler* Clomethiazolgabe muß durch fortlaufende, sorgfältige pflegerische Überwachung die Kontrolle von Atmung, Schlaftiefe, Blutdruck und Puls gewährleistet sein. Sonst besteht immer die Gefahr des Absinkens in Bewußtlosigkeit, einer Atemdepression und massiver, schwer beherrschbarer hypotoner Blutdruckreaktionen. Die Möglichkeit zur künstlichen Beatmung muß gegeben sein, damit Notfallsituationen beherrscht werden können.

Bei *oraler* Therapie kommt es nur äußerst selten zu einem Blutdruckabfall, der zu therapeutischen Eingriffen zwingt. Weitere Nebenwirkungen sind selten: Exantheme, Nies- und Hustenreiz, Tränen der Augen,

Magenbeschwerden. Bei i.v.-Verabreichung sind lokale Thrombophlebitiden an der Injektionsstelle beschrieben worden. Unabhängig von diesen Nebenwirkungen und Komplikationen ist v. a. daran zu denken, daß es bereits nach relativ kurzfristiger Clomethiazolverordnung zu einer *Abhängigkeitsentwicklung* kommen kann.

1.6 Kontraindikationen

Absolute Kontraindikationen sind nicht bekannt; es muß aber daran gedacht werden, daß bei gleichzeitiger Einnahme von anderen psychotrop wirkenden Substanzen, insbesondere Tranquilizer, Hypnotika, Neuroleptika und Alkohol, eine schwer abschätzbare Wirkungsverstärkung auftritt, die lebensbedrohliche Auswirkungen annehmen kann. Große Vorsicht ist bei respiratorischer Insuffizienz bzw. obstruktiven Lungenerkrankungen angebracht. Das Reaktionsvermögen ist unter Clomethiazol eingeschränkt, so daß eine Beeinträchtigung der Verkehrstüchtigkeit gegeben ist. Grundsätzlich sollte Clomethiazol bei abhängigkeitsgefährdeten Patienten nicht bzw. nur kurzfristig im Rahmen einer stationären Entgiftung und nicht ambulant verordnet werden.

2 Clonidin

Paracefan (Boehringer Ingelheim)
oral: Tbl.   – 0,1 mg (50 Tbl.)
parenteral: Amp.   – 0,15 mg/1 ml (5 Amp.) **(Paracefan i.v. 0,15 mg)**

Mengenangaben in mg beziehen sich jeweils auf Clonidin-HCl.

2.1 Chemie

2,6-Dichlor-N-(2-imidazolidinyliden)anilin; Imidazolderivat.

2.2 Eigenschaften

Als zentrales α_2-Sympathikomimetikum, das als Antihypertonikum schon lange bekannt ist, hemmt Clonidin die Aktivität der noradrenergen Neurone des im Pons gelegenen Locus coeruleus, dem wichtigsten Ursprungsgebiet noradrenerger Nervenfasern im ZNS. Der Locus coeruleus, der Afferenzen aus nahezu allen sensorischen Systemen erhält, gilt auch als durch Angst- und Streßreize erregbares Alarmsystem des Gehirns. Seine Aktivität wird durch Opiate, deren Rezeptoren hier in hoher Dichte gefunden werden, gehemmt. Im Opiatentzug kommt es zu einer Enthemmung der noradrenergen Neurone des Locus coeruleus und in der Folge zu den typischen vegetativen Symptomen des Opiatentzugs. Diese enthemmte elektrische Aktivität der Locus-coeruleus-Neurone kann durch Clonidin wirksam unterdrückt werden. Auch diejenigen vegetativen Symptome des Alkoholentzugs, die auf eine überschießende noradrenerge Aktivität zurückzuführen sind, werden durch Clonidin gehemmt. Ob die Substanz auch beim Nikotinentzug wirksam ist, kann noch nicht abschließend beurteilt werden.

Nach nahezu vollständiger Resorption werden maximale Blutspiegel 1,5–2 h nach Einnahme erreicht. Bei parenteraler Gabe tritt die blutdrucksenkende Wirkung nach ca. 10–15 min ein. Die Eliminationshalbwertszeit beträgt 10–20 h, die Ausscheidung erfolgt überwiegend renal. Bei Nierenfunktionseinschränkungen kann sich die Eliminationshalbwertszeit bis auf 40 h verlängern. Pharmakologisch aktive Metaboliten entstehen nicht.

2.3 Indikationen

Oral: Akutes Opiatentzugssyndrom. Die Behandlung darf nur stationär durchgeführt werden.
Parenteral: In der Intensivmedizin zur Behandlung der Symptome sympathoadrenerger Hyperaktivität im Rahmen des *akuten Alkoholentzugssyndroms.* Die Behandlung darf nur unter kontinuierlicher EKG-Monitorüberwachung auf einer Intensivstation durchgeführt werden. Bei nicht ausreichender Sedierung bzw. erhöhter Krampfbereitschaft muß mit sedierenden Medikamenten kombiniert werden. In der Neurologie wird Clonidin auch beim therapieresistenten Gilles-de-la-Tourette-Syndrom gegeben.

2.4 Dosierung

Oral: Beginn mit 3mal 0,1 mg täglich; Steigerung bis auf 0,8 mg täglich, verteilt auf 4–6 Einzeldosen, ist – abhängig von Wirksamkeit und Kreislaufverhältnissen – möglich. In Ausnahmefällen können auch höhere Dosen gegeben werden.

Nach Abklingen der Entzugssymptome (Heroin 4–7 Tage, Methadon bis 14 Tage) sollte Clonidin stufenweise innerhalb von 3–5 Tagen abgesetzt werden.

Parenteral: Beginn mit einer Bolusinjektion von 0,15–0,6 mg i.v., in Einzelfällen bis zu 0,9 mg innerhalb von 10–15 min. Je nach klinischen Erfordernissen liegen die Tagesdosen zwischen 0,3 und 4 mg, in Einzelfällen wurden bis zu 10 mg Clonidin täglich i.v. gegeben. Besonders bei schneller i.v.-Applikation kann es in Einzelfällen zu einem Blutdruckanstieg kommen, daher sollte die Injektion langsam erfolgen. Die Verabreichung erfolgt am besten über einen Perfusor. Nach Beseitigung des Entzugssyndroms kann Clonidin stufenweise innerhalb von 3 Tagen abgesetzt werden.

Bei schlagartigem Absetzen höherer Dosen können überschießende Sympathikusreaktionen auftreten.

2.5 Nebenwirkungen

Vor allem bei höheren Dosierungen kann es zu Blutdruckabfall und Pulsverlangsamung kommen, weshalb häufigere Blutdruck- und Pulskontrollen notwendig sind. Bei einem Abfall des Blutdrucks unter 90 mm Hg systolisch bzw. der Pulsfrequenz unter 55/min sollte die Dosis reduziert werden.

Sedierung und Mundtrockenheit sind bei Behandlungsbeginn nicht selten. Gelegentlich werden Obstipation, Schlafstörungen mit Alpträumen, sexuelle Funktionsstörungen, Parästhesien, Raynaud-Phänomene sowie eine Verminderung des Tränenflusses beobachtet. Seltene Nebenwirkungen sind depressive Zustandsbilder und Halluzinationen, Gynäkomastie sowie allergische Reaktionen. AV-Überleitungsstörungen können durch Clonidin verstärkt werden.

Der blutdrucksenkende Effekt von Clonidin kann durch andere Antihypertonika (Vasodilatatoren, Diuretika) weiter verstärkt werden. Eine Verstärkung einer unter Clonidin auftretenden Bradykardie bzw. von Überleitungsstörungen ist von β-Rezeptorenblockern und Herzglykosiden zu erwarten. Erfolgt eine Kombinationstherapie mit Clonidin und einem β-Rezeptorenblocker, darf keine der Substanzen schlagartig abgesetzt werden, um eine reflektorische sympathische Übererregung zu vermeiden. Die blutdrucksenkende Wirkung von Clonidin wird durch trizyklische Antidepressiva abgeschwächt; über eine derartige Kombination im akuten Opiat- bzw. Alkoholentzug liegen jedoch keine Erfahrungen vor. Darüber hinaus kann die kardiotoxische Wirkung von trizyklischen Psychopharmaka (Überleitungsstörungen) durch Clonidin verstärkt werden.

Im Intoxikationsfall stehen verschiedene α_2-Antagonisten (z. B. Tolazolin) als Antidote zur Verfügung. Bei Bradykardien kann Atropin gegeben werden.

2.6 Kontraindikationen

Kontraindikationen sind bekannte Allergie gegen Clonidin, Erkrankungen des Sinusknotens, ausgeprägte Bradykardie oder Hypotonie.

Relative Kontraindikationen: kardiale Vorschädigung und zerebrale Durchblutungsstörungen sowie AV-Überleitungsstörungen (insbesondere AV-Block II. und III. Grades).

---

3 Naltrexon

Nemexin (Du Pont Pharma)
oral: Tbl.   – 50 mg (50 Tbl.)

3.1 Chemie

(-)-N-(Cyclopropylmethyl)-4,5α-epoxy-3,14-dihydro-6-morphinanon.

3.2 Eigenschaften

Naltrexon ist ein kompetitiver μ-Opiatantagonist ohne intrinsische Aktivität und hat bei Personen, die nicht unter Opiaten stehen, so gut wie keine Eigenwirkung. Es ist im Gegensatz zu Naloxon auch nach oraler Gabe wirksam. Die antagonistische Wirkstärke ist mehr als zweimal so ausgeprägt wie die von Naloxon. Toleranzphänomene, Mißbrauch und Abhängigkeit sind unter Naltrexon bisher nicht beobachtet worden.

Naltrexon wird nach oraler Gabe rasch absorbiert; maximale Plasmakonzentrationen werden nach ca. 1 h erreicht. Die Substanz unterliegt einem hohen First-pass-Metabolismus; die Bioverfügbarkeit liegt bei ca. 20%. Der Hauptmetabolit 6-β-Naltrexol wirkt ebenfalls opiatantagonistisch; das nur in geringer Konzentration gebildete Noroxymorphon ist zwar schwach agonistisch wirksam, klinisch aber nicht von Bedeutung. Naltrexon hat eine Eliminationshalbwertszeit von ca. 4 h; die Eliminationshalbwertszeit von 6-β-Naltrexol ist mit ca. 13 h länger. Von größerer Bedeutung ist jedoch, daß die Halbwertszeit für die Dissoziation von Naltrexon aus der Opiatrezeptorblockade mit 3–4 Tagen deutlich länger ist als die pharmakokinetische Vergleichskenngröße.

3.3 Indikationen

Medikamentöse Unterstützung bei der psychotherapeutisch/psychologisch geführten Entwöhnungsbehandlung vormals Opiat-Abhängiger nach erfolgter Opiat-Entgiftung.

Naltrexon ist auch wirksam in der Rückfallprophylaxe der Alkoholabhängigkeit (s. S. 407). In dieser Indikation ist die Substanz jedoch vom BfArM bisher nicht zugelassen.

3.4 Dosierung

Übliche Initial- und Erhaltungsdosis: 50 mg täglich oral. Wegen der langen Rezeptordissoziationshalbwertszeit sind Variationen des Dosierungsschemas möglich, z. B. montags bis freitags 50 mg und samstags 100 mg oder montags und mittwochs 100 mg und freitags 150 mg Naltrexon täglich in einer Einmalgabe. Am ersten Tag der Behandlung sollte zunächst eine Probedosis von 25 mg verabreicht und der Patient 1 h auf Entzugssymptome beobachtet werden, danach kann die restliche Tagesdosis gegeben werden.

Da Naltrexon als Antagonist bei Opiatabhängigen ein Entzugssyndrom hervorrufen kann, muß vor Aufnahme einer Naltrexongabe die Entgiftung abgeschlossen und der Patient anhand von Urinkontrollen nachweislich 7–10 Tage opiatfrei sein; zusätzlich sollte durch eine fraktionierte i.v.-Applikation von Naloxon (Narcanti) gesichert sein, daß unter Opiatantagonisten keine Entzugssymptome mehr provozierbar sind. Innerhalb von 30 s nach Injektion von 0,2 mg Naloxon sollen keine Entzugssymptome beobachtet werden können, bevor weitere 0,6 mg Naloxon injiziert werden. Treten innerhalb von 30 min keine Entzugssymptome auf, so kann eine orale Testdosis Naltrexon verabreicht werden. Bei Zweifeln kann der Test mit 1,6 mg Naloxon i.v. wiederholt werden.

3.5 Nebenwirkungen

Naltrexon ist relativ gut verträglich. Berichtet wurde über gastrointestinale Nebenwirkungen mit Übelkeit bis hin zu Erbrechen, selten außerdem Kopfschmerzen, Exantheme, Gelenk- und Muskelschmerzen, Antriebsschwäche, Nervosität und Angstzustände sowie Depressionen. Unter der Behandlung mit Naltrexon müssen die Leberfunktionswerte regelmäßig kontrolliert werden, da es gelegentlich zu nach Absetzen reversiblen Erhöhungen der Transaminasen kommt.

3.6 Kontraindikationen

Bekannte Überempfindlichkeit gegen Naltrexon, schwere Leberfunktionsstörungen, akute Hepatitis. Patienten, die Opioid-Analgetika erhalten, oder opioidabhängige Patienten ohne erfolgte Entgiftung dürfen ebenso wie Patienten mit Opiatnachweis im Urin oder mit akuten oder im Naloxontest nachgewiesenen Opiatentzugssymptomen nicht mit Naltrexon behandelt werden.

Der kompetitive Mechanismus der Rezeptorblockade bedingt, daß die antagonistische Wirkung von Naltrexon abhängig ist von der verabreichten Naltrexondosis, der Dosis des Opiats und dem Zeitraum zwischen Naltrexon- und Opiatgabe. Für die Unterdrückung der suchtinduzierenden und evtl. rückfallfördernden euphorisierenden Wirkung von Opiaten in "üblicher" Dosis ist eine vollständige Rezeptorblockade offenbar nicht notwendig. Unter hohen Opiatdosen kann jedoch die antagonistische Wirkung von Naltrexon durchbrochen werden; in einem solchen Fall kann es zu *lebensgefährlichen Situationen* mit opiatinduziertem Atemstillstand und Herz-Kreislauf-Versagen kommen. Die Patienten müssen daher eingehend über das Behandlungsprinzip aufgeklärt werden.

Naltrexon sollte nicht während Schwangerschaft und Stillzeit eingesetzt werden; in Tierversuchen wurden in sehr hohen Dosen embryozide Wirkungen beobachtet.

4 Nikotin

Nicorette (Pharmacia)
oral: Kaugummi   – 2 mg (36, 96 Kaugummi)
             Kaugummi   – 4 mg (96 Kaugummi)

Nicotinell TTS (Zyma)
transdermal: Pflaster   – 17,5 mg = 10 cm² Absorptionsfläche
                                         = 7 mg Wirkstofffreigabe/24 h
                                         (7, 14, 28 Pflaster) **(Nicotinell TTS 10)**
             Pflaster   – 35 mg = 20 cm² Absorptionsfläche
                                         = 14 mg Wirkstofffreigabe/24 h
                                         (7, 14, 28 Pflaster) **(Nicotinell TTS 20)**
             Pflaster   – 52,5 g = 30 cm² Absorptionsfläche
                                         = 21 mg Wirkstofffreigabe/24 h
                                         (7, 14, 21 Pflaster) **(Nicotinell TTS 30)**

Nicotin-Pflaster-ratiopharm 30 (Ratiopharm)
transdermal: Pflaster   – 30 mg = 7 cm² Absorptionsfläche
                                         = 23 mg Wirkstofffreigabe/24 h
                                         (7, 14, 28 Pflaster)

nikofrenon (Hefa Pharma)
transdermal: Pflaster   – 17,5 mg = 10 cm² Absorptionsfläche
                                         = 7 mg Wirkstofffreigabe/24 h
                                         (7, 14, 28 Pflaster) **(nikofrenon 10)**
             Pflaster   – 35 mg = 20 cm² Absorptionsfläche
                                         = 14 mg Wirkstofffreigabe/24 h
                                         (7, 14, 28 Pflaster) **(nikofrenon 20)**
             Pflaster   – 52,5 mg = 30 cm² Absorptionsfläche
                                         = 21 mg Wirkstofffreigabe/24 h
                                         (7, 14, 21 Pflaster) **(nikofrenon 30)**

4.1 Chemie

(S)-3-(1-Methyl-2-pyrrolidinyl)pyridin.

4.2 Eigenschaften

Bei der Anwendung von Nikotinkaugummi und -pflaster wird Nikotin über Mundschleimhaut bzw. Haut resorbiert. Nikotin wird überwiegend hepatisch metabolisiert, die Metaboliten sind nicht pharmakologisch aktiv. Die Eliminationshalbwertszeit von Nikotin liegt bei 2 h. Die Plasmaeiweißbindung ist gering (ca. 5%).

Durch Nikotinpflaster werden gleichmäßige Nikotinplasmaspiegel gewährleistet, während mit Nikotinkaugummi starke Schwankungen der Plasmakonzentration auftreten. Maximale Nikotin-Plasmaspiegel werden mit Nikotinpflaster nach 8–10 h erreicht; sie sind auch nach 24 h noch erhöht. Maximale Plasma-Konzentrationen werden bei dem Kaugummi 20–30 min nach Beginn des Kauens erreicht.

4.3 Indikationen

Unterstützung der Raucherentwöhnung im Rahmen von Raucherentwöhnungsprogrammen. Außerhalb von verhaltenstherapeutischen Raucherentwöhnungsprogrammen sollten Nikotinkaugummi bzw. -pflaster nicht angewendet werden, da ihr Wert dann zweifelhaft ist.

4.4 Dosierung

Kaugummi: Raucher von mehr als 20 Zigaretten täglich verwenden ein 4 mg-Kaugummi/h, jedoch nicht mehr als 16 Kaugummi/Tag. Schwächere Raucher verwenden das 2-mg-Kaugummi. Nach 4–6 Wochen wird in der Regel die Dosis reduziert.

Pflaster: Raucher von bis zu 20 Zigaretten/Tag sollen ein 20-cm^2-Pflaster (Nicotinell TTS, nikofrenon) täglich auf wechselnde Körperstellen kleben, stärkere Raucher benutzen zunächst ein Pflaster mit größerer Wirkstofffreigabe. Nach 4–6 Wochen, im Einzelfall auch schon früher, kann auf ein kleineres Pflaster übergegangen werden.

Kaugummi bzw. Pflaster sind abzusetzen, wenn nicht innerhalb von 4 Wochen das Rauchen eingestellt werden kann.

4.5 Nebenwirkungen

Grundsätzlich können alle auch beim Rauchen auftretenden Nikotin-Nebenwirkungen beobachtet werden. Bei Anwendung von Pflaster sind Hautreaktionen (Erytheme und Exantheme, Pruritus, Ödeme, Blasenbildung) häufig, die in Einzelfällen auch über den Applikationsort hinausgehen. Meist bilden sich diese innerhalb weniger Tage zurück. Beim Kaugummi können Reizungen im Rachenraum und vermehrter Speichelfluß auftreten, durch Verschlucken nikotinhaltigen Speichels kann es zu gastrointestinalen Störungen kommen. Unter beiden Applikationsformen treten nicht selten Kopfschmerzen, Schwindel, Schlafstörungen, Nervosität und Angst auf, manchmal kommt es zu Übelkeit und Erbrechen. Es ist zu beachten, daß Nikotin-Nebenwirkungen von Entzugssymptomen ununterscheidbar sein können.

Durch im Rauch enthaltene polyzyklische Kohlenwasserstoffe kann es durch eine Enzyminduktion zu verstärktem Metabolismus zahlreicher Pharmaka, u. a. Benzodiazepine und trizyklische Antidepressiva, kommen. Nach Aufgeben des Rauchens und Umstellung auf ein Entwöhnungsmittel ist daher mit einem Ansteigen von deren Plasmaspiegeln zu rechnen, da Nikotin selbst nicht mit Pharmaka interferiert.

4.6 Kontraindikationen

Patienten, die Nikotinkaugummi oder -pflaster anwenden, sollen das Rauchen vollständig einstellen, da sonst mit verstärkten Nebenwirkungen gerechnet werden muß.

Kontraindikationen sind Überempfindlichkeitsreaktionen der Haut gegen Nikotin und systemische Hautreaktionen (nur Pflaster); instabile oder sich verschlechternde Angina pectoris, Z. n. frischem Myokard- oder Hirninfarkt, schwere Herzrhythmusstörungen.

Relative Kontraindikationen: Stabile Angina pectoris, älterer Moykardinfarkt, Herzinsuffizienz; Arteriosklerose von peripheren und hirnversorgenden Gefäßen; Hypertonie; Nieren- und Leberinsuffizienz; Hyperthyreodose; Diabetes mellitus; Gastritis und akute Magen- und Duodenalulzera.

Antidepressiva

Bei der Behandlung von Entzugssyndromen liegen Erfahrungen mit dem Antidepressivum Doxepin vor allem beim Alkohol- und beim Opiatentzugssyndrom vor. Zur Behandlung *leichter Alkoholentzugssyndrome* wird gelegentlich Doxepin gegeben, während bei mittelschwer oder stark ausgeprägten Entzugssymptomen und insbesondere bei einem drohenden deliranten Syndrom Clomethiazol gegeben werden sollte. Auch bei Patienten mit einem Delirium tremens oder Krampfanfällen in der Anamnese ist auf das bei diesen Komplikationen besser wirksame Clomethiazol auszuweichen. In der Regel kann die Medikation oral gegeben werden. Notwendig sind gerade zu Anfang hohe Doxepindosen zwischen 150 und 300 mg – in Einzelfällen wurden auch Dosen von 400 mg gegeben –, die nach Abklingen der akuten Entzugssymptome langsam reduziert werden. Das gleiche Vorgehen ist auch beim *Opiatentzugssyndrom* möglich. Doxepin beeinflußt hier vor allem Stimmung, Energielosigkeit und das Verlangen nach Opiaten positiv, während die noradrenerg vermittelten vegetativen Entzugssymptome weniger gut als mit Clonidin supprimiert werden.

Auch zum Entzug von *Benzodiazepinen* oder *Barbituraten* kann – neben der schrittweisen Dosisreduktion als wichtigster Maßnahme – die Verordnung von Doxepin erwogen werden. Meist sind hier weniger hohe Dosen als beim Alkohol- oder Opiatentzug notwendig. Möglicherweise hat Doxepin auch einen Nutzen beim *Nikotinentzug* (s. S. 423 f.).

Einige Untersuchungsbefunde deuten darauf hin, daß Antidepressiva wie *Desipramin* oder *Imipramin* das nach dem Absetzen von *Stimulanzien* wie Kokain und Amphetaminen auftretende Entzugssyndrom mit depressiver Verstimmung, Erschöpfung und ausgeprägtem Verlangen nach der Droge günstig beeinflussen, und damit das Rückfallrisiko senken können. In dieser Hinsicht hat sich Desipramin gegenüber Placebo und Lithium überlegen gezeigt (Gawin et al. 1989b). Derzeit kann der klinische Nutzen dieses Effektes noch nicht hinreichend beurteilt werden, da größere Langzeitstudien fehlen. Gegeben werden Dosen zwischen 100 und 200 mg (Desipramin) bzw. 150 und 250 mg (Imipramin) täglich oral.

Neuroleptika

Neuroleptika haben ein breites Indikationsfeld bei der Behandlung von Entzugssyndromen und bei Symptomen, die in Zusammenhang mit dem Mißbrauch abhängigkeitsinduzierender Substanzen stehen. Die größten Erfahrungen liegen mit *Haloperidol* vor, da dieses Neuroleptikum neben der oralen Applikationsform auch i.m. und i.v. injiziert werden kann, verglichen mit trizyklischen Neuroleptika die Krampfschwelle weniger ungünstig beeinflußt und schließlich sehr gut kreislaufverträglich ist. Die Behandlung der *Alkoholhalluzinose* und des *Eifersuchtswahnes* von alkoholkranken Patienten erfolgt unter Alkoholkarenz nach den Prinzipien der Psychosenbehandlung. Ähnliches gilt für die durch Stimulanzien ausgelösten *paranoiden Psychosen* und die *Flashback-Psychosen* nach Halluzinogenen. Erregungszustände im *pathologischen Alkoholrausch* oder beim Opiatentzug erfordern ebenso wie durch Halluzinogene oder Cannabis ausgelöste *Horrortrips* meist nur eine kurzfristige Intervention mit Neuroleptika, die dann i.m., ggf. auch i.v., verabreicht werden können (z. B. 5–10 mg Haloperidol i.m./i.v.). Erste Wahl bei der Behandlung des Horrortrips sind jedoch Benzodiazepine. Zur Behandlung des *Delirium tremens* mit Neuroleptika, ggf. auch in Kombination mit Clomethiazol, s. S. 403.

Eine neue Indikation für Neuroleptika ergibt sich möglicherweise bei der Rückfallprophylaxe von Kokainabhängigen. In einer ersten offenen Studie reduzierte Flupentixoldecanoat deutlich das Verlangen nach der Droge (Gawin et al. 1989a); diese Behandlungsform befindet sich jedoch noch im experimentellen Stadium und kann noch nicht für die klinische Behandlung Kokainabhängiger empfohlen werden.

X Medikamente zur Behandlung von Persönlichkeitsstörungen

1 Allgemeine Gesichtspunkte

Die Behandlung von Persönlichkeitsstörungen mit Psychopharmaka hat in den letzten Jahren an Bedeutung gewonnen. Während Persönlichkeitsstörungen lange Zeit ausschließlich als eine Domäne psychotherapeutischer Interventionen galten, liegen jetzt kontrollierte pharmakotherapeutische Ergebnisse z. B. zur Borderline- und zur schizotypischen Persönlichkeitsstörung vor (Stein 1992, Gitlin 1993).

Die empirische Basis für psychopharmakologische Behandlungsstrategien ist insgesamt noch zu schmal, um Richtlinien aufzustellen. Die medikamentöse Therapie erfolgt symptom- und nicht diagnosenorientiert. Häufig leiden Patienten mit einer Persönlichkeitsstörung gleichzeitig an einer Achse-I-Störung, besonders an einer Depression oder einer Angsterkrankung; dann ist die psychopharmakologische Behandlung dieser konkomittierenden Achse-I-Störung vordringlich.

Eine Pharmakotherapie wird derzeit nur in Kombination mit verschiedenen psychotherapeutischen Maßnahmen empfohlen, obwohl deren Wirksamkeit – von wenigen Ausnahmen abgesehen – nicht als gesichert angesehen werden kann.

Zur Dauer der Behandlung können keine Empfehlungen gegeben werden. Langzeituntersuchungen zur Wirksamkeit und zur Nebenwirkungsrate liegen nur vereinzelt vor. In einer Untersuchung bei Borderline-Persönlichkeitsstörungen erwies sich die unter Akuttherapie mit Haloperidol oder dem MAO-Hemmer Phenelzin erzielte Besserung nur zum geringeren Teil als stabil (Cornelius et al. 1993). Die spezifischen Charakteristika einer Persönlichkeitsstörung als einer überdauernden Beschwerdesymptomatik legen es jedoch nahe, bei einem Behandlungserfolg auch eine langfristige Erhaltungstherapie vorzusehen. Besonders schwierig erweisen sich die medikamentösen und psychotherapeutischen Behandlungsstrategien, wenn sie in ein "allgemeinenes neurotisches Syndrom" (Tyrer et al. 1992) eingebettet sind.

2 Antidepressiva

Es gibt placebokontrollierte Studien mit Amitriptylin, Mianserin, Phenelzin und Tranylcypromin für Patienten mit Borderline-, schizotypischer und/oder histrionischer Persönlichkeitsstörung. Mianserin war in niedriger Dosis hinsichtlich erhoffter Effekte auf Suizidalität unwirksam (Montgomery u. Montgomery 1982). Amitriptylin erwies sich nicht als zweifelsfrei wirksam; gelegentlich wurde über "paradoxe" Wirkungen mit Symptomverschlechterung berichtet (Soloff et al. 1989). Unter MAO-Hemmern wie Phenelzin oder Tranylcypromin hingegen wurde relativ konsistent eine Besserung gefunden (Cowdry u. Gardner 1988, Soloff et al. 1993). Zu SSRI liegen vorläufige positive Erfahrungen mit Fluoxetin aus einer Reihe von offenen Untersuchungen vor.

Zielsymptome für einen Einsatz von Antidepressiva sind depressive Stimmung, Angst- und Panikzustände sowie Zwangssymptome; insbesondere bei MAO-Hemmern sind es auch histrionische Persönlichkeitszüge, "atypische" depressive Symptome sowie Wut und Feindseligkeit.

Antidepressiva werden wie bei der Behandlung von Depressionen dosiert.

3 Neuroleptika

Es liegen placebokontrollierte Studien mit Thiothixen, Trifluoperazin, Haloperidol und Flupentixol für Patienten mit Borderline- und/oder schizotypischer Persönlichkeitsstörung vor. Mit Ausnahme einer Untersuchung, in der Haloperidol in einer Tagesdosis von 4 mg/Tag vermutlich zu niedrig dosiert wurde (Soloff et al. 1993), erwiesen sich Neuroleptika als wirksam (Montgomery u. Montgomery 1982, Goldberg et al. 1986, Cowdry u. Gardner 1988, Soloff et al. 1989). Zumeist wird eine niedrige bis mittelhohe Dosis eines hochpotenten Neuroleptikums empfohlen.

Zielsymptome stellen generalisiertes Mißtrauen, Beziehungsideen, Derealisations- und Depersonalisationserleben, Angst, Zwangssymptome, depressive Stimmung, affektive Instabilität, Impulsivität oder Suizidalität bzw. häufige Suizidversuche in der Anamnese dar. Interessanterweise bessern sich bei Borderline-Patienten gerade auch affektive Beschwerden wie depressive Stimmung oder emotionale Instabilität unter Neuroleptika.

Zu beachten ist, daß bei Patienten mit Persönlichkeitsstörungen offenbar gehäuft mit Nebenwirkungen und Therapieabbrüchen unter Neuroleptika zu rechnen ist. Hierbei stellt sich gerade bei diesen Patienten die Problematik der Aufklärung über Neuroleptika-Nebenwirkungen, insbesondere bei längerfristiger Neuroleptika-Gabe im Hinblick auf das Spätdyskinesie-Risiko.

4 Benzodiazepine

Für Patienten mit Borderline-Persönlichkeitsstörung liegt eine placebokontrollierte Prüfung zu Alprazolam vor, außerdem existieren ältere Untersuchungen zu Oxazepam und Chlordiazepoxid bei intermittierenden explosiven Störungen. Obwohl sich Alprazolam bei den Zielsymptomen Angst und phobischem Vermeidungsverhalten als wirksam erwies, kann es bei Borderline-Persönlichkeitsstörungen wegen einer möglichen Bahnung von impulsivem Kontrollverlust und des potentiell bestehenden Abhängigkeitsrisikos in der Regel nicht empfohlen werden (Tyrer 1988).

5 Lithium und Carbamazepin

Schon in den 70er Jahren wiesen Fallbeobachtungen bei Patienten mit Persönlichkeitsstörungen oder Schizophrenien auf eine Wirksamkeit von Lithium und Carbamazepin bei episodisch auftretender Aggressivität hin. Diese Befunde konnten durch kleine placebokontrollierte Studien, insbesondere mit Carbamazepin, gestützt werden (Neppe 1983, Luchins 1984, Cowdry u. Gardner 1988).

Zielsymptome für einen Einsatz von Carbamazepin bei Persönlichkeitsstörungen sind in erster Linie emotionale Instabilität, verbunden mit Impulsivität, episodischem Kontrollverlust und Aggressivität.

Die empfohlene Dosis liegt im selben Bereich wie zur rezidivprophylaktischen Behandlung von affektiven Psychosen (s. Kap. II).

XI Medikamente zur Behandlung von sexuellen Störungen

Unter den sexuellen Störungen werden *sexuelle Funktionsstörungen* und *Paraphilien* beschrieben (DSM-III-R).

Sexuelle Funktionsstörungen treten, soweit das psychiatrische Fachgebiet betroffen ist, isoliert, im Rahmen von psychiatrischen Erkrankungen und als Nebenwirkungen unter Psychopharmaka auf. Patienten mit primären sexuellen Funktionsstörungen, die also nicht durch Pharmaka bedingt sind, stellen ihre Probleme zunächst dem Allgemeinarzt, dem Urologen oder Andrologen bzw. Gynäkologen vor. Alle Patienten sollten zunächst einer umfassenden interdisziplinären Diagnostik zur Erkennung möglicher, relevanter organischer Faktoren unterzogen werden, die spezielle Therapiemaßnahmen auf urologischem, internistischem oder endokrinologischem Fachgebiet erfordern. Nach Ausschluß einer organischen Genese der Erektionsstörung stellen neben psychotherapeutischen Maßnahmen pharmakologische Behandlungsansätze einen zweiten Therapieschwerpunkt dar.

Als sehr effektive Methode zur Induktion einer Erektion hat sich die *intrakavernöse Injektion* von vasoaktiven Substanzen erwiesen (Schwellkörperautoinjektionstherapie, SKAT). Diese kann, nach entsprechender Aufklärung und Anleitung, von dem Patienten selbst zu Hause durchgeführt werden. Die derzeit am häufigsten eingesetzte Substanz ist *Papaverin*, alleine oder in Kombination mit Phentolamin. Durch direkte bzw. über Blockade von postsynaptischen α_1-Rezeptoren vermittelte glattmuskuläre Relaxation wird eine Erektion ausgelöst. Die minimal effektive Dosis, die eine ausreichende Rigidität bei minimalem Risiko von Nebenwirkungen bewirkt, muß individuell austitriert werden. In jüngster Zeit hat *Prostaglandin E_1* zunehmendes Interesse gefunden, das bei mindestens gleicher Wirksamkeit möglicherweise geringere Nebenwirkungen, insbesondere Priapismus und Fibrosen, aufweist.

Trotz der außer Zweifel stehenden Effektivität der Injektionsbehandlung, handelt es sich aufgrund der invasiven Natur und der möglichen Nebenwirkungen keinesfalls um eine ideale Behandlungsmethode. Deshalb wird weiterhin nach nichtinvasiven pharmakologischen Ansätzen gesucht. Einige wenige Studien deuten auf einen erektionsfördernden Effekt von lokal, d. h. transdermal oder intraurethral applizierten vasodilatorischen Substanzen hin. Vier weitere Substanzgruppen werden bei der Behandlung der erektilen Dysfunktion besonders diskutiert: α_2-Adrenozeptorantagonisten, Opiatantagonisten, Dopaminagonisten und Serotoninantagonisten.

Yohimbin (Yocon-Glenwood, "Yohimbin-Spiegel") ist ein seit langem bekanntes "Aphrodisiakum". Seit es vor einigen Jahren als α_2-Antagonist identifiziert wurde, ist das wissenschaftliche Interesse an dieser Substanz gestiegen. Mehrere Studien weisen auf eine erektionsfördernde Wirkung hin. Es handelt sich dabei am wahrscheinlichsten um einen zentralen Effekt, wobei die selektive Blockade von präsynaptischen α_2-Rezeptoren über eine vermehrte Noradrenalin-Freisetzung zu einem verstärkten zentralen sympathischen Ausstrom führt. Klinische Studien müssen den Nachweis der Wirksamkeit noch erbringen. Da *Opiatagonisten* die Sexualfunktion vermindern können, vermutete man von von *Opiatantagonisten* eine therapeutische Wirkung. In Pilot- und kleineren placebokontrollierten Studien gibt es Hinweise, daß Naltrexon (25–50 mg/Tag) tatsächlich einen therapeutischen Effekt haben könnte (Mendelson et al. 1979, Fabri et al. 1989, van Ahlen et al. 1994). Nur in sehr kleinen Studien wird über den positiven Effekt der Dopaminagonisten Apomorphin und Bromocriptin und über einige serotoninantagonistisch wirkende Substanzen berichtet.

Eine endokrinologische Therapie ist nur bei Vorliegen einer hormonalen Störung indiziert, z. B. die Testosteronsubstitution bei Hypogonadismus.

Als weitere Alternative zu pharmakologischen und psychotherapeutischen Maßnahmen gibt es noch die Möglichkeit der Anwendung externer Vakuumsysteme. Schließlich ist bei Versagen aller genannten Therapien die Implantation einer Penisprothese zu erwägen.

Sexuelle Funktionsstörungen treten häufig als *Nebenwirkung unter Psychopharmaka* auf. Vor allem wird dann über vermindertes sexuelles Verlangen bei beiden Geschlechtern bzw. eine anhaltende oder wiederkehrende Erektionsstörung (partiell oder vollständig) geklagt. Eine verzögerte Ejakulation stört zumeist junge Männer. Sexuelle Funktionsstörungen werden besonders unter höheren Dosen von Neuroleptika, TZA, manchmal auch unter Lithiumsalzen und unter Carbamazepin beobachtet. Da die Störungen häufig gerade unter TZA und Neuroleptika auftreten, wird die anticholinerge Komponente als Ursache für diese Nebenwirkung diskutiert. Die therapeutische Konsequenz liegt in einer Dosisreduktion oder in einem Umsetzen auf eine nichttrizyklische Substanz ohne anticholinerge Komponente. Auch sind sexuelle Funktionsstörungen unter MAOH und SSRI beschrieben worden, z. B. Anorgasmie oder Ejakulationsstörungen unter Fluoxetin. Es gibt erste positive Hinweise, daß die unter SSRI gelegentlich auftretende Ejakulationsverzögerung therapeutisch genutzt werden kann (Waldinger et al. 1994).

Priapismus ist eine seltene, aber dennoch sehr gravierende Nebenwirkung von Psychopharmaka. Unter allen α-adrenolytischen Substanzen kann es grundsätzlich zu dieser Komplikation kommen. Besonders häufig wird sie aber unter *Trazodon* beobachtet, so daß bei Verordnung dieses Antidepressivums der Patient auf die mögliche Komplikation immer hingewiesen werden muß.

Bei störendem bzw. pathologischem hypersexuellem Verhalten, zumeist im Rahmen einer *Paraphilie*, kann beim Mann *Cyproteronazetat* (Androcur) verordnet werden. Cyproteronazetat ist ein Steroidhormon mit antiandrogener, gestagener und antigonadotroper Wirkung und hemmt die Wirkung der Androgene kompetitiv, indem es Testosteron bzw. dessen intrazellulär wirksamen Metaboliten Dihydrotestosteron von den zytoplasmatischen Rezeptorproteinen der Erfolgsorgane sowohl in der Peripherie als auch im Gehirn verdrängt. Bei Männern kommt es nach Gabe von Cyproteronazetat zu einer Verminderung des Sexualtriebes, zu einer Verringerung des Ejakulatvolumens und zu einer Hemmung der Spermiogenese. Cyproteronazetat sollte nur im Rahmen einer psychiatrischen Therapie verordnet werden. Bei der Behandlung einer Paraphilie ist zu berücksichtigen, daß Cyproteronazetat zwar die sexuelle Triebstärke dämpfen kann, die abweichende Triebrichtung aber nur in Ausnahmefällen beeinflußt. Diese Wirkungsweise führt häufig zu erheblichen Problemen, so daß die Patienten gleichzeitig psychotherapeutisch behandelt werden müssen. Die Behandlung muß über Jahre hinweg durchgeführt werden und ist nur dann zu befürworten, wenn der Patient von sich aus zu einer solchen Therapie bereit ist. Da sich unter Cyproteronazetat der Hormonstatus verändert, sollte die Verordnung in Zusammenarbeit mit einem Andrologen durchgeführt werden, der auch die Dosisverschreibungen und die Routinekontrollen veranlaßt. Die sorgfältige internistische bzw. andrologische Kontrolle ist auch deswegen notwendig, weil unter dem Präparat eine Vielzahl Kontraindikationen zu beachten ist. Unwirksam ist Cyproteronazetat i. allg. bei psychotischen Patienten mit wahnhaft übersteigerten sexuellen Erlebnissen.

XII Psychopharmaka in Schwangerschaft und Stillzeit

1 Allgemeine Gesichtspunkte

Die medikamentöse Behandlung von psychischen Störungen in Schwangerschaft und Stillzeit stellt eine Gratwanderung zwischen klinischen Erfordernissen und den besonderen Risiken für Embryo bzw. Fetus und Neugeborenes dar. Ethische Erwägungen verbieten die Durchführung kontrollierter Studien. Die Notwendigkeit der Auseinandersetzung mit diesem Thema ergibt sich einerseits aus der relativ hohen Inzidenz psychischer Störungen in der Schwangerschaft und vor allem im Wochenbett, andererseits aus der großen Zahl von Müttern, die Psychopharmaka in diesen vulnerablen Phasen der kindlichen Entwicklung einnehmen.

Prinzipiell sollte eine Behandlung mit Psychopharmaka – insbesondere im ersten Trimenon der Schwangerschaft – nur durchgeführt werden, wenn das mit der psychischen Störung assoziierte Risiko für Mutter und Fetus das mit einer medikamentösen Behandlung verbundene Risiko überwiegt. Eine solche Risikoabschätzung kann den Kliniker vor größte Probleme stellen. In die Entscheidungsfindung müssen daher immer Patientin (soweit möglich) und Partner einbezogen werden, auch ein Gynäkologe sollte zu Rate gezogen werden. Ergebnisse von Aufklärungsgesprächen müssen detailliert dokumentiert werden.

Eine in der Schwangerschaft durchgeführte medikamentöse Therapie birgt folgende Risiken (Cohen et al. 1991):

1. Teratogenität,
2. Induktion langfristiger Verhaltens- und Entwicklungsstörungen zu induzieren,
3. direkte toxische Wirkungen auf den Fetus,
4. ungünstige Einflüsse auf den Geburtsprozeß und
5. mit dem Stillen verbundene Risiken.

Die mit der psychischen Krankheit assoziierten Risiken zeigen sich beispielsweise bei depressiven Schwangeren, die nicht mehr ausreichend um ihr körperliches Wohl besorgt und im ungünstigsten Fall von Suizidalität bedroht sind. Bei manischen Patientinnen stellt impulsives, potentiell selbst- oder fremdgefährdendes Verhalten das größte Risiko für Schwangere und Fetus dar. Völlig ungeklärt sind die Auswirkungen der neuroendokrinologischen Veränderungen, wie sie bei den verschiedensten psychischen Störungen beobachtet werden, oder von unbehandelten Angsterkrankungen (z. B. Agoraphobie mit hochfrequenten Panikattacken), auf den Fetus. Darüber hinaus müssen bei unbehandelten affektiven und schizophrenen Psychosen sowie bei schweren Angsterkrankungen und Persönlichkeitsstörungen auch negative Auswirkungen auf die Entwicklung der Mutter-Kind-Beziehung mit nachfolgenden Entwicklungs- und Verhaltensstörungen beim Kind befürchtet werden.

Die meisten Psychopharmaka gehen – in sehr unterschiedlichem Ausmaß – in die Muttermilch über (Ananth 1978). Der Umfang der Wirkungen auf den Säugling wird dabei einerseits von der verabreichten Substanzklasse und deren spezifischen zentralnervösen Wirkungen, andererseits vom Metabolismus nicht nur der Mutter, sondern auch des Säuglings, bestimmt. Da der Metabolismus einer Substanz im Organismus des Säuglings im Einzelfall stark verlangsamt sein kann, sind Angaben über Konzentrationen eines Psychopharmakons in der Muttermilch nur sehr bedingt aussagekräftig. Darüber hinaus kann der Anteil des freien, nicht proteingebundenen Pharmakons im kindlichen Organismus deutlich höher liegen als im mütterlichen. Da die Auswirkungen einer längerfristigen Exposition mit zentralnervös wirksamen Substanzen auf das sich entwickelnde Gehirn kaum erforscht sind und Verhaltens- und Entwicklungsstörungen nicht ausgeschlossen werden können, wird meist generell vom Stillen unter Psychopharmaka abgeraten (Cohen et al. 1991).

2 Antidepressiva

Obwohl ein eindeutiges teratogenes Risiko für die verfügbaren Antidepressiva nicht nachgewiesen wurde, sollte auf deren Einnahme insbesondere im ersten Trimenon verzichtet werden. Es ist nicht auszuschließen, daß die pränatale Antidepressiva-Exposition langfristige Auswirkungen auf Entwicklung und Verhalten hat (Vorhees et al. 1979). Bei Vorliegen schwerer depressiver Syndrome oder Angsterkrankungen mit vegetativen Symptomen, die den Fetus beeinflussen könnten (z. B. Appetitverlust, Gewichtsverlust), oder bei Suizidalität sollte aber auf Antidepressiva zurückgegriffen werden.

Wenn dann auf eine medikamentöse antidepressive Therapie nicht verzichtet werden kann, sollte ein TZA gewählt werden, da mit diesen Substanzen die größten Erfahrungen vorliegen (Idanpaan-Heikkila u. Saxen 1973). Substanzen mit geringeren anticholinergen Nebenwirkungen (z. B. Desipramin, Nortriptylin) sollte der Vorzug vor stark anticholinergen Präparaten (Amitriptylin, Imipramin) gegeben werden. Die Plasmaspiegel sind regelmäßig zu kontrollieren. Es ist die niedrigste noch wirksame Dosis zu wählen.

In einer neuen prospektiven Studie mit 128 Schwangeren, die im ersten Trimenon der Schwangerschaft Fluoxetin eingenommen hatten, fand sich in der mit Fluoxetin behandelten Gruppe keine höhere Rate an Fehlbildungen als in zwei Vergleichsgruppen, die entweder keine Medikamente oder TZA eingenommen hatten (Pastuszak et al. 1993). In beiden mit Antidepressiva behandelten Patientinnengruppen kamen jedoch tendenziell mehr Fehlgeburten vor. Zusammenhänge mit der Psychopathologie lassen sich jedoch nicht ausschließen. Bei Frauen, die schwanger werden wollen, ist die lange Eliminationshalbwertszeit von Fluoxetin und insbesondere seines Metaboliten Norfluoxetin zu berücksichtigen. Noch Wochen nach Absetzen des Präparates ist Norfluoxetin im Patienten nachweisbar, was bei einer geplanten Konzeption zu beachten ist. Auch ein Fall von Fluoxetin-Intoxikation mit zentralnervösen Symptomen und Tachykardie bei einem Neugeborenen ist berichtet worden (Spencer 1993). Die Plasmaspiegel lagen im Bereich der bei Erwachsenen gemessenen Werte. Nach 4 Tagen waren keine Intoxikationszeichen mehr nachweisbar. Es sind jedoch auch bei Neugeborenen, deren Mütter mit TZA behandelt worden waren, Nebenwirkungen wie z. B. Harnverhalt vorgekommen.

In Einzelfällen, z. B. bei therapieresistenter Depression oder bei schwerer psychotischer Depression mit Suizidalität, bei der eine abwartende Haltung nicht mehr gerechtfertigt erscheint, muß auch eine Elektrokrampfbehandlung erwogen werden. Die Sicherheit dieser Methode für Schwangere und Fetus wird als hoch erachtet (Wise et al. 1984), wenn erweiterte Vorsichtsmaßnahmen getroffen werden (Remick u. Maurice 1978).

Obwohl TZA und MAOH nur in geringem Umfang in die Muttermilch übertreten (Ananth 1978), sollten Kinder von mit Antidepressiva behandelten Müttern im Regelfall nicht gestillt werden.

3 Lithium

Tierexperimentelle Berichte über lithiuminduzierte Mißbildungen führten 1968 zur Einführung des sogenannten Lithiumbaby-Registers. Bei Schließung des Registers 1979 hatten sich bei 11% der Neugeborenen, die während des ersten Trimenons der Schwangerschaft lithiumexponiert gewesen waren, sichtbare Mißbildungen gefunden (Normalpopulation 2–3%), wobei allerdings zu berücksichtigen ist, daß mißgebildete Neugeborene durch die zu erwartende höhere Meldefrequenz wahrscheinlich überrepräsentiert sind. Von den 25 fehlgebildeten Neugeborenen litten 18 unter Fehlbildungen von Herz und großen Gefäßen, darunter 6 unter der sonst sehr seltenen Ebstein-Anomalie (Hypoplasie des rechten Ventrikels, offener Ductus arteriosus, Trikuspidalinsuffizienz). Hieraus wurde für Neugeborene, die mindestens während des ersten Schwangerschafts-Trimenons lithiumexponiert gewesen waren, ein gegenüber einer Normalpopulation auf das 20fache erhöhtes Risiko für eine Ebstein-Anomalie berechnet (Elia et al. 1987). In mehreren neueren Untersuchungen (z. B. (Zalzstein et al. 1990), darunter auch die bisher einzige prospektive Studie (Jacobson et al. 1992), konnte kein sicherer Zusammenhang zwischen einer Lithium-Exposition in der Schwangerschaft und einer erhöhten Rate – insbesondere an kardialen – Fehlbildungen gefunden werden. Allerdings waren die lithiumexponierten Neugeborenen bei gleicher mittlerer Schwangerschaftsdauer signifikant schwerer als die Neugeborenen der Kontrollgruppe.

1976 wurden 60 der im Lithiumbaby-Register geführten, nicht fehlgebildeten Kinder, die mindestens 5 Jahre alt waren, auf Entwicklungsschäden untersucht. Dabei fanden sich keine signifikanten Unterschiede zu ihren während der Schwangerschaft nicht lithiumexponierten Geschwistern (Schou 1976).

Eine 1994 durchgeführte Meta-Analyse der bis dahin durchgeführten Studien kommt zu dem Schluß, daß das Risiko, durch die Behandlung von Schwangeren mit Lithium im ersten Trimenon eine Fehlbildung – insbesondere eine Ebstein-Anomalie – auszulösen, sehr viel geringer ist, als ursprünglich, aufgrund der in den 70er Jahren durchgeführten retrospektiven Studien, angenommen worden war (Cohen et al. 1994). Insgesamt wird daher heute eine evtl. vorhandene Beziehung zwischen pränataler Lithium-Exposition und Ebstein-Anomalie als nicht gesichert angesehen (Schou 1990). Aufgrund der neuen Risikobewertung wird von einzelnen Autoren zu einem veränderten Umgang mit schwangeren Patientinnen mit (bipolarer) affektiver Psychose geraten (Cohen et al. 1994).

Grundsätzlich gilt, daß Frauen, die Lithium einnehmen, kontrazeptive Maßnahmen ergreifen müssen. Eine geplante Schwangerschaft erfordert die intensive Zusammenarbeit von Patientin, Partner, Gynäkologe und Psychiater. Die Entscheidung, ob nach Eintritt einer Schwangerschaft eine Lithiumbehandlung weitergeführt bzw. begonnen wird oder ob während der Schwangerschaft auf eine Behandlung mit Lithium verzichtet bzw. auf eine therapeutische Alternative umgestellt wird, muß vom bisherigen klinischen Verlauf abhängig gemacht werden. Das Risiko, durch Lithium eine Fehlbildung zu induzieren, ist gegen das Risiko einer Dekompensation der affektiven Psychose (z. B. schwere Manie mit Verlust der Impulskontrolle) abzuwägen. Ergebnisse von Aufklärungsgesprächen mit Patientin und Partner müssen sorgfältig dokumentiert werden. Generell sollte immer versucht werden, zumindest im ersten Trimenon der Schwangerschaft auf eine Behandlung mit Lithium zu verzichten. Dabei wird eine Latenz von 2 Wochen zwischen Absetzen von Lithium und Konzeption als ausreichend erachtet (Schou 1991). Jede Schwangerschaft, bei der es zu einer Lithium-Exposition des Fetus kommt, sollte sonographisch und echokardiographisch kontrolliert werden. Kommt es unter einer Lithiumbehandlung zu einer nicht geplanten Schwangerschaft, sollte, wann immer es die klinischen Umstände zulassen, Lithium sofort abgesetzt werden. Dabei muß allerdings das stark erhöhte Rückfallrisiko bei abruptem Absetzen einer Lithiummmedikation berücksichtigt werden. Bei dringender Indikation zu einer Lithiumbehandlung kann diese, mit geringerem teratogenem Risiko, auch in der 2. Schwangerschaftshälfte wieder begonnen werden. Lithium sollte dann in mehreren Tagesdosen verabreicht werden; der Serumspiegel sollte im niedrigsten noch tolerablen Bereich liegen.

Da während der Schwangerschaft die glomeruläre Filtrationsrate und das extrazelluläre Flüssigkeitsvolumen erheblich ansteigen, ist die Lithiumclearance entsprechend erhöht. Bei gleicher Lithiumdosis sinkt der Lithiumserumspiegel, was meist die Dosiserhöhung erforderlich macht. Während der Schwangerschaft ist daher der Lithiumserumspiegel engmaschig, evtl. sogar wöchentlich, zu kontrollieren, insbesondere dann, wenn zusätzlich die Gabe weiterer Medikamente (z. B. Diuretika) erforderlich ist. Da es unmittelbar postpartal durch eine Rückkehr der glomerulären Filtrationsrate auf normale Werte zu einem raschen Anstieg des Lithiumserumspiegels kommen kann, droht nun eine Lithiumintoxikation. Es wurde daher empfohlen, die Lithiumdosis in den letzten Tagen vor dem errechneten Geburtstermin um 50% zu reduzieren, wenn nicht sogar das vorübergehende Absetzen der Medikation möglich ist. Es sollte dann innerhalb weniger Tage nach der Geburt wieder mit der Lithiumprophylaxe – in angepaßter Dosierung – begonnen werden. Da bei Frauen mit anamnestisch bekannter affektiver oder Wochenbettspsychose das Risiko für das erneute Auftreten einer Wochenbettpsychose mindestens 100fach erhöht ist (Kendell et al. 1987), wurde empfohlen, sämtliche Frauen mit affektiven Psychosen in der Anamnese spätestens unmittelbar nach der Geburt auf Lithium einzustellen (Stewart et al. 1991, Austin 1992).

Bereits Lithiumserumspiegel von 1,0 mmol/l können zu erheblichen Beeinträchtigungen des Neugeborenen führen (Herzrhythmusstörungen, EKG-Veränderungen, nephrogener Diabetes insipidus, Struma); auch "floppy babies" wurden beschrieben. Diese Veränderungen sind meist reversibel. Eine Lithiumintoxikation der Mutter kann allerdings zu irreversiblen Schäden führen (Müller-Oerlinghausen 1986). Einer neueren Studie zufolge besteht bei mit Lithium behandelten, an einer bipolaren Psychose erkrankten Frauen ein erhöhtes Frühgeburtsrisiko (Troyer et al. 1993); in enger Zusammenarbeit mit dem Gynäkologen ist daher auf vorzeitige Wehentätigkeit zu achten.

Lithium geht in die Muttermilch über. Die Lithiumserumspiegel beim gestillten Säugling liegen zwischen 10 und 50% der bei der Mutter gemessenen Spiegel; im Einzelfall können sie deutlich höher liegen. Welche Auswirkungen derartige Lithiumserumspiegel im kindlichen Organismus haben, ist unbekannt. Lithiumbehandelten Müttern wird daher geraten, nicht zu stillen.

Carbamazepin und Valproinsäure stellen aufgrund ihres teratogenen Potentials (s. unten) bei (bipolaren) affektiven Psychosen in der Schwangerschaft in der Regel keine therapeutischen Alternativen zum Lithium dar. Im Falle einer unipolaren Manie wurde niedrigdosiertes Haloperidol als Alternative zu Lithium empfohlen (van Gent u. Nabarro 1987); zur Anwendung von Neuroleptika zur Behandlung und Prophylaxe affektiver Psychosen in der Schwangerschaft existieren bisher jedoch lediglich Einzelfallberichte.

4 Antikonvulsiva

Carbamazepin und Valproinsäure müssen beim derzeitigen Kenntnisstand, zumindest bei Einnahme im ersten Trimenon der Schwangerschaft, als teratogen betrachtet werden. Ihre Anwendung sollte daher, wenn irgendwie möglich, vermieden werden. Sollte selten einmal die Behandlung mit einem Antikonvulsivum in der Schwangerschaft notwendig sein, z. B. bei sonst nicht beherrschbarem rapid cycling, so sollte nach Möglichkeit eine Monotherapie mit der niedrigsten noch wirksamen Dosis versucht werden. Die Substanzen sollten unter strenger Überwachung des Plasmaspiegels in mehreren kleineren Einzeldosen gegeben werden.

Intoxikationen müssen unbedingt vermieden werden, da hierdurch das Fehlbildungsrisiko möglicherweise stark erhöht wird (Little et al. 1993). Da beide Substanzen das Risiko für Fehlbildungen des Neuralrohres erhöhen sollen, sind neben Ultraschalluntersuchungen auch Kontrollen des α-Fetoproteins (α-FP) anzuraten.

Verläßliche Zahlen zur Häufigkeit von Fehlbildungen nach pränataler Antikonvulsiva-Exposition bei psychiatrischen Patientinnen liegen nicht vor; Studien hierzu wurden bisher lediglich bei an Epilepsie leidenden Frauen durchgeführt. Inwieweit die Epilepsie selbst das Fehlbildungsrisiko beeinflußt, ist unklar. In einer großen prospektiven Studie fanden sich bei den Kindern, die intrauterin carbamazepinexponiert gewesen waren, Fehlbildungen und Entwicklungsstörungen in einem hohen Prozentsatz (Entwicklungsverzögerungen in 20%, kraniofaziale Anomalien in 11%, Fingernagel-Hypoplasie in 26%) (Jones et al. 1989). Außerdem soll bei pränataler Carbamazepin-Exposition das Risiko einer Spina bifida erhöht sein. Dies gilt auch für Valproinsäure (Lindhout u. Omtzigt 1992). Beide Substanzen sollen auch das Risiko für eine Hypospadie erhöhen. Die bilaterale Radius-Aplasie ist eine seltene, aber spezifische Komplikation der pränatalen Valproinsäure-Exposition. Über eine mögliche Erhöhung des Fehlbildungsrisikos unter Valproinsäure durch die Komedikation mit Benzodiazepinen ist berichtet worden (Laegreid et al. 1993).

5 Neuroleptika

Obwohl in Einzelfällen von Extremitätendeformitäten bei pränatal haloperidolexponierten Neugeborenen berichtet wurde, konnte in mehreren großen, auch prospektiven Studien eine Zunahme der Zahl von Fehlbildungen nach Neuroleptika-Exposition im ersten Trimenon der Schwangerschaft nicht eindeutig nachgewiesen werden (z.B. Milkowich u. van den Berg 1976). Für Prochlorperazin wurde allerdings ein Trend zu erhöhten Fehlbildungsraten gefunden (5,4% gegenüber 3,2% in der Kontrollgruppe) (Edlund u. Craig 1984). In einer retrospektiven Studie wurden erhöhte Fehlbildungsraten auch bei Neugeborenen, die pränatal Phenothiazinen mit aliphatischer Seitenkette exponiert gewesen waren, beobachtet (Rumeau-Rouguette et al. 1977). Viele der heute gebräuchlichen Neuroleptika wurden jedoch nie systematisch untersucht; so liegen beispielsweise über die Anwendung von Clozapin in der Schwangerschaft nur Einzelfallberichte vor; bisher sind clozapininduzierte Fehlbildungen nicht bekanntgeworden (Waldman u. Safferman 1993).

Bei Neugeborenen, deren Mütter perinatal Neuroleptika erhalten, muß mit extrapyramidalmotorischen Nebenwirkungen gerechnet werden. Diese sollen in Einzelfällen bis zu 6 Monate anhalten (Levy u. Wisniewski 1974). Auch die Sensitivität für die anticholinergen Nebenwirkungen der Neuroleptika ist beim Neugeborenen möglicherweise erhöht, weshalb nach Möglichkeit auf wenig anticholinerge Substanzen zurückgegriffen werden sollte.

Langfristige Auswirkungen einer pränatalen Neuroleptika-Exposition sind bisher kaum untersucht worden, die Ergebnisse der wenigen durchgeführten Studien sind widersprüchlich (Spear et al 1980, Platt et al. 1988).

Generell gilt auch für die Behandlung mit Neuroleptika in der Schwangerschaft, daß auf deren Anwendung insbesondere im ersten Trimenon verzichtet werden sollte. Muß eine Behandlung mit Neuroleptika durchgeführt werden, so sollten diese nach Möglichkeit 10–14 Tage vor dem erwarteten Geburtstermin abgesetzt werden, zumindest jedoch sollte ein Versuch der Dosisreduktion gemacht werden, um das Risiko extrapyramidalmotorischer Nebenwirkungen beim Neugeborenen zu verringern.

Obwohl Neuroleptika nur in geringem Umfang in die Muttermilch übergehen und wesentliche – insbesondere extrapyramidalmotorische – Nebenwirkungen bei Kindern stillender Mütter nicht bekannt geworden sind (Ananth 1978), muß im Einzelfall doch mit nicht kalkulierbaren Auswirkungen der neuroleptischen Behandlung der Mutter beim Säugling gerechnet werden. Müttern, die unbedingt der Behandlung mit Neuroleptika bedürfen, ist daher im Regelfall vom Stillen abzuraten.

6 Benzodiazepine

Die breiteste Datenbasis hinsichtlich des teratogenen Potentials von Benzodiazepinen existiert für Diazepam, mit Einschränkungen für Oxazepam. Clonazepam ist bei schwangeren Patientinnen mit Epilepsie relativ gut untersucht. Über die anderen Benzodiazepine, insbesondere die neueren Substanzen wie Lorazepam und Alprazolam, gibt es keine systematischen Berichte

Nachdem in ersten retrospektiven Studien ein Zusammenhang zwischen gehäuftem Auftreten von Gesichtsspalten und Einnahme von Diazepam im ersten Trimenon der Schwangerschaft gefunden worden war, konnte dieser Befund in späteren prospektiven Studien nicht bestätigt werden (Rosenberg et al. 1983). Auch über gehäufte kraniofaziale Anomalien und psychomotorische Entwicklungsverzögerungen nach pränataler Benzodiazepin-Exposition wurde wiederholt berichtet (Laegreid et al. 1992). Eine neuere große epidemiologische Studie konnte zwar einen Zusammenhang zwischen gehäuften Fehlbildungen und Einnahme hoher Benzodiazepin-Dosen nachweisen, die Mütter der betroffenen Kinder hatten während der Schwangerschaft jedoch meist zusätzlich Alkohol- und anderen Substanzmißbrauch betrieben (Bergman et al. 1992).

Verläufe von Angsterkrankungen während der Schwangerschaft sind sehr variabel. Sowohl das völlige Sistieren von Panikattacken als auch Symptomzunahmen sind berichtet worden (George et al. 1987). Angsterkrankungen können jedoch auch neu auftreten. Wenn möglich, sollten Patientinnen, die regelmäßig ein Benzodiazepin einnehmen und schwanger werden wollen, dieses langsam ausschleichend absetzen (Richtlinien s. S. 307). Bei Frauen, die unter einer Benzodiazepin-Medikation schwanger werden, ist – abhängig von der Dosis und dem Zeitraum, über die die Substanz bereits eingenommen wurde – das Risiko von Absetzeffekten gegen das Fehlbildungsrisiko abzuwägen. Die Umstellung auf eine nicht weniger problematische Antidepressiva-Therapie wird nur in Einzelfällen in Frage kommen. Auch die Umstellung auf das hinsichtlich seines teratogenen Potentials als relativ sicher geltende Clonazepam ist empfohlen worden (Cohen et al. 1991).

Bei Neugeborenen von Müttern, die gegen Ende der Schwangerschaft oder unter der Geburt Benzodiazepine erhielten, kann es zum *Floppy-infant-Syndrom* mit Muskelhypotonie, Hypothermie, Ateminsuffizienz und Ernährungsstörungen kommen. Auch Entzugssyndrome kommen beim Neugeborenen nach längerer Benzodiazepin-Einnahme durch die Mutter vor.

Müttern, die Benzodiazepine einnehmen müssen, sollte vom Stillen abgeraten werden, da aufrund der nicht ausgereiften Metabolisierungskapazitäten beim Säugling mit ausgeprägten Benzodiazepin-Wirkungen (Sedierung, Lethargie, Trinkschwierigkeiten) gerechnet werden muß (Ananth 1978).

XIII Psychopharmaka und Fahrtauglichkeit

Die Eignung zum Führen von Kraftfahrzeugen kann einerseits durch die psychische Störung selbst, andererseits durch eine zu ihrer Behandlung eingeleitete Psychopharmakotherapie eingeschränkt bzw. ausgeschlossen sein. Besonders in der Anfangsphase einer Psychopharmakotherapie kann die Fahrtüchtigkeit herabgesetzt sein. Vorsicht ist bei der Anwendung von sedierenden Pharmaka, den Benzodiazepinen, den sedierenden Antidepressiva (z. B Amitriptylin) und den sedierenden Neuroleptika (z. B. Levomepromazin), geboten. Somit wird in der Einstellungsphase mit diesen Psychopharmaka die Fahrtauglichkeit in der Regel verneint. Es wird dann in Abhängigkeit vom Genesungszustand des Patienten über die Fahrtüchtigkeit entschieden werden. Demgegenüber wird eine stabile Erhaltungstherapie meistens die Eignung zum Führen von Kraftfahrzeugen *nicht* beeinflussen. Der Patient muß aber in jedem Fall über eine mögliche Beeinträchtigung der Fahrtüchtigkeit durch eine Psychopharmakatherapie und deren Interaktion mit anderen Pharmaka und besonders auch mit Alkohol sorgfältig aufgeklärt werden. Es empfiehlt sich, die Aufklärungsgespräche zu dokumentieren.

Das Gutachten "Krankheit und Kraftverkehr" des Bundesverkehrsministeriums (1992) gibt folgende Leitsätze heraus, nach denen bei Patienten mit schizophrenen oder affektiven Störungen die Beurteilung der Eignung zum Führen von Kraftfahrzeugen – unabhängig von einer durchgeführten Psychopharmakotherapie – zu erfolgen habe:

"Die Eignung zum Führen von Kraftfahrzeugen . . . kann nach einer ersten entsprechend schweren psychotischen Episode in der Regel wieder angenommen werden, wenn sich 6 Monate nach Abklingen der akuten Symptomatik keine das Realitätsurteil erheblich beeinträchtigenden Störungen mehr nachweisen lassen. Die Begutachtung durch einen Arzt für Psychiatrie ist erforderlich. Besonders günstige Umstände (als ein Beispiel sei die unipolar verlaufende erste depressive Phase genannt) rechtfertigen nach psychiatrischer Begutachtung . . . früher als 6 Monate nach Abklingen der akuten Krankheitserscheinungen eine positive Beurteilung."

"Ist innerhalb von 10 Jahren eine erneute entsprechend schwere psychotische Episode aufgetreten, so ist vor einer positiven Beurteilung der Eignung je nach den Umständen eine längere Zeit (in der Regel 3 bis 5 Jahre) abzuwarten. Auch hier erlauben besonders günstige Umstände eine positive Beurteilung nach kürzerer Zeit."

"Eine Wiedererkrankung nach 10 oder mehr Jahren ist als Neuerkrankung anzusehen und dementsprechend zu beurteilen."

Zur Frage der Einschränkung der Eignung zum Führen von Kraftfahrzeugen durch eine Psychopharmakotherapie gibt das Gutachten folgende Hinweise:

"Die Beurteilung der Kraftfahreignung im Zusammenhang mit der Arzneimittelbehandlung muß in jedem Falle sehr differenziert gesehen werden. Vor allem ist zu beachten, daß eine ganze Reihe Erkrankungen, die von sich aus die Eignung zum Führen von Kraftfahrzeugen ausschließen können, durch Arzneimittelbehandlung so weit gebessert oder sogar geheilt werden, daß erst durch die Behandlung die Voraussetzungen zum Führen von Kraftfahrzeugen wieder erreicht werden können. Entscheidend für die Beurteilung ist aber, ob eine Arzneimitteltherapie, insbesondere auch die Dauertherapie, zu schweren und für das Führen von Kraftfahrzeugen wesentlichen Beeinträchtigungen der psychophysischen Leistungssysteme führt. ..."

"Bei der Behandlung mit Psychopharmaka sind einerseits deren stabilisierende Wirkung, andererseits die mögliche Beeinträchtigung psychischer Funktionen zu beachten. Langzeitbehandlung schließt die positive Beurteilung nicht aus. Die Begutachtungen können nur durch einen Arzt für Psychiatrie erfolgen. Bei Fahrerlaubnisinhabern und -bewerbern, die mit Arzneimitteln behandelt werden, darf keine zentralnervöse Nebenwirkung dieser Mittel erkennbar sein. ..."

Für die Praxis ergäbe sich aus diesem Gutachten die Konsequenz, daß bei jeder *schwereren* Episode einer affektiven oder schizophrenen Psychose – unabhängig von einer durchgeführten Psychopharmakotherapie – mindestens für einen Zeitraum von mehreren Monaten von einer Fahruntüchtigkeit auszugehen wäre. Den Arzt und den Patienten würde eine Einengung der im Gutachten "Krankheit und Verkehr" formulierten Leitsätze oft vor große Probleme stellen. Eine zu enge Auslegung steht der raschen sozialen und beruflichen Wiedereingliederung des Patienten, die das Führen von Kraftfahrzeugen manchmal unumgänglich macht, entgegen.

XIV Pharmakotherapie psychiatrischer Akutsituationen

1 Allgemeine Gesichtspunkte

Die Einführung der Psychopharmaka hat die Voraussetzungen dafür geschaffen, daß heute nicht nur der Psychiater, sondern jeder Arzt in der Lage sein sollte, psychiatrische Akutsituationen zu beherrschen. Das ist v. a. deswegen vorteilhaft, weil es oft nicht die psychiatrischen Kliniken, sondern die Allgemeinkrankenhäuser und die ärztlichen Praxen sind, in denen schnelles therapeutisches Handeln in psychiatrischen Akutsituationen gefordert wird. Ist es in dieser Hinsicht durch die Anwendungsmöglichkeiten der Psychopharmaka zu einer beachtlichen Ausweitung akuter psychiatrischer Maßnahmen gekommen, so darf nicht übersehen werden, daß die Anwendung von Psychopharmaka auch bisher unbekannte Therapierisiken in sich birgt, die nun wiederum für sich zur Ursache oder zumindest zum ausschlaggebenden syndromgenetischen Faktor bei der Manifestation psychiatrischer Akutsituationen werden können. Bei der sehr großen Verbreitung von Psychopharmaka muß daher bei allen psychiatrischen Akutsituationen vor Einleitung jeglicher therapeutischer Maßnahmen immer zuerst überprüft werden, ob für die Manifestation der jeweiligen Akutsituation womöglich Pharmaka selbst syndromgenetisch wirksam waren.

Weiterhin ist zu berücksichtigen, daß die Wirkung von Psychopharmaka *nicht ursachengerichtet*, sondern *syndromgerichtet* ist. Das gilt einerseits bei der langfristigen Anwendung von Psychopharmaka zur Behandlung von Psychosen; doch weitgehend gilt das andererseits auch bei der vergleichsweise kurzfristigen Anwendung von Psychopharmaka zur Kupierung psychiatrischer Akutsituationen. Wegen dieser syndromgerichteten Wirkungsweise der Psychopharmaka werden in diesem Kapitel zuerst die Syndrome dargestellt, die als psychiatrische Akutsituationen zu betrachten sind. Die *Ursachen* dieser verschiedenen Syndrome werden erst in zweiter Linie berücksichtigt. Am Schluß dieses Kapitels werden dann die psychiatrischen Akutsituationen geschildert, die *durch*

Psychopharmaka selbst hervorgerufen werden. In diesem Abschnitt rückt dann natürlich der Ursachenaspekt in den Vordergrund.

2 Psychomotorische Erregungszustände

Für die möglichst rasche Beeinflussung psychomotorischer Erregtheit hat sich als Therapieprinzip die Anwendung der initial sehr stark dämpfenden Neuroleptika bewährt. In dieser Hinsicht ist z.B. *Levomepromazin* sehr wirksam. Zu Beginn einer Notfalltherapie kann Levomepromazin i.m. verabreicht werden. Als Dosis für die erste Injektion empfehlen sich bei älteren Patienten 25 mg, sonst 50 mg. Diese Injektionen können im Abstand von 30 min 2- bis 3mal wiederholt werden. In den ersten 24 h sollte die Dosis von 200 mg Levomepromazin nicht überschritten werden. Levomepromazin ist auch oral applizierbar, sollte dann aber um etwa 50% höher dosiert werden, weil nur dann durch die Tabletten oder Tropfen eine der Injektion entsprechende Wirkung erzielt werden kann. Nach Verabreichung von Levomepromazin – insbesondere nach parenteraler Applikation – muß auf Hypotonie, Tachykardie, Kollapsneigung und Dyspnoe geachtet werden. Die intramuskulären Injektionen können schmerzhafte Infiltrationen hinterlassen. Zur Dämpfung von Erregungszuständen bei geriatrischen Patienten, bei Patienten mit organisch bedingten Hirnerkrankungen und bei Patienten, bei denen eine besondere Gefährdung durch Kreislaufkomplikationen besteht, hat sich *Haloperidol* gut bewährt. Haloperidol hat nur eine geringe Wirkung auf den Kreislauf. Wenn Erregungszustände eine deutlich *angsthafte* Färbung haben, ist *Diazepam* indiziert. Zu Beginn können 10 mg Diazepam auch langsam i.v. injiziert werden (zur Pharmakokinetik der unterschiedlichen Applikationsweisen s. S. 310 und 294 f.); diese Dosis kann 1- bis 2mal im Abstand von 30 min wiederholt werden. In den ersten 24 h sollten 40–60 mg i.v. nur in Ausnahmefällen überschritten werden. Bei oraler Gabe wird mit 10 mg Diazepam begonnen; die Maximaldosis liegt bei oraler Applikation unter stationärer Kontrolle bei 60–80 mg täglich. Bei sehr starker ängstlicher Erregung ist wegen des schnelleren Wirkungseintritts die langsame i.v.-Injektion vorzuziehen; dabei muß auf Kreislaufnebenwirkungen (Hypotonie) und drohende Atemdepression geachtet werden (s. Gefahren unter i.v.-Applikation von Benzodiazepinen S. 302).

Wenn es bei rauschmittelabhängigen Patienten zu angsthaften Erregungszuständen ("*Horrortrip*") kommt, sind diese durch Diazepam am besten zu beherrschen. Bei *Panikattacken* (s. S. 298) hilft im Anfall auch Diazepam.

Handelt es sich um *Erregungszustände im Zusammenhang mit Alkohol- oder Schlafmittelintoxikationen*, so muß man mit der Anwendung von dämpfend wirkenden Pharmaka äußerst zurückhaltend sein. Wenn dämpfend wirkende Neuroleptika zur Anwendung kommen, dürfen nur niedrige Dosierungen gewählt werden. Diazepam ist bei Erregungszuständen im Rahmen von Alkohol- und Schlafmittelintoxikationen kontraindiziert. Bei diesen Zustandsbildern und ebenso bei Erregungszuständen nach Rauschmittelgenuß ist die Gefahr von zusätzlichen Komplikationen unter *Haloperidol* am geringsten. Zur Dämpfung injiziert man initial 5–10 mg (1–2 Amp.) Haloperidol i.m. Eine 1- bis 2malige Wiederholung dieser Dosis im Abstand von 30 min ist möglich, allerdings sollten in den ersten 24 h nicht mehr als 50 mg (parenteral) oder 100 mg (oral) gegeben werden. Bei sehr starken Erregungszuständen ist die i.v.-Applikationsform indiziert.

Bei der kurzfristigen Anwendung auch der hochpotenten Neuroleptika zur Erregungsdämpfung ist es nicht sinnvoll, diese von vornherein mit anticholinerg wirksamen Antiparkinsonmitteln zu kombinieren. Dies wird immer wieder einmal getan, um der Manifestation von extrapyramidalmotorischen Nebenwirkungen der Neuroleptika vorzubeugen. Dabei wird jedoch vernachlässigt, daß Antiparkinsonmittel, wie z.B. *Biperiden*, als zentral wirksame Anticholinergika eine deliriogene Wirkungskomponente haben. Die "prophylaktische" Applikation von Antiparkinsonmitteln neben erregungsdämpfenden Neuroleptika kann dann dazu führen, daß ein psychomotorisch erregter Patient delirant wird. Aus diesem Grund sollte abgewartet werden, ob es im einzelnen Fall wirklich nach der neuroleptischen Medikation zur Manifestation extrapyramidalmotorischer Symptome kommt; dann kann immer noch 1/2–1 Amp. *Biperiden* (1 Amp. = 5 mg) i.m. oder i.v. appliziert werden.

Die Anwendung von *Clomethiazol* ist möglichst auf Erregungszustände im Rahmen von *Delirien* (s. S. 468) zu beschränken. Wenn Clomethiazol zur Beherrschung schwerster Erregungszustände herangezogen wird, muß besonders darauf geachtet werden, daß Wirkungsadditionen mit zuvor gegebenen Pharmaka zu befürchten sind. *Bei der Behandlung von Erregungszuständen im Rahmen akuter Schlafmittel- und/oder Alkoholintoxikationen ist Clomethiazol deswegen kontraindiziert.*

Wenn es gilt, eine *psychomotorische Erregtheit bei depressiven Patienten* zu dämpfen, gelingt dies oft sehr gut durch die Anwendung von Antidepressiva mit sedativer Komponente (z.B. Amitriptylin oder Doxepin). Diese Antidepressiva haben eine deutlich erregungs- und

Tabelle 11. Übersicht über medikamentöse Behandlungsprinzipien bei Erregungszuständen verschiedener Genese. Zur Therapie psychomotorischer Erregung nach Psychopharmaka (z. B. Antidepressiva, Neuroleptika) s. Abschnitt: Psychopharmaka als Ursache psychiatrischer Akutsituationen.

Grundkrankheit	Behandlung
1. Schizophrenie	Levomepromazin, Haloperidol
2. Manie	Levomepromazin, Haloperidol
3. Agitierte Depression	Antidepressiva, z.B. Amitriptylin; evtl. Diazepam
4. ängstliche Erregungszustände inkl. Panikattacken	Diazepam
5. Symptomatische Psychosen bei körperlichen Allgemeinerkrankungen bzw. bei akuten organisch bedingten Störungen	Haloperidol; internistische Therapie
6. Erregung bei geriatrischen Patienten	Haloperidol evtl. kardiale Therapie
7. Erregung bei chronischen organisch bedingten Störungen (z.B. zerebralen Gefäßprozessen, Hirnatrophien	Haloperidol
8. Alkoholrausch	Haloperidol (Cave: dämpfende Pharmaka)
9 Akute Intoxikationen bzw. Rausch nach psychotropen Pharmaka (z. B. Barbiturate; aber auch Rauschdrogen etc.)	Haloperidol (Cave: dämpfende Pharmaka)
10. Horrortrip	Diazepam

angstdämpfende Wirkungskomponente. Mehr als 150 mg Amitriptylin bzw. Doxepin sollten in den ersten 24 h nicht gegeben werden; zur Sedierung können zusätzlich Benzodiazepine (z.B. Diazepam 5–20 mg; ggf. 40–60 mg) verabreicht werden. Bei sehr schwerer Erregtheit kann Levomepromazin (25–75 mg i.m.), aber nicht in Kombination mit trizyklischen Antidepressiva, injiziert werden (Summation anticholinerger Begleiteffekte!).

Die Besprechung der pharmakotherapeutischen Möglichkeiten bei Erregungszuständen zeigt, daß das Vorgehen in gewissem Umfang auch von den *Ursachen* abhängt. Gerade bei Erregungszuständen ist es jedoch oft nicht möglich, in der Akutsituation zu einer einigermaßen zuverlässigen differentialdiagnostischen Zuordnung zu gelangen. Dann wird man in erster Linie auf die Anwendung von Neuroleptika wie Levomepromazin oder Haloperidol zurückgreifen und das Vorgehen abhängig von der *Intensität* der Erregung machen.

Hat man jedoch Hinweise auf die Ursache eines Erregungszustandes, so kann man differenzierter vorgehen. In dieser Beziehung sind v. a. anamnestische Hinweise (insbesondere fremdanamnestische Angaben) wertvoll. So sollte man – auch wenn es in der psychiatrischen Akutsituation noch so schwierig zu sein scheint – stets versuchen, eine möglichst genaue und differenzierte *Anamnese* zu erheben. Die Möglichkeiten, die sich dann ergeben, sind zur schnellen Orientierung in Tabelle 11 zusammengefaßt.

Die Tabelle zeigt, wie zahlreich und differenziert die pharmakotherapeutischen Möglichkeiten zur Behandlung von Erregungszuständen sind; dennoch darf bei dieser Vielfalt nicht übersehen werden, daß die schnelle Wirkungsweise der Medikamente v. a. auch von *unspezifischen Therapiemaßnahmen* abhängt. Bei erregten Patienten ist alles zu vermeiden, was zu weiterer Erregungssteigerung führen kann. Alle therapeutischen Anordnungen und Maßnahmen werden vom Patienten am ehesten noch dann akzepiert, wenn ihm der Arzt sicher und bestimmt, aber gleichzeitig ruhig entgegentritt. Der erregte Patient darf nicht das Gefühl bekommen, seine Argumente würden nicht gehört, er solle durch Medikamente einfach überwältigt werden. Wenn es gelingt, in der Akutsituation zu vermeiden, daß sich der Patient durch die geplanten Maßnahmen bedroht fühlt, ist die Voraussetzung für die schnelle Wirkung der verabfolgten Pharmaka weit besser, als wenn dem zunehmend erregter und aggressiver werdenden Patienten in letzter Not z. B. Injektionen gegen seinen Willen verabfolgt werden müssen. Die freiwillige Einnahme einer (höheren) oralen Dosis ist immer vorzuziehen.

---

3 Suizidalität

Bei der Behandlung eines suizidalen Patienten muß es dem Arzt durch die *Gesprächsführung* gelingen, eine Brücke des Vertrauens zwischen dem Patienten und sich aufzubauen. Diese für die Behandlung suizidaler

Kranker unbedingt notwendige Voraussetzung läßt sich nur dadurch erreichen, daß der Arzt sich Zeit nimmt – ausreichend Zeit für die Erstun-
tersuchung und ausreichend Zeit für die fortlaufende Weiterbetreuung.

Die therapeutischen Sofortmaßnahmen hängen davon ab, ob die Behandlung ambulant fortgeführt oder ob eine Einweisung in eine psychiatrische Klinik erfolgen soll. Notfalls muß ein suizidaler Patient unverzüglich in die geschlossene Abteilung einer psychiatrischen Klinik eingewiesen werden. Die Anwendung von Psychopharmaka bei suizidalen
Patienten bedeutet auf der einen Seite eine zusätzliche therapeutische
Möglichkeit, schließt aber auf der anderen Seite neue Risikofaktoren mit
ein. Viele der Antidepressiva (z. B. Imipramin, Desipramin, MAOH) wirken nicht nur depressionslösend, sondern gleichzeitig auch antriebssteie-
gernd. Durch die antriebssteigernde Wirkung kann es zur Aufhebung
der Antriebshemmung kommen, bevor die depressive Stimmungslage
gebessert wurde. Diese zeitlich dissoziierte Beeinflussung des Antriebs-
und Stimmungsbereiches kann das Suizidrisiko erheblich vergrößern.
Derartige Zuspitzungen der Suizidalität können jedoch durch die Therapie mit dämpfenden Psychopharmaka umgangen werden.

Der *hochgradig suizidale Patient* muß unverzüglich mit schnell und
intensiv dämpfenden Psychopharmaka behandelt werden. Am risi-
koärmsten ist die ggf. auch sehr hohe Dosierung von Diazepam oder
eines anderen Benzodiazepins. Akut kann Diazepam in einer Dosis von
5–20 mg (ggf. bis 60 mg) gegeben werden. Es ist selbstverständlich, daß
der Patient gerade in dieser risikoreichen Phase kontinuierlich überwacht wird.

Bei *Suizidalität leichteren Grades* sollte – wenn eine antidepressive
Therapie indiziert ist – Amitriptylin oder Doxepin (oral 3mal 25 bis 3mal
50 mg in den ersten 24 h) oder Mianserin (90 mg in den ersten 24 h)
gegeben werden. Die parenterale Applikationsform ist nur dann vorzuziehen, wenn die sichere Einnahme der Medikation nicht gewährleistet
ist. Bei der parenteralen Injektion ist das Risiko einer Kreislaufkompli-
kation, besonders bei älteren Patienten, größer als bei der oralen Einnahme der Medikation. Auch bei leichter Suizidalität kann, um insgesamt das Risiko so weit wie möglich zu verringern, vorübergehend ein
Benzodiazepin verordnet werden. In der psychiatrischen Akutsituation
steht das Risiko eines möglichen Suizidversuches über dem Risiko einer
Abhängigkeitsgefährdung.

Es hat sich bewährt, die therapeutischen Maßnahmen beim suizidalen Patienten vom *Schweregrad* des Krankheitsbildes abhängig zu machen: je intensiver die Suizidalität ausgeprägt ist, desto mehr muß die
dämpfende Komponente der medikamentösen Therapie betont werden.

Neben diesem syndromgerichteten Vorgehen sollte vor Behandlungsbeginn das Krankheitsbild so weit wie möglich *differentialdiagnostisch* abgeklärt werden. Zur Behandlung älterer suizidaler Patienten, die z. B. an einer Herzinsuffizienz leiden, sollte möglichst immer ein Internist hinzugezogen werden. Bei diesen Patienten sollte die Therapie mit einem Internisten abgestimmt werden.

Zur Klärung der Syndromgenese der Suizidalität muß bei jedem Patienten eine sorgfältige *Medikamentenanamnese* erhoben werden. Gelegentlich sind depressive Verstimmungen und Suizidalität zumindest partiell pharmakogen (z. B. Reserpin, Glukokortikoide) bedingt.

Bei *schizophrenen Patienten* kann eine Suizidalität auch unter neuroleptischer Medikation – hier besonders auch unter neuroleptischer Langzeitmedikation – plötzlich auftreten. Es wird dann sehr vorsichtig abzuwägen sein, ob es sich dabei möglicherweise um eine pharmakogene Depression, um eine Akinese im Rahmen einer extrapyramidalmotorischen Symptomatik oder um krankheitseigene depressive Zustände bei der schizophrenen Erkrankung handelt (s. S. 206). Handelt es sich dabei um eine hochgradige Suizidalität, kann *vorübergehend* ein Benzodiazepin auch in höherer Dosierung zur Beruhigung verordnet werden. Langfristig wird dann durch den Psychiater zu überprüfen sein, ob Neuroleptika reduziert oder abgesetzt werden müssen oder sogar die Dosis gesteigert werden muß. Bei konkomittierender depressiver Symptomatik kann z. B. Haloperidol mit Amitriptylin kombiniert werden. Wurde ein Basisneuroleptikum *mit* anticholinerger Komponente gewählt, kann z. B. Mianserin als Antidepressivum ohne anticholinerge Wirkung gegeben werden.

Bei allen suizidalen Patienten muß für einen ausreichenden *Nachtschlaf* gesorgt werden; besonders das Durchschlafen muß gewährleistet sein. Bei neuroleptischer Therapie kann die Abenddosis des Neuroleptikums erhöht werden. Wenn durch solche Dosisverteilungen die Schlafstörungen nicht zu beheben sind, müssen Neuroleptika und Antidepressiva *mit* einem Hypnotikum kombiniert bzw. die abendliche Tranquilizerdosis erhöht werden.

4 Delirante Syndrome

Besonders schwierige Situationen ergeben sich, wenn Patienten mehr oder minder plötzlich delirant werden. Desorientiertheit, Verwirrtheit, Sinnestäuschungen, Wahndenken, motorische Unruhe und oft hochgradige Erregtheit prägen das klinische Bild. Solche deliranten Patienten müssen sofort in eine *Klinik* eingewiesen werden. Dafür gibt es 2 Gründe: Einmal muß vor Beginn der medikamentösen Behandlung die Ursache des Delirs soweit wie möglich abgeklärt werden, da auch in dieser Akutsituation die zusätzlich ursachengerichtete Therapie die primär syndromgerichtete Behandlung differenzieren kann (Tabelle 12). Die Ursachenaufklärung erfordert eine genaue *Fremdanamnese*, die durch Einsehen evtl. vorhandener alter Krankengeschichten in der Klinik vervollständigt werden kann, und oftmals *technische Untersuchungen* (z. B. EEG, neuroradiologische, Liquor- und Laboruntersuchungen), die nur in der Klinik durchgeführt werden können. Der zweite Grund für eine sofortige Klinikeinweisung liegt darin, daß die Delirtherapie mit z.B. Clomethiazol durch lebensbedrohliche *Nebenwirkungen* kompliziert werden kann. Diese Nebenwirkungen können nur in der Klinik adäquat kontrolliert werden.

Clomethiazol ist im deutschsprachigen Raum das Mittel der Wahl beim Alkoholentzugsdelir (s. S. 426). Die Mortalität des *Delirium tremens* konnte durch die Behandlung mit Clomethiazol erheblich gesenkt werden. Bei sehr schweren deliranten Zuständen beginnt die Therapie mit Dauertropfinfusionen der 0,8%igen Clomethiazollösung, sonst sollte – wenn möglich – die Clomethiazoltherapie per os erfolgen. 100 ml Lösung enthalten 0,8 g Clomethiazol. Bei parenteraler Applikation beträgt die Dosis 12 bis höchstens 20 g (1500–2500 ml) in 24 h. Eine intensivmedizinische Überwachung des Patienten unter der Infusionstherapie ist notwendig, weil durch zu schnelle oder zu hohe Dosen die Gefahr des Übergangs in Bewußtlosigkeit, der zentralen Atemdepression und des Kreislaufversagens gegeben ist. Der Übergang auf orale Clomethiazolgabe soll so schnell wie möglich erfolgen. Bei Delirien leichten und mittleren Grades kann auf die Infusionsbehandlung verzichtet und sofort mit einer oralen Applikation begonnen werden. Die Dosisempfehlungen sind im *Speziellen Teil*, S. 427 f., beschrieben. Die Clomethiazoltherapie muß wegen der Suchtgefahr durch die Substanz selbst nach ca. 10–14 Tagen abgeschlossen sein.

Kann eine Klinikeinweisung bei einem schweren deliranten Syndrom nicht sofort erfolgen, ist die Dämpfung eines starken Erregungszustandes durch *Haloperidol* (1 Amp. = 5 mg) i.m. möglich (cave Senkung der Krampfschwelle!). Alle anderen dämpfenden Pharmaka sind bei *anschließender* Clomethiazolanwendung kontraindiziert.

Bei *Drogen- bzw. Medikamentensucht* hat sich sofortiger Entzug bei Opiaten und sukzessiver Entzug bei Barbituraten und Benzodiazepinen bewährt. Dadurch wird ein Delir vermieden. Kommt es bei Medikamen-

Tabelle 12. Übersicht der Behandlungsprinzipien deliranter Syndrome verschiedener Ursache.

Ursache	Behandlung
1. Alkoholentzugsdelir	Sofortiger Entzug; medikamentöse Therapie mit Clomethiazol; bei Kontraindikation für Clomethiazol: Diazepam und/oder Haloperidol
2. Delir bei Drogen- bzw. Medikamentenentzug (einschl. Clomethiazol selbst)	Bei Opiaten: sofortiger Entzug; bei Barbituraten, Benzodiazepinen und anderen Hypnotika: sukzessiver Entzug über Wochen; bei Clomethiazol: sukzessiver Entzug über ca. 10 Tage; bei Clomethiazolentzug ggf. zusätzlich Haloperidol
3. Delir nach Rauschmitteln	Sofortiger Entzug; medikamentöse Therapie: Clomethiazol; Haloperidol
4. Delir bei therapeutischer Anwendung von zentralwirksamen Pharmaka (z.B. Antidepressiva, Neuroleptika, Anticholinergika)	Sofortiges Absetzen oder starke Reduktion der Pharmaka entsprechend dem Schweregrad des Delirs; ggf. zusätzlich Clomethiazol; Physostigmin nur in der Intensivmedizin
5. Delir bei schweren Allgemeinkrankheiten (z.B. Infektionskrankheiten, Vergiftungen, Stoffwechselkrankheiten, Kreislaufstörungen, akute hirnorganische Störungen)	Primäre Behandlung der Grundkrankheit; ggf. zusätzlich Clomethiazol

tensüchtigen im Entzug dennoch oder aus anderen Gründen zu einem Delir, so geht man wie beim Alkoholentzugsdelir vor (Anwendung von Clomethiazol, gegebenenfalls auch von Haloperidol). Auch bei einer Clomethiazolsucht kann es zu einem Delir kommen; dann muß Clomethiazol substituiert und die Dosis anschließend sukzessive reduziert werden; ggf. kann zusätzlich Haloperidol verabreicht werden.

Bei deliranten Zuständen nach *Rauschmitteln* ist ein sofortiger Entzug notwendig. Clomethiazol und Haloperidol werden unterstützend eingesetzt. (Die Therapie des "Horrortrips" nach Rauschmitteln wurde unter den psychomotorischen Erregungszuständen beschrieben, s. S. 458).

Auch *therapeutisch angewandte, zentral wirkende Pharmaka*, wie z. B. Anticholinergika bzw. Antidepressiva und Neuroleptika mit anticholinerger Komponente, können, vorwiegend bei höherer Dosierung, Delirien hervorrufen. Bei einem schweren Delir muß das deliriogene Pharmakon sofort abgesetzt werden; bei prädeliranten Zuständen verschwindet die Symptomatik häufig schon nach Reduktion der vorher gegebenen Dosis. In der Regel sollte aber auch bei Auftreten leichterer deliranter Zustände das Pharmakon, das für die Entstehung des Delirs verantwortlich ist, durch ein anderes Medikament ersetzt werden. Führt Absetzen bzw. Reduktion allein nicht zur Besserung der Symptomatik, kann Clomethiazol gegeben werden.

Delirien bei *schweren Allgemeinkrankheiten* kommen besonders bei Infektionskrankheiten, Vergiftungen, Stoffwechselkrankheiten, Kreislaufstörungen und akuten hirnorganischen Störungen vor. Die primäre Behandlung der Grundkrankheit steht im Vordergrund der akuten Maßnahmen. Tritt dadurch keine Besserung ein, kann zusätzlich Clomethiazol verabreicht werden.

Zur Behandlung *leichter Entzugssyndrome* nach Alkohol, Schlafmitteln oder anderen suchtmachenden Substanzen wird auch mit Erfolg das Antidepressivum Doxepin eingesetzt. Hohe orale Dosen (bis 300 mg in den ersten 3 Tagen, dann langsame Reduktion) können ggf. *vor* Clomethiazolgabe verabreicht werden.

5 Störungen des Bewußtseins

Störungen der Bewußtseinshelligkeit, die von leichter Benommenheit über Somnolenz und Sopor bis hin zum Koma reichen, stellen grundsätzlich keine Indikation für die Anwendung von Psychopharmaka dar. Nur in Ausnahmefällen können Pharmaka zur Dämpfung der mit der Bewußtseinsstörung einhergehenden Erregung herangezogen werden. Es empfiehlt sich dann, Haloperidol in möglichst geringer Dosierung zu geben, da Haloperidol selbst am wenigsten die Bewußtseinshelligkeit beeinflußt.

Bei *Benommenheit und Somnolenz* kommt zunächst der diagnostischen Abklärung größere Bedeutung zu als den therapeutischen Maßnahmen. Technische Untersuchungen (z. B. EEG, neuroradiologische, Liquor- und Laboruntersuchungen) können entscheidende diagnostische Hinweise geben. Psychopharmaka sind kontraindiziert. Lediglich die mit Erregungszuständen einhergehenden Bewußtseinsveränderungen rechtfertigen die Anwendung von Haloperidol.

Sopor und Koma können, ganz im Gegensatz zur Benommenheit und Somnolenz, als Störung des Bewußtseins kaum verkannt werden. Therapeutisch vorrangig ist die Aufrechterhaltung vitaler Basisfunktionen (Atmung und Kreislauf). Wenn die Ursache von vornherein bekannt ist, muß unverzüglich versucht werden, die schädigenden Einflüsse (z. B. bei Vergiftungen) auszuschalten. Bei diesen hochgradigen Bewußtseinsstörungen muß die diagnostische Abklärung oft hinter der sofort notwendigen Stützung der vitalen Basisfunktionen zurückstehen. Psychopharmaka sind auch hier kontraindiziert.

Als Bewußtseinsstörung können auch *katatone Syndrome* (speziell der katatone Stupor) imponieren. Die übrige psychopathologische Symptomatik und der Ausschluß von organisch bedingten Hirnerkrankungen durch technische Untersuchungen müssen hier zur richtigen Diagnose führen. Vor der Behandlung mit Neuroleptika sollte stets eine Testdosis von 2 mg Lorazepam verabreicht werden (s. S. 186). Im Rahmen der katatonen Syndrome muß differentialdiagnostisch noch das sehr seltene *maligne neuroleptische Syndrom*, das sich unter einer Neuroleptikatherapie ausbilden kann, abgegrenzt werden (s. S. 199).

Eine besondere Form der Bewußtseinsveränderung sind *Dämmerzustände*, die überwiegend im Rahmen eines zerebralen Anfallsleidens auftreten. Als dringlichste Maßnahme muß die Diagnose (z. B. durch Fremdanamnese und EEG) gesichert werden. Wenn der Zusammenhang mit einem Anfallsleiden bewiesen ist, wird die bisherige antiepileptische Therapie überprüft bzw. eine antikonvulsive Medikation eingeleitet. Bei zusätzlich aggressivem oder erregtem Verhalten kann nach Sicherung der Diagnose Haloperidol oder Diazepam verordnet werden.

Bei *Verwirrtheitszuständen* mit oder ohne Erregung kann *bei alten Patienten* nach Einleitung der häufig notwendigen internistischen Therapie Pipamperon (40–80 mg), Melperon (50–100 mg) oder Haloperidol (2–5 mg oral) gegeben werden.

6 Psychopharmaka als Ursache psychiatrischer Akutsituationen

Psychopharmaka selbst können zur Manifestation psychiatrischer Akutsituationen beitragen.

Gelegentlich werden unter Gabe von Neuroleptika *depressive Verstimmungen* mit Suizidalität beobachtet. Bei hochgradiger Suizidalität können akut bis zu 20 mg (max. bis 60 mg) Diazepam verordnet werden.

Auch das seltene *maligne neuroleptische Syndrom* entwickelt sich unter meist höherer Neuroleptikamedikation (s. S. 199).

Erregungszustände kommen sowohl unter der Therapie mit Antidepressiva als auch mit Neuroleptika vor. Antidepressiva mit antriebssteigernder Komponente (z. B. Desipramin) können am ehesten, besonders bei älteren Patienten, zu einer Erregtheit führen, die den Arzt zwingt, die Medikation zu reduzieren oder abzusetzen. Unter Neuroleptika in hohen Dosen, besonders bei Pharmaka wie Haloperidol oder Fluphenazin, ist die Entwicklung eines Symptomkomplexes möglich, der mit Akathisie, Schlaflosigkeit und Umtriebigkeit beginnt und schließlich in einer psychomotorischen Erregtheit gipfelt. Therapeutisch muß dann entweder die Dosis reduziert oder das Medikament abgesetzt werden, oder die Erregtheit wird durch schnell wirkende sedierende Neuroleptika (z. B. Levomepromazin) gedämpft. Unter hohen Dosen von Neuroleptika ist oft die diagnostische Unterscheidung zwischen einerseits Akathisie bzw. psychomotorischer Erregtheit als Nebenwirkung der Medikation und andererseits einem primär bestehenden schizophrenen Unruhezustand schwierig. Hier kann das Umsetzen auf ein Neuroleptikum mit nur geringen extrapyramidalmotorischen Wirkungen, z. B. Levomepromazin oder Thioridazin, gute differentialdiagnostische Hilfe leisten. Erregungszustände als paradoxe Reaktion sind nach Benzodiazepinen bekannt. Das Präparat soll dann sofort abgesetzt werden.

Pharmakogene Delirien können ebenfalls unter der Medikation von Antidepressiva und Neuroleptika entstehen. Die deliranten Zustände treten vorwiegend zu Beginn der Therapie mit sehr hohen Dosen oder später bei starker Erhöhung der Medikation auf. Auch plötzlich eingetretene Unverträglichkeiten oder Empfindlichkeitssteigerungen (z. B. durch interkurrente Infektionskrankheiten) können das Auftreten pharmakogener Delirien begünstigen. Wichtigste therapeutische Maßnahme ist das sofortige Absetzen bzw. die drastische Dosisreduktion der Pharmaka. Oft kann eine zusätzliche Gabe von Clomethiazol notwendig werden (s. S. 426). Besonders häufig treten pharmakogene Delirien unter der gleichzeitigen Verabreichung mehrerer Psychopharmaka mit anticholinerger Begleitwirkung auf.

Depressionen, Suizidalität, Erregungszustände und Delirien unter Pharmaka treten i. allg. unter Dosierungen auf, die durch den behandelnden Arzt therapeutisch verordnet wurden. Nach toxischen Dosen von Psychopharmaka (z. B. bei Selbstmordversuchen) können alle Grade der *Bewußtseinsstörung* bis hin zum Koma durchlaufen werden.

Zur Abklärung der Beteiligung von Psychopharmaka an psychiatrischen Akutsituationen ist die genaue Anamnese bzw. Fremdanamnese unerläßlich. Sind keine Angaben über die zuvor genommenen Psychopharmaka zu erhalten, muß daran gedacht werden, daß Pharmaka, die in der Akutsituation zusätzlich verordnet werden, eine potenzierend-verschlimmernde Wirkung haben können. Aber nicht nur in der Akutsituation, sondern auch in der täglichen Praxis kann durch Vermeidung der Gabe verschiedener Psychopharmaka nebeneinander die Häufigkeit der Komplikationen gesenkt werden. Insbesondere müssen Kombinationen mit Barbituraten vermieden werden. Die Verordnung nur eines Pharmakons hat den Vorteil, daß bei auftretenden Nebenwirkungen keine differentialdiagnostischen Schwierigkeiten auftreten. In der Regel sind mehrere, gleichzeitig verordnete Psychopharmaka *einem* einzigen, gezielt eingesetzten Psychopharmakon therapeutisch nicht überlegen.

Bei *Überdosierungen* – meistens im Zusammenhang mit Suizidversuchen – müssen die Patienten so schnell wie möglich auf einer Intensivstation betreut werden; eine Vergiftungszentrale sollte kontaktiert werden. Bei Vergiftungen mit TZA kann es u. a. aufgrund der anticholinergen Wirkung zu lebensbedrohlichen Zuständen (z. B. Arrhythmie, Koma, Konvulsionen) kommen. Neben der ausführlichen primären Giftelimination besteht die Behandlung in der Injektion des Cholinesterasehemmers Physostigmin (Anticholium) (cave potentiell letale vagalreflektorische Zwischenfälle!). Unter Monitorkontrolle werden zunächst 2 mg langsam i.v. injiziert; wegen der raschen Metabolisierung des Physostigmins wird dieses anschließend meist kontinuierlich über einen Perfusor verabreicht. Neben der spezifischen Physostigminbehandlung bei Vergiftung mit TZA erfolgt die übliche Notfallversorgung.

Literatur

Abernethy DR (1992) Psychotropic drugs and the aging process: pharmacokinetics and pharmacodynamics. In: Salzman C (ed) Clinical geriatric psychopharmacology. 2nd ed., Williams & Wilkins, Baltimore, S. 61–76

Abraham KR, Kulhara P (1987) The efficacy of electroconvulsive therapy in the treatment of schizophrenia. Br J Psychiatry 151: 152–155

Adler LA, Angrist B, Reiter S, Rotrosen J (1989) Neuroleptic-induced akathisia: a review. Psychopharmacology 97: 1–11

Adler LA, Peselow E, Rotrosen J, Duncan E, Lee M, Rosenthal M, Angrist B (1993) Vitamin E treatment of tardive dyskinesia. Am J Psychiatry 150: 1405–1407

Agras WS, Rossiter EM, Arnow B et al. (1992) Pharmacologic and cognitive behavioral treatment for bulimia nervosa: a controlled comparison. Am J Psychiatry 149: 82–87

Ahlen H van, Kias HJ, Weining C, Klingmüller D (1994) Oral opiate-receptor antagonists in the treatment of idiopathic erectile dysfunction. Int J Impotence Res 6 (Suppl 1): D 153

Ahlfors UG, Baastrup PC, Dencker SJ et al. (1981) Flupenthixol decanoate in recurrent manic-depressive illness. Acta Psychiatr Scand 64: 226–237

Aisen PS, Davis KL (1994) Inflammatory mechanisms in Alzheimer's disease: implications for therapy. Am J Psychiatry 151: 1105–1113

Aldenhoff JB, Lux HD (1984) Lithium und kalziumabhängige Zellfunktionen. Der Beitrag eines membranphysiologischen Untersuchungsansatzes zur Erklärung therapeutischer Lithiumwirkungen. Fortschr Neurol Psychiatr 52: 152–163

Amaducci L, Angst J, Bech P et al. (1990) Consensus conference on the methodology of clinical trials of "nootropics", Munich, June 1989. Pharmacopsychiatry 23: 171–175

Amsterdam J, Brunswick D, Mendels J (1980) The clinical application of tricyclic antidepressant pharmacokinetics and plasma levels. Am J Psychiatry 153: 653–662

Ananth J (1978) Side effects in the neonate from psychotropic agents excreted through breast-feeding. Am J Psychiatry 135: 801–805

Andersen PH, Gingrich JA, Bates MD, Dearry A, Falardeau P, Senogles SE, Cavon MG (1990) Dopamine receptor subtypes: beyond the D1/D2 classification. Trends Pharmacol Sci 11: 231–236

Andreasen NC (1990) Positive and negative symptoms: historical and conceptual aspects. Mod Probl Pharmacopsychiatry 24: 1–42

Andreasen NC, Olsen SA (1982) Negative vs positive schizophrenia: definition and validation. Arch Gen Psychiatry 39: 789–794

Angst J, Ernst C (1993) Current concepts of the classification of affective disorders. Int Clin Psychopharmacol 8: 211–215

Angulo JA, Cadet JL, McEwen BS (1990) Effect of typical and atypical neuroleptic treatment on protachykinin mRNA levels in the striatum of the rat. Neurosci Lett 113: 217–221

Ansseau M, Pitchot W, Hansenne M, Moreno AG (1992) Psychotic reactions to zolpidem. Lancet 339: 809

Aranko K, Henriksson M, Hublin C, Seppäläinen AM (1991) Misuse of zopiclone and convulsions during withdrawal. Pharmacopsychiatry 24: 138–140

Arndt IO, Dorozynsky L, Woody GE, McLellan AT, O'Brien CP (1992) Desipramine treatment of cocaine dependence in methadone maintenance patients. Arch Gen Psychiatry 49: 888–893

Athen D (1986) Comparative investigation of chlormethiazole and neuroleptic agents in the treatment of alcoholic delirium. Acta Psychiatr Scand 73 (Suppl 329): 167–170

Austin M-PV (1992) Puerperal affective psychosis: is there a case for lithium prophylaxis? Br J Psychiatry 161: 692–694

Avissar S, Schreiber G (1992) The involvement of guanine nucleotide bindung proteins in the pathogenesis and treatment of affective disorders. Biol Psychiatry 31: 435–459

Avissar S, Schreiber G, Danon A, Belmaker RH (1988) Lithium inhibits adrenergic and cholinergic increases in GTP binding in rat cortex. Nature 331: 440–442

Awouters F, Niemegeers CJE, Megens AAMP, Meert TF, Janssen PAJ (1988) The pharmacological profile of ritanserin, a very specific central serotonin S_2 antagonist. Drug Dev Res 15: 61–73

Ayd FJ Jr (1989) Malpractice Suits and Tardive Dyskinesia. Int Drug Ther Newsl 24: 26–28

Baldessarini RJ, Cohen BM, Teicher MH (1988) Significance of neuroleptic dose and plasma level in the pharmacological treatment of psychoses. Arch Gen Psychiatry 45: 179–191

Ballenger JC (1988) The clinical use of carbamazepine in affective disorders. J Clin Psychiatry 49 (Suppl 4): 13–19

Baraban JM, Worley PF, Snyder SH (1989) Second messenger systems and psychoactive drug action: focus on the phosphoinositide system and lithium. Am J Psychiatry 146: 1251–1260

Barden N, Reul JHM, Holsboer F (1995) Do antidepressants stabilize modd through actions on the hypothalamic-pituitary-adrenocortical system? Trends Neurosci 18:6–11

Barklage NE, Jefferson JW, Margolis D (1992) Do monoamine oxidase inhibitors alter carbamazepine plasma levels? J Clin Psychiatry 53: 258

Barlow DH (1988) Anxiety and its disorders. Guilford, New York

Barnes TRE (1988) Tardive dyskinesia: Risk factors, pathophysiology and treatment. In: Granville-Grossman K (ed) Recent advances in clinical psychiatry, vol. 6. Churchill Livingstone, London, pp 185–207

Baron JC, Martinot JL, Cambon H et al. (1989) Striatal dopamine receptor occupancy during and following withdrawal from neuroleptic treatment: correlative evaluation by positron emission tomography and plasma prolactin levels. Psychopharmacology 99: 463–472

Bauer J (1994) Alzheimer-Demenz: Mehr als amyloide und neurofibrilläre Degeneration. Fortschr Med 112(7): 81–84

Bauer MS, Whybrow PC (1990) Rapid cycling bipolar affective disorder. II. Treatment of refractory rapid cycling with high-dose levothyroxine: a preliminary study. Arch Gen Psychiatry 47: 435–440

Bauer MS, Whybrow PC, Winokur A (1990) Rapid cycling bipolar affective disorder. I. Association with grade I hypothyroidism. Arch Gen Psychiatry 47: 427–432

Beasley CM Jr, Dornseif BE, Bosomworth JC et al. (1991) Fluoxetine and suicidality: a meta-analysis of controlled trials of treatment of depression. Br Med J 303: 685–692

Bebbington PE, Kuipers L (1987) Non-physical treatment of the psychoses. Br Med Bull 43: 704–713

Beck AT, Rush AJ, Shaw BF, Emery G (1979) Kognitive Therapie der Depression. Dt. Ausgabe hrsg. v. M. Hautzinger. 2. Aufl. 1986. Urban & Schwarzenberg, München

Beckham EE (1990) Psychotherapy of depression. Research at a crossroads: Directions for the 1990s. Clinical Psychol Rev 10: 207–228

Belmaker RH (1984) Adenylate cyclase and the search for new compounds with the clinical profile of lithium. Pharmacopsychiatria 17: 9–15

Benkert O (1990a) Functional classification and response to psychotropic drugs. In: Benkert O, Maier W, Rickels K (eds) Methodology of the evaluation of psychotropic drugs. Springer, Berlin Heidelberg pp 155–163

Benkert O (1990b) Zum Wandel in der psychiatrischen Pharmakotherapie. In: Lungershausen E, Kaschka WP, Witkowski RJ (Hrsg) Affektive Psychosen. Schattauer, Stuttgart S 529–532

Benkert O, Holsboer F (1984) Effect of sulpiride in endogenous depression. Acta Psychiatr Scand (Suppl 311) 69: 43–48

Benkert O, Kepplinger HM, Sobota K (1995) Psychopharmaka im Widerstreit. Eine Studie zur Akzeptanz von Psychopharmaka und zur Darstellung in den Medien. Springer, Berlin Heidelberg New York

Bergman U, Rosa FW, Baum C, Wiholm BE, Faich GA (1992) Effects of exposure to benzodiazepine during fetal life. Lancet 340: 694–696

Berlant JL (1986) Neuroleptics and reserpine in refractory psychoses. J Clin Psychopharmacol 6: 180–184

Berridge MJ, Irvine RF (1989) Inositol phosphates and cell signaling. Nature 341: 197–205

Berridge MJ, Downes CP, Hanley MR (1989) Neural and developmental actions of lithium: a unifying hypothesis. Cell 59: 411–419

Bickel MH (1980) Metabolism of antidepressants. In: Hoffmeister F, Stille G (eds) Psychotropic agents, part 1: Antipsychotics and antidepressants. Springer, Berlin Heidelberg New York, pp 551–572

Blachly PH (1966) Management of the opiate abstinence syndrome. Am J Psychiatry 122: 742–744

Black DW, Wesner RB, Bowers W, Gabel J (1993) A comparison of fluvoxamine, cognitive therapy, and placebo in the treatment of panic disorder. Arch Gen Psychiatry 50: 44–50

Black DW, Wesner RB, Gabel J, Bowers W, Monahan P (1994) Predictors of short-term treatment response in 66 patients with panic disorder. J Affect Dis 30: 233–241

Blakely RD, Berson HE, Fremeau RT Jr, Caron MG, Peek MM, Prince HK, Bradley CC (1991) Cloning and expression of a functional serotonin transporter from rat brain. Nature 354: 66–70

Blier P, Montigny C de (1994) Current advances and trends in the treatment of depression. Trends Pharmacol Sci 15: 220–220

Blumer D, Heilbronn M (1982) Chronic pain as a variant of depressive disease. The pain-prone disorder. J Nerv Ment Dis 170: 381–406

Borg V (1983) Bromocriptine in the prevention of alcohol abuse. Acta Psychiatr Scand 68:100–110

Bowden CL, Brugger AM, Swann AC et al. (1994) Efficacy of divalproex vs lithium and placebo in the treatment of mania. JAMA 271: 918–924

Bowery NG, Price GW, Hudson AL, Hill DR, Wilkin GP, Turnbull MJ (1984) GABA receptor multiplicity. Visualization of different receptor types in the mammalian CNS. Neuropharmacology 23: 219–231

Boyer WF, Lake CR (1987) Initial severity and diagnosis influence the relationship of tricyclic plasma levels to response: A statistical review. J Clin Psychopharmacol 7: 67–71

Braak H, Braak E (1991) Neuropathological stageing of Alzheimer-related changes. Acta Neuropathol Berl 82: 239–259

Bradwejn J, Shriqui C, Koszycki D, Meterissian G (1990) Double-blind comparison of the effects of clonazepam and lorazepam in acute mania. J Clin Psychopharmacol 10: 403–408

Brandon S, Cowley P, McDonald C, Neville P, Palmer R, Wellstood-Eason S (1985) Leicester ECT trial: Results in schizophrenia. Br J Psychiatry 146: 177–183

Breyer-Pfaff U (1980) Metabolism and kinetics. In: Hoffmeister F, Stille G (eds) Psychotropic agents, part I: Antipsychotics and antidepressants. Springer, Berlin Heidelberg New York, pp 287–304

Breyer-Pfaff U, Giedke H, Gärtner HJ, Nill K (1989) Validation of a therapeutic plasma level range in amitriptyline treatment of depression. J Clin Psychopharmacol 9: 116–121

Breyer-Pfaff U, Brinkschulte M, Rein W, Schied HW, Straube E (1983) Prediction and evaluation criteria in perazine therapy of acute schizophrenics. Pharmacokinetic data. Pharmacopsychiatria 16: 160–165

Brown GW, Birley JLT, Wing JK (1972) Influence of family life on the course of schizophrenic disorders: A replication. Br J Psychiatry 121: 241–258

Bruno F (1989) Buspirone in the treatment of alcoholic patients. Psychopathology 22 (Suppl):49–59

Bucci L (1987) The negative symptoms of schizophrenia and the monoamine oxidase inhibitors. Psychopharmacology 91: 104–108

Buchkremer G, Bents H, Horstmann M, Opitz K, Tölle R (1989) Combination of behavioral smoking cessation with transdermal nicotine substitution. Addictive Behaviors 14: 229–267

Buckland PR, O'Donovan MC, Mc Guffin P (1991). Changes in dopamine D1, D2 and D3 receptor mRNA levels in rat brain following antipsychotic treatment. Psychopharmacology 106: 479–83

Buckland PR, O'Donovan MC, McGuffin P (1992) Lack of effect of chronic antipsychotic treatment on dopamine D5 receptor mRNA level. European Neuropsychopharmacology 2: 405–409

Buller R, Benkert O (1990) Panikattacken und Panikstörung – Diagnose, Validierung und Therapie. Nervenarzt 61: 647–657

Bundesminister für Jugend, Familie, Frauen und Gesundheit (Hrsg) (1983) Das Arzneimittelgesetz. Bonn

Bunney BS (1984) Antipsychotic drug effects of classical and atypical antipsychotic drugs on A9 and A10 dopamine neurons. Science 221: 1054–1057

Bunney WE, Garland BL (1983) Possible receptor effects of chronic lithium administration. Neuropharmacology 22: 367–372

Bunzow JR, Tol HHM van, Grandy DK et al. (1988) Cloning and expression of a rat D_2 dopamine receptor cDNA. Nature 336: 783–787

Bureau MH, Olsen RW (1993) GABA$_A$ receptor subtypes: ligand binding heterogeneity demonstrated by photoaffinity labeling and autoradiography. J Neurochem 61:1479–1491

Burnet PW, Michelson D, Smith MA, Gold PW, Sternberg EM (1994) The effect of chronic imipramine administration on the densities of 5-HT$_{1A}$ and 5-HT$_2$ receptors and the abundances of 5-HT receptor and transporter mRNA in the cortex, hippocampus and dorsal raphe of three strains of rats. Brain Res 638: 311–324

Carpenter WT, Hanlon TE, Heinrichs DW, Summerfelt AT, Kirkpatrick B, Levine J, Buchanan RW (1990) Continuous versus targeted medication in schizophrenic outpatients: outcome results. Am J Psychiatry 147: 1138–1148

Casey DE, Keepers GA (1988) Neuroleptic side effects: Acute extrapyramidal syndromes and tardive dyskinesia. In: Casey DE, Christensen AV (eds) Psychopharmacology: Current Trends. Springer, Berlin Heidelberg New York, pp 74–93

Cavallaro R, Regazzetti MG, Covelli G, Smeraldi E (1993) Tolerance and withdrawal with zolpidem. Lancet 342: 374–375

Charness ME (1989) Ethanol and opioid receptor signalling. Experientia 45:418–428

Charney DS, Heninger GR, Kleber HD (1986) The combined use of clonidine and naltrexone as a rapid, safe, and effective treatment of abrupt withdrawal from methadone. Am J Psychiatry 143: 831–837

Chen J, Paredes W, Li J, Smith D, Lowinson J, Gardner EL (1990) δ-9-Tetrahydrocannabinol produces naloxone-blockable enhancement of presynaptic basal dopamine efflux in nucleus accumbens of conscious, freely-moving rats as measured by intracerebral microdialysis. Psychopharmacol 102: 156–162

Chiarello RJ, Cole JO (1987) The use of psychostimulants in general psychiatry. Arch Gen Psychiatry 44: 286–295

Chick J, Gough K, Falkowski W, Kershaw P, Hore B, Mehta B, Ritson B, Ropner R, Torley D (1992) Disulfiram treatment of alcoholism. Br J Psychiatry 161: 84–89

Chiodo LA, Antelman SM (1980) Electroconvulsive shock: Progressive dopamine autoreceptor subsensitivity independent of repeated treatment. Science 210: 799–801

Chouinard G, Jones B, Remington G et al. (1994) A Canadian multicenter placebo-controlled study of fixed doses of risperidone and haloperidol in the treatment of chronic schizophrenic patients. J Clin Psychopharmacol 13: 25–40

Christison GW, Kirch DG, Wyatt RJ (1991) When symptoms persist: Choosing among alternative somatic treatments for schizophrenia. Schizophr Bull 17: 217–245

Ciraulo DA, Barnhill J, Boxenbaum HG (1988) Clinical pharmacokinetics of imipramine and desipramine in alcoholics and normal volunteers. Clin Pharmacol Ther 43:509–518

Closse A, Frick W, Dravid A, Bolliger G, Hauser D, Sauter A, Tobler H-J (1984) Classification of drugs according to receptor binding profiles. Naunyn Schmiedebergs Arch Pharmacol 327: 95–101

Cohen LS, Rosenbaum JF, Heller VL (1991) Psychotropic drug use in pregnancy. In: Gelenberg AJ, Bassuk EL, Schoonover SC (eds) The practitioner's guide to psychoactive drugs. 3rd ed. Plenum, New York London

Cohen LS, Friedman JM, Jefferson JW, Johnson EM, Weiner ML (1994) A reevaluation of risk of in utero exposure to lithium. JAMA 271(2): 146–150

Cohen SD, Monteiro W, Marks IM (1984) Two-year follow-up of agoraphobics after exposure and imipramine. Br J Psychiatry 144: 276–281

Conte HR, Plutchik R, Wild KV, Karasu TB (1986) Combined psychotherapy and pharmacotherapy for depression. Arch Gen Psychiatry 43: 471–479

Coppen A, Bishop ME, Bailey JE, Cattel WR, Price RG (1980) Renal funtion in lithium and non-lithium-treated patients with affective disorders. Acta Psychiatr Scand 62: 343–355

Cornelius JR, Soloff PH, Perel JM, Ulrich RF (1993) Continuation pharmacotherapy of borderline personality disorder with haloperidol and phenelzine. Am J Psychiatry 150: 1843–1848

Cornu F (1963) Psychopharmakotherapie. In: Gruhle H, Jung R, Mayer-Gross W, Müller M (Hrsg) Psychiatrie der Gegenwart, Bd 1/2. Springer, Berlin Göttingen Heidelberg, S 495–659

Costa E (1982) Perspectives in the molecular mechanisms of antidepressant action. In: Costa E, Racagni G (eds) Typical and atypical antidepressants. Molecular mechanisms. Raven, New York, pp 21–26

Cowdry R, Gardner D (1988) Pharmacotherapy of borderline personality disorder. Arch Gen Psychiatry 45: 111–119

Creese I (1983) Classical and atypical antipsychotic drugs: New insights. Trends Neurosci 6: 479–481

Cross-National Collaborative Panic Study, Second Phase Investigators (1992) Drug treatment of panic disorder. Comparative efficacy of alprazolam, imipramine, and placebo. Br J Psychiatry 160: 191–202

Crow TJ (1980) Molecular pathology of schizophrenia: More than one disease process? Br Med J 280: 66–68

Crow TJ (1985) The two-syndrome concept: Origins and current status. Schizophr Bull 11: 471–486

Crow TJ (1989) A current view of the type II syndrome: Age of onset, intellectual impairment, and the meaning of structural changes in the brain. Br J Psychiatry 155 (Suppl 7): 15–20

Crow TJ, MacMillan JF, Johnson AL, Johnstone EC (1986) II. A randomised controlled trial of prophylactic neuroleptic treatment. Br J Psychiatry 148: 120–127

Csernansky J, Newcomer J (1995) Maintenance drug treatment for schizophrenia. In: Bloon F, Kupfer D (Hrsg.): Psychopharmacology, The 4th generation of progress. New York, Raven Press: 1995, 1267–1275

Davidson JD, Pelton S (1986) Forms of atypical depression and their response to antidepressant drugs. Psychiatry Res 17: 87–95

Davies MF, Maguire PA, Loew GH (1993) Zinc selectively inhibits flux through benzodiazepine-insensitive gamma-aminobutyric acid chloride channels in cortial and cerebellar microsacs. Mol Pharmacol 44:876–881

Davis KL, Thal LJ, Gamzu ER et al. (1992) A double-blind, placebo-controlled multicenter trial of tacrine for Alzheimer's disease. N Engl J Med 327: 1253–1259

Davison R, Kaplan K, Fintel D, Parker M, Anderson L, Haring O (1988) The effect of clonidine on the cessation of cigarette smoking. Clinical Pharmacology and Therapeutics 44: 265–267

De Lacoste MC, White CL (1993) The role of cortical connectivity in Alzheimer's disease pathogenesis: a review and a model system. Neurobiol Ageing 14: 1–16

De Vry J, Schreiber R, Horvath E, Traber J (1989) Animal models of 5-HT$_{1A}$ receptor function. Pharmacopsychiatry 22: 194–195

De Vry J, Glaser T, Schuurman T, Schreiber R, Traber J (1991) 5-HT$_{1A}$ receptors in anxiety. In: Briley M, File SE (eds) New concepts in anxiety. MacMillan Press, London pp 94–129

Dearry A, Gingrich JA, Falardeau P, Fremeau RT, Bates MD, Caron MG (1990) Molecular cloning and expression of the gene for a human D$_1$ dopamine receptor. Nature 347: 72–76

Deitrich RA, Dunwiddie TV, Harris RA, Erwin VG (1989) Mechanism of action of ethanol: initial central nervous system actions. Pharmacol Rev 4:489–537

Delay J, Deniker P (1952) 38 cas de psychoses traités par la cure prolongée et continué de 4568 R. P. Ann Med Psychol 110: 364

Dessauer M, Götze U, Tölle R (1986) Periodic sleep deprivation in drug-refractory depression. Neuropsychobiology 13: 111–116

Devane AF, Dysarz A, Johnson MR, Melvin LS, Howlett C (1988) Determination and characterization of a cannabinoid receptor in the rat brain. Mol Pharmacol 34: 605

Devane WA, Hanus L, Breuer A, Pestwee RG, Stevenson LA, Griffin G, Gibson D, Mandelbaum A, Etinger A, Mechoulam R (1992) Isolation and structure of a brain component, that binds to the cannabirsid receptor. Science 258: 1946–1949

Dewey SL, Brodie JD, Fowler JS et al. (1990) Positron emission tomography (PET) studies of dopaminergic/cholinergic interactions in the baboon brain. Synapse 6: 321–327

Dewey SL, Smith GS, Logan J et al. (1992) GABAergic inhibition of endogenous dopamine release measured in vivo with 11C-raclopride and positron emission tomography. J Neurosci 12: 3773–3780

Diamond BI, Borison RL (1987) Anaesthetic agents and associated medications. In: Johnson FN (ed) Lithium combination treatment. Karger, Basel Paris München

Dilsaver SC, Greden JF (1984) Antidepressant withdrawal phenomena. Biol Psychiatry 19: 237–256

Dole VP, Nyswander ME (1965) Medical treatment for diacetylmorphine (heroin) addiction. A clinical trial with methadone hydrochloride. JAMA 193: 646–650

Dongier M, Vachon L, Schwartz G (1991) Bromocriptine in the treatment of alcohol dependence. Alcohol Clin Exp Res 15:970–977

Dorow R, Horowski R, Paschelke G, Amin M, Braestrup C (1983) Severe anxiety induced by FG 7142, a β-carboline ligand for benzodiazepine receptors. Lancet II: 98–99

Dorus W, Ostrow DG, Anton R et al. (1989) Lithium treatment of depressed and non-depressed alcoholics. JAMA 262:1646–1652

Duncan GE, Johnson KB, Breese GR (1993) Topographic patterns of brain activity in response to swim stress: assessment by 2-deoxyglucose uptake and expression of Fos-like immunoreactivity. J Neurosci 13: 3932–3943

Eastman CI, Lahmeyer HW, Watell LG, Good GD, Young MA (1992) A placebocontrolled trial of light treatment for winter depression. J Affect Dis 26–221

Edlund MJ, Craig TJ (1984) Antipsychotic drug use and birth defects: an epidemiologic reassessment. Compr Psychiatry 25: 32–37

Ehrlich BE, Diamond JM (1980) Lithium, membranes, and manic-depressive illness. J Membr Biol 52: 187–200

Eikmeier G, Berger M, Lodemann E, Muszynski K, Kaumeier S, Gastpar M (1991) Trimipramin - an atypical neuroleptic? Int Clin Psychopharmacol 6: 147–153

Eison MS, Eison AS (1984) Buspiron as a midbrain modulator: anxiolysis unrelated to traditional benzodiazepine mechanisms. Drug Dev Res 4: 109–119

Elia J, Katz IR, Simpson GM (1987) Teratogenicity of psychotherapeutic medications. Psychopharmacol Bull 23: 531–585

Elkin I, Shea T, Watkins JT et al. (1989) National Institute of Mental Health Treatment for Depression Collaborative Research Program. General effectiveness of treatments. Arch Gen Psychiatry 46: 971–982

Elphick M (1988) The clinical uses and pharmacology of carbamazepine in psychiatry. Internat Clin Psychopharmacol 3: 185–203

Elphick M (1989) Clinical issues in the use of carbamazepine in psychiatry: a review. Psychol Med 19: 591–604

Emrich HM, Okuma T, Müller AA (eds)(1984) Anticonvulsants in affective disorders. Excerpta Medica, Amsterdam

Esparon J, Kolloori J, Naylor GJ, McHarg AM, Smith AHW, Hopwood SE (1986) Comparison of the prophylactic action of flupenthixol with placebo in lithium treated manic-depressive patients. Br J Psychiatry 148: 723–725

Fabri A, Jannini EA, Gnessi L et al. (1989) Endorphins in male impotence: evidence for naltrexone stimulation of erectile activity in patient therapy. Psychoneuroendocrinology 14: 103–111

Faedda GL, Tondo L, Baldessarini RJ, Suppes T, Tohen M (1993) Outcome after rapid vs gradual discontinuation of lithium treatment in bipolar disorders. Arch Gen Psychiatry 50: 448–455

Farde L, Wiesel FA, Halldin C, Sedvall G (1988) Central D-2 dopamine receptor occupancy in schizophrenic patients treated with antipsychotic drugs. Arch Gen Psychiatry 45: 71–76

Farde L, Wiesel F-A, Stone-Elander S, Halldin C, Nordström A-L, Hall H, Sedvall G (1990) D_2 dopamine receptors in neuroleptic-naive schizophrenic patients: a positron emission tomography study with $[C_{11}]$raclopride. Arch Gen Psychiatry 47: 213–219

Farde L, Nordström A-L, Wiesel F-A, Pauli S, Halldin C, Sedvall G (1992) Positron emission tomographic analysis of central D_1 and D_2 dopamine receptor occupancy in patients treated with classical neuroleptics and clozapine. Arch Gen Psychiatry 49: 538–544

Fawcett J, Clark DC, Aagesen CA et al. (1987) A double-blind, placebo-controlled trial of lithium carbonate therapy for alcoholism. Arch Gen Psychiatry 44:248–256

Fenton WS, Wyatt RJ, McGlashan TH (1994) Risk factors for spontaneous dyskinesia in schizophrenia. Arch Gen Psychiatry 51: 643–650

Fichter MM (1993) Die medikamentöse Behandlung von Anorexia und Bulimia nervosa. Nervenarzt 64: 21–35

File SE (1984) Behavioural pharmacology of benzodiazepines. Prog Neuropsychopharmacol Biol Psychiatry 8: 19–31

Fleischhacker WW, Roth SD, Kane JM (1990) The pharmacologic treatment of neuroleptic induced akathisia. J Clin Psychopharmacol 10: 12–21

Fluoxetine Bulimia Nervosa Collaborative Study Group (1992) Fluoxetine in the treatment of bulimia nervosa. A multicenter, placebo-controlled, double-blind trial. Arch Gen Psychiatry 49: 139–147

Flygenring J, Hansen J, Holst B, Petersen E, Sorensen A (1984) Treatment of alcohol withdrawal symptoms in hospitalized patients. Acta Psychiatr Scand 69: 398–408

Fontaine R, Chouinard G (1989) Fluoxetine in the long-term maintenance treatment of obsessive-compulsive disorder. Psychiatric Annals 19: 88–91

France RD, Houpt JL, Ellinwood EH (1984) Therapeutic effects of antidepressants in chronic pain. Gen Hosp Psychiatry 6: 55–63

Frank E, Kupfer DJ, Bulik CM, Levenson JA (1990a) Imipramine and weight gain during the treatment of recurrent depression. J Affective Disord 20: 165–172

Frank E, Kupfer DJ, Perel JM et al. (1990b) Three-year outcomes for maintenance therapies in recurrent depression. Arch Gen Psychiatry 47: 1093–1099

Franks P, Harp J, Bell B (1989) Randomized, controlled trial of clonidine for smoking cessation in a primary care setting. JAMA 262: 3011–3013

Franks RD, Dubovsky SL, Lifshitz M, Coen P, Subryan V, Walker SH (1982) Long-term lithium carbonate therapy causes hyperparathyreoidism. Arch Gen Psychiatry 39: 1074–1077

Freeman TW, Clothier JL, Pazzaglia P, Lesem MD, Swann AC (1992) A double-blind comparison of valproate and lithium in the treatment of acute mania. Am J Psychiatry 149: 108–111

Freyhan FA (1957) Psychomotilität, extrapyramidale Syndrome und Wirkungsweisen neuroleptischer Therapien (Chlorpromazin, Reserpin, Prochlorperazin). Nervenarzt 28: 504–509

Friedel RO (1986) The combined use of neuroleptics and ECT in drug-resistant schizophrenic patients. Psychopharmacol Bull 22: 928–930

Fuente JR de la (1990) Efficacy of acute treatment in second phase of cross-national collaborative study. J Psychiatric Res 24 (suppl 1): 42

Fuller RK, Branchey L, Brightwell DR et al. (1986) Disulfiram treatment of alcoholism: a Veterans Administration Cooperative Study. JAMA, 256:1449–1455

Galdi J, Hirsch S (1983) Discussion about ‚The causality of depression in schizophrenia'. Br J Psychiatry 142: 621–625

Gawin FH, Allen D, Humblestone B (1989a) Outpatient treatment of "crack" cocaine smoking with flupenthixol decanoate. Arch Gen Psychiatry 46: 322–325

Gawin FH, Kleber HD, Byck R, Rounsaville BJ, Kosten TR, Jatlow PI, Morgan C (1989b) Desipramine facilitation of initial cocain abstinence. Arch Gen Psychiatry 46: 117–121

Gent EM van, Nabarro G (1987) Haloperidol as an alternative to lithium in pregnant women (letter). Am J Psychiatry 144: 1241

George DT, Ladenheim JA, Nutt DJ (1987) Effect of pregnancy on panic attacks. Am J Psychiatry 144. 1078–1079

George DT, Lindquist T, Rawlings RR, Eckardt ML, Moss H, Mathis C, Linnoila M (1992) Pharmacologic maintenance of abstinence in patients with alcoholism: no efficacy of 5-hydroxtryptophan or levodopa. Clin Pharmacol Ther 52:553–560

Gerken A, Wetzel H, Benkert O (1991) Extrapyramidal symptoms and their relationship to clinical efficacy under perphenazine treatment. Pharmacopsychiatry 24: 132–137

Gingrich JA, Caron MG (1993) Recent advances in the molecular biology of dopamine receptors. Annu Rev Neurosci 16: 299–321

Giros B, Sokoloff P, Martres M-P, Riou J-F, Emorine LJ, Schwartz JC (1989) Alternative splicing directs the expression of two D_2 dopamine receptor isoforms. Nature 342: 923–926

Gitlin MJ (1993) Pharmacotherapy of personality disorders: Conceptual framework and clinical strategies. J Clin Psychopharmacol 13: 343–353

Gitlin MJ, Weiner H, Fairbanks L, Hershman JM, Friedfeld N (1987) Failure of T_3 to potentiate tricyclic antidepressant response. J Affect Dis 13: 267–272

Glassman AH (1984) The newer antidepressant drugs and their cardiovascular effects. Psychopharmacol Bull 20: 272–279

Goedert M (1993) Tau protein and the neurofibrillary pathology of Alzheimer's disease. Trends Neurosci 16: 460–465

Goff DC, Brotman AW, Waites M, McCormick S (1990) Trial of fluoxetine added to neuroleptics for treatment-resistant schizophrenic patients. Am J Psychiatry 147: 492–494

Goldberg SC, Schulz C, Schulz PM, Resnick RJ, Hamer RM, Friedel RO (1986) Borderline and schizotypal personality disorders treated with low-dose thiothixene vs placebo. Arch Gen Psychiatry 43: 680–686

Goldbloom DS, Olmsted MP (1993) Pharmacotherapy of bulimia nervosa with fluoxetine: assessment of clinically significant attitudinal change. Am J Psychiatry 150: 770–774

Gonzales JP, Brogden RN (1988) Naltrexone. A review of its pharmacodynamic and pharmacokinetic properties and therapeutic efficacy in the management of opioid dependence. Drugs 35: 192–213

Goodman WK, Price LH, Delgado PL et al. (1990) Specifity of serotonin reuptake inhibitors in the treatment of obsessive-compulsive disorder. Arch Gen Psychiatry 47: 577–585

Goodwin DW, Guze SB (1989) Psychiatric diagnosis. 4. Aufl., Oxford University Press, New York Oxford

Goodwin FK, Prange AJ, Post RM, Muscettola G, Lipton MA (1982) Potentiation of antidepressant effects by L-triiodothyronine in tricyclic nonresponders. Am J Psychiatry 139: 34–38

Gorelick DA, Paredes A (1992) Effect of fluoxetine on alcohol consumption in male alcoholics. Alcohol Clin Exp Res 16: 261–265

Gossop M, Griffiths P, Bradley R et al. (1989) Opiate withdrawal symptoms in response to 10-day and 21-day methadone withdrawal programmes. Br J Psychiatry 154: 360–363

Greenblatt DJ, Abernety DR, Morse DS, Harmatz JS, Shader RI (1984a) Clinical importance of the introduction of diazepam and cimetidine. N Eng J Med 310: 1639–1643

Greenblatt DJ, Shader RI, Divoll M, Harmatz JS (1984b) Adverse reactions to triazolam, flurazepam, and placebo in controlled clinical trials. J Clin Psychiatry 45: 192–195

Greil W, Schnelle K, Seibold S (1974) Intra/extrazelluläres Lithiumverhältnis. klinische und experimentelle Untersuchung an Thrombozyten und Erythrozyten. Arzneimittelforsch 24: 1079–1084

Greil W, Ludwig-Mayerhofer W, Steller B et al. (1994) Lithium- oder Carbamazepinprophylaxe bei affektiven Psychosen? Ergebnisse einer kontrollierten, multizentrischen Studie. In: Müller-Oerlinghausen B, Berghöfer A (Hrsg.) Ziele und Ergebnisse der medikamentösen Prophylaxe affektiver Psychosen. Thieme, Stuttgart New York

Greist-JH, Jefferson JWKobak NA, Katzelnick DJ, Serlin RC (1955) Efficacy and tolerability of serotonintransport inhibitors in obsessive-compulsive disorder. Ameta analysis. Arch Gen Psychiatry 52(1): 53–60

Gunne L-M, Häggström J-E, Sjöquist B (1984) Association with persistent neuroleptic-induced dyskinesia of regional changes in brain GABA synthesis. Nature 309: 347–349

Haase H-J (1982) Therapie mit Psychopharmaka und anderen seelisches Befinden beeinflussenden Medikamenten. Schattauer, Stuttgart New York

Haase H-J (1961) Das therapeutische Achsensyndrom neuroleptischer Medikamente und seine Beziehungen zu extrapyramidaler Symptomatik. Fortschr Neurol Psychiatr 29: 245–268

Hadcock JR, Malbon CC (1988) Down-regulation of beta-adrenergic receptors: Agonist-induced reduction in receptor mRNA levels. Proc Natl Acad Sci USA 85: 5021–5025

Haefely W (1983) The biological basis of benzodiazepine actions. J Psychoactive Drugs 15: 19–39

Hakansson L (1993) Mechanism of action of cholinesterase inhibitors in Alzheimer's disease. Acta Neurol Scand (Suppl) 149: 7–9

Harris B, Wong G, Skolnick P (1993) Neurochemical actions of inhalational anesthetics at the $GABA_A$ receptor complex. J Pharmacol Exp Ther 265:1392–1398

Harrow M, Yonan CA, Sands JR, Marengo J (1994) Depression in schizophrenia: are neuroleptics, akinesia, or anhedonia involved? Schizophr Bull 20: 327–338

Helmchen H (1991) Aufklärung über Späthyperkinesen. Nervenarzt 62: 265–268

Helmchen H, Hippius H (1969) Pharmakogene Depression. In: Hippius H, Selbach H (Hrsg) Das depressive Syndrom. Urban & Schwarzenberg, München, S 443–446

Helmchen H, Müller-Oerlinghausen B (1981) Die Kombination von Antidepressiva mit anderen Medikamenten. Fortschr Neurol Psychiatr 49: 371–379

Heninger GR, Charney DS (1987) Mechanism of action of antidepressant treatments: Implications for the etiology and treatment of depressive disorders. In: Meltzer HY (ed) Psychopharmacology. The third generation of progress. Raven, New York

Herkenham M, Little MD, Johnson MR et al. (1988) Localization of cannabinoid receptors in brain. Soc Neurosci Abstr 14: 104

Hill S, Yau K, Whitwam J (1992) MAOIs to RIMAs in anaesthesia – a literature review. Psychopharmacology 106: S43-S45

Hippius H (1989) The history of clozapine. Psychopharmacology 99: S3-S5

Hippius H, Überla K (1986) Das Placebo-Problem. G. Fischer, Stuttgart New York

Hoffman BJ, Mezey E, Brownstein MJ (1991) Cloning of a serotonin transporter affected by antidepressants. Science 254: 579–580

Hoffman PL, Tabakoff B (1990) Ethanol and guanine nucleotide binding proteins: a selective interaction. FASEB J 4:2612–2622

Hogarty GE, McEvoy JP, Munetz M et al. (1988) Dose of fluphenazine, familial expressed emotion, and outcome in schizophrenia. Arch Gen Psychiatry 45: 797–805

Holsboer F, Benkert O, Meier L, Kreuz-Kersting A (1985) Combined estradiol and vitamin B_6 treatment in women with major depression. Am J Psychiatry 142: 658

Hornykiewicz O (1978) Biochemische und pathophysiologische Grundlagen des Parkinson-Syndroms. Pharmakotherapie 4: 176–181

Horowski R, Dorow R (1982) Die Bedeutung pharmakokinetischer Befunde für die klinische Wirkung von Benzodiazepinen. Internist (Berlin) 23: 632–640

Hosada K, Duman RS (1993) Regulation of beta1-adrenergic receptor mRNA and ligand binding by antidepressant treatments and norepinephrine depletion in rat frontal cortex. J Neurochem 60: 1335–1343

Idanpaan-Heikkila J, Saxen L (1973) Possible teratogenicity of imipramine-chloropyramine. Lancet 2: 282–284

Iversen LL (1975) Uptake processes for biogenic amines. In: Iversen LL, Iversen SD, Snyder SH (eds) Biochemistry of biogenic amines. Plenum, New York (Handbook of psychopharmacology, vol 3), pp 381–442

Jacobson SJ, Jones K, Johnson K et al. (1992) Prospective multicenter study of pregnancy putcome after lithium exposure during first trimester. Lancet 339: 530–533

Jage J (1989) Methadon - Pharmakokinetik und Pharmakodynamik eines Opiates. Anaesthesist 38: 159–166

Janicak PG, Davis JU, Preskorn SH, Ayd FJ Jr (1993) Principles and practice of psychopharmacotherapy. Williams & Wilkins, Baltimore

Janowsky DS, El-Yousef MK, Davis JM, Sekerke HJ (1972) A cholinergic-adrenergic hypothesis of mania and depression. Lancet II: 6732–6735

Janssen PAJ (1961) Vergleichende pharmakologische Daten über sechs neue basische 4'-Fluorobutyrophen-Derivate. Haloperidol, Haloanison, Triperidol, Methylperidid, Haloperidid und Dipiperon. 1. und 2. Mitteilung. Arzneimittelforsch 11: 819–824, 932–938

Jellinek T (1977) Mood elevating effect of trihexyphenidyl and biperiden in individuals taking antipsychotic medication. Dis Nerv Sys 38: 353–355

Joffe RT, Bakish D (1994) Combined SSRI-Moclobemide treatment of psychiatric illness. J Clin Psychiatry 55: 24–25

Johnson DAW (1979) Further observations on the duration of depot neuroleptic maintenance therapy in schizophrenia. Br J Psychiatry 135: 524–530

Johnson DAW, Pasterski G, Ludlow JM, Street K, Taylor RDW (1983a) The discontinuance of maintenance neuroleptic therapy in chronic schizophrenic patients: drug and social consequences. Acta Psychiatr Scand 67: 339–352

Johnson C, Stuckey M, Mitchell J (1983b) Psychopharmacological treatment of anorexia nervosa and bulimia. J Nerv Ment Dis 171: 524–534

Johnson DAW, Ludlow JM, Street K, Taylor RDW (1987) Double-blind comparison of half-dose and standard-dose flupenthixol decanoate in the maintenance treatment of stabilized out-patients with schizophrenia. Br J Psychiatry 151: 634–638

Johnsson A, Engelmann W (1980) Influence of lithium ions on human circadian rhythms. Z Naturforsch 35c: 503–507

Jones KL, Lacro RV, Johnson KA, Adams J (1989) Pattern of malformations in the children of women treated with carbamazepine during pregnancy. N Engl J Med 320: 1661–1666

Joyce PR, Paykel ES (1989) Predictors of drug response. Arch Gen Psychiatry 46: 89–99

Jus A, Gautier J, Villeneuve A, Jus K, Pires P, Gagnon-Binette M, Fortin C (1978) Pharmacokinetic interaction between amitriptyline and neuroleptics. Neurophysiobiology 4: 305–313

Kahn RJ, McNair DM, Lipman RS et al. (1986) Imipramine and chlordiazepoxide in depressive and anxiety disorders. II. Efficacy in anxious outpatients. Arch Gen Psychiatry 43: 79–85

Kales A (1990) Diagnosis and management of insomnia (letter). N Engl J Med 323: 486

Kampf D (1986) Lithium und Nierenfunktion. In: Müller-Oerlinghausen B, Greil W (Hrsg) Die Lithiumtherapie. Springer, Berlin Heidelberg New York Tokyo

Kane JM, Smith JM (1982) Tardive dyskinesia: Prevalence and risk factors, 1959–1979. Arch Gen Psychiatry 39: 473–481

Kane JM, Rifkin A, Quitkin F, Nayak D, Ramos-Lorenzi J (1982) Fluphenazine vs placebo in patients with remitted, acute first-episode schizophrenia. Arch Gen Psychiatry 39: 70–73

Kane JM, Rifkin A, Woerner M, Reardon G, Sarantakos S, Schiebel D, Ramos-Lorenzi J (1983) Low-dose neuroleptic treatment of outpatient schizophrenics. I. Preliminary results for relapse rates. Arch Gen Psychiatry 40: 893–896

Kane JM, Woerner M, Lieberman J (1985) Tardive dyskinesia: prevalence, incidence and risk factors. In: Casey DE, Chase TN, Christensen AV, Gerlach J (eds) Dyskinesia – research and treatment. Springer, Berlin Heidelberg New York, pp 72–78

Kane JM, Honigfeld G, Singer J, Meltzer HY, and the Clozaril Collaborative Study Group (1988) Clozapine for the treatment-resistant schizophrenic. Arch Gen Psychiatry 45: 789–796

Kang I, Lindquist DG, Kinane TB, Ercolani L, Pritchard GA, Miller LG (1994) Isolation and characterization of the promoter of the human GABA_A receptor alpha 1 subunit gene. J Neurochem 62: 1643–1646

Kapfhammer H-P (1990) Umstellungsregime von Kurzzeit- auf Depotneuroleptika. In: Müller-Oerlinghausen B, Möller H-J, Rüther E (Hrsg) Thioxanthene in der neuroleptischen Behandlung. Springer, Berlin Heidelberg New York

Kapfhammer H-P, Rüther E (1988) Depot-Neuroleptika. Springer, Berlin Heidelberg New York

Kaskel D (1977) Intraokularer Druck. Durchblutung. In: Hockwin O, Koch H-R (Hrsg) Arzneimittelnebenwirkungen am Auge. Fischer, Stuttgart New York, S 145–164

Kasper S, Wehr TA, Rosenthal NE (1988) Saisonal abhängige Depressionsformen (SAD). II. Beeinflussung durch Phototherapie und biologische Ergebnisse. Nervenarzt 59: 200–214

Kebabian JW, Calne DB (1979) Multiple receptors for dopamine. Nature 277: 92–96

Keller MB, Lavori PW, Kane JM, Gelenberg AJ, Rosenbaum JF, Walzer EA, Baker LA (1992) Subsyndromal symptoms in bipolar disorder. Arch Gen Psychiatry 49: 371–376

Kendell RE, Chalmers JC, Platz C (1987) Epidemiology of puerperal psychosis. Br J Psychiatry 150: 662–673

Kerns JM, Sierens DK, Kao LC, Klawans HL, Carvey PM (1992) Synaptic plasticity in the rat striatum following chronic haloperidol treatment. Clin Neuropharmacol 15:488–500

Ketter TA, Pazzaglia PJ, Post RM (1992) Synergy of carbamazepine and valproic acid in affective illness: case report and review of the literature. J Clin Psychopharmacol 12: 276–281

Keup W (1990) Naltrexon als Nüchternheitshilfe bei Opiat-Abhängigkeit. Hessisches Ärzteblatt 3/1990: 116–119

Kick H (1981) Fieberzustände unter Psychopharmakotherapie: Differentialtypologie und Diagnostik. Pharmakopsychiatrie 14: 18–20

Kielholz P (1971) Diagnose und Therapie der Depressionen für den Praktiker. 3. Aufl. Lehmann, München

Klein DF (1964) Delineation of two drug-responsive anxiety syndromes. Psychopharmacology 5: 397–408

Kleingoor C, Wieland HA, Korpi ER, Seeburg PH, Kettenmann H (1993) Current potentiation by diazepam but not GABA sensitivity is determined by a single histidine residue. Neuroreport 4:187–190

Klerman GL, Weissman MM, Rounsaville BJ, Chevron ES (1984) Interpersonal psychotherapy of depression. Basic Books Inc Publishers, New York

Klicpera C (1978) Wirkungen und Nebenwirkungen der Stimulantienbehandlung bei Kindern: Fortschr Neurol Psychiatr 46: 392–414

Kline NS (1954) Use of rauwolfia serpentina benth. in neuropsychiatric conditions. Ann NY Acad Sci 59: 107

Kling MA, Manowitz P, Pollack IW (1978) Rat brain and serum lithium concentrations after acute injections of lithium carbonate and orotate. J Pharm Pharmacol 30: 368–370

Knapp MJ, Knopman DS, Solomon PR, Pendlebury WW, Davis CS, Gracon SI (1994) 30-week randomized controlled trial of high-dose tacrine in patients with Alzheimer's disease. JAMA 271: 985–991

Knapp S (1983) Lithium. In: Graham-Smith DG, Cowen PJ (eds) Psychopharmacology 1, part 1: Preclinical psychopharmacology. Excerpta Medica, Amsterdam, pp 71–106

Knoflach F, Drescher U, Scheurer L, Malherbe P, Möhler H (1993) Full and partial agonism displayed by benzodiazepine receptor ligands and recombinant gamma-aminobutyric acid_A receptor subtypes. J Pharmacol Exp Ther 266:385–391

Kocsis JH, Frances AJ, Voss C, Mann JJ, Mason BJ, Sweeney J (1988) Imipramine treatment for chronic depression. Arch Gen Psychiatry 45: 253–259

Konsensus-Papier BGA (1991) Empfehlungen zum Wirksamkeitsnachweis von Nootropika im Indikationsbereich "Demenz" (Phase III). Berlin

Koob GF (1992) Drugs of abuse: anatomy, pharmacology and function of reward pathways. Trends Pharmacol Sci 13: 177–184

Kopelman A, McCullar FW, Heggeness L (1975) Limb malformations following maternal use of haloperidol. JAMA 231: 62–64

Korpi ER, Kleingoor C, Kettenmann H, Seeburg PH (1993) Benzodiazepine-induced motor impairment linked to point mutation in cerebellar GABA$_A$ receptor. Nature 361: 356–359

Kosten TR (1990) Current pharmacotherapies for opioid dependence. Psychopharmacol Bull 26: 69–74

Kosten TR, Morgan CM, Falcione J, Schottenfeld RS (1992) Pharmacotherapy for cocaine abusing methadone maintained patients using amantadine or desipramine. Arch Gen Psychiatry 49: 894–898

Kraepelin E (1892) Über die Beeinflussung einfacher Vorgänge durch einige Arzneimittel. Fischer, Jena

Kramer MC, Vogel WH, DiJohnson C et al. (1989) Antidepressants in "depressed" schizophrenic inpatients. Arch Gen Psychiatry 46: 922–928

Krämer G, Besser R, Schlander M (1989) Carbamazepin: Nebenwirkungen und Toxizität. In: Müller-Oerlinghausen B, Haas S, Stoll K-D (Hrsg) Carbamazepin in der Psychiatrie. Thieme, Stuttgart, New York. S. 233–243

Krankheit und Kraftverkehr (1992) Gutachten des Gemeinsamen Beirats für Verkehrsmedizin, Bundesverkehrsministerium (Hrsg.); bearbeitet von H. Lewrenz u. B. Friedel.

Kranzler HR, Burleson JA, Del Boca FK, Babor TF, Korner P, Brown J, Bohn UJ (1994) Buspirone treatment of anxious alcoholics. Arch Gen Psychiatry 51:720–731

Kranzler HR, Burleson JA, Korner P, Del Boca FK, Bohn MJ, Brown J, Liebswitz N (1995) Placebo – controlled trial of fluoxetine as an adjunct to relapse precention in alcoholics. Am J Psychiatry 152(3): 391–397

Kroef C van der (1979) Reactions to triazolam. Lancet II: 526

Kuhn R (1957) Über die Behandlung depressiver Zustände mit einem Iminodibenzyl-Derivat (G22 355). Schweiz Med Wochenschr 87: 1135–1140

Kuhs H, Tölle R (1991) Sleep deprivation therapy. Biol Psychiatry 29: 1129–1148

Kume A, Sakurai SY, Albin RL (1994) Zinc inhibition of t-[3H]butylbicycloorthobenzoate binding to the GABA$_A$ receptor complex. J Neurochem 62: 602–607

Kupfer DJ, Frank E (1987) Relapse in recurrent unipolar depression. Am J Psychiatry 144: 86–88

Kuoppamäki M, Syvälahti E, Hietala J (1993) Clozapine and N-desmethylclozapine are potent S-HT$_{1C}$-receptor antagonists. Eur J Pharmacol 245: 179–182

Laborit H, Huguenard P (1951) L'hibernation artificielle par moyens pharmacodynamiques et physiques. Presse Med 59: 1329

Lader M, Olajide D (1987) A comparison of buspirone and placebo in relieving benzodiazepine withdrawal symptoms. J Clin Psychopharmacol 7: 11–15

Lader M, Petursson H (1983) Abuse liability of anxiolytics. In: Malick JB, Enna SJ, Yamamura HI (eds) Anxiolytics: Neurochemical, behavioral, and clinical perspectives. Raven, New York, pp 201–215

Ladewig D (1982) Abusus von Benzodiazepin-Tranquilizern. Med Welt 33: 1306–1309

Ladewig D (1990) Naltrexon – eine wirksame Stütze im psychosozialen Rehabilitationsprozeß ehemals Opiatabhängiger. Ther Umschau 47: 247–250

Ladewig D, Knecht T, Leher P, Fendl A (1993) Acamprosat - ein Stabilisierungsfaktor in der Langzeitentwöhnung von Alkoholabhängigen. Therapeutische Umschau 50:182–188

Laegreid L, Hagberg G, Lundberg A (1992) Neurodevelopment in late infancy after prenatal exposure to benzodiazepines - a prospective study. Neuropediatrics 23: 60–67

Laegreid L, Kyllerman M, Hedner T, Hagberg B, Viggedahl G (1993) Benzodiazepine amplification of valproate teratogenic effects in children of mothers with absence epilepsy. Neuropediatrics 24: 88–92

Langer SZ (1987) Presynaptic regulation of monoaminergic neurons. In: Meltzer HY (ed) Psychopharmacology: The third generation of progress. Raven Press, New York pp 151–157

Langer SZ, Raisman R (1983) Binding of [^{3} H]imipramine and [^{3} H]desipramine as biochemical tools for studies in depression. Neuropharmacology 22: 407–413

Lapierre YD, Bulmer DR, Oyewumi LK, Mauguin ML, Knott VJ (1983) Comparison of chlormethiazole (heminevrin) and chlordiazepoxide (librium) in the treatment of acute alcohol withdrawal. Neuropsychobiology 10: 127–130

Lavori PW, Keller MB, Klerman GL (1984) Relapse in affective disorders: A reanalysis of the literature using life table methods. J Psychiatr Res 18: 13–25

Leff SE, Creese I (1983) Dopamine receptors re-explained. Trends Pharmacol Sci 4: 463–467

Leff J, Kuipers L, Berkowitz R, Sturgeon D (1985) A controlled trial of social intervention in the families of schizophrenic patients: Two year follow-up. Br J Psychiatry 146: 594–600

Lefkowitz RJ, Caron MG (1988) Adrenergic receptors. Models for the study of receptors coupled to guanine nucleotide regulatory proteins. J Biol Chem 263: 4993–4996

Leidenheimer NJ, Whiting PJ, Harris RA (1993) Activation of calcium-dependant protein kinase enhances benzodiazepine and barbiturate potentiation of the GABA$_A$ receptor. J Neurochem 60:1972–1975

Lenox RH, Newhouse PA, Creelman WL, Whitaker TM (1992) Adjunctive treatment of manic agitation with lorazepam versus haloperidol: a double-blind study. J Clin Psychiatry 53: 47–52

Leonard BE (1984) Inter-relationship between neurotransmitters. Neuropharmacology 23: 213–218

Lesch KP, Manji HK (1992) Signal-transducing G proteins and antidepressant drugs: evidence for modulation of alpha subunit gene expression in rat brain. Biol Psychiatry 32: 549–579

Lesch KP, Aulakh CS, Wolozin BL, Tolliver TJ, Hill JL, Murphy DL (1993) Regional brain expression of serotonin transporter mRNA and its regulation by reuptake inhibiting antidepressants. Brain Res Mol Brain Res 17: 31–35

Leuner H (1962) Die experimentelle Psychose. Springer, Berlin Heidelberg New York (Monographien aus dem Gesamtgebiet der Neurologie und Psychiatry, Bd 95)

Levenson JL (1985) Neuroleptic malignant syndrome. Am J Psychiatry 142: 1137–1145

Levinson DF, Simpson GM (1986) Neuroleptic-induced extrapyramidal symptoms with fever. Arch Gen Psychiatry 43: 839–848

Levy W, Wisniewski K (1974) Chlorpromazine causing extrapyramidal dysfunction in newborn infants of psychotic mothers. NY State J Med 74: 684–685

Lhuintre JP, Moore N, Tran G et al. (1990) Acamprosate appears to decrease alcohol intake in weaned alcoholics. Alcohol Alcohol 25:613–622

Liberman RP, Mueser KT, Wallace CJ (1986) Social skills training for schizophrenic individuals at risk for relapse. Am J Psychiatry 143: 523–526

Lieberman JA, Saltz BL, Johns CA, Pollack S, Kane JM (1989) Clozapine Effects on Tardive Dyskinesia. Psychopharmacol Bull 25: 57–62

Liebowitz MR, Quitkin FM, Stewart JW et al. (1984) Phenelzine vs. imipramine in atypical depression. Arch Gen Psychiatry 41: 669–677

Liebowitz MR, Gorman JM, Fyer AJ et al. (1988) Pharmacotherapy of social phobia: an interim report of a placebo-controlled comparison of phenelzine and atenolol. J Clin Psychiatry 49: 252–257

Lin LH, Whiting P, Harris RA (1993) Molecular determinants of general anesthetic action: role of GABA$_A$ receptor structure. J Neurochem 60:1548–1553

Lindhout D, Omtzigt JG (1992) Pregnancy and the risk of teratogenicity. Epilepsia 33 (Suppl 4): 41–48

Lippert H (1959) Einführung in die Pharmakopsychologie. Huber, Bern Stuttgart

Little BB, Santos-Ramos R, Newell JF, Maberry MC (1993) Megadose carbamazepine during the period of neural tube closure. Obstet Gynecol 82 (Suppl): 705–708

Little HJ (1991) Ethanol tolerance and physical dependence: The role of calcium channels and other possible mechanisms. In: Pratt J (ed) The biological bases of drug tolerance and dependence. Academic Press, London, San Diego, New York, Boston, Sydney, Tokyo, Toronto, pp 71–120

Littleton J, Little H, Laverty R (1992) Role of neuronal calcium channels in ethanol dependence: From cell cultures to the intact animal. Ann N Y Acad Sci 654:324–334

Lohse MJ, Lenschow V, Schwabe U (1984) Interaction of barbiturates with adenosine receptors in rat brain. Naunyn Schmiedebergs Arch Pharmacol 326: 69–74

Loomer HP, Saunders IC, Kline NS (1957) A clinical and pharmacodynamic evaluation of iproniazid as a psychic energizer. Psychiatr Res Publ Am Psychiatr Assoc 8: 129

Luchins DJ (1984) Carbamazepine in violent nonepileptic schizophrenics. Psychopharmacol Bull 20: 569–571

Lüddens H, Pritchett DB, Köhler M et al. (1990) Cerebellar GABA_A receptor selective for a behavioural alcohol antagonist. Nature 346: 648–651

Lüddens H, Killisch I, Seeburg PH (1991) More than one alpha variant may exist in a GABA$_A$/benzodiazepine receptor complex. J Recept Res 11: 535–551

Lüddens H, Seeburg PH, Korpi ER (1994) Impact of beta and gamma variants on ligand-binding properties of gamma-aminobutyric acid type A receptors. Mol Pharmacol 45:810–814

Ma JY, Narahashi T (1993) Differential modulation of GABA_A receptor-channel complex by polyvalent cations in rat dorsal root ganglion neurons. Brain Res 607: 222–232

Macmillan JF, Crow TJ, Johnson AL, Johnstone EC (1986) The Northwick Park Study of first episodes of schizophrenia. III. Short term outcome in trial entrants and trial eligible patients. Br J Psychiatry 148: 128–133

Maier W, Benkert O (1987) Methodenkritik des Wirksamkeitsnachweises antidepressiver Therapie. Nervenarzt 58: 595–602

Maier W, Roth M, Argyle N, Buller R, Lavori P, Brandon S, Benkert O (1991a) Avoidance behaviour: a predictor of the efficacy of pharmacotherapy in panic disorder? Eur Arch Psychiatry Clin Neurosci 241: 151–158

Maier W, Roth M, Buller R, Argyle M, Rosenberg R, Brandon S, Benkert O (1991b) Agoraphobia in panic disorder: An indicator of the severity of panic disorder or a distinct diagnostic entity? Psychiatric Annals 21: 374–381

Malcolm R, Balenger JC, Sturgis ET, Anton R (1989) Double-blind controlled trial comparing carbamazepine to oxazepam treatment of alcohol withdrawal. Am J Psychiatry 146: 617–621

Maltby N, Broe GA, Creasey H, Jorm AF, Christensen H, Brooks WS (1994) Efficacy of tacrine and lecithin in mild to moderate Alzheimer's disease: double blind trial. BMJ 308: 879–883

Manji HK, Chen GA, Bitran JA, Potter WZ (1991a) Down-regulation of beta receptors by desipramine in vitro involves PKC/phospholipase A2. Psychopharmacol Bull 27: 247–253

Manji HK, Hsiao JK, Risby ED, Oliver J, Rudorfer MV, Potter WZ (1991b) The mechanisms of action of lithium. I. Effects on serotonergic and noradrenergic systems in normal subjects. Arch Gen Psychiatry 48: 505–512

Marder SR, Meibach RC (1994) Risperidone in the treatment of schizophrenia. Am J Psychiatry 151: 825–835

Marder SR, Putten T van, Mintz J, McKenzie J, Lebell M, Faltico G, May PRA (1984) Costs and benefits of two doses of fluphenazine. Arch Gen Psychiatry 41: 1025–1029

Marder SR, Putten T van, Mintz J, Lebell M, McKenzie J, May PRA (1987) Low- and conventional-dose maintenance therapy with fluphenazine decanoate. Two-year outcome. Arch Gen Psychiatry 44: 518–521

Margraf J, Schneider S (1990) Panik. Angstanfälle und ihre Behandlung. 2. Aufl. Springer, Berlin Heidelberg New York

Marks J (1983) The benzodiazepines – for good or evil. Neuropsychobiology 10: 115–126

Marks IM, Gray S, Cohnen D, Hill R, Mawson D, Ramm E, Stern RS (1983) Imipramine and brief therapist-aided exposure in agoraphobics having self-exposure homework. Arch Gen Psychiatry 40: 153–162

Masliah E, Terry R (1993) The role of synaptic proteins in the pathogenesis of disorders of the central nervous system. Brain Pathol 3: 77–85

Mason BJ, Kocsis JH (1991) Desipromine treatment of alcoholism. Psychopharm Bulletin 27: 155–161

Mason B, James PhD, Kocsis H (1991) Desipramine Treatment of alcoholism. Psychopharmacol Bulletin Vol 27, No 2: 155–170

Mavissakalian M, Perel JM (1992) Protective effects of imipramine maintenance treatment in panic disorder with agoraphobia. Am J Psychiatry 149: 1053–1057

Mavissakalian MR, Perel JM (1995) Imipramine treatment of panic disorder with agoraphobia: dose ranging and plasma level-response relationships. Am J Psychiatry 152: 673–682

Mavissakalian M, Michelson L, Dealy RS (1983) Pharmacological treatment of agoraphobia: imipramine versus imipramine with programmed practice. Br J Psychiatry 143: 348–355

McElroy SL, Keck PE Jr, Pope HG Jr, Hudson JI (1992) Valproate in the treatment of bipolar disorder: literature review and clinical guidelines. J Clin Psychopharmacol 12: 42S-52S

McElroy SL, Keck PE Jr, Tugrul KC, Bennett JA (1993) Valproate as a loading treatment in acute mania. Neuropsychobiology 27: 146–149

McGrath SD (1975) A controlled trial of chlormethiazole and chlordiazepoxide in the treatment of the acute withdrawal phase of alcoholism. Br J Addict 70: 81–90

McMillen BA (1983) CNS stimulants: two distinct mechanisms of action for amphetamine-like drugs. Trends Pharmacol Sci 4: 429–432

Meesters Y, Jansen JHC, Beersma DGM, Beuhus Al, Hoofdakker RH van den (1994) An attempt to prevent winter depression by light exposure at the end of september. Biol Psychiatry 35:284–286

Meier-Ewert K (1967) Thromboembolische Komplikationen bei neuro- und thymoleptischer Behandlung. Deutsche Med Wochenschr 92: 2174–2178

Melia KR, Rasmussen K, Terwilliger RZ, Haycock JW, Nestler EJ, Duman RS (1992) Coordinate regulation of the cyclic AMP system with firing rate and expression of tyrosine hydroxylase in the rat locus coeruleus: effects of chronic stress and drug treatment. J Neurochem 58: 494–502

Mellerup ET, Plenge P (1990) The side effects of lithium. Biol Psychiatry 28: 464–466

Meltzer HY (1989) Duration of a clozapine trial in treatment resistant schizophrenia. Arch Gen Psychiatry 46: 672

Meltzer H (1992) Treatment of the Neuroleptic-Nonresponsive Schizophrenic Patient. Schizophrenia Bulletin Vol 18, No 3.

Melzacka M, Danek L (1983) Pharmacokinetics of amitriptyline-N-oxide in rats after single and prolonged oral administration. Pharmacopsychiat 16: 30–34

Mendelson JH, Ellingboe J, Keuhnle JC, Mello NK (1979) Effects of naltrexone on mood and neuroendocrine function in normal adult males. Psychoneuroendocrinology 3: 231–236

Mense S (1983) Basic neurobiologic mechanisms of pain and analgesia. Am J Med 75 (5A): 4–14

Merchant KM, Dorsa DM (1993) Differential induction of neurotensin and c-fos gene expression by typical versus atypical antipsychotics. Proc Natl Acad Sci USA 90: 3447–3451

Mercugliano M, Chesselet MF (1992) Clozapine decreases enkephalin mRNA in rat striatum. Neuroscience Lett 136: 10–14

Mhatre MC, Ticku MK (1992) Chronic ethanol administration alters γ-aminobutyric acid$_A$ receptor gene expression. Mol Pharmacol 42:415–422

Milkovich L, Berg DJ van den (1976) An evaluation of the teratogenicity of certain antinauseant drugs. Am J Obstet Gynecol 125: 244–248

Miller NS, Gold MS, Millman RB (1989) Cocaine: General characteristics, abuse, and addiction. NY State J Med 89: 390–395

Möhler H, Okada T (1977) Benzodiazepine receptor: Demonstration in the central nervous system. Science 198: 849–851

Möller HJ, Kissling W, Lang C, Doerr P, Pirke KM, Zerssen D von (1982) Efficacy and side effects of haloperidol in psychotic patients: Oral versus intravenous administration. Am J Psychiatry 139: 1571–1575

Monsma FJ, McVittie LD, Gerfen CR, Mahan LC (1989) Multiple D_2 dopamine receptors produced by alternative RNA splicing. Nature 342: 926–929

Montgomery S, Montgomery D (1982) Pharmacological prevention of suicidal behaviour. J Affect Dis 4: 291–298

Montgomery DB, Roberts A, Green M, Bullock T, Baldwin D, Montgomery SA (1994) Lack of efficacy of fluoxetine in recurrent brief depression and suicidal attempts. Eur Arch Psychiatry Clin Neurosci 244: 211–215

Monti JM, Alterwain P (1991) Ritanserin decreases alcohol intake in chronic alcoholics. Lancet I:60

Morgan JI, Curran T (1991). Stimulus-transcription coupling in the nervous system: involvement of the inducible proto-oncogenes fos and jun. Annu Rev Neurosci 14:421–451

Mukherjee S, Rosen AM, Caracci G, Shukla S (1986) Persistent tardive dyskinesia in bipolar patients. Arch Gen Psychiatry 43: 342–346

Müller-Oerlinghausen B (1980) Clinical pharmacology (pharmacokinetics). In: Hoffmeister F, Stille G (eds) Psychotropic agents, part I: Antipsychotics and antidepressants. Springer, Berlin Heidelberg New York, pp 267–285

Müller-Oerlinghausen B (1986) Wirkung von Lithium auf Sexualfunktion und Schwangerschaft. In: Müller-Oerlinghausen B, Greil W (Hrsg) Die Lithiumtherapie. Springer, Berlin Heidelberg New York Tokyo, S. 323–328

Müller-Oerlinghausen B, Greil W (Hrsg) (1986) Die Lithiumtherapie. Springer, Berlin Heidelberg New York Tokyo

Multhaup G, Masters CL, Beyreuther K (1993) A molecular approach to Alzheimer's disease. Biol Chem Hoppe Seyler 374: 1–8

Murphy JK, Edwards NB, Downs AD, Ackerman BJ, Rosenthal TL (1990) Effects of doxepin on withdrawal symptoms in smoking cessation. Am J Psychiatry 147: 1353–1357

Naranjo CA, Bremner KE (1993) Pharmacotherapy of alcohol dependence. In: Costa e Silva JA, Nadelson CC (eds) International review of psychiatry. American Psychiatric Press, Washington, DC, Vol. 1, pp 617–636

Naylor GJ, Scott C (1980) Depot injections for affective disorders. Br J Psychiatry 136: 105

Nemeroff CB, Levant B, Myers B, Bissette G (1992) Neurotensin, antipsychotic drugs, and schizophrenia basic and clinical studies. Ann NY Acad Sci 1992: 146–156

Neppe VW (1983) Carbamazepine as an adjunctive treatment in non-epileptic chronic inpatients with EEG temporal lobe abnormalities. J Clin Psychiatry 44: 326–331

Nestler EJ, Terwilliger RZ, Duman RS (1989) Chronic antidepressant administration alters the subcellular distribution of cyclic AMP-dependent protein kinase in rat frontal cortex. J Neurochem 53: 1644–1647

Nguyen TV, Kosofsky BE, Birnbaum R, Cohen BM, Hyman SE (1992) Differential expression of c-fos and zif268 in rat striatum after haloperidol, clozapine and amphetamine. Proc Natl Acad Sci USA 89: 4270–74

Nishizuka Y (1984) Turnover of inositol phospholipids and signal transduction. Science 225: 1365–1370

Nitsch RM, Growdon JH (1994) Role of neutrotransmission in the regulation of amyloid beta-protein precursor processing. Biochem Pharmacol 47: 1275–1285

Nolen WA, Putte JJ van de, Dijken WA, Kamp JS, Blansjaar BA, Kramer HJ, Haffmans J (1988a) Treatment strategy in depression. I. Non-tricyclic and selective reuptake inhibitors in resistant depression: a double-blind partial crossover study on the effects of oxaprotiline and fluvoxamine. Acta Psychiatr Scand 78: 668–675

Nolen WA, Putte JJ van de, Dijken WA, Kamp JS, Blansjaar BA, Kramer HJ, Haffmans J (1988b) Treatment strategy in depression. II. MAO inhibitors in depression resistant to cyclic antidepressants: two controlled crossover studies with tranylcypromine versus L-5-hydroxytryptophan and nomifensine. Acta Psychiatr Scand 78: 676–683

Nordström A-L, Farde L, Halldin C (1992) Time course of D_2-dopamine receptor occupancy examined by PET after single oral doses of haloperidol. Psychopharmacology 106: 433–438

Nowak G, Trullas R, Layer RT, Skolnick P, Paul IA (1993) Adaptive changes in the N-methyl-D-saspartate receptor complex after chronic treatment with imipramine and 1-aminocyclopropanecarboxylic acid. J Pharmacol Exp Ther 265: 1380–1386

Nunes EV, McGrath PJ, Quitkin FM, Stewart JP, Harrison W, Tricamo E, Ocepek-Welikson K (1993) Imipramine treatment of alcoholism with comorbid depression. Am J Psychiatry 150: 963–965

O'Dell SJ, La Hoste GJ, Widmark CB, Shapiro RM, Potkin SG, Marshall JF (1990). Chronic treatment with clozapine or haloperidol differentially regulates dopamine and serotonin receptors in rat brain. Synapse 6: 146–153

O'Dowd BF, Lefkowitz RJ, Caron MG (1989) Structure of the adrenergic and related receptors. Ann Rev Neurosci 12: 67–83

O'Malley SS, Jaffe AJ, Chang G, Schottenfeld RS, Meyer RE, Rounsaville B (1992) Naltrexone and coping skills therapy for alcohol dependence. Arch Gen Psychiatry 49:881–887

Ochs HR (1983) Benzodiazepine: Bedeutung der Kinetik für die Therapie. Klin Wochenschr 61: 213–224

Ochs HR, Greenblatt DJ, Verburg-Ochs B, Locniskar BS (1984) Comparative single-dose kinetics of oxazolam, prazepam, and clorazepate: Three precursors of desmethyldiazepam. J Clin Pharmacol 24: 446–451

Okuma T, Yamashita I, Takahashi R et al. (1989) Clinical efficacy of carbamazepine in affective, schizoaffective, and schizophrenic disorders. Pharmacopsychiat 22: 47–53

Olajide D, Lader M (1987) A comparison of buspirone, diazepam, and placebo in patients with chronic anxiety states. J Clin Psychopharmacol 7: 148–152

Olpe HR, Schellenberg A (1980) Reduced sensitivity of neurons to noradrenaline after chronic administration of desipramine. Eur J Pharmacol 74: 195–206

Oppenheim G (1982) Drug-induced rapid cycling: Possible outcomes and management. Am J Psychiatry 139: 939–941

Oswald I (1984) Hypnotic drugs for 1984. In: Hindmarch I, Ott H, Roth (eds) Sleep, benzodiazepines, and performance. Psychopharmacology Supplementum 1. Springer, Berlin Heidelberg, New York Tokyo, pp. 85–90

Overall JE (1978) Prior psychiatric treatment and the development of breast cancer. Arch Gen Psychiatry 35: 898–899

Owen RT, Tyrer P (1983) Benzodiazepine dependence. A review of the evidence. Drugs 25: 385–398

Owens DGC, Johnstone EC, Crow TJ, Frith CD, Jagoe JR, Kreel L (1985) Lateral ventrical size in schizophrenia: Relationship to the disease process and its clinical manifestations. Psycholog Med 15: 27–41

Pacholczyk T, Blakely RD, Amara GS (1991) Expression and cloning of a cocaine and antidepressant-sensitive human noradrenaline transporter. Nature 350: 350–354

Palsson A (1986) The efficacy of early chlormethiazole medication in the prevention of delirium tremens. A retrospective study of the outcome of different drug treatment strategies at the Helsingborg psychiatric clinics, 1975–1980. Acta Psychiatr Scand 73 (Suppl 329): 140–145

Parker G, Johnston P, Hayward L (1988) Parental ‚Expressed Emotion‘ as a predictor of schizophrenic relapse. Arch Gen Psychiatry 45: 806–813

Pastuszak A, Schick-Boschetto B, Zuber C et al. (1993) Pregnancy outcome following first-trimester exposure to fluoxetine (Prozac). JAMA 269(17): 2246–2248

Pato MT, Zohar-Kadouch R, Zohar J, Murphy DL (1988) Return of symptoms after discontinuation of clomipramine in patients with obsessive-compulsive disorder. Am J Psychiatry 145: 1521–1525

Pelc I, Le Bon O, Verbanck P, Lehert PH, Opsomer L (1992) Calcium-acetylhomotaurinate for maintaining abstinence in weaned alcoholic patients: a placebo-controlled double-blind multicenter study. In: Naranjo CA, Sellers EM (eds) Novel Pharmacological Interventions for Alcoholism. Springer, New York, pp 348–352

Pellow S, File SE (1984) Multiple sites of action for anxiogenic drugs: Behavioural, electrophysiological and biochemical correlations. Psychopharmacology (Berlin) 83: 304–315

Pepin MC, Beaulieu S, Barden S (1989) Antidepressants regulate glucocorticoid receptor messenger RNA concentrations in primary neuronal cultures. Brain Res Mol Brain Res 6: 77–83

Peroutka SJ (1987) Serotonin receptors. In: Meltzer HY (ed) Psychopharmacology: The third generation of progress. Raven Press, New York pp 303–311

Peroutka SJ, Snyder SH (1980) Relationship of neuroleptic drug effects at brain dopamine, serotonin, α-adrenergic and histamine receptors to clinical potency. Am J Psychiatry 137: 1518–1522

Perry PJ, Pfohl BM, Holstad SG (1987) The relationship between antidepressant response and tricyclic antidepressant plasma concentrations. A retrospective analysis of the literature using logistic regression analysis. Clin Pharmacokinetics 13: 381–392

Perry PJ, Miller DD, Arndt SV, Cadoret RJ (1991) Clozapine and norclozapine plasma concentrations and clinical response of treatment-refractory schizophrenic patients. Am J Psychiatry 148: 231–235

Perry PJ, Zeilmann C, Arndt S (1994) Tricyclic antidepressant concentrations in plasma: An estimate of their sensitivity and specificity as a predictor of response. J Clin Psychopharmacol 14: 230–240

Petty F, Sherman AD (1983) Animal models of psychiatric illness: Pharmacological aspects. In: Hippius H, Winokur G (eds) Psychopharmacology 1, part 2: Clinical Psychopharmacology. Excerpta Medica, Amsterdam, pp 444–459

Philipp M, Fickinger M (1993) Psychotropic drugs in the management of chronic pain syndromes. Pharmacopsychiatry 26: 221–234

Philipp M, Fickinger M (1992) Psychotropic drugs in the management of chronic pain syndromes. Pharmacopsychiatry (im Druck)

Peuskens J, on behalf of the Risperidone Study Group (1995) Risperidone in the treatment of patients with chronic schizophrenia: a multi-national, multi-centre, double-blind, parallel-group study versus haloperidol. Br J Psychiatry 166: 712–726

Pietzcker A, Gaebel W, Köpcke W et al. (1986) A german multicenter study on the neuroleptic long-term therapy of schizophrenic patients. Pharmacopsychiatry 19: 161–166

Pietzcker A, Gaebel W, Köpcke W, Linden M, Müller P, Müller-Spahn F, Tegeler J (1993) Intermittent versus maintenance neuroleptic long-term treatment in schizophrenia - 2-year results of a German multicenter study. J Psychiat Res 27: 321–339

Pigott TA, Pato MT, Bernstein SE, Grover GN, Hill JL, Tolliver TJ, Murphy DL (1990) Controlled comparisons of clomipramine and fluoxetine in the treatment of obsessive-compulsive disorder. Arch Gen Psychiatry 47: 926–932

Platt JE, Friedhoff AJ, Broman SH, Bond RN, Laska E, Lin SP (1988) Effects of prenatal exposure to neuroleptic drugs on childrens growth. Neuropsychopharmacology 1: 205–212

Plenge P, Mellerup ET, Bolwig TG et al. (1982) Lithium treatment: Does the kidney prefer one daily dose instead of two? Acta Psychiat Scand 66: 121–128

Pletscher A, Gey KF, Zeller P (1960) Monoaminoxydase-Hemmer, Chemie, Biochemie, Pharmakologie, Klinik. Fortschr Arzneimittelforsch 2: 417–590

Pöldinger W, Wider F (1990) Index Psychopharmacorum, 7. Aufl. Hans Huber, Bern Stuttgart Toronto

Pollack MH, Otto MW, Sachs GS et al. (1994) Anxiety psychopathology predictive of outcome in patients with panic disorder and depression treated with imipramine, alprazolam and placebo. J Affect Dis 30: 273–281

Pope HG Jr, Hudson JI (1986) Antidepressant drug therapy for bulimia: current status. J Clin Psychiatry 47: 339–345

Pope HG, Aizley HG, Keck PE, McElroy SL (1991a) Neuroleptic malignant syndrome: long-term follow-up of 20 cases. J Clin Psychiatry 52: 208–212

Pope HG Jr, McElroy SL, Keck PE Jr, Hudson JI (1991b) Valproate in the treatment of acute mania. A placebo-controlled study. Arch Gen Psychiatry 48: 62–68

Post RM (1982) Use of the anticonvulsant carbamazepine in primary and secondary affective illness: Clinical and theoretical implications. Psychol Med 12: 701–704

Post RM (1987) Mechanisms of action of carbamazepine and related anticonvulsants in affective illness. In: Meltzer HY (ed) Psychopharmacology: The Third Generation of Progress. Raven Press, New York, pp 567–576

Post RM (1988) Time course of clinical effects of carbamazepine: implications for mechanisms of action. J Clin Psychiatry 49 (Suppl 4): 35–46

Post RM, Kramlinger KG, Altshuler LL, Ketter T, Denicoff K (1990) Treatment of rapid cycling bipolar illness. Psychopharmacol Bull 26: 37–47

Post RM, Leverich GS, Altshuler L, Mikalauskas K (1992a) Lithium-discontinuation refractoriness: preliminary observations. Am J Psychiatry 149: 1727–1729

Post RM, Weiss SRB, Chuang D-M (1992b) Mechanisms of action of anticonvulsants in affective disorders: comparisons with lithium. J Clin Psychopharmacol 12: 23S–35S

Potkin SG, Bera R, Gulasekaram B, Costa J, Hayes S, Jin Y, Richmond G, Carreon D, Sitanggan K, Gerber B, Telford J, Plon L, Plon H, Park L, Chang Y-J, Oldroyd J, Cooper TB (1994) Plasma clozapine concentrations predict clinical response in treatment-resistant schizophrenia. J Clin Psychiatry 55 Suppl. B: 133–136

Prescott LF (1983) Safety of the benzodiazepines. In: Costa E (ed) The benzodiazepines: From molecular biology to clinical practice. Raven, New York, pp 253–265

Preskorn SH (1993) Pharmacokinetics of antidepressants: Why and how they are relevant to treatment. J Clin Psychiatry 54 (Suppl): 14–34

Preskorn SH, Dorey RC, Jerkovich GS (1988) Therapeutic monitoring of tricyclic antidepressants. Clin Chem 34(5): 822–828

Prien RF, Gelenberg AJ (1989) Alternatives to lithium for preventive treatment of bipolar disorder. Am J Psychiatry 146: 840–848

Prien RF, Kupfer DJ (1986) Continuation drug therapy for major depressive episodes: How long should it be maintained? Am J Psychiatry 143: 18–23

Prien RF, Caffey EM, Klett CJ (1972) Comparison of lithium carbonate and chlorpromazine in the treatment of mania. Arch Gen Psychiatry 26: 146–153

Prien RF, Kupfer DJ, Masky PA, Small JG, Tuason VB, Voss CB, Johnson WE (1984) Drug therapy in the prevention of recurrences in unipolar and bipolar affective disorders. Arch Gen Psychiatry 41: 1096–1104

Pritchett DB, Sontheimer H, Shivers BD, Ymer S, Kettenmann H, Schofield PR, Seeburg PH (1989) Importance of a novel GABA_A receptor subunit for benzodiazepine pharmacology. Nature 338: 582–585

Puia G, Vicini S, Seeburg PH, Costa E (1991) Influence of recombinant gamma-aminobutyric acid-A receptor subunit composition on the action of allosteric modulators of gamma-aminobutyric acid-gated Cl^-- currents. Mol Pharmacol 39: 691–696

Puia G, Ducic I, Vicini S, Costa E (1992) Molecular mechanisms of the partial allosteric modulatory effects of bretazenil at gamma-aminobutyric acid type A receptor. Proc Natl Acad Sci USA 89:3620–3624

Putten T van, May PRA (1978) ‚Akinetic depression‘ in schizophrenia. Arch Gen Psychiatry 35: 1101–1107

Putten T van, Aravagiri M, Marder SR, Wirshing WC, Mintz J, Chabert N (1991a) Plasma fluphenazine levels and clinical response in newly admitted schizophrenic patients. Psychopharmacol Bull 27: 91–101

Putten T van, Marder SR, Wirshing WC, Aravagiri M, Chabert N (1991b) Neuroleptic plasma levels. Schizophr Bull 17: 197–216

Quitkin FM (1985) The importance of dosage in prescribing antidepressants. Br J Psychiatry 147: 593–597

Quitkin FM, McGrath PJ, Stewart JW et al. (1990) A typical depression, panic attacks, and response to imipramine and phenelzine. Arch Gen Psychiatry 47: 935-941

Reid WH, Bloubin P, Schermer M (1976) A review of psychotropic medication and the glaucomas. Int Pharmacopsychiatry 11: 163-174

Remick RA, Maurice WL (1978) ECT in pregnancy (letter). Am J Psychiatry 135: 761-762

Reynolds GP (1983) Increased concentrations and lateral asymmetry of amygdala dopamine in schizophrenia. Nature 305: 527-529

Riblet LA, Taylor DP, Eison MS, Stanton HC (1982) Pharmacology and neurochemistry of buspirone. J Clin Psychiatry 43: 11-16

Richards JG, Möhler H (1984) Benzodiazepine receptors. Neuropharmacology 23: 233-242

Richelson E, Nelson A (1984) Antagonism by antidepressants of neurotransmitter receptors of normal human brain in vitro. J Pharmacol Exp Ther 230: 94-102

Richelson E, Pfennig M (1984) Blockade by antidepressants and related compounds of biogenic amine uptake into rat brain synaptosomes: Most antidepressants selectively block norepinephrine uptake. Eur J Pharmacol 104: 277-286

Rickels K, Schweizer E, Weiss S, Zavodnick S (1993) Maintenance drug treatment for panic disorder. II. Short- and long-term outcome after drug taper. Arch Gen Psychiatry 50: 61-68

Rifkin A, Doddi S, Karajgi B, Borenstein M, Wachspress M (1991) Dosage of haloperidol for schizophrenia. Arch Gen Psychiatry 48: 166-170

Ritola E, Malinen L (1981) A double-blind comparison of carbamazepine and clomethiazole in the treatment of alcohol withdrawal syndrome. Acta Psychiatr Scand 64: 254-259

Robertson GS, Fibiger HC (1992) Neuroleptics increase c-fos expression in the forebrain: contrasting effects of haloperidol and clozapine. Neuroscience 46: 315-328

Robertson MM, Trimble MR (1982) Major tranquillizers used as antidepressants. J Affective Disord 4: 173-193

Robinson BJ, Robinson GM, Maling TJB, Johnson RH (1989) Is clonidine useful in the treatment of alcohol withdrawal? Alcohol Clin Exp Res 13: 95-98

Roder V, Brenner H-D, Kienzle N, Hodel B (1988) Integriertes Psychologisches Therapieprogramm (IPT) für schizophrene Patienten. Psychologie Verlags Union, München Weinheim

Roder V, Brenner HD, Kienzle M, Hodel B (1992) Integriertes psychologisches Therapieprogramm (JPT). 2. Aufl. 1992. Psychologie Verlagsunion, Weinheim

Rogers J, Kirby LC, Hempelman SR et al. (1993) Clinical trial of indomethacin in Alzheimer's disease. Neurology 43: 1609-1611

Rommelspacher H, Schmidt LG, Helmchen H (1991) Pathobiochemie und Pharmakotherapie des Alkoholentzugssyndroms. Nervenarzt 62:649-657

Roose SP, Glassman AH, Gairdina EGV, Johnson LL, Walsh BT, Woodring S, Bigger JT Jr (1986) Nortryptiline in depressed patients with left ventricular impairment. JAMA 256: 3253-3257

Rosebush PI, Stewart TD, Gelenberg AJ (1989) Twenty neuroleptic rechallenges after neuroleptic malignant syndrome in 15 patients. J Clin Psychiatry 50: 295-298 und 472

Rosenberg L, Mitchell A, Parsells J, Pashayan H, Louik C, Shapiro S (1983) Lack of relation of oral cleft to diazepam use during pregnancy. N Engl J Med 309: 1282-1285

Roth G (1964) Psychopharmakon. Confin Psychiatr 7: 179-182

Roy-Byrne PP, Joffe RT, Uhde TW, Post RM (1984) Approaches to the evaluation and treatment of rapid-cycling affective illness. Br J Psychiatry 145: 543-550

Rudorfer MV, Linnoila M (1987) Electroconvulsive therapy. In: Johnson FN (ed) Lithium combination treatment. Karger, Basel Paris München

Rumeau-Rouguette C, Goujard J, Huel G (1977) Possible teratogenic effect of phenothiazines in human beings. Teratology 15: 57–64

Safra MJ, Oakley GP (1975) Association between cleft lip with or without cleft palate and prenatal exposure to diazepam. Lancet 2: 478–480

Salzman C (1993) Pharmacologic treatment of depression in the elderly. J Clin Psychiatry 54 (2, Suppl): 23–28

Salzman C, Balter M, Ellinwood E et al. (1990) American Psychiatric Association Task Force on Benzodiazepine dependency, toxicity, and abuse. American Psychiatric Press, Washington

Samson HH, Harris RA (1992) Neurobiology of alcohol abuse. Trends in Pharmacological Sciences 13:206–211

Saunders AM, Strittmatter WJ, Schmechel D et al. (1993) Association of apolipoprotein E allele E4 with late-onset familial and sporadic Alzheimer's disease. Neurology 443: 1467–1472

Savasta M, Dubois A, Benavides J, Scatton B (1988). Different plasticity changes in D1 and D2 receptors in rat striatal subregions following impairment of dopaminergic transmission. Neurosci Lett 85: 119–124

Schied HW, Braunschweiger M, Schupmann A (1986) Treatment of delirium tremens in German psychiatric hospitals: results of a recent survey. Acta Psychiatr Scand 73 (Suppl 329): 153–156

Schlich D, L'Heritier C, Coquelin JP, Morselli PL (1991) Long-term treatment of insomnia with zolpidem: a multicenter general practitioner study of 107 patients. J Int Med Res 19: 271–279

Schmidt LG, Grohmann R, Müller-Oerlinghausen B, Otto M, Rüther E, Wolf B (1989) Prevalence of benzodiazepine abuse and dependence in psychiatric inpatients with different nosology. Br J Psychiatry 154: 839–843

Schmidt S, Greil W (1987) Carbamazepin in der Behandlung psychiatrischer Erkrankungen. Nervenarzt 58: 719–736

Schooler NR, Kane JM (1982) Research diagnoses for tardive dyskinesia. Arch Gen Psychiatry 39: 486–487

Schöpf J (1989) Lithiumzugabe zu Thymoleptika als Behandlung therapieresistenter Depressionen. Nervenarzt 60: 200–205

Schou M (1976) What happened later to the lithium babies? A follow-up study of children born without malformations. Acta Psychiatr Scand 54: 193–197

Schou M (1983) Prophylaktische Lithiumbehandlung bei manisch-depressiver Krankheit: Erfahrungen und Fortschritte der letzten Jahre. Nervenarzt 54: 331–339

Schou M (1984) Long-lasting neurological sequelae after lithium intoxication. Acta Psychiatr Scand 70: 594–602

Schou M (1990) Lithium treatment during pregnancy, delivery, and lactation: an update. J Clin Psychiatry 51: 410–413

Schou M (1991) Lithium use and pregnancy (letter). J Clin Psychiatry 52: 279

Schou M, Amdisen A (1973) Lithium and pregnancy, III: lithium ingestion by children breast-fed by women in lithium treatment. Br Med J 2: 138

Schou M, Amdisen A, Steenstrup OR (1973a) Lithium and pregnancy, II: Hazards to women given lithium during pregnancy and delivery. Br Med J 2: 137–138

Schou M, Goldfield MD, Weinstein MR, Villeneuve A (1973b) Lithium and pregnancy, I: report from the register of lithium babies. Br Med J 2: 135–136

Schou M, Amdisen A, Thomsen K et al. (1982) Lithium treatment regimen and renal water handling: The significance of dosage pattern and tablet type examined through comparison of results from two clinics with different treatment regimens. Psychopharmacology 77: 387–390

Schweizer E, Rickels K, Weiss S, Zavodnick S (1993) Maintenance drug treatment of panic disorder. I. Results of a prospective, placebo-controlled comparison of alprazolam and imipramine. Arch Gen Psychiatry 50: 51–60

Seckl JR, Fink G (1992) Andidepressants increase glucocorticoid and mineralcorticoid receptor mRNA expression in rat hippocampus in vivo. neuroendocrinology 55: 621–626

Seeman P, Guan HC, Tol HHM van (1993) Dopamine D_4 receptors elevated in schizophrenia. Nature 365: 441–445

Selkoe DJ (1994) Biochemistry of Alzheimer's disease. In: Siegel GJ, Agranoff BW, Albers RW, Molinoff PB (eds) Basic neurochemistry. Raven Press, New York

Sellers EM (1984) Ethanol-psychotropic drug interactions: Pharmacokinetics. Psychopharmacol Bull 20: 497–499

Sellers EM, Higgins GA, Sobell MA (1992) 5-HT and alcohol abuse. Trends Pharmacol Sci 13:69–75

Sernyak MJ, Griffin RA, Johnson RM, Pearsall HR, Wexler BE, Woods SW (1994) Neuroleptic exposure following inpatient treatment of acute mania with lithium and neuroleptic. Am J Psychiatry 151: 133–135

Shalev A, Munitz H (1986) The neuroleptic malignant syndrome: agent and host interaction. Acta Psychiatr Scand 73: 337–347

Shaw GK (1986) Chlormethiazole in the management of alcohol withdrawal. Acta Psychiatr Scand 73 (Suppl 329): 162–166

Shaw GK, Majumdar SK, Waller S, MacGarvie J, Dunn G (1987) Tiapride in the long-term management of alcoholics of anxious or depressive temperament. Br J Psychiatry 150: 164–168

Shaw GK, Waller S, Majunder SK, Alberts JL, Latham CJ, Dunn G (1994) Tiapride in the precention of relapse in recently detoxified alcoholics. Br J Psychiatry 165: 515–523

Shepherd M, Crow T, Lader MH, Johnson AL (1981) Continuation therapy with lithium and amitriptyline in unipolar depressive illness: A controlled clinical trial. Psychol Med 11: 409–416

Shriqui CL, Bradwejn J, Annable L, Jones BD (1992) Vitamin E in the treatment of tardive dyskinesia: a double-blind placebo controlled study. Am J Psychiatry 149: 391–393

Sibley DR, Monsma FJ Jr (1992) Molecular biology of dopamine receptors. Trends Pharmacol Sci 13: 61–69

Simons AD, Murphy GE, Levine JL, Wetzel RD (1986) Cognitive therapy and pharmacotherapy for depression: sustained improvement over one year. Arch Gen Psychiatry 43: 43–48

Singh MM, Kay SR (1979) Therapeutic antagonism between anticholinergic antiparkinsonism agents and neuroleptics in schizophrenia. Neuropsychobiology 5: 74

Siris SG, Adan F, Cohen M, Mandeli J, Aronson A, Casey E (1988) Postpsychotic depression and negative symptoms: An investigation of syndromal overlap. Am J Psychiatry 145: 1532–1537

Siris SG, Bermanzohn PC, Mason SE, Shuwak MA (1989) Maintenance imipramine therapy for secondary depression in schizophrenia. Arch Gen Psychiatry 51: 109–115

Siris SG, Morgan V, Fagerstrom R, Rifkin A, Cooper TB (1987) Adjunctive imipramine in the treatment of postpsychotic depression: A controlled trial. Arch Gen Psychiatry 44: 533–539

Skolnick P, Paul SM (1982) Benzodiazepine receptors in the central nervous system. Int Rev Neurobiol 23: 103–140

Smith DF (1976) Lithium orotate, carbonate and chloride: Pharmacokinetics, polydipsia and polyuria in rats. Br J Pharmacol 56: 399–402

Snyder SH (1982) Schizophrenia. Lancet II: 970–974

Sokoloff P, Giros B, Martres M-P, Bouthenet M-L, Schwartz JC (1990) Molecular cloning and characterization of a novel dopamine receptor (D_3) as a target for neuroleptics. Nature 347: 146–151

Soloff PH, George A, Nathan S, Schulz PM, Perel JM (1986) Paradoxical effects of amitriptyline on borderline patients. Am J Psychiatry 143: 1603–1605

Soloff PH, George A, Nathan RW, Schulz PM, Cornelius JR, Herring J, Perel JM (1989) Amitriptyline versus haloperidol in borderlines: final outcomes and predictors of response. J Clin Psychopharmacol 9: 238–246

Soloff PH, Cornelius J, George A, Nathan S, Perel JM, Ulrich RF (1993) Efficacy of phenelzine and haloperidol in borderline personality disorder. Arch Gen Psychiatry 50: 377–385

Solomon DA, Keitner GJ, Miller JW, Shea MT, Keller MB (1995) Course of illness and maintenance treatment for patients with bipolar disorder. J Clin Psychiatry 56: 5–13

Souza FGM, Goodwin GM (1991) Lithium treatment and prophylaxis in unipolar depression: a meta-analysis. Br J Psychiatry 158: 666–675

Spear LP, Shalaby IA, Brick J (1980) Chronic administration of haloperidol during development: behavioral and psychopharmacological effects. Psychopharmacology 70: 47–58

Spencer MJ (1993) Fluoxetine hydrochloride (Prozac) toxicity in a neonate. Pediatrics 92(5): 721–722

Spiker DG, Cofsky-Weiss J, Dealy RS et al. (1985) The pharmacological treatment of delusional depression. Am J Psychiatry 142: 430–436

Squires RF, Braestrup RF (1977) Benzodiazepine receptors in rat brain. Nature 266: 732–734

Stein G (1992) Drug treatment of the personality disorders. Br J Psychiatry 161: 167–184

Steiner M, Steinberg S, Steweart D, Carter D, Berger C, Reid R, Grover D, Streiner D (1995) Fluoxetine in the treatment of premenstrual dysphoria. N Engl J Med 3332: 1529–1534

Steven P, Roose MD, Alexander H, Glassman MD, Evelyn Attia MD, Sally Woodking RN, NA (1994) Comparative Efficacy of Selective Serotonin Remptake Inhibitors and Tricyclics in the Treatment of Melancholia. Am J Psych 152, 12, S 1735-1739.

Stewart DE, Klompenhouwer JL, Kendell RE, Hulst AM van (1991) Prophylactic lithium in puerperal psychosis. Br J Psychiatry 158: 393–397

Stille G (1968) Pharmacological investigations of antidepressant compounds. Pharmakopsychiatr Neuro-Psychopharmacol 1, 2: 92–106

Stille G, Hippius H (1971) Kritische Stellungnahme zum Begriff der Neuroleptica (anhand von pharmakologischen und klinischen Befunden mit Clozapin). Pharmakopsychiatr Neuropsychopharmacol 4: 182–191

Stoof JC, Kebabian JW (1984) Two dopamine receptors: Biochemistry, physiology and pharmacology. Life Sci 35: 2281–2296

Strain EC, Stitzer ML, Liebson IA, Bigelow GE (1994) Comparison of buprenorphine and methadone in the treatment of opioid dependence. Am J Psychiatry 151: 1025–1030

Sulser F (1984) Regulation and function of noradrenaline receptor systems in brain. Psychopharmacological aspects. Neuropharmacology 23: 255–261

Sunahara RK, Niznik HB, Weiner DW et al. (1990) Human dopamine D_1 receptor encoded by an intronless gene on chromosome 5. Nature 347: 80–83

Sunahara RK, Guan H-C, O'Dowd BF et al. (1991) Cloning of the gene for a human dopamine D_5 receptor with higher affinity for dopamine than D_1. Nature 350: 614–619

Suppes T, Baldessarini RJ, Faedda GL, Tohen M (1991) Risk of recurrence following discontinuation of lithium treatment in bipolar disorder. Arch Gen Psychiatry 48: 1082–1088

Suppes T, McElroy SL, Gilbert J, Dessain EC, Cole JO (1992) Clozapine in the treatment of dysphoric mania. Biol Psychiatry 32: 270–280

Suranyi-Cadotte BE, Bodnoff SR, Welner SA (1990) Antidepressant-anxiolytic interactions: Involvement of the benzodiazepine-GABA and serotonin systems. Prog Neuro-Psychopharmacol Biol Psychiat 14: 633–654

Task Force on the Use of Laboratory Tests in Psychiatry (1985) Tricyclic antidepressants – Blood level measurements and clinical outcome: An APA Task Force report. Am J Psychiatry 142: 155–162

Tata PR, Rollings J, Collins M, Pickering A, Jacobson RR (1994) Lack of cognitive recovery following withdrawal from long-term benzodiazepine use. Psychol Med 24: 203–213

Taylor PJ, Fleminger JJ (1980) ECT for schizophrenia. Lancet I: 1380–1382

Tegeler J, Lehmann E, Weiher A, Heinrich K (1990) Safety of long-term neuroleptanxiolysis with fluspirilene 1.5 mg per week. Pharmacopsychiatry 23: 259–264

Telch MJ, Agras WS, Taylor WB, Roth WT, Gallen CC (1985) Combined pharmacological and behavioral treatment of agoraphobia. Behav Res Ther 23: 325–335

Thies-Flechtner K, Seibert W, Walther A, Greil W, Müller-Oerlinghausen B (1994) Suizide bei rezidivprophylaktisch behandelten Patienten mit affektiven Psychosen. In: Müller-Oerlinghausen B, Berghöfer A (Hrsg.) Ziele und Ergebnisse der medikamentösen Prophylaxe affektiver Psychosen. Thieme, Stuttgart New York

Thompson JW Jr, Ware MR, Blashfield RK (1990) Psychotropic medication and priapism: A comprehensive review. J Clin Psychiatry 51: 430–433

Tol HH van, Bunzow JR, Guan H-C, Sunahara RK, Seeman P, Niznik HB, Civelli O (1991) Cloning of the gene for a human dopamine D_4 receptor with high affinity for the antipsychotic clozapine. Nature 350: 610–614

Tol HH van, Wu CM, Guan HC et al. (1992) Multiple dopamine D4 receptor variants in the human population. Nature 358: 149–152

Tollefson GD, Montague-Clouse J, Tollefson SL (1992) Treatment of comorbid generalized anxiety in a recently detoxified alcoholic population with a selective serotonergic drug (buspirone). J Clin Psychopharmacol 12:19–26

Troyer WA, Pereira GR, Lannon RA, Belik J, Yoder MC (1993) Association of maternal lithium exposure and premature delivery. J Perinatol 13: 123–127

Tyrer P (1988) The management of personality disorder. In: Tyrer P (ed) Personality disorders. London, Wright, S. 112–118

Tyrer P, Rutherford D, Huggett T (1981) Benzodiazepine withdrawal symptoms and propanolol. Lancet I: 520–522

Tyrer P, Seivewright N, Ferguson B, Tyrer J (1992) The general neurotic syndrome: a coaxial diagnosis of anxiety, depression and personality disorder. Acta Psychiatr Scand 85: 201–206

Uhl GR, Kuhar MJ (1984) Chronic neuroleptic treatment enhances neurotensin receptor binding in human and rat substantia nigra. Nature 309: 350–352

Uhlenhuth EH, DeWitt H, Balter MB, Johanson LE, Mellinger GD (1988) Risks and benefits of long-term benzodiazepine use. J Clin Psychopharmacol 8: 161–167

Ungvari G (1982) Neuroleptische Behandlung und unerwarteter Tod. Fortschr Neurol Psychiatr 50: 267–273

Vallar L, Meldolesi J (1989) Mechanisms of signal transduction at the dopamine D_2 receptor. Trends Pharmacol Sci 10: 74–77

Vardy MM, Kay SR (1983) LSD psychosis or LSD-induced schizophrenia? Arch Gen Psychiatry 40: 877–883

Verdoorn TA, Draguhn A, Ymer S, Seeburg PH, Sakmann B (1990) Functional properties of recombinant rat GABAA receptors depend upon subunit composition. Neuron 4: 919–928

Vincent SL, McSparren J, Wang RY, Benes FM (1991) Evidence for ultrastructural changes in cortical axodendritic synapses following long-term treatment with haloperidol or clozapine. Neuropsychopharmacology 5:147–155

Vogel GW (1983) Evidence of REM sleep deprivation as the mechanism of action of antidepressant drugs. Prog Neuropsychopharmacol Biol Psychiatry 7: 343–349

Volpicelli JR, Alterman AI, Hayashida M, O'Brien CP (1992) Naltrexone in the treatment of alcohol dependence. Arch Gen Psychiatry 49:876–880

Vorhees CV, Brunner RL, Butcher RE (1979) Psychotropic drugs as behavioral teratogens. Science 205: 1220–1225

Waddington JL, Youssef HA, Dolphin C, Kinsella A (1987) Cognitive dysfunction, negative symptoms and tardive dyskinesia in schizophrenia. Their association in relation to topography of involuntary movements and criteria of their abnormality. Arch Gen Psychiatry 44: 901–912

Wafford KA, Whiting PJ (1992) Ethanol potentiation of GABA$_A$ receptors requires phosphorylation of the alternatively spliced variant of the gamma 2 subunit. FEBS Lett 23:113–117

Wafford KA, Whiting PJ, Kemp JA (1993) Differences in affinity and efficacy of benzodiacepine receptor ligands at recombinant gamma-aminobutyric acid_A receptor subtypes. Mol Pharmacol 43:240–244

Wafford KA, Bain CJ, Quirk K, McKernan RM, Wingrove PB, Whiting PJ, Kemp JA (1994) A novel allosteric modulatory site on the GABA$_A$ receptor beta subunit. Neuron 12: 775–782

Waldinger MD, Hengeveld MW, Zwinderman AH (1994) Paroxetine treatment of premature ejaculation: a double-blind, randomized, placebo-controlled study. Am J Psychiatry 151: 1377–1379

Waldman MD, Safferman AZ (1993) Pregnancy and clozapine (letter). Am J Psychiatry 150: 168–169

Waller DG (1989) Lithium and the kidney: an update. Psychol Med 19: 825–831

Walsh BT, Gladis M, Roose SR, Stewart JW, Stetner F, Glassman AH (1988) Phenelzine vs. placebo in 50 patients with bulimia. Arch Gen Psychiatry 45: 471–475

Walsh TD (1983) Antidepressants in chronic pain. Clin Neuropharmacol 6: 271–295

Walther-Büel H (1953) Über Pharmakopsychiatrie. Schweiz Med Wochenschr 83: 483–487

Watkins PB, Zimmerman HJ, Knapp MJ, Gracon SI, Lewis KW (1994) Hepatotoxic effects of tacrine administration in patients with Alzheimer's disease. JAMA 271: 992–998

Wehr TA, Goodwin FK (1979) Rapid cycling in manic-depressives induced by tricyclic antidepressants. Arch Gen Psychiatry 36: 555–559

Wehr TA, Wirz-Justice A (1982) Circadian rhythm mechanisms in affective illness and in antidepressant drug action. Pharmacopsychiatria 15: 31–39

Wehr TA, Sack DA, Rosenthal NE, Cowdry RW (1988) Rapid cycling affective disorder: contributing factors and treatment responses in 51 patients. Am J Psychiatry 145: 179–184

Weinstein MR (1980) Lithium treatment of women during pregnancy and in the post-delivery period. In: Johnson FN (ed) Handbook of lithium therapy. MTP Press, Lancaster

Wetzel H, Benkert O (1993) Dopamine autoreceptor agonists in the treatment of schizophrenic disorders. Mod Prog Neuropsychopharmacol Biol Psychiatry 17: 525–540

Wetzel H, Heuser I, Benkert O (1988) Benzodiazepines for catatonic symptoms, stupor and mutism. Pharmacopsychiatry 21: 394–395

Wiesel F-A, Farde L, Nordström A-L, Sedvall G (1990) Central D$_1$- and D$_2$-receptor occupancy during antipsychotic drug treatment. Prog Neuro-Psychopharmacol Biol Psychiatry 14: 759–767

Wilcock GK, Surmon DJ, Scott M et al. (1993) An evaluation of the efficacy and safety of tetrahydroaminoacridine (THA) without lecithin in the treatment of Alzheimer's disease. Age Ageing 22: 316–324

Wilhelm M (1972) Die Chemie polyzyklischer Psychopharmaka. Serendipity oder Systematik? In: Kielholz P (Hrsg) Depressive Zustände. Huber, Bern Stuttgart Wien

Willner P (1984) The validity of animal models of depression. Psychopharmacology Berlin 83: 1–16

Wise MG, Ward SC, Townsend-Parchman W, Gilstrap LC, Hauth JC (1984) Case report of ECT during high-risk pregnancy. Am J Psychiatry 141: 99–101

Wise RA, Rompre PP (1989) Brain dopamine and reward. Ann Rev Psychol 40:191–225

Wolkin A, Barouche F, Wolf AP et al. (1989a) Dopamine blockade and clinical response: Evidence for two biological subgroups of schizophrenia. Am J Psychiatry 146: 905–908

Wolkin A, Brodie JD, Barouche JF et al. (1989b) Dopamine receptor occupancy and plasma haloperidol levels. Arch Gen Psychiatry 46: 482–483

Wong DF, Wagner HN Jr, Dannals RF et al. (1984) Effects of age on dopamine and serotonin receptors measured by positron emission tomography in the living human brain. Science 226: 1393–1396

Wong DF, Wagner HN Jr, Tune LE et al. (1986) Positron emission tomography reveals elevated D_2 dopamine receptors in drug-naive schizophrenics. Science 234: 1558–1563

Wood AJ, Goodwin GM (1987) A review of the biochemical and neuropharmacological actions of lithium. Psychol Med 17: 579–600

Woods JH, Winger G (1995) Current benzodiazepine issues. Psychopharmacology 118: 107–115

Yadalam KG, Simpson GM (1988) Changing from oral to depot fluphenazine. J Clin Psychiatry 49: 346–348

Youdim MBH, Finberg JPM (1991) New directions in monoaminoxidase A and B. Selective inhibitors and substrates. Biochem Pharmacol 41: 155–162

Zalzstein E, Koren G, Einarson T, Freedom RM (1990) A case-control study of the association between first trimester exposure to lithium and Ebstein's anomaly. Am J Cardiol 65: 817–818

Zhao TJ, Chiu TH, Rosenberg HC (1994) Reduced expression of gamma-aminobutyric acid type A/benzodiazepine receptor gamma 2 and alpha 5 subunit mRNAs in brain regions of flurazepam-treated rats. Mol Pharmacol 45: 657–663

Zhou Q-Y, Grandy DK, Thambi L et al. (1990) Cloning and expression of human and rat D_1 dopamine receptors. Nature 347: 76–80

Pharmakaverzeichnis

In das Verzeichnis sind nur die im Handel befindlichen Präparate mit Handelsnamen und chemischen Kurzbezeichnungen (generic names) aufgenommen. Die chemischen Kurzbezeichnungen sind *kursiv* gedruckt. Als entbehrlich eingestufte und deshalb im jeweiligen *Speziellen Teil* nur in gekürzter Form dargestellte Psychopharmaka sind mit einem Stern gekennzeichnet.

Psychopharmaka-Interaktionen

In diesem Anhang sind die Interaktionen von Psychopharmaka untereinander und mit anderen Medikamenten tabellarisch zusammengefaßt. Zunächst werden für die einzelnen Substanzgruppen die Wechselwirkungen mit anderen ZNS-aktiven Substanzen, dann Interaktionen mit anderen Pharmaka in alphabetischer Reihenfolge aufgelistet.

Interaktionen für Substanzkombinationen mit einem zu hohen Nebenwirkungsrisiko sind grau unterlegt.

Interaktionen trizyklische Antidepressiva

Komedikation	Art der Interaktion
Anticholinergika, z. B. Biperiden, Benzatropin, Trihexiphenidyl, Metixen	vermehrte anticholinerge Nebenwirkungen: Gefahr von Glaukomanfall, Harnverhalt, Erregungszustände bis hin zum Delir
Antihistaminika, z. B. Diphenhydramin, Doxylamin	vermehrte Nebenwirkungen, insbesondere Müdigkeit und evtl. anticholinerge Begleiteffekte
Carbamazepin	Enzyminduktion, dadurch erniedrigte Plasmaspiegel, evtl. geringere klinische Wirkung von Antidepressiva; jedoch auch Hinweise für pharmakodynamische Wirkverstärkung
Barbiturate	vermehrte Nebenwirkungen, insbesondere Müdigkeit und Sedierung; niedrigere Antidepressiva-Plasmaspiegel, dadurch geringerer antidepressiver Effekt möglich
Benzodiazepine	verstärkte Sedierung möglich
Lithium	evtl. verstärkter Tremor; evtl. bessere antidepressive Wirkung durch Lithium-Zugabe

Komedikation	Art der Interaktion
MAO-Hemmer	vermehrt Nebenwirkungen wie Hypotonie, Schwitzen, Tremor, Agitiertheit, Verwirrtheit, Halluzinationen, Krampfanfälle und Fieber möglich, Kombination wird von Herstellern als kontraindiziert erachtet, unter strengen Kautelen können bei Therapieresistenz unter stationären Behandlungsbedingungen Amitriptylin, Doxepin oder Trimipramin mit MAO-Hemmern kombiniert werden; s. hierzu S. 72
Methadon, Morphin	erhöhte Plasmaspiegel der Opiate (z. B. durch Desipramin), dadurch verstärkte analgetische Wirkung und Nebenwirkungen möglich; unter Morphin niedrigere Antidepressiva-Plasmaspiegel beschrieben
Neuroleptika	Antidepressiva- und/oder Neuroleptika-Plasmaspiegel können ansteigen; vermehrte Nebenwirkungen wie Sedierung, orthostatische Hypotonie und anticholinerge Nebenwirkungen bis hin zu Harnverhalt, Ileus und Delir möglich, durch anticholinerg wirksame Antidepressiva Einsparung von Anticholinergika möglich
Psychostimulanzien, z.B. Methylphenidat	gegenseitige Wirkungs- und Nebenwirkungsverstärkung, in Einzelfällen bis hin zu hypertensiven Krisen, unter Methylphenidat höhere Imipramin- und Desipramin-Plasmaspiegel
SSRI: Fluoxetin, Fluvoxamin, Paroxetin	erhöhte Plasmaspiegel von trizyklischen Antidepressiva, dadurch vermehrte Nebenwirkungen; z.T. Hinweise für besseren antidepressiven Effekt
Sumatriptan	Potenzierung serotonerger Effekte möglich (insbesondere unter Clomipramin)
α_1-Adrenozeptor-Antagonisten, z.B. Prazosin	verstärkte Blutdrucksenkung
Anästhetika/Muskelrelaxanzien (Halothan/Pancuronium, Gallamin)	Risiko von Arrhythmien erhöht
Antazida, Adsorbenzien	niedrigere Antidepressiva-Plasmaspiegel möglich

Komedikation	Art der Interaktion
Antiarrhythmika: Chinidin, Lidocain, Diso- pyramid, Procainamid	Verlängerung intrakardialer Leitungszeiten, verringerte Myokard-Kontraktilität bis hin zur Herzinsuffizienz
Antihypertensiva: Clonidin, α-Methyldopa, Guanethidin, Reserpin	verminderte Wirkung des Antihypertensivums, unter Methyldopa jedoch auch verstärkte blut- drucksenkende Wirkung möglich
Antikoagulanzien (Warfarin, evtl. auch Phenprocoumon)	Verstärkung des Antikoagulanzieneffekts mit verlängerter Blutungszeit möglich
Antimykotika: Fluconazol, Ketoconazol	erhöhte Plasmaspiegel von trizyklischen Anti- depressiva, dadurch vermehrte Nebenwirkungen
β-Adrenozeptor-Antagonisten: Propranolol	verstärkte Blutdrucksenkung möglich, Anstieg der Plasmaspiegel von Propranolol und trizyklischen Antidepressiva, dadurch vermehrte Nebenwirkungen, unter Propranolol Verstärkung bzw. Auslösung einer depressiven Symptomatik beschrieben
Kalzium-Antagonisten vom Typ des Diltiazem bzw. Verapamil	erhöhte Plasmaspiegel von z. B. Imipramin, dadurch vermehrte Nebenwirkungen möglich
Chinidin	erhöhte Plasmaspiegel von z.B. Desipramin, dadurch vermehrte Nebenwirkungen
Cholestyramin	erniedrigte Plasmaspiegel von trizyklischen Anti- depressiva, dadurch geringere klinische Wirkung
Cimetidin	erhöhte Plasmaspiegel von Antidepressiva, dadurch vermehrte Nebenwirkungen möglich (Ranitidin: offenbar keine Interaktionen)
Dextropropoxyphen	erhöhte Plasmaspiegel der Antidepressiva mög- lich (hier: Doxepin)
Diuretika	verstärkte Blutdrucksenkung
Disulfiram	erhöhte Antidepressiva-Plasmaspiegel beschrie- ben, vermehrte Nebenwirkungen bis hin zur Neurotoxizität möglich
Griseofulvin	niedrigere Antidepressiva-Plasmaspiegel, dadurch geringerer antidepressiver Effekt möglich
Insulin	verstärkter blutzuckersenkender Effekt möglich
Nikotin, Rauchen	niedrigere Antidepressiva-Plasmaspiegel möglich

Psychopharmaka-Interaktionen

Komedikation	Art der Interaktion
Omeprazol	erhöhte Plasmaspiegel, dadurch vermehrte Nebenwirkungen möglich
Orale Antidiabetika: Sulfonylharnstoffe wie z. B. Tolbutamid	erhöhte Plasmaspiegel von Tolbutamid, dadurch verstärkte blutzuckersenkende Wirkung
Ovulationshemmer, Östrogene	vermehrte Antidepressiva-Nebenwirkungen beschrieben; niedrigere Antidepressiva-Plasmaspiegel beobachtet, dadurch ggf. geringerer antidepressiver Effekt
Phenylbutazon	verringerte analgetische Wirkung durch geringere Absorption von Phenylbutazon möglich
Phenytoin	evtl. höhere Phenytoin-Plasmaspiegel mit vermehrten Nebenwirkungen
Rifampizin	niedrigere Antidepressiva-Plasmaspiegel, dadurch geringerer antidepressiver Effekt möglich
Valproinsäure	erhöhte Plasmaspiegel von trizyklischen Antidepressiva, dadurch vermehrte Nebenwirkungen möglich

Komedikation	Art der Interaktion
Benzodiazepine Alprazolam, Diazepam (und evtl. andere mikrosomal metabolisierte Benzodiazepine)	unter Fluoxetin (und evtl. Fluvoxamin) höhere Benzodiazepin-Plasmaspiegel
Buspiron	fraglich verringerte Buspiron-Wirkung (Einzelfallberichte); bessere Wirkung von SSRI bei Zwangsstörungen durch Buspiron-Zugabe beschrieben
Carbamazepin	höhere Carbamazepin-Plasmaspiegel, dadurch vermehrte Carbamazepin-Nebenwirkungen bis hin zur Neurotoxizität
Fenfluramin, d-Fenfluramin	Potenzierung serotonerger Effekte (Kombination wird vom Hersteller für kontraindiziert erachtet)
Lithium	u.a. durch evtl. erhöhte Lithium-Serumspiegel vermehrte Lithium-Nebenwirkungen bis hin zur Neurotoxizität (Krampfanfälle); jedoch evtl. bessere antidepressive Wirkung durch Lithium-Zugabe; in Einzelfällen auch niedrigere Lithium-Serumspiegel
L-Tryptophan	Potenzierung serotonerger Effekte, dadurch vermehrt Nebenwirkungen bis hin zum zentralen Serotonin-Syndrom
MAO-Hemmer	Gefahr eines zentralen Serotonin-Syndroms
Neuroleptika (insbesondere trizyklische Neuroleptika, aber auch Butyrophenone wie Haloperidol)	erhöhte Plasmaspiegel von Neuroleptika, dadurch vermehrte Nebenwirkungen, insbesondere extrapyramidalmotorische Nebenwirkungen wie Parkinsonoid oder Akathisie
Orale Antidiabetika: Sulfonylharnstoffe, z.B. Tolbutamid	verstärkter blutzuckersenkender Effekt der oralen Antidiabetika möglich
Phenytoin	erhöhte Phenytoin-Plasmaspiegel, dadurch vermehrte Nebenwirkungen
Sumatriptan	Potenzierung serotonerger Effekte (Kombination ist kontraindiziert)

Psychopharmaka-Interaktionen

Komedikation	Art der Interaktion
TZA	erhöhte Plasmaspiegel von trizyklischen Antidepressiva, dadurch vermehrte Nebenwirkungen, in Einzelfällen bis hin zur Neurotoxizität; z.T. Hinweise für besseren antidepressiven Effekt
Valproinsäure	höhere Valproinsäure-Plasmaspiegel mit vermehrten Nebenwirkungen möglich; Valproinsäure kann Fluoxetin-Plasmaspiegel erhöhen, dadurch evtl. vermehrt Fluoxetin-Nebenwirkungen
Antiarrhythmika: Propafenon, Flecainid	evtl. Hemmung der Metabolisierung mit erhöhten Plasmaspiegeln der Antiarrhythmika
Antikoagulanzien: Phenprocoumon, Warfarin	erhöhte Plasmaspiegel der Antikoagulanzien unter Fluvoxamin (und evtl. Fluoxetin?), dadurch Wirkungsverstärkung bis hin zur Blutungsgefahr möglich
Cimetidin	Hemmung der Metabolisierung von Paroxetin, dadurch höhere Paroxetin-Plasmaspiegel mit evtl. vermehrten Nebenwirkungen
Cyproheptadin	fraglich: Verminderung der SSRI-Wirkung (Einzelfallbericht unter Fluoxetin)
Digitoxin	evtl. niedrigere Digitoxin-Plasmaspiegel mit geringerer Herzglykosid-Wirkung
Metoprolol, Propranolol	Hemmung der Metabolisierung von Paroxetin, dadurch höhere Paroxetin-Plasmaspiegel mit evtl. vermehrten Nebenwirkungen
Theophyllin	Hemmung der Metabolisierung von Theophyllin (und evtl. anderen Methylxanthinen?) durch Fluvoxamin, dadurch vermehrte Theophyllin-Nebenwirkungen

Psychopharmaka-Interaktionen

Komedikation	Art der Interaktion
Anticholinergika, anticholinerg wirksame Antidepressiva, Neuroleptika oder Antihistaminika	Verstärkung der anticholinergen Effekte möglich
Barbiturate	Verstärkung der sedierenden Wirkung, in Einzelfällen (parenterale Gabe) bis hin zu Koma und Atemdepression
Benzodiazepine	in sehr seltenen Einzelfällen paradoxe disinhibitorische Effekte
Buspiron	Blutdruckanstieg möglich, in Einzelfällen starke RR-Erhöhung
Carbamazepin	fragliche Interaktion; wegen strukturchemischer Ähnlichkeit von Carbamazepin und Imipramin wird Kombination aus MAOH und Carbamazepin vom Hersteller für kontraindiziert erachtet
Disulfiram	vermehrte Nebenwirkungen von Disulfiram bis hin zu Neurotoxizität und symptomatischen Psychosen möglich
Lithium	fraglich: vermehrt Nebenwirkungen wie Tremor oder Myoklonien; jedoch verbesserter antidepressiver Effekt durch Lithium-Zugabe
Neuroleptika	vermehrt hypotone und/oder anticholinerge Nebenwirkungen möglich
L-Tryptophan	Gefahr eines zentralen Serotonin-Syndroms
Opiatartige Narkoanalgetika (Meperidin, Pentazocin, Pethidin, evtl. auch Fentanyl)	Verstärkung der narkoanalgetischen Wirkung bis hin zu Koma und Atemdepression möglich, auch paradoxe Effekte wie Erregung beschrieben
Reserpin, Tetrabenazin	exzitatorisches ZNS-Syndrom mit Erregung, Agitiertheit bis hin zum Delir und Blutdruckanstieg
Sumatriptan	Potenzierung serotonerger Effekte; Sumatriptan wird z. T. durch MAO abgebaut
SSRI: Fluvoxamin, Fluoxetin, Paroxetin	Gefahr eines zentralen Serotonin-Syndroms

Psychopharmaka-Interaktionen

Komedikation	Art der Interaktion
Sympathikomimetika	
a) indirekt wirksame wie Amphetamin, Methamphetamin, Ephedrin, Tyramin, L-DOPA[1], Methyldopa, Methylphenidat, Amantadin	starke Blutdruckerhöhung bis hin zur hypertensiven Krise, Erregung, Fieber, Krampfanfälle, in Einzelfällen bis hin zum Koma, in Einzelfällen Subarachnoidalblutungen
b) direkt wirksame[2] wie Adrenalin, Noradrenalin, Isoprenalin, Methoxamin, Phenylephrin	Blutdruckanstieg, ZNS-Nebenwirkungen sollen weniger ausgeprägt sein als unter indirekten Sympathikomimetika
TZA	vermehrt Nebenwirkungen wie Hypotonie, Schwitzen, Tremor, Agitiertheit, Verwirrtheit, Halluzinationen, Krampfanfälle und Fieber möglich, Clomipramin wegen Gefahr eines zentralen Serotonin-Syndroms streng kontraindiziert, Kombination wird von den Herstellern als kontraindiziert erachtet, unter strengen Kautelen können bei Therapieresistenz MAOH zu Amitriptylin, Doxepin oder Trimipramin p. o. hinzugegeben werden (s. aber S. 72)
Venlafaxin	Gefahr eines zentralen Serotonin-Syndroms
Antihypertensiva	Verstärkung der blutdrucksenkenden Wirkung
Aspartam	starke pochende Kopfschmerzen, vermutlich durch starken Blutdruckanstieg bedingt (Einzelfall)
β-Adrenozeptor-Antagonisten wie z.B. Propranolol, Metoprolol	verstärkte Blutdrucksenkung und Bradykardie, in Einzelfällen unter Propranolol paradoxe Effekte und hypertensive Krisen
Dextromethorphan, Meperidin	Nebenwirkungen wie Erregung, psychotische Symptome, Schwitzen, Hyper- und Hypotonie, Tachykardie, Reflexsteigerung, Hyperthermie, Krampfanfälle, vereinzelt Koma (zentrales Serotonin-Syndrom?), in Einzelfällen hypertensive Krise

[1] Zugabe eines peripheren Decarboxylasehemmers wie z.B. Carbidopa oder Benserazid kann Nebenwirkungen reduzieren.
[2] Lokalanästhetika mit Zusatz von kleinen Mengen von direkt wirkenden Sympathikomimetika stellen nur eine relative Kontraindikation dar.

Komedikation	Art der Interaktion
Diuretika	Verstärkung der blutdrucksenkenden Wirkung
Guanethidin, Methyldopa	blutdrucksenkende Wirkung im Regelfall reduziert, unter Methyldopa jedoch auch hypertensive Krise beschrieben
Inhalationsanästhetika z.b. Halothan, Enfluran	Verstärkung der anästhetischen Wirkung, in Einzelfällen Hyperthermie
Insulin, orale Antidiabetika	verstärkte hypoglykämische Wirkung möglich
Proteinreiche Diät mit Hefeextrakten	hypertensive Krise (Einzelfall)
Suxamethonium	evtl. verlängerte Muskelrelaxation durch Hemmung der Pseudocholinesterase (beschrieben für Phenelzin, evtl. auch für Tranylcypromin gültig)

Psychopharmaka-Interaktionen

Komedikation	Art der Interaktion
Carbamazepin	vermehrte Nebenwirkungen von Lithium und/oder Carbamazepin bis hin zur Neurotoxizität möglich, ggf. auch bei therapeutischen Plasmaspiegeln; jedoch bessere klinische Wirksamkeit der Kombination beschrieben (s. auch S. 131 bzw. 133), z.b. bei Rapid-cycling-Phänomen
Ketamin	vermehrte Lithium-Nebenwirkungen
MAO-Hemmer	fraglich vermehrte Lithium-Nebenwirkungen; jedoch evtl. bessere antidepressive Wirkung durch Lithium-Zugabe
Neuroleptika, z.B. Haloperidol, Fluphenazin, Thioridazin	vermehrte Lithium- und/oder Neuroleptikum-Nebenwirkungen, z. B. auch extrapyramidalmotorische Nebenwirkungen, in Einzelfällen bis hin zur Neurotoxizität (EEG-Veränderungen, Delir, Krampfanfälle), evtl. erhöhtes Risiko für malignes neuroleptisches Syndrom unter Lithium-Zugabe, in sehr seltenen Einzelfällen irreversible Bewegungsstörungen mit persistierenden EEG-Veränderungen beschrieben
Phenytoin	vermehrte Nebenwirkungen von Lithium und/oder Phenytoin bis hin zur Neurotoxizität möglich, ggf. auch bei therapeutischen Plasmaspiegeln
SSRI, insbesondere Fluoxetin	u. a. durch evtl. erhöhte Lithium-Serumspiegel vermehrte Lithium-Nebenwirkungen bis hin zur Neurotoxizität; jedoch evtl. bessere antidepressive Wirkung durch Lithium-Zugabe
Sympathikomimetika wie z.B. Dobutamin	Abschwächung der blutdrucksteigernden Wirkung der Sympathikomimetika möglich
TZA	evtl. verstärkter Tremor; evtl. bessere antidepressive Wirkung durch Lithium-Zugabe

Komedikation	Art der Interaktion
ACE-Hemmer z.B. Captopril, Enalapril, Lisinopril	erhöhte Lithium-Serumspiegel, dadurch vermehrte Lithium-Nebenwirkungen, cave Nephrotoxizität; häufige Lithium-Serumspiegelkontrollen notwendig
Acetazolamid	vermehrte Lithium-Ausscheidung mit niedrigeren Serumspiegeln
Antibiotika: Ampicillin; Tetrazykline wie z.b. Tetrazyklin; Aminoglykoside wie z. B. Spectinomycin; Metronidazol	evtl. höhere Lithium-Serumspiegel, dadurch vermehrte Lithium-Nebenwirkungen bis hin zur Intoxikation möglich, cave Nephrotoxizität; engmaschige Lithium-Serumspiegelkontrollen notwendig
Antiphlogistika, nichtsteroidale: Phenylbutazon, Oxyphenbutazon, Indometacin, Ketoprofen, Ibuprofen, Diclofenac	verminderte Lithium-Ausscheidung/höhere Lithium-Serumspiegel, dadurch vermehrte Lithium-Nebenwirkungen; häufigere Serumspiegelkontrollen notwendig; (bisher keine Interaktion mit Azetylsalizylsäure berichtet)
Kalzium-Antagonisten vom Verapamil- und Diltiazem-Typ	evtl. verstärkte Neurotoxizität
Clonidin	Abschwächung der blutdrucksenkenden Wirkung von Clonidin möglich
Digoxin	Herzglykosid-Wirkung evtl. verstärkt, Gefahr von Rhythmusstörungen evtl. begünstigt
Diuretika (insbesondere Thiaziddiuretika wie z. B. Hydrochlorthiazid; aber auch "kaliumsparende" Diuretika wie Amilorid oder Triamteren, Spironolacton)[1]	verminderte Lithium-Ausscheidung/höhere Lithium-Serumspiegel, dadurch vermehrte Lithium-Nebenwirkungen bis hin zur Toxizität; insbesondere Thiaziddiuretika müssen vermieden werden[2]

[1] Auch Schleifendiuretika wir Furosemid oder Etacrynsäure können Lithium-Serumspiegel erhöhen, allerdings in einem geringeren Ausmaß als Thiaziddiuretika.
[2] In folgendem Ausnahmefall kann eine Kombination aus Lithium und Thiaziddiuretika sinnvoll sein: Lithiuminduzierter nephrogener Diabetes insipidus; Thiaziddiuretika reduzieren Polyurie und Polydipsie.

Psychopharmaka-Interaktionen

Psychopharmaka-Interaktionen

Komedikation	Art der Interaktion
Kaliumiodid	verstärkte thyreostatische Wirkung
Methyldopa	evtl. erhöhte Lithium-Serumspiegel, dadurch vermehrte Lithium-Nebenwirkungen bis hin zur Intoxikation, in Ausnahmefällen auch bei therapeutischen Serumspiegeln
Methylxanthine (Coffein, Theophyllin)	vermehrte Lithium-Ausscheidung, dadurch niedrigere Serumspiegel; geringere Lithium-Wirkung; häufigere Serumspiegelkontrollen notwendig, Absetzen von z.B. Theophyllin kann Lithium-Dosisanpassung notwendig machen
Muskelrelaxanzien (Pancuronium, Suxamethonium)	verlängerte neuromuskuläre Blockade (in Einzelfällen um mehrere Stunden); Lithium präoperativ absetzen
Natriumbikarbonat	vermehrte Lithium-Ausscheidung mit niedrigeren Serumspiegeln
Thyreostatika, z.B. Carbimazol, Thiamazol	verstärkte thyreostatische Wirkung

Komedikation	Art der Interaktion
Benzodiazepine: Alprazolam, Clonazepam, Clobazam	niedrigere Plasmaspiegel der Benzodiazepine, dadurch Wirkabschwächung der Benzodiazepine möglich
Ethosuximid	verstärkte Metabolisierung von Ethosuximid, dadurch Verminderung der Ethosuximid- Wirkung möglich
Lithium	vermehrte Nebenwirkungen von Lithium und/ oder Carbamazepin bis hin zur Neurotoxizität möglich, ggf. auch bei therapeutischen Plasma- spiegeln; jedoch evtl. bessere klinische Wirksamkeit der Kombination
MAO-Hemmer	fragliche Interaktion; wegen strukturchemischer Ähnlichkeit von Carbamazepin mit Imipramin Kombination von Carbamazepin mit MAO- Hemmern wird vom Hersteller für kontrain- diziert erachtet
Methadon	durch verstärkte Metabolisierung von Methadon verminderte Methadon-Wirkung; (keine Interaktion von Methadon mit Valproinsäure)
Neuroleptika, z. B. Haloperidol	durch verstärkte Metabolisierung fraglich geringerer antipsychotischer Effekt; jedoch pharmakodynamische Wirkverstärkung möglich
Phenobarbital, Primidon	niedrigere Carbamazepin- und evtl. niedrigere Phenobarbital-Plasmaspiegel, dadurch Vermin- derung der Wirkung von Carbamazepin; evtl. auch Verminderung der Wirkung von Phenobarbital möglich
Phenytoin	niedrigere Carbamazepin- und höhere, unver- änderte oder niedrigere Phenytoin-Plasmaspie- gel möglich, dadurch Verminderung der Wirkung von Carbamazepin möglich; abhängig von Veränderungen der Phenytoin- spiegel Wirkabschwächung bis hin zu vermehr- ten Nebenwirkungen möglich

Psychopharmaka-Interaktionen

Psychopharmaka-Interaktionen

Komedikation	Art der Interaktion
SSRI: Fluoxetin, Fluvoxamin	höhere Carbamazepin-Plasmaspiegel, dadurch vermehrte Carbamazepin-Nebenwirkungen bis hin zur Neurotoxizität
TZA: z.B. Amitriptylin, Doxepin, Imipramin	niedrigere Plasmaspiegel der trizyklischen Antidepressiva möglich, dadurch Verminderung der antidepressiven Wirksamkeit von trizyklischen Antidepressiva denkbar, jedoch pharmakodynamische Wirkverstärkung möglich
Valproinsäure	niedrigere Valproinsäure-Plasmaspiegel, auch Veränderung der Carbamazepin-Plasmaspiegel möglich; dadurch Verminderung der Wirkung von Valproinsäure möglich; jedoch auch pharmakodynamische Wirkverstärkung denkbar
Viloxazin	höhere Carbamazepin-Plasmaspiegel, dadurch vermehrte Carbamazepin-Nebenwirkungen möglich, in Einzelfällen bis hin zur Neurotoxizität
Antikoagulanzien (z.B. Phenprocoumon, Warfarin)	verstärkte Metabolisierung von Antikoagulanzien, dadurch Verminderung der Antikoagulanzien-Wirkung; Dosisreduktion der Antikoagulanzien bei Absetzen von Carbamazepin
Kalzium-Antagonisten vom Typ Diltiazem oder Verapamil	erhöhte Carbamazepin-Plasmaspiegel, dadurch vermehrte Carbamazepin-Nebenwirkungen bis hin zur Neurotoxizität (Nifedipin oder andere Dihydropyridin-Kalzium-Antagonisten: keine Interaktion mit Carbamazepin)
Ciclosporin	niedrigere Ciclosporin-Plasmaspiegel, dadurch Verminderung der immunsuppressiven Wirkung von Ciclosporin möglich
Cimetidin	vorübergehend erhöhte Carbamazepin-Plasmaspiegel, dadurch evtl. kurzfristig vermehrte Carbamazepin-Nebenwirkungen (Ranitidin: keine Interaktion mit Carbamazepin)
Kortikosteroide	Verminderung der Wirkung von Kortikosteroiden möglich

Komedikation	Art der Interaktion
Danazol	erhöhte Carbamazepin-Spiegel, dadurch vermehrte Carbamazepin-Nebenwirkungen bis hin zur Neurotoxizität
Dextropropoxyphen	erhöhte Carbamazepin-Plasmaspiegel, dadurch vermehrte Carbamazepin-Nebenwirkungen bis hin zur Toxizität
Diuretika	Hyponatriämie möglich
Doxycyclin	niedrigere Doxycyclin-Serumspiegel, dadurch Verminderung der antibiotischen Wirkung möglich
Isoniazid	höhere Carbamazepin-Plasmaspiegel, dadurch vermehrte Carbamazepin-Nebenwirkungen bis hin zur Neurotoxizität
Makrolid-Antibiotika: Erythromycin, Clarithromycin u. a.	höhere Carbamazepin-Plasmaspiegel, dadurch vermehrte Carbamazepin-Nebenwirkungen bis hin zur Neurotoxizität
Mebendazol	evtl. verringerte antihelminthische Wirkung
Muskelrelaxanzien: Pancuronium, Gallamin	verminderte Dauer und Wirksamkeit des Muskelrelaxans
Ovulationshemmer	Verminderung der kontrazeptiven Wirkung des Ovulationshemmers
Schilddrüsenhormone, Thyroxin	Verminderung der Schilddrüsenhormon-Wirkung, in Einzelfällen hypothyreote Stoffwechsellage möglich
Terfenadin	evtl. Verdrängung von Carbamazepin aus der Proteinbindung, dadurch vermehrte Carbamazepin-Nebenwirkungen möglich
Theophyllin	durch niedrigere Theophyllin-Spiegel Verminderung der bronchodilatatorischen Wirkung

Psychopharmaka-Interaktionen

Psychopharmaka-Interaktionen

Komedikation	Art der Interaktion
Benzodiazepine: Diazepam	höhere Diazepam-Plasmaspiegel, dadurch vermehrte Diazepam-Nebenwirkungen möglich, insbesondere vermehrte Sedierung
Carbamazepin	niedrigere Valproinsäure-Plasmaspiegel; dadurch Verminderung der Wirkung von Valproinsäure möglich, unter Kombination jedoch auch pharmakody- namische Wirkverstärkung beschrieben; evtl. höhere Carbamazepin-Plasmaspiegel mit vermehrten Nebenwirkungen möglich
Ethosuximid	höhere Ethosuximid-Plasmaspiegel, dadurch vermehrte Ethosuximid-Nebenwirkun- gen bis hin zur Neurotoxizität möglich
Lithium	evtl. verstärkter Tremor, evtl. bessere anti- manische Wirkung durch Kombination
Phenobarbital, Primidon	höhere Phenobarbital-Plasmaspiegel, dadurch ver- mehrte Phenobarbital-Nebenwirkungen möglich
Phenothiazin-Neuroleptika (wie z.B. Chlorpromazin)	höhere Valproinsäure-Plasmaspiegel, dadurch vermehrte Valproinsäure-Nebenwirkungen, vermehrte Sedierung und evtl. verstärkte extra- pyramidalmotorische Nebenwirkungen möglich
Phenytoin	evtl. niedrigere Valproinsäure-Plasmaspiegel, Ver- drängung von Phenytoin aus Plasmaeiweißbindung; Verminderung der Wirkung von Valproinsäure möglich, vermehrte Phenytoin-Nebenwirkungen möglich, in Einzelfällen bis hin zur Neurotoxizität
SSRI: z.B. Fluoxetin, Fluvoxamin	evtl. höhere Valproinsäure-Plasmaspiegel, dadurch vermehrte Nebenwirkungen
TZA: Amitriptylin	evtl. höhere Plasmaspiegel von Amitriptylin, dadurch vermehrte Nebenwirkungen möglich
Azetylsalizylsäure (ASS)	erhöhte Valproinsäure-Plasmaspiegel, dadurch vermehrte Valproinsäure-Nebenwirkungen, in Einzelfällen bis hin zur Neurotoxizität; cave verlängerte Blutungszeit
Cimetidin	erhöhte Valproinsäure-Plasmaspiegel, dadurch vermehrte Valproinsäure-Nebenwirkungen möglich
Makrolid-Antibiotika (Erythromycin)	erhöhte Valproinsäure-Plasmaspiegel, dadurch vermehrte Valproinsäure-Nebenwir- kungen bis hin zur Neurotoxizität möglich

Komedikation	Art der Interaktion
Anticholinergika: Biperiden, Benztropin, Trihexiphenidyl, Metixen, Bornaprin	verstärkte anticholinerge Nebenwirkungen (Mundtrockenheit, Akkommodationsstörungen, Obstipation, Miktionsstörungen etc. bis hin zum Delir) evtl. verminderte orale Absorption von Neuro- leptika (hier: Chlorpromazin), dadurch fragliche Abschwächung der anti- psychotischen Wirkung
Antihistaminika: Terfenadin, Astemizol	verstärkte QT-Verlängerung im EKG, in Einzel- fällen Gefahr von Rhythmusstörungen (Torsades de pointes) Vorsicht bei Thioridazin, Pimozid und Fluspirilen
Diphenhydramin, Doxylamin (Promethazin)	verstärkte Sedierung und/oder anticholinerge Nebenwirkungen bis hin zu z.B. Delir bei Kombination mit antihistaminisch und/oder anticholinerg wirksamen Neuroleptika, Vorsicht bei Clozapin, Levomepromazin, Thiori- dazin, Chlorprothixen, Prothipendyl und Perazin
Barbiturate	verstärkte Sedierung bis hin zur Neurotoxizität möglich, verstärkte Blutdrucksenkung besch.; durch Enzyminduktion niedrigere Neuroleptika- Plasmaspiegel, dadurch geringerer antipsycho- tischer Effekt möglich
Benzodiazepine	verstärkte Sedierung möglich; pharmakodynamische Wirkverstärkung in vielen Fällen sinnvoll und erwünscht, Besserung einer neuroleptikainduzierten Akathisie unter Benzo- diazepinen; in sehr seltenen Einzelfällen unter Kombination von Benzodiazepinen mit Clozapin Schwindelzu- stände bzw. Kollaps bis hin zum Atemstillstand
Buspiron	Anstieg von Haloperidol-Plasmaspiegeln, vermehrt extrapyramidale Nebenwirkungen möglich;
Carbamazepin	verstärkte Metabolisierung mit niedrigeren Neuroleptika-Plasmaspiegeln, fraglich: geringerer antipsychotischer Effekt; jedoch pharmakodynamische Wirkverstärkung möglich
Disulfiram	niedrigere Neuroleptika-Plasmaspiegel beschrie- ben (hier: Fluphenazin);

Psychopharmaka-Interaktionen

Psychopharmaka-Interaktionen

Komedikation	Art der Interaktion
Lithium	vermehrte Neuroleptika- und/oder Lithium-Nebenwirkungen, auch extrapyramidalmotorische Nebenwirkungen, in Einzelfällen bis hin zur Neurotoxizität, evtl. erhöhtes Risiko für malignes neuroleptisches Syndrom unter Lithium-Zugabe; in sehr seltenen Einzelfällen irreversible Bewegungsstörungen mit persistierenden EEG-Veränderungen beschrieben
MAO-Hemmer	verstärkte orthostatische Hypotonie möglich; pharmakodynamische Verringerung der antipsychotischen Wirkung möglich
Opiatartige Narkoanalgetika	vermehrter sedierender und analgetischer Effekt, in Einzelfällen Verstärkung der Nebenwirkungen bis hin zu Atemdepression
Phenytoin	verstärkte Metabolisierung, niedrigere Neuroleptika-Plasmaspiegel, dadurch evtl. geringerer antipsychotischer Effekt
SSRI: Fluoxetin, Fluvoxamin	höhere Neuroleptika-Plasmaspiegel, dadurch vermehrt Nebenwirkungen, insbesondere extrapyramidale Nebenwirkungen wie Parkinsonoid und Akathisie
TZA	Antidepressiva- und/oder Neuroleptika-Plasmaspiegel können ansteigen, vermehrte Nebenwirkungen wie Sedierung, orthostatische Hypotonie und anticholinerge Nebenwirkungen bis hin zu Harnverhalt, Ileus und Delir möglich
Valproinsäure	höhere Valproinsäure-Plasmaspiegel unter Phenothiazin-Neuroleptika beschrieben, dadurch evtl. vermehrt Nebenwirkungen, evtl. auch vermehrt extrapyramidalmotorische Nebenwirkungen
ACE-Hemmer: Captopril, Enalapril	verstärkter blutdrucksenkender Effekt beschrieben
Antazida, Adsorbenzien (Kaolin, Pektin, med. Kohle), Cholestyramin, schwarzer Tee, Kaffee, Milch	verminderte enterale Absorption wegen Komplexbildungen, dadurch Abschwächung der antipsychotischen Wirkung möglich

Komedikation	Art der Interaktion
Antibiotika: Griseofulvin, Rifampizin, Doxycyclin	Beschleunigung der Neuroleptika-Metabolisierung, dadurch Abschwächung der antipsychotischen Wirkung möglich
Antikoagulanzien: Warfarin, evtl. auch Phencoupromon	verstärkter Antikoagulanzien-Effekt mit verlängerter Blutungszeit möglich
Askorbinsäure (Vitamin C)	erniedrigte Fluphenazin-Serumspiegel (Einzelfall), dadurch Abschwächung der antipsychotischen Wirkung möglich
Chinidin	vermehrt Arrhythmien unter Thioridazin beschrieben
Cimetidin	verminderte orale Absorption von Chlorpromazin, dadurch Abschwächung der antipsychotischen Wirkung möglich Hemmung der Metabolisierung von Clozapin und Thiothixen, dadurch vermehrte Nebenwirkungen möglich,
Clonidin	verstärkter blutdrucksenkender Effekt möglich
Diuretika	verstärkter blutdrucksenkender Effekt
Insulin, orale Antidiabetika wie Sulfonylharnstoffderivate	verstärkter blutzuckersenkender Effekt beschrieben
Östrogene	höhere Phenothiazin-Plasmaspiegel beschrieben, dadurch evtl. vermehrt Nebenwirkungen
Orphenadrin	Hypoglykämie bis hin zum Koma unter Kombination mit Chlorpromazin und Trifluoperazin (Einzelfall), evtl. niedrigere Neuroleptika-Plasmaspiegel
Guanethidin, Methyldopa	Abschwächung der antihypertensiven Wirkung unter Neuroleptika möglich, unter Methyldopa jedoch auch vermehrter blutdrucksenkender Effekt sowie paradoxer hypertensiver Effekt beobachtet
Phenylbutazon, Indomethacin	Schwindel, Müdigkeit bzw. Verwirrtheit beschrieben (Einzelfälle)

Psychopharmaka-Interaktionen

Komedikation	Art der Interaktion
Propranolol	wechselseitige Hemmung der Metabolisierung (hier: Chlorpromazin, evtl. auch Haloperidol), dadurch höhere Neuroleptika- und Propranolol-Plasmaspiegel, Verstärkung der antipsychotischen Wirkung und vermehrte Neuroleptika-Nebenwirkungen möglich, Verstärkung der blutdrucksenkenden Wirkung möglich
Rauchen, Nikotin	verstärkte Metabolisierung/niedrigere Neuroleptika-Plasmaspiegel, geringerer antipsychotischer Effekt möglich
Suxamethonium	verlängerte neuromuskuläre Blockade (Apnoe) unter Chlorpromazin (Einzelfall)

Komedikation	Art der Interaktion
Anticholinergika	verzögerte Absorption von Benzodiazepinen
Antidepressiva	verstärkte Sedierung möglich
Barbiturate wie z.B. Phenobarbital, Primidon	stärkere Verstoffwechselung von Benzodiazepinen
Carbamazepin	stärkere Verstoffwechselung von oxidativ metabolisierten Benzodiazepinen, dadurch niedrigere Plasmaspiegel und geringere Wirkung möglich
Disulfiram	geringere Verstoffwechselung von oxidativ metabolisierten Benzodiazepinen, dadurch höhere Plasmaspiegel möglich
SSRI: Fluoxetin, Fluvoxamin	geringere Verstoffwechselung von oxidativ metabolisierten Benzodiazepinen, dadurch höhere Plasmaspiegel möglich
Neuroleptika, insbesondere Clozapin	verstärkte Sedierung möglich; pharmakodynamische Wirkverstärkung in vielen Fällen sinnvoll und erwünscht, Besserung einer neuroleptikainduzierten Akathisie unter Benzodiazepinen; in sehr seltenen Einzelfällen unter Kombination von Benzodiazepinen mit Clozapin Schwindelzustände bzw. Kollaps bis hin zum Atemstillstand
Physostigmin	starke Abschwächung bis Aufhebung der Benzodiazepin-Wirkung (von manchen Autoren als Antidot bei Benzodiazepin-Intoxikation empfohlen, u. E. aber obsolet)
Valproinsäure	höhere Benzodiazepin-Plasmaspiegel
Allopurinol	geringere Verstoffwechselung von oxidativ metabolisierten Benzodiazepinen, dadurch höhere Plasmaspiegel möglich
Antazida	geringere Absorption der Benzodiazepine
Chloramphenicol	geringere Verstoffwechselung von oxidativ metabolisierten Benzodiazepinen, dadurch höhere Plasmaspiegel möglich
Cimetidin	geringere Verstoffwechselung von oxidativ metabolisierten Benzodiazepinen, dadurch höhere Plasmaspiegel möglich
Dextropropoxyphen	evtl. höhere Alprazolam-Plasmaspiegel

Psychopharmaka-Interaktionen

Komedikation	Art der Interaktion
Digoxin	Erhöhung der Digoxin-Plasmaspiegel unter Diazepam oder Alprazolam möglich
Erythromycin (evtl. auch andere Makrolid-Antibiotika)	geringere Verstoffwechselung von Midazolam und Triazolam (evtl. auch von anderen Triazolobenzodiazepinen), dadurch höhere Plasmaspiegel möglich
Gallamin	evtl. verlängerte neuromuskuläre Blockade unter Diazepam
Isoniazid	geringere Verstoffwechselung von oxidativ metabolisierten Benzodiazepinen, dadurch höhere Plasmaspiegel möglich
Ketoconazol	evtl. höhere Chlordiazepoxid-Plasmaspiegel
Omeprazol	evtl. verstärkte Ataxie
Ovulationshemmer, Östrogene	geringere Verstoffwechselung von oxidativ metabolisierten Benzodiazepinen, dadurch höhere Plasmaspiegel möglich
Probenecid	evtl. höhere Plasmaspiegel von Lorazepam und anderen 3-Hydroxy-Benzodiazepinen
Rifampizin	stärkere Verstoffwechselung von oxidativ metabolisierten Benzodiazepinen, dadurch niedrigere Plasmaspiegel und geringere Wirkung möglich
Suxamethonium	evtl. geringere Suxamethonium-Nebenwirkungen (und -Wirkungen?) unter Diazepam
Theophyllin, Coffein	Abschwächung der Benzodiazepin-Wirkung möglich

Komedikation	Art der Interaktion
SSRI	fraglich: verringerte Buspiron-Wirkung; bessere Wirkung von SSRI bei Zwangsstörungen durch Buspiron-Zugabe beschrieben
MAO-Hemmer	Blutdruckanstieg möglich, in Einzelfällen starke RR-Erhöhung
Neuroleptika	vermehrt extrapyramidale Nebenwirkungen möglich; Anstieg von Haloperidol-Plasmaspiegeln
Cimetidin	evtl. höhere Buspiron-Plasmaspiegel, dadurch ggf. leicht vermehrte Nebenwirkungen

Interaktionen Chloralhydrat

Komedikation	Art der Interaktion
SSRI: Fluoxetin, Fluvoxamin	verstärkte Sedierung bzw. Nebenwirkungen durch Chloralhydrat möglich
Antikoagulanzien: Warfarin, Phenprocoumon	bei Neuansetzen von Chloralhydrat kurzfristige Verstärkung der Antikoagulanzien-Wirkung, in Einzelfällen bis hin zur Blutungsgefahr
Furosemid	bei i.v.-Gabe von Furosemid Nebenwirkungen wie Schwitzen, Hitzewallungen, in Einzelfällen auch erhöhte Blutdruckwerte unter Chloralhydrat möglich

Psychopharmaka-Interaktionen

Abkürzungsverzeichnis

ACH	Azetylcholin	5-HT	Serotonin (5-Hydroxy-
ADH	Antidiuretisches Hormon,		tryptamin)
	Vasopressin	5-HTP	5-Hydroxytryptophan
AMG	Arzneimittelgesetz	HVS	Homovanillinsäure
APA	American Psychiatric	ICD	International Classification
	Association		of Diseases
ATP	Adenosintriphosphat	LSD	Lysergsäurediäthylamid
BfArM	Bundesinstitut für Arznei-	MAOH	Monoaminoxidasehemmer
	mittel und Medizinprodukte	MHPG	3-Methoxy-4-Hydroxy-
BtmVV	Betäubungsmittel-Ver-		phenylglykol
	schreibungsverordnung	MR	Magnetic Resonance
β-APP	β-Amyloid-Präkursor-	MSH	Melanozytenstimulieren-
	Protein		des Hormon
cAMP	Zyklisches Adenosin-	NA	Noradrenalin
	3', 5'-Monophosphat	NMDA	N-Methyl-D-Aspartat
CK	Kreatinkinase	8-OH-DPAT	8-Hydroxydiaminopropyl-
COMT	Katecholamin O-Methyl-		tetralin
	transferase	PET	Positronen-Emissions-
DA	Dopamin		Tomographie
DDAVP	Desamino-D-Arginin-	REM	Rapid Eye Movements
	Vasopressin	SPECT	Single Photon Emission
DNA	Desoxyribonukleinsäure		Computerized Tomography
L-DOPA	3,4-Dihydroxyphenylalanin	SRI	Serotonin-Rückaufnahme-
DOPAG	3,4-Dihydroxyphenyl-		hemmer
	Essigsäure	SSRI	selektiver Serotonin-
DSM III-R	Diagnostic and Statistical		Rückaufnahmehemmer
	Manual of Mental	T_3	Trijodthyronin
	Disorders,	T_4	L-Thyroxin, Tetrajod-
	Third Edition, Revised		thyronin
99mTc-DTPA	Technetium-99m-Diethylen-	THC	δ-9-Tetrahydrocannabinol
	triaminpentaacetat	TRH	Thyreotropin Releasing
EKB	Elektrokrampfbehandlung		Hormone
GABA	Gammaaminobuttersäure	TSH	Thyreoidea-stimulierendes
GFR	glomeruläre Filtrationsrate		Hormon, Thyreotropin
GTP	Guanosyltriphosphat	TZA	Trizyklische Antidepressiva
5-HIES	5-Hydroxyindolessigsäure	WHO	World Health Organization

Sachverzeichnis

Psychopharmaka sind im Sachverzeichnis nur aufgeführt, soweit sie in den *Allgemeinen Teilen* erwähnt werden. Für Hinweise auf die *Speziellen Teile* sei auf das *Pharmakaverzeichnis* verwiesen.

Handelsnamenverzeichnis

Handelsnamenverzeichnis Österreich/Schweiz*

Das Verzeichnis enthält nur Präparate, die in Österreich und in der Schweiz unter eigenem Handelsnamen im Verkehr sind. Präparate, die im jeweiligen Speziellen Teil nicht besprochen werden, sind hier nicht aufgeführt. Die chemischen Kurzbezeichnungen sind kursiv gedruckt (Seitenzahlen s. Pharmakaverzeichnis).

Zusätze zu Markennamen wie "forte", "mite", "retard" etc. wurden weggelassen (Ausnahme: Lithiumpräparate). Kombinationspräparate sind nicht aufgeführt.

Ambivalon (CH) x. Amitriptylinoxid
Anxiolit (A, Ch) s. Oxazepam

Biokawa (CH) s. Kavain
Buronil (A), s. Melperon
Buspar (A, CH) s. Buspiron

Calepsin (CH) s. Carbamazepin
Catapresan (A, CH) s. Clonidin
Cisordinol (A) s. Clopenthixol
Clopixol (CH) s. Zuclopenthixol
Cyrpon (A) s. Meprobamat

Dialag (CH) s. Diazepam

Epikur (A) s. Meprobamat
Ergotop (A) s. Nicergolin

Floxyfral (A, CH) s. Fluvoxamin
Fluctine (A, CH) s. Fluoxetin

Gewacalm (A) s. Diazepam

Hemineurin (CH) s. Clomethiazol
Hypnorex (CH) s. Lithiumkarbonat

Lendorm (A) s. Brotizolam
Levanxol (A) s. Temazepan
Lithiofor (CH) s. Lithiumsulfat
Loramet (CH) s. Lormetazepam
Lorasolid (CH) s. Lorazepam

Meprodil (CH) s. Meprobamat
Merlit (A) s. Lorazepam
Microbamat (A, CH) s. Meprobamat
Miltaun (A) s. Meprobamat
Minozinan (CH) s. Levomepromazin
Moditen (CH) s. Fluphenazin
Mogadon (A, CH) s. Nitrazepam
Mosaro (A) s. Kavain

* Für die Hilfe bei der Erstellung des Handelsnamenverzeichnisses danken wir Frau Dr. E. Holsbör-Trachsler, Basel, und Herrn Univ.-Doz. Dr. W. Fleischhacker, Innsbruck.

MIX
Papier aus verantwortungsvollen Quellen
Paper from responsible sources
FSC® C105338

If you have any concerns about our products,
you can contact us on
ProductSafety@springernature.com

In case Publisher is established outside the EU,
the EU authorized representative is:
**Springer Nature Customer Service Center GmbH
Europaplatz 3, 69115 Heidelberg, Germany**

Printed by Libri Plureos GmbH
in Hamburg, Germany